疫苗应用与安全问答

主编　刁连东　翟如芳

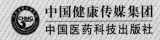

中国健康传媒集团

中国医药科技出版社

内 容 提 要

　　本书采用问答形式对近 2000 条预防接种中安全知识方面常见问题进行解答，分为基础篇和应用篇两大部分。基础篇包括传染和免疫、疫苗和冷链、免疫程序与接种实施、特殊健康状况下的预防接种和预防接种反应的处理 5 个部分；应用篇介绍了 24 种疫苗的疾病病原学、免疫学、流行病学、免疫预防等相关内容。

　　本书供预防免疫工作者及相关人员使用。

图书在版编目（CIP）数据

　　疫苗应用与安全问答／刁连东，翟如芳主编 . —北京：中国医药科技出版社，2017. 3

　　ISBN 978 - 7 - 5067 - 9093 - 2

　　Ⅰ. ①疫… 　Ⅱ. ①刁… ②翟… 　Ⅲ. ①疫苗—问题解答 　Ⅳ. ①R979. 9 - 44

　　中国版本图书馆 CIP 数据核字（2017）第 033701 号

美术编辑　　陈君杞
版式设计　　张　璐

出版　**中国健康传媒集团** | 中国医药科技出版社
地址　北京市海淀区文慧园北路甲 22 号
邮编　100082
电话　发行：010 - 62227427　邮购：010 - 62236938
网址　www. cmstp. com
规格　880×1230mm ¹⁄₃₂
印张　17¼
字数　555 千字
版次　2017 年 4 月第 1 版
印次　2022 年 3 月第 5 次印刷
印刷　三河市万龙印装有限公司
经销　全国各地新华书店
书号　ISBN 978 - 7 - 5067 - 9093 - 2
定价　**49. 00** 元

获取新书信息、投稿、为图书纠错，请扫码联系我们。

疫苗——抵御疾病的"防火墙"（序）

SARS、禽流感、甲流、登革热、埃博拉、塞卡病毒……这些曾经或正在引起人们惊恐的词汇，一经提起，我们首先想到的是疫苗，回忆起疫苗在传染病肆虐时所发挥的巨大作用。

历史是面镜子。跨越时空的界限，翻阅人类传染病流行史，鼠疫、天花、乙型肝炎、脊髓灰质炎、麻疹、白喉、霍乱等传染病，曾经在世界各地流行，摧残人类的生命，破坏经济的发展，阻碍社会的进步，给人类造成无数次灾难。瘟疫虽然可怕，但人类并没有在疾病面前退缩，而是勇敢面对，积极探索，研发预防、控制瘟疫的有力武器——疫苗。通过接种疫苗，人类击退了瘟疫一次又一次的攻击，在人类与疾病斗争的波澜壮阔史册中留下了光辉的一页。

接种疫苗代表了生物医学的最高承诺——疾病预防，它是公共卫生干预措施中最简单、经济和有效的措施，在人类对抗传染病斗争中具有里程碑的意义，也是 20 世纪最伟大的公共卫生成就之一。接种疫苗的价值，对个人而言，是最好的健康投资，可以为健康筑一道"防火墙"，免遭疾病的威胁；对社会而言，是促进社会发展的动力和加速社会文明建设的重要手段；对社会经济而言，可以降低公共卫生费用开支，减少昂贵的医疗费用，提高全民生活质量，增加社会财富，使社会群体受益。通过接种疫苗，使天花成为人类成功消灭的第一种传染病，消灭脊髓灰质炎的目标也指日可待，其他一些疫苗针对的疾病已得到有效控制。但是，目前疫苗的应用仍不充分，主要表现在两个方面：一是各国和地区之间接种率悬殊极大，WHO 估计，在全球范围内，五分之一的儿童由于"疫苗犹豫"仍然无法获得拯救生命的常规免疫接种；二是随着生物科学技术的发展，很多新疫苗开始用于人类，但是在一些国家和地区新疫苗未能得到广泛使用。由于这些免疫差距，全球每年仍有 150 万儿童因为现有疫苗完全能够预防的疾病而死亡。比尔·盖茨曾说"每年有 3000 万的孩子未接种疫苗。这可能没有被关注，因为接种是一次性完成的事情，而且很多时候我们没有看到。很多新的疫苗正在研发中，预计可以更多地挽救 300 万人的生命。当用心思考这件事的时候，确实很令我惊讶和感动"。这些免疫差距在我国也同样存在。

WHO 将 2015 年世界免疫周的主题定为"弥合免疫差距"，并建议各国将消除"疫苗犹豫"作为实施免疫规划的重要措施，促进疫苗使用，使所有年龄组人群得到保护，以弥合免疫差距。我多年在疾病预防控制机构从事免疫规划工作，21世纪初转行至企业，由开始经销疫苗，发展到研发、生产疫苗，但一直对接种疫苗怀有深厚感情，关注免疫规划工作的发展，始终不渝地坚持以社会效益作为企业的宗旨。多年来，我一直思考企业在"弥合免疫差距"上，除向公众提供质优价廉的疫苗外，还应该如何报答于公众、服务于社会。目前接种疫苗种类的愈来愈多，尤其是许多新疫苗上市，接种工作人员在使用中经常会碰到一些问题，尽管有专业书籍可供查阅，但基层接种人员工作繁忙，查阅专业书籍费时费力，不能及时找到答案；有时甚至无书籍可查。20世纪90年代曾出版过一些有关计划免疫的知识问答，对提高接种人员专业素质和工作质量，推动计划免疫工作开展发挥了很大作用。

本书由疾病预防控制机构具有高级专业技术职称且多年从事免疫规划的专家编写，他们有深厚的理论基础和丰富的实践经验，收集了各地接种工作人员在使用疫苗过程中反映的问题，针对性强；所有答案均有据可查，有文献支撑，具有科学性、实用性、可操作性，可作为疾病预防控制机构和接种门诊专业人员案头必备书籍，碰到问题便于及时查阅，按图索骥，对号入座，答疑解惑，为专业工作者提供各种答案，帮助解决工作中的实际问题。

重庆智飞生物制品股份有限公司董事长　蒋仁生

2016年10月

前　言

"绿水青山枉自多，华佗无奈小虫何。千村薜荔人遗矢，万户萧疏鬼唱歌。"这是对新中国成立前我国瘟疫肆虐，严重危害人民健康和生命安全的精辟写照。新中国成立后，特别是实施计划免疫 30 多年来，我国纳入免疫规划的疫苗由预防 6 种疾病扩大到目前的 15 种。麻疹、百日咳、白喉、破伤风、流脑、乙脑等严重危害儿童健康的传染病得到有效控制，1992 年实施乙肝疫苗接种后，5 岁以下儿童乙肝病毒表面抗原携带率降低到 1% 以下，2000 年完成了无脊髓灰质炎目标。接种疫苗已经成为我国成效最为显著、影响最为广泛、群众受益最大的一项公共卫生事业。

从全球而言，18 世纪，有 1.5 亿人死于天花；20 世纪 70 年代以前，每年约有 600 万儿童死于麻疹；发展中国家每年有 40 万儿童死于破伤风，每年有 30 万儿童患脊髓灰质炎，有 300 万儿童因感染 b 型流感嗜血杆菌引发肺炎、脑膜炎等，其中 38.6 万儿童死亡。是疫苗改变了这一切。因为接种疫苗，每年至少有 300 万宝贵生命得到挽救，70 余万儿童免于残疾，近 30 种传染病得以预防；1979 年消灭了天花；2/3 的发展中国家消除了破伤风；麻疹的发病也将近消除的水平；全球消灭脊髓灰质炎工作已进入最后阶段。的确，疫苗的发明是人类在医学领域最伟大的创举，每一种新疫苗的诞生都是人类战胜一种传染病的伟大胜利。至今没有任何一种医疗措施能像接种疫苗一样对人类的健康产生如此重要、持久和深远的影响；也没有任何一种治疗药品能像疫苗接种一样以极其低廉的代价把某一种疾病从地球上消灭。疫苗接种是人类目前可以彻底消灭某一疾病的唯一武器，疫苗对人类健康的影响再怎么夸大都不过分，因为除了安全饮用水之外，只有疫苗能在人类死亡率的降低和人口增长方面起到极其重大的影响。

随着生物科学的发展和社会的文明与进步，疫苗接种将得到更广泛的应用，将由传染病的预防发展到非传染病的防治，由预防性疫苗发展为治疗性疫苗。然而，对于疫苗研发和免疫预防工作者而言，接种疫苗在预防疾病方面虽然取得重大进展，但依旧任重而道远，面临的挑战更为复杂。在旧的传染病已淡出人们记忆的时候，世界上又出现新的传染病流行，如埃博拉、塞卡病毒等；而原来有些被控制的传染病可能由于病原体的变异又出现新的暴发，新的免疫策略又随之而来，旧的免疫接种建议将被修订。诸如药典、指南、法规、意见等方面的冲突或瞬变，均需我们孜孜不倦地学习和不懈地努力并为之而创新发展，也需要有与时俱进、操作性和实用性强的书籍供专业人员参阅。

本书适用于各级预防接种人员使用。感谢重庆智飞生物制品股份有限公司董事长兼总经理蒋仁生先生，他不仅致力于研发和生产更多优质高效的疫苗，还特别关注疾控领域及其人员的业务发展，正是在他的倡导支持下，经过数年收集各地接种工作人员在使用疫苗过程中反映的问题终成此书。本书分为基础篇和应用篇两大部分，采用问答形式对预防接种中常见问题进行解答。基础篇包括传染和免疫、疫苗和冷链、免疫程序与接种实施、特殊健康状况下的预防接种和预防接种反应的处理 5 个部分；应用篇介绍了 24 种疫苗的疾病病原学、免疫学、流行病学、免疫预防等相关内容。所有答案均有据可查，有文献支撑，力求具有科学性、实用性、可操作性，便于疾病预防控制机构和接种门诊专业人员碰到问题及时查阅，按图索骥，对号入座，答疑解惑，为参阅者提供各种答案，帮助其解决工作中的实际问题。

由于我们水平所限，文中疏漏实属难免，诚请专家同仁指正海涵，旨在与您同行、共勉。

刁连东　翟如芳
2016 年 10 月

目　录

3

四、特殊健康状况下的预防接种

应用篇

14

18

22

23

24

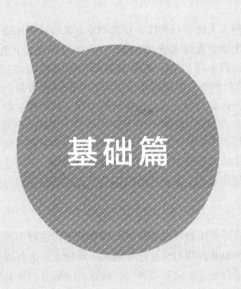

基础篇

传染和免疫

什么是传染?

　　病原微生物侵入人体或动物体并在其中发育繁殖称为感染或传染。感染必须具备病原微生物、人体（或动物体）以及所处环境3个条件。在人类漫长的进化过程中，病原微生物一方借其致病力侵害人（或动物体），人体（或动物体）则借防御能力遏制病原微生物，根据双方力量的对比，斗争的结果可出现不同的传染过程。因此，所谓传染就是病原微生物在一定条件下侵入人（或动物）的机体，与机体相互作用并产生生理、病理变化的过程。

　　感染与污染是两个不同的概念。感染可从感染的人或动物体内分离到该病原微生物，感染的结果可以是隐性感染或显性感染；污染是指活的病原微生物寄居在人的身体表面、衣物或污染物品上，是病原体的污染。

什么是传染病?

　　因感染某种病原微生物或其毒性产物所引起的疾病称为传染病或感染性疾病。病原微生物或其产物可从受感染的人、动物或无生命物质直接或通过某种中间宿主、媒介或非生命环境间接传播到易感宿主。传染和传染病是两个不同的概念。传染并不一定会发生传染病，而传染病则必须是由传染引起的，并且是传染的一种表现形式。

使人患传染病的罪魁祸首是谁?

　　世界上存在着各种各样的生物，有的是人类肉眼可以看到的，如家禽虫兽，花草树木等；有的肉眼看不到，需要通过显微镜放大千百倍，甚至几十万倍后才能看到，这类生物因为实在太微小，所以称为微生物。微生物的种类很多，其中大部分对人类有益，如发酵工业用的酵母菌，农业上用的根瘤菌；也有一部分微生物是对人类有害，能使人致病，甚至引起人死亡，这类微生物在医学上叫病原微生物，也叫病原体。病原体包括细菌、病毒、支原体、立克次体、螺旋体、真菌、寄生虫等。它们广泛存在于自然界，在空气、土壤、水和食物里到处都是它们的藏身之地；人的皮肤、肠道及呼吸道里也有它们的足迹。这些病原微生物一有机会就会窜入人体，如果身体没有抵抗力，病原微生物就会在体内生长、繁殖，释放出毒素，使人致病。不同病原微生物会引起不同的传染病，各种传染病的临床表现也不相同。由此可见，这些病原微生物是引起人类各种传染病的罪魁祸首。

人感染病原微生物后是否都会患病？

在一次麻疹流行中，许多人都可能感染麻疹病毒，有的人虽然感染麻疹病毒，但却未发病。这是什么原因呢？原来麻疹病毒侵入人体后，即与机体形成矛盾。麻疹病毒要在机体内繁殖，破坏机体的正常功能，形成矛盾的一方；而机体为了消灭入侵的病毒，动员防御功能抵抗，形成矛盾的另一方。彼此相互损害或相互排斥，两者又斗争又统一，在一定的条件下互相转化。这种转化取决于病原微生物、机体以及环境因素的影响。若转化为机体一方就形成免疫；若转化为病原微生物一方就形成传染。所以说传染与免疫的过程，实际上是矛盾对立统一的过程。

何谓病原携带者？

感染某种病原微生物后，无任何临床症状，但能排出病原微生物的人和动物称为病原携带者。携带状态在整个感染过程均无明显症状者，通常称为健康携带者或无症状携带者；处于潜伏期、恢复期和恢复后期的发病者，通常被称为潜伏期携带者和恢复期携带者。不论何种携带状态，病原携带时间可短、可长，称为暂时或短暂携带者或慢性携带者。

什么是隐性感染？

隐性感染又称亚临床感染或不显性感染，即病原微生物侵入人体后，未出现明显的疾病症状和体征，只有通过实验室方法（如血液检测、特定的皮肤试验等）才能发现的感染。

在大多数传染病流行时，有些疾病（如脊髓灰质炎、乙型脑炎等）隐性感染者一般约占人群的90%或更多。隐性感染后机体可获得对本病的免疫力，病原微生物被清除，多数恢复健康，仅少数转为病原携带状态并可发展为患者。

什么是显性感染？

显性感染又称临床感染，指病原微生物侵入人体后，由于毒力强、入侵数量多，加之机体的免疫反应低下，导致组织损伤，生理功能发生改变，并出现一系列临床症状和体征，如麻疹、天花、水痘等，大多数感染者表现为显性感染。

显性感染按照感染的过程一般有潜伏期、急性期、恢复期的临床过程。通常在症状出现前后的一段时间内及病后数天到两周，从患者的组织或分泌物中可分离出细菌或病毒等病原微生物。显性感染过程结束后，病原微生物可被清除，而感染者可获得牢固免疫力（如伤寒），但有些显性感染（如痢疾、流感等）患者在病后不能获得牢固免疫力，易再次感染发病。

什么是潜伏性感染？

病原微生物侵入人体后，潜伏于机体的某些部位，由于机体免疫力足以将病原体局限化，而不引起显性感染，但又不能将病原微生物清除时，病原微生物便可长期潜伏起来，当机体免疫功能下降时，潜伏在体内的病原微生物趁机活跃而引起疾病，常见于带状疱疹、结核病等。与病原携带者不同之处是潜伏性感染期间病原微生物一般不排出体外。

什么是接触者？

对传染病而言，曾与感染的人或动物或污染环境接触以致有机会获得感染的人或动物。

什么是菌血症和败血症？

菌血症是指病原菌由局部的原发病灶侵入血液后传播至远处组织，但未在血液中繁殖的传染病，如伤寒的早期，就出现菌血症；败血症是指病原菌侵入血液，并在其中大量繁殖，造成宿主严重损伤和全身性中毒症状即为败血症，如铜绿假单胞菌引起的败血症。

什么是疾病的潜伏期？

病原微生物侵入人体至临床症状开始出现以前的这一段时间称为潜伏期，各种传染病的潜伏期长短是不一样的。

什么是流行？

在特定社区或地区，某病的发病数明显超过正常的发病水平。病例数达到多少才认为是流行，要根据病原体、暴露人群大小、类型、既往暴露史、发生地点和时间等情况而定。

流行性是指在同一地区、某一人群、同一时期内发生某种疾病的频率和人数远远超过往年同期的水平。如某人群中长期不存在的某种传染病或该地既往未发现过的疾病出现1例，需要立即报告，并进行全面的现场流行病学调查；如出现在时间、地点上相关联的2例病例，足以证明存在传播，可认为发生了流行。

什么是易感者?

缺乏对某种病原微生物的足够抵抗力、不能预防暴露于该病原微生物后发生感染或发病的人或动物称为易感者。易感者增多时,一旦有传染源进入,发病者就多;相反,易感者少,有传染源进入也不易发病或发病者不多。判断一个人群对某种传染病的易感水平的高低,可从该病种的历史流行情况、免疫接种情况以及人群抗体水平测定结果得知。

什么是疑似病例?

在传染病控制中,某病例的病史和症状提示可能已患或正在患某种传染病的患者,称为疑似病例。例如,在消灭脊髓灰质炎活动中,为加强监测,把所有急性弛缓性麻痹(AFP)病例均作为疑似病例。

什么是外毒素、内毒素、类毒素、抗毒素?

外毒素是细菌在生长过程中不断分泌到菌体外的毒性蛋白质,主要由革兰阳性细菌产生;内毒素是革兰阴性细菌的外壁物质,主要成分是脂多糖,因在活菌体内不分泌到体外,仅在细菌自溶或人工裂解后才释放,故称内毒素;类毒素是外毒素经0.3% ~ 0.4%甲醛脱毒后仍保留着抗原性的生物制品,将其注射入机体后,具有免疫功能,如白喉类毒素、破伤风类毒素等;抗毒素是用类毒素多次注射大动物,待其产生大量特异性抗体后,经采血、分离血清并经浓缩纯化后的产品。

什么是免疫? 免疫有什么功能?

由于免疫学是从研究人体对传染病的抵抗力开始的,因此,传统的概念认为免疫就是机体对病原微生物及其有害产物(如毒素)不同程度的抵抗力。换句话说,免疫就是机体抗感染的防御能力。但是,随着免疫学的不断发展,免疫的范畴也在逐渐扩大,早已超出了抗感染的狭隘范围。目前认为免疫是机体的一种保护性生理防御反应,它是人体识别和消灭外来侵入的任何异物(病毒、细菌等),处理衰老、损伤、死亡、变性的自身细胞以及识别和处理体内突变细胞和病毒感染细胞的能力。现代免疫学认为,免疫的本质特征是识别"自我"与"非我",保护"自我"、抑制"非我",从而确保自身稳定的过程。免疫力是人体识别和排除"非我"的生理反应。人体内执行这一功能的是免疫系统。目前认为免疫对机体有三种功能,如表1 - 1所示。

表1-1 免疫反应的功能

功能	抗原来源	正常免疫反应	异常免疫反应
防御感染	外源性（病原微生物）	消灭病原微生物，中和体内毒素，抗感染	变态反应
免疫监视	内源性或外源性	监视和清除体内突变细胞	癌症
自我稳定	内源性或外源性	消除体内衰老的和被破坏的细胞，自稳	自身免疫病

从上表可见，当免疫功能正常时，它们对维持机体的生命活动是有益的、重要的和不可缺少的。这就是正常的免疫反应。当上述功能异常时，可使机体出现局部或全身病变，甚至引起死亡，这就是异常的免疫反应，简称免疫病理或免疫损伤。例如防御功能异常亢进，对进入体内的微生物、药物（青霉素等）或花粉等发生强烈的反应，就是变态反应；反之，如防御功能过低或缺乏，易于发生反复感染，这就是免疫缺陷综合征。如果自我稳定功能异常，对正常的自身细胞发生反应而出现自身免疫病。免疫监视功能缺乏或过低，常被认为是老年人或应用免疫抑制剂的人肿瘤发病率高的原因之一。总之，免疫反应的结果在正常情况下对机体是有利的，但在某些情况下或对少数反应特殊的人，也可能造成不利后果。

什么是非特异性免疫？

非特异性免疫也称固有免疫或先天性免疫，它是机体在长期的种系发育与进化过程中，逐渐建立起来的一系列防御功能，是机体防御作用的一种固有的（天然发生的）保护性系统。具有遗传性、自发性、非特异性和相对稳定性的特点。非特异性免疫系统包括生理屏障、细胞吞噬和体液因素三个方面的作用，它是特异性免疫的基础。

非特异性免疫反应有哪些特点？

非特异性免疫反应有以下特点。

（1）遗传性：每个正常机体出生时都具有，差别主要是在生物种与个体之间，可以遗传给后代，并受遗传因素控制；

（2）自发性：即非特异性免疫反应，是自发产生的，而不需特殊的刺激和诱导。

（3）非特异性：对任何"非我"物质都能识别并与之起反应，而不是针对某一种抗原物质。

（4）相对稳定性：当机体再次接触同一抗原时，反应的强度变化不大（既不增加，也不减少）。

6

什么是特异性免疫?

特异性免疫又称适应性免疫或获得性免疫,是机体在个体发育过程中接触病原微生物或抗原后形成的免疫力,包括产生特异性抗体(体液免疫)和致敏淋巴细胞(细胞免疫)两方面的作用。

特异性免疫有什么特点?

特异性免疫有以下 3 个特点。

(1)获得性:是机体接触"非我"抗原物质,在 B 细胞或 T 细胞的参与下获得的,存在个体差异。

(2)针对性:即机体受到某一种病原微生物或抗原刺激后产生的免疫力,只能对该特定的病原微生物或抗原起作用,而对其他病原微生物或抗原不起作用。

(3)可变性:当机体在接触同一抗原时,该免疫反应明显加强,当机体长期不再接触同一抗原时,所产生的免疫力可能减少甚至消失。

非特异性免疫和特异性免疫两者之间有何关系?

特异性免疫和非特异性免疫虽各有其独特的作用,但两者是相互关联、密切配合的。吞噬细胞是非特异性免疫中的重要因素,它在特异性免疫的形成以及发挥免疫效应上也占有举足轻重的地位。大多数抗原物质进入机体之后,要经过巨噬细胞的加工处理,才能将抗原信息传递给 T 或 B 淋巴细胞。一方面使抗原变得更适合于 T、B 淋巴细胞的识别;另一方面也可适当调节抗原的浓度,如浓度过低,可适当浓缩集中;如浓度过高,可经吞噬细胞降解破坏而降低其浓度以免造成免疫麻痹。

在细胞免疫中,致敏淋巴细胞与抗原结合后释放出的淋巴因子能活化吞噬细胞,增强其吞噬和消化异物的能力,即只有通过吞噬细胞才能发挥其免疫效应。在特异性体液免疫中也是如此,抗体与抗原(如细菌)结合之后吞噬细胞更易于吞噬此细菌,即调理作用。这是因为吞噬细胞表面有免疫球蛋白 Pc 受体和 C3 受体的缘故。

再如补体系统是存在于正常体液中的杀菌物质。特异性抗体的溶解细菌或溶解细胞作用一定要有补体系统的参与才能完成。

什么是个体免疫?

机体由于既往感染、接种疫苗或免疫球蛋白而获得的特异性保护抗体或细胞免疫,或者说是由于机体的既往经历使其再次暴露于某种病原体时能免于感染或发病。个体免疫力是相对的，正常条件下的保护水平，会由于大剂量感染或异常的入侵门户而失去保护作用。使用免疫抑制疗法、偶合疾病或老年化也可损害机体的保护能力。

什么是自动免疫？

自（主）动免疫是指抗原性物质（病原微生物、疫苗等）刺激体内的 B 淋巴细胞和/或 T 淋巴细胞，经过分化增殖成为浆细胞产生抗体和（或）致敏淋巴细胞以及淋巴因子，所出现的特异性抵抗力。按机体和抗原接触方式的不同，可分为天然的和人工的自动免疫两种。如患过麻疹后人体可产生抗麻疹的抗体，就属于天然自动免疫；如经过接种麻疹疫苗而使机体产生抗麻疹的抗体，则属于人工自动免疫。

机体可通过哪些方式获得自动免疫？

天然自动免疫是在自然条件下，机体被病原体感染后所得到的免疫力。这种免疫可以通过患传染病后获得，也可以是经过隐性感染获得。例如，儿童患麻疹后得到的对麻疹的抵抗力，通过脊髓灰质炎病毒的隐性感染具有了对脊髓灰质炎的抵抗力，即是自然自动免疫。

人工自动免疫是采用人工的方法，通过接种疫苗后，人体自动产生的特异性免疫力。这是人类认识客观事物规律后，能动地改造世界的典型事例之一。例如，儿童服用糖丸疫苗后，普遍地产生了对脊髓灰质炎病毒的免疫力。不但免除了患病期间的痛苦，而且也消除了小儿麻痹后遗症所带来的苦恼与负担。

什么是被动免疫？

被动免疫是指人体通过获得人工制备的由其他人体产生的抗体或淋巴因子，获得这些抗体或淋巴因子后，可以很快地得到短期的保护。如胎传抗体、破伤风抗毒素、抗狂犬病血清、抗蛇毒血清、丙种球蛋白、乙肝免疫球蛋白等。由于人体自身未产生抗体，因此称为被动免疫。这种免疫的特点是见效快，但由于抗体半衰期短，难以保持持久而有效的免疫水平（2~3 周）。现主要用于疫情的紧急预防及治疗措施，也可分为天然和人工两种。

人工制备的免疫血清有两种来源：一种为动物血清，主要是马的免疫血清，如破伤风抗毒素、白喉抗毒素；另一种为人血清免疫球蛋白，如人血乙肝免疫球蛋白等。

机体可通过哪些方式获得被动免疫？

被动免疫按人体获得的方式不同，分为天然被动免疫和人工被动免疫。

天然被动免疫是指婴儿从胎盘或初乳中所得到的免疫。在 5 类免疫球蛋白中只有 IgG 能够通过胎盘，所以婴儿自胎盘得到的免疫抗体均为 IgG。新生儿还可以从乳汁（人和哺乳动物分娩后最初分泌的乳汁黏稠、色黄，含有丰富的蛋白质和免疫球蛋白，特别是分泌型 IgA）中得到抗体。一般来说，婴儿在出生后 6 个月内很少患麻疹、白喉等传染病，就是因为母亲从上述途径给予其被动免疫的缘故。出生 6 个月后，获自母体的抗体基本消失，易感性逐渐升高。一般 1～5 岁时易感性最高，5 岁以后又逐渐下降。

人工被动免疫是接受含有特异性抗体的免疫血清，使人体立即获得免疫力，达到治疗或紧急预防某种传染病的目的。由于免疫血清中所含的抗体，不是受种者自动产生，而是被动输入的，所以叫作人工被动免疫。例如，给白喉患儿注射白喉抗毒素；或给麻疹易感儿童注射胎盘球蛋白，都属于人工被动免疫。人工被动免疫的特点是收效快，但维持的时间短，一般仅 2～3 周。

机体抗感染的第一道防线是什么？

固有免疫应答是宿主防御病原微生物入侵的第一道防线，它是由固有免疫系统完成的。固有免疫系统由物理和生物化学屏障、固有免疫细胞分子组成。物理屏障即为组织屏障，位于机体的内外环境界面上，如体表的皮肤以及呼吸道、消化道、泌尿生殖道的黏膜组织，对微生物的入侵起到机械阻挡作用；局部屏障结构是特殊的物理屏障，它们是器官、组织内血液与组织细胞之间进行物质交换时经过的多层屏障性结构（如血脑屏障），起到防御病原微生物入侵和保持内环境稳定的作用。生物化学屏障包括皮肤和黏膜的分泌物所包含的各种杀菌、抑菌物质，如皮脂腺分泌的不饱和脂肪酸，汗腺分泌的乳酸，胃液，呼吸道、消化道、泌尿生殖道分泌液中的溶菌酶、抗菌肽等。固有免疫细胞包括吞噬细胞、树突状细胞、自然杀伤细胞等，可以结合、吞噬并杀灭病原微生物。

皮肤是如何表现非特异性免疫作用的？

每一个人的体表都覆盖着完整的皮肤，与外界相通的腔道也都衬着完整的黏膜，一般的病原微生物是不能进入机体的。皮肤和黏膜构成了人体的第一道防线。

皮肤除有机械阻挡外界病原微生物的作用外，其附属器汗腺的分泌物

——汗液中的乳酸，皮脂腺分泌物中的不饱和脂肪酸都有微弱的杀菌作用。皮肤的这种作用往往容易被人忽视，但是当这道防线出了毛病，如烧伤或婴儿患湿疹后，应予以高度重视，通常都要采取适当措施，防止细菌乘隙而入，造成感染。

黏膜是如何表现非特异性免疫作用的？

黏膜除了有机械阻挡作用之外，其腺体分泌物中还有杀菌或溶菌的物质。在日常生活中，常常会有细菌或异物进到眼睛里但很少发生感染。这除了因眼泪的机械清洗作用，泪液里的溶菌酶也在发挥作用。被覆在气管、支气管的柱状纤毛上皮细胞更是利用它表面的小纤毛不停地由下而上规律地摆动，把吸入的细菌或小颗粒异物排至喉头咳出口外。长期受烟尘刺激的人容易发生支气管炎；患流行性感冒以后有时继发细菌性感染，都是由于呼吸道黏膜这道防线的防御功能被削弱的缘故。

天然免疫中有哪些细胞成分？

（1）吞噬细胞：机体的血液和多种组织中含有抗御和破坏病原微生物的吞噬细胞，以巨噬细胞和中性粒细胞为主。吞噬细胞对入侵机体的病原微生物或其他异物的应答主要包括识别、吞噬和消化三个阶段。当病原微生物侵入机体后，中性粒细胞即向病原微生物侵入的部位聚集并吞噬大部分病原微生物。未被吞噬的病原微生物虽经淋巴管到达附近的淋巴结，但被淋巴结内的吞噬细胞有效地予以消灭。一般只有毒力强、数量多的病原微生物才能侵入血流和脏器内，但也可被血液和组织中的吞噬细胞吞噬和消灭。

（2）树突状细胞：是天然免疫的关键成分，也是近年来研究最为透彻的成分。这类细胞静态时摄取细胞外抗原，当其表面的受体识别到不同病原微生物表面的病原相关分子结构或内源性危险信号时（如病毒感染、细胞释放肿瘤坏死因子等），它们就被激活成为抗原呈递细胞，迁移至相应部位的淋巴结，在那里将抗原呈递至 T 淋巴细胞。

（3）嗜酸性粒细胞：主要分布在呼吸道、消化道和泌尿生殖道黏膜组织中，它不同于吞噬细胞和中性粒细胞，吞噬作用较弱，在其被激活后，可通过释放阳离子蛋白和活化的氧代谢物至细胞外液杀死寄生虫。它们也可分泌白三烯、前列腺素和各种细胞因子，参与天然免疫应答。

（4）嗜碱性粒细胞和肥大细胞：这两种细胞有相同的高亲和力的 IgE 受体，能被 IgE 抗体包被，在湿疹、枯草热和哮喘等特异性过敏反应中起重要作用。

（5）自然杀伤细胞（NK）：见于血液和组织中，在被具有 CD4$^+$ 细胞产生的细胞因子激活时，可分泌细胞因子，具有溶解或杀伤易感的靶细胞（如肿瘤细胞）的能力。NK 细胞的杀伤作用无须抗原致敏也不需要抗体参与因而无特异性。

（6）红细胞和血小板：它们表面亦有补体受体，在清除含有抗原、抗体、补体的免疫复合物中也起着重要作用。

天然免疫中有哪些可溶性因子？

除了上述细胞成分外，天然免疫系统还包括补体、急性期蛋白和细胞因子等可溶性因子。

（1）补体：是存在于人和动物血清或组织液中的一组不耐热、经活化有酶活性，可介导免疫应答和炎症反应的蛋白质，补体必须激活后才能发挥作用。天然免疫早期可通过三条途径中的任何一条激活补体，类似于凝血过程中酶的级联反应。补体激活后，最终导致许多免疫活性物质的产生，例如，补体 C3 片断 C3b 分子沉积于微生物的表面，可以增强表面有 C3b 受体吞噬细胞的吞噬作用。补体成分 C3a，C4a 和 C5a 可使肥大细胞释放炎症介质，C5a 也是一种白细胞趋化因子。补体成分 C5b、C6、C7、C8 和 C9 形成膜攻击复合物，渗入细胞膜，导致靶细胞死亡。

（2）急性期蛋白：急性期蛋白分子的聚集，可以增强抗感染能力，促使损伤组织修复。感染、炎症及组织损伤时，血浆中急性期蛋白迅速发生变化。除一些补体成分外，急性期蛋白还包括 C 反应蛋白，血清淀粉样 A 蛋白，蛋白酶抑制剂和凝血蛋白等，它们也会发生不同的改变。

（3）细胞因子：它们是另一类可溶性的介质，在免疫系统内和免疫系统与机体其他系统之间充当信使作用，形成一个完整的网络，积极参与免疫应答的调节。除作为信使，一些细胞因子具有直接的防御作用。例如，各种被病毒感染的细胞可释放干扰素，避免周围细胞被病毒感染。

什么是单核 – 吞噬细胞系统？

具有高度吞噬活力的表面有抗体受体和补体受体的巨噬细胞称为单核 – 吞噬细胞系统。主要包括循环于血液中的单核细胞和组织器官中的巨噬细胞。它们来源于骨髓内的干细胞，在骨髓内分化成幼单核细胞，进入血液即为单核细胞。它们具有很强的吞噬能力，是机体天然免疫的重要组成细胞；同时又是一类主要的抗原提呈细胞，在特异性免疫应答的诱导与调节中起着关键作用。

吞噬细胞为什么能聚集到病原菌存在的部位？

病原微生物侵入体内后，除入侵局部的吞噬细胞奋起迎战外，许多其他部位的吞噬细胞也向入侵处聚集。这些细胞是接受何种信息，怎样主动地"闻讯"赶来的呢？我们知道，蜜蜂根据花蜜的香味寻找蜜源采蜜，吞噬细胞也有类似的情况。在细菌侵入后，细菌本身的多糖物质或人血清蛋白的衍生物（主要是补体成分的裂解产物或生成物）能吸引吞噬细胞朝向细菌所在的部位运动，这种现象叫趋化作用，具有这种作用的化学物质叫趋化因子（如补体系统激活后产生的 C_{3a}、C_{5a} 和 C_{567}）。趋化因子作用于吞噬细胞的细胞膜，使细胞向一定方向，即向趋化因子浓度高的部位运动。

什么是补体系统？它是由什么成分组成的？

补体是存在正常人和动物新鲜血清中，与酶活性有关的一组蛋白质。它由 9 种血清球蛋白组成，要经连锁反应依次活化，才能表现出生物学活性，所以也叫作补体系统。这 9 种成分分别用 C1、C2、C3……C9 来表示。由于 C1 是由 3 个亚单位 C1q、C1r、C1s 组成，因此也可以说补体系统包括 11 个蛋白成分。

补体成分都是球蛋白，主要是 β 球蛋白，只有 4 种不是 β 球蛋白，C1s 和 C9 是 α 球蛋白，C1q 和 C8 是 γ 球蛋白。

补体有哪几条激活途径？

在生理情况下，血清中的多数补体组分均以无活性的酶原形式存在，只有激活后才能发挥作用。根据起始物质及激活顺序不同，补体主要有三条激活途径，即经典途径、旁路途径（替代途径）和 MBL 途径。MBL 途径是后来发现既不同于经典途径又不同于替代途径的第三条通路。在抗感染免疫过程中，最先出现并发挥效应的依次是旁路途径和 MBL 途径，最后才是依赖抗体的经典途径。旁路途径和 MBL 途径主要参与固有免疫的效应阶段，经典途径则在适应性体液免疫的效应阶段发挥作用。经典激活途径分为识别和活化两个阶段。识别阶段始于 C1 与抗原抗体复合物的结合。其活化的级联酶促反应过程为：C1q 与激活酶结合，依次活化 C1r、C1s、C4、C2、C3，形成 C3 转化酶和 C5 转化酶。

补体是怎样溶解细胞的？

在补体经典激活途径中，IgG 或 IgM 类抗体与相应抗原形成的复合物能经 C1 依次激活补体各成分。当 C5 被激活，裂解产物 C5a 与 C3 相仿，游离于液相，具有趋化作用和过敏毒素作用；C5b 同时可与免疫复合物或靶细胞结合。C5b 结合在细胞膜上时，通过与 C6 作用形成 C56，后者与 C7 作用，产生稳定的 C567，这个复合物分子量相当大，不易迅速由产生部位扩散掉。

C567 不具备酶的作用，但是它的分子排列方式有助于吸附 C8，组成 C5678 4 个分子的复合物；此复合物分子中的 C8 是 C9 的结合部位。1 个 C8 可结合 6 个 C9 分子。

目前已经证明，C8 是引起细胞膜损伤的功能部位。当 C5b、C6、C7 结合到细胞膜后，细胞膜仍然是完整无损的，只有吸附 C8 后细胞膜才能开始出现微细的损伤。此时，胞内物质可渗透至胞外，水分也进入胞内，即 C8 可引起细胞的溶解，但是速度缓慢，加入 C9 后可加快细胞膜的损伤作用。电镜检查证明，经补体作用后羊红细胞膜上出现 80～100Å 的小孔，盐类及血红蛋白，可由小孔流出。此外亦可借渗透压作用使细胞破裂，出现溶血现象，使细胞膜的完整结构受破坏，导致细胞溶解。

补体是怎样协助抗体杀灭细菌或病毒的？

补体在活化过程中，产生出多种具有生物活性的物质，其中有的能吸引吞噬细胞；有的能引起免疫粘连，增强吞噬作用；有的能使细胞膜损伤，造成细胞裂解。

（1）溶菌或杀菌作用：补体能协助抗体对一些革兰阴性细菌，特别是对霍乱弧菌有溶菌作用。其他革兰阴性细菌如伤寒杆菌、痢疾杆菌等，不如霍乱弧菌敏感，一般不被溶菌，只呈现杀菌作用。对革兰阳性细菌多不敏感，这可能和各种细菌细胞膜的组成结构不同有关。

（2）裂解感染病毒的宿主细胞：宿主细胞被某些病毒如单纯疱疹病毒感染后，可在细胞表面出现寄生病毒诱导的抗原成分。当这种抗原相应的抗体同它发生特异性结合，并激活补体时，可引起宿主细胞（靶细胞）的裂解。在宿主细胞裂解时，如果病毒尚未成熟，则使病毒无处栖身、无法复制，有利于机体的防御；如机体细胞膜裂解时，病毒已成熟，则病毒就释放并扩散。

（3）病毒中和作用：中和病毒一般不需补体参加；但是有些病毒的中和抗体，必须在补体的参与下，才出现中和作用或增强其中和活性。

在未建立起特异性免疫的机体，补体能否消灭入侵的病原菌呢？

病原体侵入机体后，许多细菌菌体表面的脂多糖和始动因子（IF）出现反应，继而激活 P 因子、D 因子、B 因子，即激活补体途径，越过 C1、C4、C2 直接使 C3 裂解成 C3a 和 C3b。C3a 游离在液相中，它是一种分子量较小的肽，能吸引多形核白细胞向 C3a——趋化因子部位移动。C3a 借 α 链和 C3a 裂解后的断端与细菌表面结合，起着调理作用。当多形核白细胞趋向移动到此，可以借助其表面的 C3b 受体，与结合有 C3b 的细菌接触，吸附并进行吞噬，杀菌等活动。

C3a 过敏毒素作用于肥大细胞，使后者释放组胺，增强血管通透性，有利于补体成分的渗出，也有利于多形核白细胞由局部血管向周围组织的渗出。C5a 同 C3a 具有相似的趋化作用和过敏毒素作用，均有助于急性炎症反应的形成。当补体系统的后两个成分 C8 和 C9 结合在细菌表面时，可导致某些细菌溶解。

补体系统的活化过程受哪些因素的调节？

补体的激活过程，也和其他生理反应过程一样，通过许多自稳机制进行调节，否则反应无控制地进行，将会使免疫功能失去平衡，调节可以通过以下的一些方式进行：

（1）通过补体成分的自身衰变进行调控。

（2）正常血清中含有多种补体成分的抑制因子或灭活因子。它们以特定的方式与不同补体成分相互作用。有的能与某一活化的补体成分结合，使其失去活性；有的能将某个活化的补体成分裂解而使之灭活。从而使补体激活与抑制维持精细的平衡状态，既防止对自身组织造成损害，又能有效杀灭外来的微生物。

自然杀伤（NK）细胞有哪些特点？它是如何杀伤靶细胞的？

NK 细胞是淋巴细胞的一个亚群，是一类具有杀伤靶细胞作用的免疫活性细胞，约占外周血淋巴细胞总数的 10%～15%。NK 细胞不同于 T 或 B 细胞，它是从骨髓多能干细胞直接衍化生成的，与胸腺或腔上囊无关。NK 细胞的杀伤作用只有在抗靶细胞特异性抗体（IgG）存在下才能发挥效应，所以它也叫抗体依赖性组胞毒性淋巴细胞。

NK 细胞膜上无膜表面免疫球蛋白，但是有 IgG 的 Fc 受体。当特异性 IgG 抗体与靶细胞膜上的抗原决定簇结合成抗原－抗体复合物时，IgG 的分子构型特别是 Fc 段发生变化，此时 Fc 段能和 NK 细胞膜上的 Fc 受体结合，从而触发 NK 细胞杀伤靶细胞。NK 细胞本身的杀伤作用是非特异性的，无选择性；只要在靶细胞上结合 IgG 类抗体，靶细胞都可被杀伤；当然，IgG 和靶细胞的结合是特异性的，近年来，NK 细胞抑制性活化性研究取得很大进展。

免疫血清为什么能起到调理吞噬作用？

吞噬细胞在正常新鲜血清，特别是免疫血清存在的情况下，其吞噬作用显著增强，这种作用叫作调理作用。为什么正常新鲜血清能对吞噬细胞起这种作用呢？

实验证明，被特异性抗体覆盖的细菌在血流中被清除的速度明显增加。被抗体覆盖的细菌，在缺乏补体的动物体内被清除的效果较差，提示在调理作用中抗体起协同作用。近来了解到，吞噬细胞表面有 IgG 和 C3b 的受体，它们分别对 IgG 和 C3b 有高度亲和力，有如伸出两个有力的臂膀向细胞内部靠拢。IgM 类抗体覆盖在细菌表面，虽不能与吞噬细胞表面的 IgG 受体结合，但可以通过激活补体，借与 C3b 体的结合也可起到调理作用。

对破伤风抗毒素血清过敏而又必须注射的患者怎么办？

破伤风或白喉是细菌外毒素所致的传染病，对这类患者使用抗生素等药物虽能抑制或杀灭病原菌但不能消除细菌产生的外毒素，而这些外毒素又常是致命的，因此要同时应用抗毒素来中和毒素。有时患者对抗毒素（马血清）过敏，可是为了挽救生命，而又无可供选择的代替药物时，只好采用一种"脱敏"注射方法，希望既达到治疗目的，又避免发生过敏反应。

具体方法是：从极小量的稀释过的抗毒素（变应原）开始注射，半小时后如无反应可稍增量再次注射，以后每隔半小时再逐渐增量，直至注射完所需全量为止。

为什么小量多次的注射就能避免发生严重的过敏反应呢？小量注入的抗原虽然也能和吸附在肥大细胞或嗜碱性粒细胞上的 IgE 结合，逐步释放出小量的组胺等血管活性物质，但随即被体液中的组胺分解酶降解，丧失其活性，不致对机体发生严重损害。与此同时，这些靶细胞表面的 IgE 抗体的抗原结合部位被每次注射的变应原所结合占据，不再有过多的抗原结合部位供再进入体内的变应原结合，所以不致发生过敏反应。

特异细胞免疫能借注射免疫血清被动转移吗？

有人做了一个试验，先用适量结核杆菌感染动物，动物经过感染产生免疫力，能抵抗结核杆菌的再次攻击。然后将此免疫动物的血清、巨噬细胞和淋巴细胞分别注射给正常动物，然后再用结核杆菌进行攻击。结果发现对结核杆菌的免疫力，能用免疫动物的淋巴细胞转移给正常动物（受者）；但不能用巨噬细胞或血清转移。这说明细胞免疫虽然可借淋巴细胞的输入而被动转移，但由于许多复杂因素如淋巴细胞的组织相容性问题等，使它不能像注入抗血清（抗体）被动获得体液免疫那样广泛的应用。

什么是血-胎屏障？

孕妇发生感染时，病原微生物一般不能穿过胎盘侵入胎儿体内。这是因为母体和胎儿之间有一个关卡,它起着保护胎儿的作用。这个"关卡"叫血-胎屏障,它是由母体子宫内膜的基蜕膜和胎儿的绒毛膜滋养层细胞共同构成的。这个屏障既不妨碍母子间的物质交换,又能防止母体内病原微生物的通过,使胎儿免受感染,从而保证了胎儿的正常发育。

如果这个屏障的完善程度和妊娠时期有关。在妊娠头 3 个月内,孕妇感染风疹病毒,可能感染胎儿,造成畸形。有人曾统计过孕妇患风疹时期与胎儿畸形的关系(表 1-2)。

表 1-2　孕妇患风疹时期与胎儿畸形的关系

孕妇患风疹时期	正常儿	畸形儿	畸形率(％)
妊娠 1 个月	4	56	93
妊娠 2 个月	5	101	95
妊娠 3 个月	18	64	78
妊娠 4 个月	21	22	51
妊娠 4 个月以上	15	1	6

据文献报道,孕妇感染风疹病毒后,可引起胎儿先天性风疹综合征,可造成小儿畸形包括耳聋、心脏疾患、白内障、绿内障、视网膜病、精神运动迟缓(脑性小儿麻痹)等。除风疹病毒之外,孕妇在妊娠早期感染巨细胞病毒、腮腺炎病毒、流行性感冒病毒、单纯疱疹病毒、柯萨奇病毒等亦有可能引起胎儿畸形。

什么是血-脑屏障?

成年人的中枢神经系统除了有坚硬的颅骨、脊柱等解剖结构保护之外,还有一个完善的血-脑屏障起着最后一道防线的作用。血-脑屏障可以阻挡病原微生物以及某些化学物质从血流进入脑脊液或脑组织,从而保护中枢神经系统。

一般认为这个屏障由软脑膜、脉络膜、毛细血管及星状胶质细胞组成,由脑的毛细血管壁和包在它外面的由神经(星状)胶质细胞形成的胶质膜所构成。这些组织结构致密,因此病原微生物及其他大分子常不易通过。

这个屏障是随个体发育而逐步成熟的,在婴幼儿时期,它尚未发育完善,故婴幼儿较易发生脑脊髓膜炎和脑炎等中枢神经系统的感染。

人体抗感染的第二道防线是什么?

病原微生物突破人体的第一道防线后,如皮肤有破损,就会为感染打开了大门,这时病原微生物就会遇到人体第二道防线的阻击。人体的血液会在皮肤损伤处周围带来很多白细胞。白细胞是一种会吞食"异物"（病原微生物）的细胞，有人也叫吞噬细胞，它与病原微生物接触后形成一个"吞噬体"，然后由其释放的溶菌酶将病原微生物杀灭或消化，不被消化的残渣可被排出细胞外。但是，有的病原微生物被吞噬后可不被杀灭，甚至能在吞噬细胞内生长繁殖；有的病原微生物反而能将吞噬细胞杀死，从白细胞内逃出，这时人体的第三道防线就开始发挥作用。

人体抗感染的第三道防线是什么？

人体的第一、第二道防线对各种病原微生物均有防御作用。人体还有一道主要的防线——第三道防线，它是应对某种特定的病原微生物侵入的一种灵活、机动的化学防御机构，称为特异性免疫。

人体参与特异性免疫的有两种细胞，一种叫 B 淋巴细胞，它在受病原微生物刺激后，能产生抗体。抗体是一种具有对抗病原微生物作用的蛋白质分子，主要是丙种球蛋白，存在于血液或体液中，是构成体液免疫的主要物质。它具有清除和杀灭入侵的病原微生物及其产生的毒素的作用，使人体免受感染。这种免疫反应称为体液免疫。

另一种免疫细胞叫 T 淋巴细胞，受病原微生物刺激后，能释放出各种淋巴因子。这些淋巴因子的作用各有不同，有的能吸引更多的吞噬细胞来吞食病原微生物；有的能使受伤害的组织细胞发生溶解并把病微生物一起消灭掉；有的能保护健康的组织细胞免遭祸患并使病原微生物终止繁殖。这种免疫反应称为细胞免疫。

什么是抗原？

抗原和免疫原通常为同义词。抗原是一种物质，将它导入人或动物体内时，能刺激机体的免疫系统发生特异性免疫反应，产生抗体和（或）致敏淋巴细胞，是能和相应的抗体或致敏淋巴细胞在体内、体外发生特异性结合的物质。抗原的前一种性能——刺激机体产生抗体或/和致敏淋巴细胞，叫免疫原性；后一种性能叫反应原性。

抗原是如何进行分类的？什么是完全抗原和半抗原？

（1）根据抗原所引起的作用可分为完全抗原和半抗原。完全抗原是指同时具有免疫原性和免疫反应性的物质，如蛋白质、细菌、病毒、细菌外毒素、动物血清等，它们都有决定簇和载体。半抗原是指只有免疫反应性而缺乏免疫原性的物质，一般分子量小于 4000×10^3 的简单有机分子（大多数多糖、核酸及其降解物以及部分药物）均为半抗原。因无免疫原性，故不能刺激机体产生免疫应答。但半抗原与蛋白载体结合后，就具备了免疫原性，由此刺激机体产生的抗体，就可以与该半抗原发生特异结合。

（2）根据抗体形成时是否需要 T 细胞辅助可分为胸腺依赖性抗原和非胸腺依赖性抗原。胸腺依赖性抗原分子量大，结构复杂，如蛋白质、菌体及鞭毛等。这类抗原除可产生体液抗体外，也可有细胞免疫应答。非胸腺依赖抗原结构简单，是由相同单位排列成单链构成，主要是多糖类抗原，能直接刺激 B 细胞，T 细胞不参与免疫应答，主要产生抗体，无细胞免疫，多次接触抗原（如多糖疫苗）也无免疫回忆反应。

（3）根据抗原的来源可分为异体抗原和同种异体抗原。异体抗原包括可进入机体的微生物，如细菌、病毒等病原和非病原微生物，以及各种疫苗；同种异体抗原包括血型物质（ABO 血型抗原）、人类白细胞抗原（HLA）。

抗原为什么会有特异性？

一种抗原只能与相应的抗体或致敏淋巴细胞结合。伤寒杆菌只能和相应抗体结合而不能和抗痢疾杆菌抗体结合；反之亦然，这就是特异性。特异性也叫专一性。决定抗原特异性的物质基础是抗原决定基，它是被抗原 T 细胞受体（TCR）和 B 细胞受体（BCR）特异性识别的抗原部分，也称抗原表位。每个个体都存在庞大（估计约为$10^7 \sim 10^9$个）的表达不同抗原受体的淋巴细胞库，具有广泛识别不同抗原表位的能力，能精细地区分不同的抗原结构。因此，有人把抗原抗体的特异性比作钥匙和锁的关系。决定钥匙特异性的是它前端部分的高、低、凸、凹等不同形状，与它的柄端无关。

什么是佐剂？

同抗原混合在一起注射到机体后，能增加其抗原性的物质称为佐剂。佐剂的种类很多，有氢氧化铝、分枝杆菌、脂多糖、百日咳疫苗等。疫苗中加入佐剂能显著增强免疫反应或改变免疫反应的类型（如使体液免疫转为细胞免疫），还可以改变免疫球蛋白的种类和亚类，改变免疫反应的状态，使免疫耐受性转为免疫反应。佐剂的作用是非特异性的。

什么是弗氏不完全佐剂和完全佐剂？两者有何不同？它们是怎样发挥作用的？

佐剂种类很多，其中最常用的是弗氏佐剂。弗氏佐剂可分为完全佐剂和不完全佐剂。弗氏不完全佐剂由一种油剂（石蜡油或植物油）和乳化剂（羊毛脂或吐温80）混合而成，使用时与水溶性抗原充分混合，抗原就分散在油剂中，油剂又被乳化成极小的微滴，这样就制成了油包水乳剂。如果在不完全佐剂中再加入灭活的分枝杆菌（结核杆菌或卡介菌），就成为弗氏完全佐剂。完全佐剂增强免疫原性的作用大于不完全佐剂，但容易在注射局部出现肉芽肿和持久不愈的溃疡，造成严重的组织损伤，因此弗氏完全佐剂主要应用于动物实验，不宜应用于人体。

弗氏佐剂的作用可能是：使抗原在局部沉着，保存较长时间并缓慢释放，持续起着抗原刺激作用；使注射局部发生肉芽肿样变化，促使巨噬细胞聚积，有利于抗原加工。使引流淋巴结内抗体形成细胞增多。弗氏完全佐剂还能使免疫反应发生质的变化，如造成迟发型变态反应，诱导合成不同类型的免疫球蛋白等。

什么是抗原呈递细胞？

抗原呈递细胞（APC）又称辅佐细胞，它广泛分布在机体的各个部位，APC 主要分为专职 APC、非专职 APC 和主要组织相容性复合体（MHCI）分子的靶细胞三种。专职 APC 包括巨噬细胞朗格汉斯细胞（LG）、B 淋巴细胞和树突状细胞，其功能主要是主动摄取抗原，加工抗原和提呈抗原信息给 T 淋巴细胞；非专职 APC 包括某些内皮细胞和上皮间皮细胞，如成纤维细胞、神经胶质细胞、胸腺、甲状腺上皮细胞、血管内皮细胞、嗜酸性粒细胞等。它们可能参与炎症反应和某些自身免疫的发生，但是捕获、加工处理抗原和抗原呈递能力较专职 APC 弱。靶细胞通常是指被病毒或胞内菌感染的细胞以及突变的自身细胞，它能加工内源性抗原以抗原肽/MHCI类分子复合物的形式将抗原信息提呈给 $CD8^+$ CTL，CTL 能够识别并特异性杀伤这些靶细胞。

什么是免疫系统？它包括那些组织和细胞？

人体的各种生理功能都是由一定的系统完成的。如呼吸系统、消化系统和心血管系统分别担负着呼吸、消化和循环的功能。同样，人体的特异性免疫功能是由免疫系统来完成的。

免疫系统是由免疫淋巴组织和免疫活性细胞组成的，这是构成体液性免疫和细胞性免疫的物质基础。

免疫淋巴组织根据其在免疫中所起作用的不同，分为中枢淋巴组织（或叫中枢免疫组织）和周围淋巴组织（或叫周围免疫组织）。前者包括胸腺、腔上囊（鸟类特有的结构，也叫法氏囊），人类和哺乳动物与腔上囊相当的组织可能是骨髓或肠道淋巴组织等；后者包括脾脏、淋巴结和全身各处的弥散淋巴组织。

免疫活性细胞是指能接受抗原刺激并能引起特异性免疫反应的细胞。按照它们发育成熟部位的不同，分为 T 淋巴细胞和 B 淋巴细胞。

一般认为，淋巴干细胞需要经过胸腺并与胸腺网状上皮细胞密切接触、相互作用（称为"胸腺微环境"），这是 T 淋巴细胞分化的必要条件。胸腺素是由胸腺网状上皮细胞分泌的一种胸腺激素，对 T 淋巴细胞的发育也有重要影响，可能是促使从胸腺迁出的淋巴细胞进一步成熟为 T 淋巴细胞。而鸟类的淋巴干细胞经过腔上囊（称为"囊微环境"）与囊激素的作用，即可分化成熟为 B 淋巴细胞。所以，把胸腺、腔上囊或类囊组织叫作中枢淋巴组织。

经上述组织分化成熟的 T 淋巴细胞与 B 淋巴细胞分布在脾脏和淋巴结的特定区域而参与免疫反应，所以把脾脏和淋巴结等叫作周围淋巴组织。

T 淋巴细胞和 B 淋巴细胞怎样识别各种不同的抗原？

一般认为，T 淋巴细胞和 B 淋巴细胞能够接受抗原的刺激，是因为在它们的表面具有一种与抗原决定簇构型相对应（互补）的结构，这种结构叫"抗原受体"。这种能识别抗原的受体的数量不同，T 淋巴细胞约有 10^3 个，B 淋巴细胞则超过 10^5 个，它是一种类似免疫球蛋白的结构，具有特异性。目前认为，B 淋巴细胞的抗原受体就是镶嵌于脂质双层中的膜结构蛋白，称为膜表面免疫球蛋白（SmIg）。每一淋巴细胞株（系）只具有一种典型的识别抗原的受体，体内存有千万种淋巴细胞株，所以机体能对各种不同的抗原异物进行识别，从而发生免疫反应。

T 淋巴细胞抗原受体的本质尚未阐明。有人认为它也是免疫球蛋白，但数量甚少，每个 T 细胞只有 10^3 个；有人认为它存在于淋巴细胞膜表面的较深部位，因此不易被测出；还有人认为它与目前所知的各类免疫球蛋白不同，称为 IgT。

什么是 T 淋巴细胞和 B 淋巴细胞？它们是怎样衍生出来的？

T 淋巴细胞和 B 淋巴细胞都是免疫活性细胞，它们的最初来源是相同的，都来自造血组织。在胚胎早期，来源于卵黄囊和肝脏的造血干细胞。在胚胎晚期及出生后，来源于骨髓的造血干细胞（或叫多能干细胞）。

造血干细胞有很大的分化潜力，能分化为淋巴干细胞。淋巴干细胞也叫作未定型的免疫活性细胞，它是具有潜在免疫能力的干细胞；它们分别经过胸腺、腔上囊或类囊组织（骨髓或肠道淋巴组织等）而衍化成为 T 淋巴细胞或 B 淋巴细胞。

T 淋巴细胞和 B 淋巴细胞在免疫反应中有什么作用？

（1）T 淋巴细胞：一般认为，在个体发育早期，淋巴干细胞迁移到胸腺内，在胸腺素的影响下增殖分化，先在胸腺皮质内分裂繁殖，每 3～5 天更新 1 次，约 95% 的细胞（也叫幼稚型细胞）在皮质内死亡。只有约 5% 的细胞继续分化繁殖并向皮质深层移动，约 1% 成为成熟的小淋巴细胞（也叫成熟型细胞），出现免疫活性即为 T 淋巴细胞。它们的更新慢，寿命长达数月至数年，甚至终生。这些 T 淋巴细胞穿过髓质毛细血管，经血流分布到淋巴结的深皮质区和脾脏中央动脉周围的胸腺依赖区（或叫 T 细胞区）。当受抗原刺激后，T 细胞即转化为淋巴母细胞，再分化为致敏淋巴细胞（也叫免疫效应淋巴细胞），参与细胞性免疫。

（2）B 淋巴细胞：淋巴干细胞在腔上囊内受囊激素的作用，即分化成为 B 淋巴细胞。B 淋巴细胞定居于淋巴结皮质区的淋巴小结、髓索及脾脏白髓的淋巴小结、脾索等胸腺非依赖区（或叫 B 细胞区），当受抗原刺激后，B 细胞先转化为浆母细胞，再分化为浆细胞，产生并分泌免疫球蛋白（抗体），参与体液性免疫。

怎么知道抗原刺激机体产生抗体需要 T 细胞参与？T 细胞是怎样起辅助作用的？

大多数抗原刺激机体产生抗体，必须有 T 和 B 淋巴细胞的协作，这类抗原叫 T 细胞依赖性抗原。产生抗体需要 T 细胞参与，最初是从动物实验中发现的。先给小鼠进行全身照射，杀死其体内的各种免疫活性细胞。然后给小鼠单独输入 B 细胞或 T 细胞，并注入抗原，检查它产生抗体的数量。结果发现体内只有 B 细胞或只有 T 细胞的小鼠不产生或仅产生少量的抗体。只有同时输入 B 细胞和 T 细胞，才能产生大量抗体。

T 细胞是怎样辅助 B 细胞起作用的？

T 细胞的功能大概分为三种，即辅助功能、杀伤功能和抑制功能。T 辅助细胞 1（Th1）能辅助其他淋巴细胞发挥免疫活性，合成 IL－2、IFN－ν 和 LT 等，通过促进 CTL、NK 细胞、巨噬细胞活化和增殖，介导细胞毒效应，在防御胞内寄生菌、真菌、病毒感染时发挥重要作用。Th2 细胞主要功能是刺激 B 细胞增殖，参与体液免疫应答。

T 细胞非依赖性抗原为什么没有辅助 T 细胞参与，只能刺激 B 细胞产生抗体呢？

T 细胞依赖性抗原需要 B 细胞在辅助 T 细胞参与下才能产生抗体，T 细胞非依赖性抗原不需要 T 细胞的辅助就能直接刺激 B 细胞分化增殖而产生抗体。T 细胞非依赖性抗原都是多聚体物质，即在抗原分子上有大量重复的同样的抗原决定簇，不易被降解。例如右旋糖酐、葡聚糖、PVP（聚乙烯吡咯烷酮）、脂多糖、多聚鞭毛蛋白以及肺炎链球菌荚膜多糖等均属此类。这类抗原引起的免疫反应所产生的抗体几乎都是 IgM，几乎不形成免疫记忆。

为什么 T 细胞非依赖性抗原能单独刺激 B 细胞就产生抗体呢？有人发现细菌脂多糖对小白鼠的 B 细胞有促分裂作用，能非特异性地活化 B 细胞，活化的结果引起多克隆反应，即许多 B 细胞克隆在无特异性抗原存在的条件下被活化并产生少量与各克隆相应的抗体。可见，B 细胞促分裂素可为 B 细胞的活化提供一种非特异性信号。而抗原决定簇提供特异性的第二信号，能活化特异性克隆产生大量的特异性抗体。因此，T 细胞非依赖性抗原单独刺激 B 细胞，不需辅助 T 细胞参与就能产生抗体，这是因为这类抗原既能提供特异性信号，同时又能提供非特异性信号的缘故。

免疫球蛋白的类别和型是怎样区分的？

免疫球蛋白主要是根据它的抗原性的不同，可分为五类：IgG、IgM、IgA、IgD 和 IgE，它们的不同主要取决于组成重链的氨基酸种类与排列彼此不同。一般以小写的希腊字母代表免疫球蛋白的重链：γ（gamma）代表 IgG 的重链，α（alpha）代表 IgA 的重链，μ（mu）代表 IgM 的重链，σ（delia）代表 IgD 的重链，ε（epsilon）代表 IgE 的重链。同类免疫球蛋白的重链也不是完全相同的，例如 IgG 重链中不仅氨基酸的排列不同，其二硫键的数目和位置也有所不同，故又可将 IgG 分为 4 个亚类，即 IgG_1、IgG_2、IgG_3 和 IgG_4；它们的重链就分别用 γ_1、γ_2、γ_3、γ_4 表示。各类免疫球蛋白，不论其重链的结构如何，其轻链只有两型，即 κ（kappa）和 λ（lambda）两型。

分泌型 IgA 和血清型 IgA 有何不同？它们的特点是什么？

血清型 IgA 是单体的免疫球蛋白，沉淀常数为 7S，分子量约 17 万。分泌型 IgA（SIgA）是由两个单体聚合而成，沉淀常数大于 11S，分子量约 40 万。它对蛋白分解酶有极高的抵抗性，主要与黏膜上皮细胞产生的一种糖蛋白成分的存在有关，SIgA 主要与局部免疫有关。血清型 IgA 主要存在于血液中，参与体液免疫。

什么是抗体？

抗体是血液和组织液中的一类糖蛋白，由抗原刺激机体 B 细胞后，增殖分化生成浆细胞产生的，它能与相应抗原发生特异性的结合，是介导体液免疫后重要效应因子，它具有抗感染、抗肿瘤的作用，但也可能参与变态反应或导致自身免疫性疾病。

抗体能单独起到抗感染的防御作用吗？

目前已证实，抗原刺激机体产生特异性中和抗体，抗体可以单独通过抑制病毒的繁殖，抑制细菌或病毒黏膜上皮细胞的粘连，中和病毒的感染性，以及中和细菌外毒素等方式，而起到防御作用。

抗体怎样与吞噬细胞配合发挥防御作用？

机体的各种吞噬细胞能有效地清除入侵的病原微生物和其他有害物质，在机体的抗感染防御功能中起着重要的作用。体内游走的吞噬细胞有中性多形核白细胞和单核细胞（或叫大单核细胞）。它们能从毛细血管壁游出进入炎症部位，吞噬入侵的病原微生物。当单核细胞到达组织后，就转化为固定的巨噬细胞。

有些毒力较强的病原菌如有荚膜的肺炎链球菌、金黄色葡萄球菌不容易被吞噬消化。但是，当它们和相应的抗体结合后，就易于被吞噬消化。有人把这种能增强吞噬作用的抗体，称为免疫调理素。为什么吞噬细胞对被抗体调理过的病原菌能增强其吞噬作用呢？

有人做过这样的实验。将抗体与相应细菌放在一起，使抗体分子覆盖在菌体的表面。然后加入巨噬细胞，细菌即间接地吸附在巨噬细胞的表面。如果采用精制的免疫球蛋白的 Fc 段时，Fc 段虽可吸附于巨噬细胞表面，但由于缺乏免疫球蛋白的 Fab 段，所以不能吸附病原菌。由上可见，在巨噬细胞表面具有免疫球蛋白 Fc 段的受体，病原菌能与相应免疫球蛋白的 Fab 段进行特异性结合，其 Fc 段能与巨噬细胞相结合。这样，细菌就间接地吸附在巨噬细胞表面，增强了吞噬作用。但并不是各种类型的免疫球蛋白都能与巨噬细胞结合。在人类，只有 IgG 中的 IgG_1 和 IgG_3 才能和巨噬细胞直接结合。

在吞噬过程中，抗体不单起到加强细胞与病原体间的接触作用，还与细胞的杀灭机制有关。有人发现，摄入活的未被抗体覆盖的高氏弓形体的巨噬细胞，不出现吞噬体与溶酶体的融合现象。如果弓形体已被相应抗体覆盖，就会出现吞噬体和溶酶体的融合，完成杀灭消化作用。

此外，在病毒免疫中，巨噬细胞还能通过其表面的 Fc 段受体吞噬病毒 – 抗体复合物。吞噬之后，如病毒不能在巨噬细胞中繁殖，即被杀灭；如果仍能在巨噬细胞内繁殖，则抗体反而可能加剧感染过程。

为什么机体内原有抗体会影响特异性免疫反应？

机体内如原有抗体存在，对进入机体的抗原有反馈调节作用，可阻止该抗原刺激机体发生免疫应答。如麻疹疫苗过早给婴儿接种，因母体的被动抗体未消失，可导致抗体"反馈抑制"，因而应对 8 月龄以上婴儿接种为宜。

抗体产生的一般规律是什么？

（1）初次反应：抗原进入机体后，须经过一段潜伏期（诱导期）才产生抗体。潜伏期的长短与抗原性质、数量以及机体状态等有关。接种灭活疫苗，一般经 5~7 天血液中可出现抗体。出现最早的是 IgM，但它消失也较快，在血液中只能维持数周或数月。所以在传染病的早期，测定特异性 IgM 有诊断价值。稍后出现 IgG，当 IgM 接近消失时，正是 IgG 达到高峰的时期。它在血液中维持的时间较长可达数年以上。IgA 出现最晚，常在 IgM 和 IgG 出现后 2 周~2 个月才能从血液中测出，含量最少，但维持时间较长。

（2）再次反应：再次受到同一抗原刺激所产生的抗体，其抗体效价与第一次不同。首先是血液中抗体下降，约 2~3 天，称免疫抑制期。这是由于原有抗体与再次注入的抗原结合起反应，消耗了一部分抗体所致。继之抗体效价明显上升，可比初次应答高几倍到几十倍，大多为 IgG，且亲和力（即与抗原结合的巩固性）较强，在体内持续时间亦长。

（3）回忆反应：抗体在体内逐渐消失后，此时若再接触抗原，抗体很快形成，抗体效价亦迅速升高。这种现象称为回忆反应，是免疫记忆细胞在起作用。

了解抗体产生的规律对预防接种工作有一定的实际意义。例如接种灭活疫苗时，常须注射数次；如果只注射 1 次，产生的抗体水平不高，达不到预防效果。因此，必须全程注射，并且适时地加强免疫；同时也必须注意接种针次的间隔时间，这样才能收到最好的免疫效果。

结核杆菌是胞内寄生菌，被吞噬细胞吞入后难以被杀死（不完全吞噬），那么对结核杆菌有免疫力的人是怎样消灭它们的？

在未建立起特异性免疫的情况下，吞噬细胞虽能吞噬寄生于细胞内的细菌，如结核杆菌、麻风杆菌、布氏杆菌等，但被吞入的这些细菌在细胞内不被杀死反而仍可继续生长繁殖，这叫作不完全吞噬。当机体针对这些细菌形成特异性免疫后，结果就不同了。对结核产生细胞免疫的人，体内有致敏的 T 淋巴细胞，当其与特异性抗原（结核杆菌成分）结合时可释放出多种可溶性淋巴因子，例如巨噬细胞激活因子，作用于巨噬细胞可使其活性增强、胞浆内溶酶体数量增多，从而极大地增强其吞噬、杀灭、消化结核杆菌的能力。

抗原、抗体特异性反应的物质基础是什么？

抗原、抗体结合的特异性，是指一种抗原刺激机体只产生相应的抗体，一种抗体只能和它相对应的抗原结合，而不能和它不相对应的抗原结合。

抗体能和相应特异性抗原结合，是与抗体（免疫球蛋白）分子可变区氨基酸的排列与抗原决定簇之间形成非常适合和互补构型有关。

抗体分子和特异性抗原相结合的部位即抗体的抗原结合点，也叫抗体活性中心或抗体活力点。抗原的结合点究竟位于何处或轻链和重链哪一条和抗原发生反应？在理论上有三种可能性：抗原结合与重链有关；与轻链有关；与两者均有关。目前大多数人认为，必须有重链和轻链的复合物才能出现抗体活性。

两种抗原如有某一共同的抗原决定簇，那么甲抗原的抗体和乙抗原也能结合的话，这就是交叉反应。可见抗原抗体反应的特异性这个概念也是相对而言的，不能绝对化。

免疫应答的过程是怎样的？

免疫应答是指免疫活性细胞对抗原分子的识别、活化、增殖、分化并产生效应的一个连续的生物学反应过程。大体上可以分成三个阶段。

（1）感应阶段：是处理和识别抗原的阶段。当颗粒性抗原进入机体后，首先由巨噬细胞通过吞噬、吞饮和吸附作用摄取抗原，大部分（90%以上）抗原迅速被巨噬细胞分解失去抗原性，只有一小部分未被降解仍保留免疫原性。经过处理后的抗原，传递给 T 细胞，T 细胞再传递给 B 细胞。T 细胞和 B 细胞表面存在相应的受体，故可以识别抗原并与之结合。T 细胞非依赖性抗原（非可溶性抗原，如蛋白质）一般不经巨噬细胞处理，可直接作用于 B 细胞。

（2）反应阶段：是淋巴细胞分化和增殖的阶段。当 B 细胞受抗原刺激后，进行一系列的分化和增殖，先转化为浆母细胞，再增殖分化成为能合成并分泌各种抗体的浆细胞；T 细胞被抗原激活后，转化为淋巴母细胞，再增殖、分化成为具有免疫效应的致敏淋巴细胞。在 B 细胞和 T 细胞的分化增殖过程中，有少数 B 细胞和 T 细胞可在中途停顿下来，不再继续增殖分化，成为记忆细胞。记忆细胞在人体内能存活数月或数年，平时处于"休止状态"，一旦再次遇到同一抗原立即活跃起来，并迅速大量分化增殖为浆细胞和致敏淋巴细胞。

（3）效应阶段：是浆细胞合成并分泌抗体，致敏淋巴细胞分泌特异性的或非特异性的可溶性因子，产生免疫功能的阶段。当同一抗原再次进入机体时，便与相应的浆细胞和致敏淋巴细胞发生特异性结合。使前者合成并分泌某些种类的免疫球蛋白，参与体液免疫；使后者释放各种具有生物学活性的淋巴因子，参与细胞免疫。

接种灭活疫苗免疫反应的机制是什么？

病原微生物进入机体的感染，一般分为细胞外和细胞内两种感染类型。灭活疫苗使受种者产生以体液免疫为主的免疫反应，它产生的抗体有中和、清除病原微生物及其产生的毒素作用，对细胞外感染的病原微生物有较好的保护效果。B 淋巴细胞可通过产生不同类型的抗体（如 IgM、IgD、IgA、IgE 或 IgG），对不同的抗原做出不同的反应。如在黏膜淋巴组织的 B 淋巴细胞能产生较其他组织的 B 淋巴细胞分泌更高浓度的 IgA。$CD4^+T$ 淋巴细胞所分泌的细胞因子可促进 B 淋巴细胞和巨噬细胞的吞噬及降解抗原－抗体复合物的功能。若有少量未与抗体降解而入侵细胞内并在细胞内复制，B 淋巴细胞所分泌的抗体，将通过抗体依赖型细胞毒作用或补体的溶解细胞膜作用来清除被感染的细胞。接种灭活疫苗通常仅能产生 B 记忆性淋巴细胞，而不能令受种者产生有效的记忆型 $CD8^+T$ 淋巴细胞。灭活疫苗对细胞内寄生的细菌、病毒和寄生虫的保护效果较差或无效。

接种减毒活疫苗免疫反应的机制是什么？

接种减毒活疫苗对宿主是一次轻型亚临床感染，疫苗病毒（细菌）在宿主体内可以复制（繁殖），延长了宿主免疫系统对抗原的识别时间，有利于免疫力的产生和记忆细胞的形成。T 淋巴细胞反应是由一系列从细胞外到细胞内的反应组成。一般说可分为下列几步：首先是早期细胞信号传递，然后抗原信号将 T 细胞激活并表达一系列基因产物，随后在 T 细胞的表面表达新的分子，同时 T 淋巴细胞开始分泌各种细胞因子，最终 T 淋巴细胞进入周期性分裂，产生大量的效应 T 淋巴细胞。

接种减毒活疫苗后，受抗原激活的 T 淋巴细胞可分为三类：$CD4^+$I类 T 辅助细胞、$CD4^+$II类 T 辅助细胞和 $CD8^+$细胞毒 T 细胞。与原 T 细胞不同，抗原激活过的 T 淋巴细胞可对低浓度抗原起反应。各种细胞亲和因子在细胞表面大量增加，并能大量分泌细胞因子，同时，产生记忆性 $CD8^+T$ 淋巴细胞。T 细胞介导的细胞免疫反应的作用主要包括，抗细胞内病毒感染（如艾滋病病毒等）、抗细胞内细菌感染（如结核杆菌等）、抗真菌感染（如白色念珠菌）和抗肿瘤等。

口服疫苗和黏膜免疫反应的机制是什么？

人类的黏膜免疫系统是由大量的特殊淋巴组织及肠道淋巴结组成。当疫苗或病原微生物接触黏膜上皮时，某些部位黏膜上皮细胞可以表达Ⅱ类主要组织相容性抗原（MCH），因此可以转运和呈递，将抗原传递给Ⅰ类T辅助性淋巴细胞（Th1），从而促进B淋巴细胞分泌型IgA抗体，细胞毒淋巴细胞及记忆型细胞也随之生成。IgA型抗体可以由黏膜上皮细胞转送至肠道或呼吸道内，从而阻止外来病原微生物结合；IgA抗体也可以通过补体和抗体介导的细胞毒性作用参与抗原的清除。在抗体生成及记忆型B淋巴细胞生成的同时，产生大量的反应型及记忆型CD4$^+$T淋巴细胞和CD8$^+$细胞毒T淋巴细胞。

近年来口服疫苗越来越引起人们的关注。病毒和细菌等许多感染都是由黏膜开始的，通过黏膜的接种方法正在逐渐增加。与黏膜相关的淋巴组织（MALT）系统涉及呼吸道、消化道、泌尿生殖道、结膜以及所有的外分泌腺的黏膜，不仅可使受种者产生很强的分泌性抗体（sIgA），而且在某些情况下还可产生较好的细胞免疫反应，包括生成细胞毒T淋巴细胞。这些组织中常驻的T淋巴细胞产生大量的TGF-β（转化生长因子）和IL-10、IL-4，从而促使B淋巴细胞发生类别转换而产生IgA。事实上人体肠黏膜上皮细胞是TGF-β和IL-10的主要来源。研究表明口服减毒活疫苗和鼻内滴入灭活疫苗所产生的IgA抗体滴度远高于肌内注射的灭活疫苗。

什么是细胞免疫和淋巴因子？

T细胞受抗原刺激后，经增殖分化形成致敏淋巴细胞；致敏淋巴细胞除能直接杀伤带抗原的靶细胞外，还能释放可溶性的生物学活性物质，发挥免疫效应的过程，称为细胞免疫。

淋巴因子是T细胞被抗原或促分裂素刺激而产生、释放的可溶性免疫活性物质的总称。现在已发现的淋巴因子在20种以上，但了解得比较清楚的有转移因子、促分裂因子、巨噬细胞趋化因子、巨噬细胞激活因子、淋巴毒素、皮肤反应因子、干扰素等10种左右。

淋巴因子有哪些功能？

淋巴因子的作用不是孤立的，除淋巴毒素能直接杀伤肿瘤细胞和病原微生物寄生的细胞（即靶细胞）外，其他各种淋巴因子都是通过促进和加强各有关细胞（如巨噬细胞）来发挥免疫作用的。淋巴因子的主要作用如下。

（1）白细胞介素（IL）：有免疫调节、造血以及在炎症过程起着重要调节作用。

（2）集落刺激因子（CSF）：不同的CSF不仅可刺激不同发育阶段的造

血干细胞和细胞增殖和分化，还有促进细胞成熟的作用。

（3）干扰素（IFN）：根据干扰素的产生来源和结构不同可分为：IFN - α、IFN - β、IFN - γ、IFN - ε、IFN - ς。它们分别由白细胞、成纤维细胞、活化的 T 细胞和滋养层细胞等产生。其生物学活性基本相同，具有抗病毒、抗肿瘤和免疫调节等作用。

（4）肿瘤坏死因子（TNF）：根据其产生和来源不同分为 TNF - α 和 TNF - β 两种，前者由单核 - 巨噬细胞产生，后者由活化 T 淋巴细胞产生，又称淋巴毒素（LT）。两类 TNF 生物学活性基本相似。除能杀伤肿瘤细胞外，还参与免疫调节和发热炎症的发生作用。

其他还有转化因子 TGF、趋化因子家族（包括补体 C5a、白细胞三烯 B4、血小板激活因子等）、表皮生长因子、血小板衍生因子、成纤维细胞生长因子、肝细胞生长因子、胰岛素生长因子、神经细胞生长因子等。

体液免疫和细胞免疫有什么不同？

体液免疫和细胞免疫的区别见表 1 - 3。

表 1 - 3　体液免疫和细胞免疫的区别

项　　目	体 液 免 疫	细 胞 免 疫
参与反应的细胞	B 细胞、浆细胞	T 细胞、致敏 T 细胞、巨噬细胞
活性物质	抗体	淋巴因子
反应速度	快、数分钟至数十分钟	慢、24 ~ 48 小时
有利作用	对毒素、抗毒素的中和作用，大多数的抗菌和抗病毒免疫	对胞内寄生菌免疫，真菌、原虫、某些病毒的免疫，肿瘤免疫
有害作用	Ⅰ、Ⅱ、Ⅲ型变态反应，某些自身免疫病	Ⅳ型变态反应，某些自身免疫病

影响疫苗免疫反应的因素有哪些？

（1）疫苗的免疫原性：理想的疫苗接种后抗体产生快，免疫成功率高，只需 1 次免疫，针对的病原微生物的抗原型别单一，不会发生变异，可采用非注射途径免疫。

（2）疫苗免疫记忆性：免疫记忆是免疫反应非常重要的因素。减毒活疫苗免疫持续时间长，甚至是终身的，其形成机制尚不清楚。有人认为，记忆型 B 淋巴细胞在淋巴细胞生发中心形成，他们被抗原激活后，有些分化为浆细胞或抗原呈递细胞进入骨髓，有些分化成记忆型 B 淋巴细胞并进入体循环，当再次受到相同抗原刺激后可产生免疫记忆，迅速产生抗体。

什么是免疫麻痹？

免疫麻痹是一种免疫学现象，指通过注入大量抗原所致的免疫无应答状态，即在一定限度内，抗体的产量随抗原剂量而增加；但抗原量过多，超过一定的限度，抗体的形成反而受到抑制，这种现象称为"免疫麻痹"。

什么是免疫耐受？

机体免疫系统接触某种抗原性物质时所表现的低应答或无应答状态称为免疫耐受。诱导免疫耐受形成的抗原称为耐受原。耐受原的持续存在是维持免疫耐受的基础，它可使新生的免疫细胞不断耐受。一旦体内的耐受原消失，则已建立起来的免疫耐受可使耐受性也逐渐消退，对特异抗原可重新出现免疫应答。多次重复注射同一种疫苗有可能出现免疫耐受，持续时间长短与使用抗原次数有关。免疫耐受具有免疫特异性，即仅对某一特定的抗原无应答或低应答，但对其他抗原仍保持正常免疫应答能力。免疫耐受与免疫应答之间的平衡对于保持免疫系统和机体的自身稳定相当重要。对自身抗原的耐受可以避免自身免疫病的发生，但若对外来抗原如病原微生物或突变的细胞产生耐受，将可能导致严重感染的发生和肿瘤的形成。

什么是变态反应？它和免疫反应有何关系？

变态反应也称超敏反应，是由于机体受同一抗原（致敏原）再次刺激后所出现的一种异常的病理免疫反应，可表现为组织损伤或生理功能紊乱。接种疫苗后也可能会发生变态反应，但不是疫苗特有的反应，任何抗原或半抗原均可引起，并且只有对疫苗中某一成分过敏的人才出现。其发生原因不一，临床症状表现各异，轻重程度也很悬殊。轻者可以一过而愈，重者救治不当可留有永久性后遗症或造成死亡。

变态反应分为几种类型？

以前根据接触抗原物质后反应出现的快慢，将变态反应分成速发型和迟发型两型。但是之后发现有些变态反应，例如 Arthus 反应就不能包括在这两种类型之中，因为它的皮肤反应出现在 4~6 小时之间，它的物质基础是亲细胞性抗体，也不是致敏淋巴细胞，局部浸润又常见有多形核白细胞；又如抗体的细胞毒作用造成的变态反应也无法纳入上述两型之中。1968 年 Gell 和 Coombs，根据变态反应发生的机制将其分为四型：Ⅰ型为速发型变态反应；Ⅱ型为细胞毒型变态反应；Ⅲ型为免疫复合物型变态反应；Ⅳ型为迟发型变态反应。在预防接种中发生的变态反应性疾病，有时不仅限于四型中的某一个类型，可能是几型同时存在，或早期是速发型，晚期转为迟发型；或以某一型为主，过一段时间又以另一型为主。

I型变态反应的免疫损伤机制和特点有哪些？

目前认为发生I型变态反应的机制主要由肥大细胞、嗜碱性粒细胞和IgE介导引起。凡经食入或吸入等途径进入人体内能引起IgE类抗体产生，并导致发生变态反应的抗原性物质称为变应原。当机体初次接触变应原后，可产生相应的IgE抗体。IgE吸附于毛细血管周围的肥大细胞和血液中的碱性粒细胞表面，使机体处于致敏状态。当已致敏的机体再次接触相同的变应原时，变应原即与肥大细胞或碱性粒细胞表面的IgE结合，不需补体参与，就能使细胞内的酶活性发生变化，导致碱性颗粒脱出，释放组胺、慢反应物质（SRS－A）、缓激肽等生物活性物质。这些活性物质作用于皮肤、呼吸道和消化道等效应器官，引起平滑肌痉挛、毛细血管扩张和通透性增高、腺体分泌增多等。反应发生在皮肤则出现红肿、荨麻疹等；在呼吸道则出现流涕、喷嚏、哮喘、呼吸困难等；在消化道则出现呕吐、腹痛、腹泻等。

速发型变态反应是临床上最常见的变态反应。反应的特点是发生和消退均较快，一般在接触变应原后几秒钟至数十分钟内出现反应，反应重；由IgE介导，血清可转移反应性；主要病变部位是皮肤、呼吸道、消化道和心血管系统；反应过程中一般不破坏组织或细胞；有明显的遗传倾向和个体差异；严重病例可因支气管痉挛、窒息或引起过敏性休克致死。

常见的I型变态反应疾病有哪些？

常见的I型变态反应有呼吸道过敏反应如过敏性鼻炎、支气管哮喘等；消化道过敏反应如食物过敏性胃肠炎等；皮肤过敏反应如荨麻疹、血管性水肿；全身过敏反应如过敏性休克等。

II型变态反应的免疫损伤机制和特点有哪些？

II型变态反应是细胞表面抗原或吸附在细胞表面的抗原与相应抗体（多为IgG亦可为IgM）结合，在补体参与下，使细胞溶解或损伤，或由巨噬细胞将其吞噬裂解。最常累及的是红细胞，如自身免疫性溶血性贫血、新生儿溶血病；其次是粒细胞或血小板，如氨基比林引起的粒细胞减少症，可导致引起血小板减少性紫癜。

II型变态反应的特点，一是可溶解或损伤被作用到的细胞，主要是血细胞及某些组织细胞，如肾小球基底膜细胞等；二是变应原存在于细胞表面上，过敏抗体专与细胞表面上的过敏抗原结合，以招致补体来溶解，或吞噬细胞来吞噬、销毁。参与反应的抗体多属 IgG，少数为 IgM 和 IgA。

常见的Ⅱ型变态反应疾病有哪些？

常见的Ⅱ型变态反应有输血反应、新生儿溶血症、自身免疫性溶血性贫血、药物过敏性血小板减少症、移植排斥反应、自身免疫受体病等。

Ⅲ型变态反应的免疫损伤机制和特点有哪些？

Ⅲ型变态反应是循环可溶性抗原在血循环中与抗体（IgG 或 IgM）形成可溶性免疫复种物，沉积在血管壁或基底膜引起补体活化，吸引中性粒细胞聚集并释放溶酶体酶，造成复合物沉积部位的组织损伤。病变以水肿、细胞浸润、出血性坏死为主。

反应的特点是由中等大小的抗原－抗体复合物引起。免疫复合物可沉积到血管壁基底膜及弹力膜上，招致补体、白细胞、血小板等聚集，造成血管炎损伤。其抗体多为 IgG，也有少数为 IgM 或 IgA。接种疫苗后在局部引起Arthus 反应就是Ⅲ型变态反应，注射白喉抗毒素、破伤风抗毒素、抗狂犬病血清等引起的血清病等，也都属第Ⅲ型变态反应。

Ⅳ型变态反应的免疫损伤机制和特点有哪些？

Ⅳ型变态反应不同于前三型，与抗体无关。它是由致敏淋巴细胞与相应抗原结合后释放各种淋巴因子，造成以单核细胞和淋巴细胞浸润以及细胞变性坏死为特征的变态反应性炎症。这种反应发生迟缓，可能是由于致敏淋巴细胞与抗原结合后才开始合成淋巴因子；细胞聚集到局部也需要一定的时间的缘故，一般在再次接触抗原 12～24 小时后才出现反应，36～72 小时反应达到高峰。结核杆菌纯蛋白衍化物（PPD）试验是这类反应的代表。

常见的Ⅲ型和Ⅳ型变态反应疾病有哪些？

Ⅲ型变态反应引起的疾病有急性全身性免疫复合物病（血清病）、阿瑟反应（Arthus）、免疫复合物性肾小球肾炎；Ⅳ型变态反应引起的疾病有传染性变态反应、变态反应性脑炎和脑脊髓炎、剥脱性皮炎等。

什么是免疫缺陷？免疫缺陷者接种减毒活疫苗后有什么危险？

免疫缺陷是一组由于人体的免疫系统发育缺陷或免疫反应障碍致使人体的抗感染能力低下，对致病性很弱的病原微生物缺乏抵抗力，临床上可发生反复感染或严重感染的疾病。可分为原发性和继发性两类。前者主要见于婴儿和儿童。如儿童出生后出现反复感染，就应该到医院检查一下免疫功能，确定是否有免疫缺陷。有免疫缺陷的儿童不能接种各种减毒活疫苗，因为疫苗株病毒（或细菌）可以在体内繁殖或复制带来严重后果，如口服 OPV 常可引起疫苗相关性脊髓灰质炎（VAPP），如接种 BCG 则可能引起卡介苗全身播散症。

如何识别免疫缺陷？

有下列情形时应考虑有原发性免疫缺陷病的可能。

（1）家族史中有原发性免疫缺陷综合征的确诊或可疑病例。

（2）既往有异常的感染征象，如反复发生的支气管炎、肺炎、中耳炎、副鼻窦炎、支气管扩张症、口腔炎、齿龈炎、难治性鹅口疮，反复发生的重度皮肤感染，多发性的脓肿、疖肿、淋球菌性关节炎或全身感染、败血症和骨髓炎，反复顽固性腹泻；条件致病菌（卡氏肺囊虫等）的感染等。

（3）特异地表现出血斑、便血、重度湿疹、发育不良、白化病、共济失调等。

有下列情形时应考虑有继发性免疫缺陷病的可能。

（1）恶性肿瘤特别是白血病、恶性淋巴瘤、组织细胞增生症等。

（2）胶原病，自身免疫性疾病，特别是正使用激素和免疫抑制剂者。

（3）肾病综合征，尿毒症等。

（4）接受骨髓或肾移植者。

（5）先天性感染、重度营养不良和营养失调、低出生体重儿。

（6）严重癫痫患者正使用强力抗癫痫治疗者。

（7）重度支气管哮喘，经常使用激素者多见。

（8）麻疹等病毒性疾病患病期间或恢复不好的 HIV 感染者。

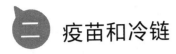

二 疫苗和冷链

什么是生物制品？分哪几类？

生物制品是以微生物、细胞、动物或人源组织和体液为原料，应用传统技术或现代生物技术制成，用于人类疾病的预防、治疗、诊断的制品。人用生物制品包括：细菌类疫苗（包括类毒素）、病毒类疫苗、抗毒素及抗血清、血液制品、细胞因子、生长因子、酶、体内或体外诊断用品，以及其他生物活性制剂，如毒素、抗原、变态反应原、单克隆抗体、抗原－抗体复合物、免疫调节剂及微生态制剂等。

什么是疫苗？

疫苗是生物制品的一种。早期曾把疫苗简单地定义为：对针对疾病产生免疫力的灭活或减毒的病原体，即疫苗是由病原体制成。现今疫苗的发展已经从经典的病毒疫苗和细菌疫苗，发展到寄生虫病疫苗、肿瘤疫苗、避孕疫苗；从预防性疫苗发展到治疗性疫苗。因此，疫苗已不全是完整的病原体，灭活和减毒的概念亦模糊不清，对疫苗的定义也应重新考虑。WHO 对疫苗定义为，含有免疫原性物质，能够诱导机体产生特异性、主动和保护性宿主免疫，能够预防感染性疾病的一类异源性药学产品，它包括以感染性疾病为适应证的预防和治疗性疫苗。我们认为现代疫苗的定义为：针对疾病的病原微生物或其蛋白质（多肽、肽）、多糖或核酸，通过人工减毒、灭活、裂解、基因重组、提纯等方法制成，可以诱导机体产生相应的保护性的免疫物质，用于预防、控制相应疾病的发生和流行，或可调控机体内某一致害因素（如吸烟）和生理状态（如避孕）的特异性免疫反应，从而达到治疗或消除致害因素、避免生育为目的的生物制品。

疫苗的概念有广义和狭义的区别，广义的概念是指所有的免疫制剂，即包括用于感染性疾病和非感染性疾病的预防性疫苗和治疗性疫苗；狭义的概念正如国务院颁发的《疫苗流通的预防接种管理条例》中所规定的，是指为了预防、控制传染病的发生、流行，用于人体预防接种的疫苗类预防性生物制品。

什么是传统疫苗和新型疫苗？

从疫苗的研发技术来看，疫苗可分成传统疫苗和新型疫苗两类。传统疫苗的制备是采用巴斯德等最初研制的方法，疫苗成分是整个细菌或病毒等病原微生物或病原微生物的某些亚单位成分，包括灭活疫苗、减毒活疫苗。新型疫苗主要是指使用基因工程技术生产的疫苗，包括基因工程亚单位疫苗、基因工程载体疫苗、核酸疫苗、基因缺失疫苗，通常也习惯性地将遗传重组疫苗、合成肽疫苗和抗独特型抗体疫苗囊括在新型疫苗的范畴。

什么是减毒活疫苗？

减毒活疫苗是从野生株或致病的病毒或细菌衍生而来。这些野生病毒或细菌在实验室经反复传代被减毒后，人体接种较小剂量即可在体内复制，类似一次轻型的人工自然感染过程，从而产生良好的免疫反应，但不能像自然感染（野生）病原微生物一样致病。减毒活疫苗在体内作用时间长，除了口服疫苗外，减毒活疫苗通常接种 1 次即有效。目前应用的减毒活疫苗有卡介苗、麻疹、脊髓灰质炎、腮腺炎、风疹、水痘、轮状病毒、黄热病和流感减毒活疫苗等。

任何能损伤或者干扰疫苗株在体内繁殖（循环抗体）的因素，都可引起疫苗免疫失效。机体原存在抗体（例如母传抗体、输血）也能够干扰疫苗株的繁殖，导致无免疫应答（也称无效接种）。

野病毒通过什么方法减毒变为疫苗株？

野病毒（如麻疹病毒）可以通过以下几种方法减毒变为可以研制疫苗的疫苗株。

（1）连续传代：这是传统的减毒方法。例如，麻疹减毒活疫苗的减毒过程是，从自然麻疹患儿的血液或咽拭子分离病毒后，将此病毒经人胚肾细胞（HK）→原代人羊膜细胞（HAM）→鸡胚（CE）→鸡胚细胞（CEC），连续传代而获得减毒株；亦可由人羊膜细胞毒株直接适应于鸡胚细胞，同时将培养温度由 37℃降为 33℃。通过非敏感细胞的适应传代和降温培养，使毒株逐步减毒，从而获得疫苗减毒株用于制造疫苗。细菌的减毒方法类似，例如，BCG 是牛型结核分枝杆菌经在培养基上传代 200 多次获得卡介菌用于制造卡介苗。

（2）异源宿主：一些动物病毒对人类是自然减毒的。例如，轮状病毒疫苗株是从牛轮状病毒株（WC_3）衍生获得，可在人体内复制，但不致病。该病毒也不能产生足够的针对人病毒株的保护性抗体，所以需要改变该毒株来表达人轮状病毒的免疫原性表面蛋白。因此可以通过亲本株和自然的人病毒株共同培养并进行重配来实现。可选择"偶然"包装人类 G 或 P 蛋白（主要的保护性抗原）基因的牛病毒株，并进行传代。因此，疫苗株所含的病毒与自然减毒的牛病毒株在各个方面都一致。

（3）基因工程减毒：通过基因工程技术将减毒的表型制成疫苗。例如，口服伤寒（Ty21a）疫苗是伤寒沙门菌 Ty2 株在诱变剂处理和选择后进行减毒而得。

什么是灭活疫苗？

灭活疫苗是采用加热或化学剂（通常是福尔马林）将细菌或病毒灭活后，使其丧失毒力，但仍保留其免疫原性而制成的疫苗。由于灭活疫苗的病原微生物已被杀死，进入人体后不能生长繁殖，对免疫缺陷者接种也不会造成感染而致病。但通常需要较大剂量注射，多次接种，并需定期加强接种以提高或增强抗体滴度。灭活疫苗引起的主要是体液免疫，很少甚至不引起细胞免疫。灭活疫苗的稳定性好，容易保存。与减毒活疫苗不同，灭活疫苗抗原通常不受循环抗体的影响，即使血液中有抗体也可以接种（如在婴儿期或使用含有抗体的血液制品之后）。裂解疫苗是将病原微生物进一步纯化，使其仅仅包含疫苗所需的成分。

当前使用的灭活疫苗有病毒疫苗（流感、脊髓灰质炎、狂犬病和甲肝）和细菌疫苗（百日咳、伤寒、霍乱和鼠疫）。"裂解"疫苗包括亚单位疫苗（乙肝、流感、无细胞百日咳）和类毒素（白喉、破伤风）。

灭活疫苗有几种类型？

目前灭活疫苗主要有以下两种类型。

（1）全细胞疫苗：最早研制全细胞灭活病毒疫苗的是巴斯德，他最初用灭活狂犬病病毒（来源于冻干的兔脊髓）对动物注射，可使动物免患狂犬病。以后用此原理研制成功人用狂犬病疫苗，最终保护人类免患狂犬病。全细菌疫苗的现代范例是全细胞百日咳疫苗，该疫苗是用灭活或脱毒的百日咳鲍特菌培养物的悬浮液制备。因为该疫苗含有活菌的各种抗原，效果好，反应原性强。

（2）组分疫苗：这种疫苗只是病原体的一部分而非其全部。例如，类毒素是用有免疫原性的细菌制备的蛋白毒素，通过化学处理后可减少致病性。为了减少全细胞百日咳疫苗的不良反应，提取灭活的百日咳杆菌的几种主要成分（百日咳毒素、丝状血凝素、百日咳杆菌黏附素和菌毛等），将其制备成无细胞百日咳疫苗。肺炎链球菌、流感嗜血杆菌、脑膜炎奈瑟菌和伤寒沙门菌的荚膜多糖是细菌的免疫原性部分，因此，可从细菌提取荚膜多糖并对其纯化，用以制备亚单位疫苗。但是，纯化多糖疫苗仅诱导短期免疫，并不产生免疫记忆，对年幼婴儿无免疫原性。

灭活疫苗与减毒活疫苗有何不同？

灭活疫苗与减毒活疫苗的比较如表 2 - 1。

表 2 - 1　灭活疫苗与减毒活疫苗的比较

	减毒活疫苗	灭活疫苗
抗原机制	用减毒或无毒的细菌或病毒作为疫苗抗原 接种后需在机体内进行复制增殖，类似自然感染，产生细胞免疫和体液免疫 不需要佐剂	用物理或化学方法将病原体杀死从而制备疫苗抗原 疫苗抗原不具有毒力，但保持免疫原性，接种后产生特异性抗体或致敏淋巴细胞 通常需要佐剂
优点	接种 1 剂后便能产生良好的免疫反应（口服除外），一般不需要加强免疫 除注射接种（通常为皮下注射）外，还可采取自然感染的途径（如口服、喷雾等）进行免疫 免疫效果持久牢固	较稳定，对光和热的影响耐受较高，易于保存和运输 不受体内循环抗体（血液制品、母传抗体等）影响 安全性好，能杀灭任何可能污染的生物因子，疫苗株不会传播
缺点	易受光和热影响，不稳定，不易于保存和运输 体内循环抗体以及其他干扰病原微生物在体内繁殖的因素，都可引起疫苗免疫减弱或失败 有毒力返祖的潜在危险，对免疫缺陷患者（如 HIV 感染）或正接受免疫抑制治疗患者可能会有严重反应	首剂灭活疫苗接种后不能产生有效的保护性免疫，需多次接种，并要进行加强免疫 一般只能通过注射方式（通常为肌内注射）接种 产生免疫效果维持时间短，通常不产生细胞免疫

什么是多糖疫苗和结合疫苗？

多糖疫苗是由构成某些细菌表面的长链糖分子组成的灭活亚单位疫苗，它引起的免疫反应是典型的 T 细胞非依赖型免疫反应，产生的主要抗体是 IgM，只产生少量 IgG，在 2 岁以下儿童不能产生有效的免疫反应。多糖疫苗无免疫回忆反应，重复注射不引起抗体滴度升高。

20 世纪 80 年代后期，有学者发现把多糖与蛋白分子化学结合，将非 T 细胞依赖型免疫反应转变为 T 细胞依赖型免疫反应，导致多糖疫苗在婴儿中的免疫原性增高,以及多次进行疫苗接种可产生抗体"增强"反应,即为多糖-蛋白结合疫苗。

目前我国使用的多糖疫苗有 A 群流脑多糖疫苗、A+C 群流脑多糖疫苗、肺炎链球菌多糖疫苗、伤寒 Vi 多糖疫苗等;使用的结合疫苗有 b 型流感嗜血杆菌疫苗、A+C 流脑结合疫苗等。

结合疫苗与多糖疫苗有什么不同?

结合疫苗与多糖疫苗的比较见表 2-2。

表 2-2　结合疫苗与多糖疫苗的比较

特点	疫苗类型	
	多糖疫苗	蛋白多糖结合疫苗
B 细胞反应	T 细胞非依赖性	T 细胞依赖性
旁路	滤泡外	生发中心
婴幼儿抗体产生	否	是
诱导免疫记忆	否	是
加强反应	否	是
长期保护	否	是
减少黏膜表面携带的病原体	否	是[a]
群体免疫	否	是[b]

a 高水平血清 IgG 可渗入黏膜表面,杀灭定居的细菌。

b 被病原体定居的人群少,意味着病原体在人与人之间传播也少,可间接保护没有免疫力的人群。

什么是吸附制剂? 有哪些特点?

吸附制剂是疫苗在制备过程中加入磷酸铝或氢氧化铝等佐剂,使疫苗中的抗原物质吸附在佐剂上制成。这类制品的优点是注入人体后吸收慢,刺激时间长,能使机体增加抗体的产生,提高免疫效果,但是也可能增加注射局部的疼痛和触痛等反应的发生率。

什么是亚单位疫苗?

亚单位疫苗是提取或合成细菌、病毒外壳的特殊蛋白结构,即用抗原决定簇制成的疫苗。其特点是不含病原微生物核酸,仅含能诱发机体产生中和抗体的微生物蛋白或表面抗原。由于已除去病原微生物中不能激发机体产生保护性免疫和对宿主有害的成分,其稳定性、可靠性更高,接种后引起的不良反应更小。

什么是重组疫苗？

在基因水平上制备的疫苗称重组疫苗，根据研制原理的不同，有以下几种。

（1）基因工程疫苗：用基因工程方法或克隆技术，分离出病原微生物保护性抗原目的基因片段克隆，插入表达载体（大肠埃希菌、酵母菌或牛痘苗等）的核酸序列中进行表达的疫苗。如将编码 HBsAg 的基因插入酵母菌基因组，制成 DNA 重组乙肝疫苗，或将流感病毒血凝素、单纯疱疹病毒基因插入牛痘苗基因组中制成的疫苗等。

（2）基因重组疫苗：通过强、弱毒株之间进行基因片段的交换而获得的疫苗。目前研究取得较为成功的重组疫苗有轮状病毒疫苗和流感病毒疫苗。

（3）转基因植物疫苗：用转基因方法，将编码有效免疫原的基因导入可食用植物细胞的基因组中，免疫原即可在植物的可食用部分稳定地表达和积累，人类和动物通过摄食达到免疫接种的目的，它具有可以口服、易被儿童接受，价廉等优点。常用的植物有番茄、马铃薯、香蕉等，目前在国内外均正在研发中。

（4）DNA 疫苗：将编码某种抗原蛋白的外源基因（DNA 或 RNA）直接导入动物或人体细胞内，并通过宿主细胞的表达系统合成抗原蛋白，诱导宿主产生对该抗原蛋白的免疫应答，以达到预防和治疗疾病的目的。2005 年，美国 FDA 批准了预防马西尼罗病毒感染的 DNA 疫苗上市，这是世界首个获得上市批准的 DNA 疫苗。随着基因技术的不断改进，DNA 疫苗将会在传染病防治工作中起到更重要的作用。

什么是合成肽疫苗？

合成肽疫苗是采用化学合成抗原表位氨基酸序列法，仿特异性抗原上某些肽链或蛋白，通过人工合成抗原制备的疫苗。在大分子抗原携带的多种抗原决定簇中，只有少量抗原部位对保护性免疫应答起重要作用。通过化学分解或有控制的蛋白水解方法使天然蛋白质分段，筛选出具有免疫活性的片段，或者是有中和特性的单克隆抗体识别相关抗原部位，这种由人工仅含有保护作用类似天然抗原决定簇多肽制成的疫苗不含核酸，是理想的新型疫苗，也是目前研制预防和控制感染性疾病和恶性肿瘤的新型疫苗的主要方向之一。

什么是治疗性疫苗？

治疗性疫苗是近年建立和发展起来的免疫治疗新概念。其基本思想是通过构建具有治疗作用的疫苗用于病毒感染、肿瘤等疾病的治疗。治疗性疫苗与传统意义上的预防性疫苗具有明显区别。预防性疫苗主要作用于从未感染的机体，因此，天然结构的病毒蛋白可直接用作疫苗抗原；而治疗性疫苗的作用对象则为曾经感染病原微生物且多为持续感染的机体，天然结构的病毒蛋白一般难于诱导其产生特异性免疫应答（乙肝患者再注射乙肝疫苗已不起作用）。因此，治疗性疫苗必须是经过分子设计，重新构建，以获得与原天然病原微生物蛋白结构类似，但又不同的新的免疫分子。

什么是联合疫苗？

联合疫苗是指用两种或两种以上的疫苗原液按特定比例配合制成的具有多种免疫原性、能预防多种疾病的联合制品（其中包括在注射前混合的制品和载体疫苗）；或能预防由同一病原微生物的不同株或者不同血清型引起的同一疾病的疫苗。前者称为多联疫苗，如 DPT、MMR、MenAC – Hib 联合疫苗；后者称为多价疫苗，如 23 价肺炎链球菌多糖疫苗、MenACYW135 多糖疫苗等。

美国 FDA 认为以下情况也可称为联合疫苗：①如果载体疫苗也可以预防由此载体所引起的疾病的话，用此载体微生物制备的产品可认为是联合疫苗；②如果结合疫苗也可以预防其中载体成分的病原因子所引起的疾病的话，此结合疫苗也可认为是联合疫苗。

使用联合疫苗有什么好处？

使用联合疫苗可以减少接种剂次，有利于合理安排免疫程序。对受种者可以减少注射时的不适感和发生不良反应的概率，减少就诊次数，增加依从性；对接种工作人员可以减少工作量，简化后勤保障，减少存储设备及管理费用；对社会可提高疫苗覆盖率，减少疾病负担和医疗费用。研发和使用联合疫苗是全球预防接种的发展方向。

什么叫免疫血清？

免疫血清是用脱毒的毒素、细菌、病毒等作为抗原免疫动物或人，取其血浆提取抗毒免疫球蛋白，包括抗毒素、抗菌和抗病毒血清等（如抗炭疽、抗狂犬病血清等），主要用于治疗和对接触有关病原微生物的易感者进行被动免疫。

使用免疫血清应注意什么？

免疫血清（抗毒素）是一种被动免疫制剂，往往来源于其他人体，对人体来讲是一种异物，常可引起过敏反应。因此，只有在迫不得已的情况下才使用。在使用前要做过敏试验，阴性者才能使用。若过敏试验为阳性，则应做脱敏试验后才能使用。

什么是丙种球蛋白？有哪些作用？

目前使用的丙种球蛋白有两种：一种是从健康产妇的胎盘血液中提取的，叫人胎盘血丙种球蛋白；另一种是从健康人的血液中提取的，叫人血丙种球蛋白。其有效成分是特异性抗体。

丙种球蛋白所含的抗体种类很多，因此有一定的防病作用。但它所产生的抗体无特异性，不像疫苗那样对某种疾病有明确的针对性。它的应用范围也是有限的，而且制造丙种球蛋白所取的血源不同，每批制品所含的抗体种类和含量也不尽相同，有些抗体的含量甚微，起不到有效的保护作用。

研究证明，丙种球蛋白对预防麻疹、甲肝有一定的效果，对流行性腮腺炎、水痘、风疹、脊髓灰质炎等病毒性传染病也有一定的预防作用，但作用时间短暂。在接触传染病人早期使用，可以起到防病的作用，使用过早或过晚都会影响效果。如在接触麻疹患者后3天内注射丙种球蛋白，可以预防发病或使病情减轻。此外，丙种球蛋白也可用于丙种球蛋白缺乏症患者的治疗，在严重细菌感染或烫伤时与抗生素合并使用，常有较好的治疗效果。丙种球蛋白在机体内的有效期限为2~3周，所以用它来防病治病只是一种暂时的免疫方法。

为什么经常注射丙种球蛋白对人体有害？

丙种球蛋白虽然有防病治病的功效，但并非万能的，有人用注射丙种球蛋白来"强身健体"，这是过高地估计了丙种球蛋白的作用。其实，反复多次注射，对机体不仅无益，反而可能有害。这种害处表现在以下几方面。

（1）机体自身能够合成丙种球蛋白，如果长期依靠输入，自身合成丙种球蛋白的能力就会受到抑制，反而减弱了机体的抗病能力。

（2）注入的丙种球蛋白毕竟是一种外来的异物，反复多次注入异物必然会引起机体不良反应的发生。

（3）反复多次注射丙种球蛋白，机体内可产生对抗丙种球蛋白的抗体，即所谓"抗抗体"，结果在真正需要使用该制品的时候，注入的丙种球蛋白就会被"抗抗体"中和而不能发挥作用。

（4）多次注射丙种球蛋白还可能增加感染乙肝的机会。因为在正常人群中有不少无症状的 HBsAg 携带者，如不严格检查人血和胎盘血，制造出来的丙种球蛋白就会含有 HBsAg，甚至有感染乙肝病毒的危险。

什么是疫苗的失效日期?

疫苗的失效日期是指在规定时间内保存的制品,到此日期后一般不符合相应规程的各项要求,特别是效价的要求,故不能继续使用。

什么是抗原性?

抗原性是指在适宜的体外免疫学试验中,其物质和相应抗体反应的能力,如絮状反应阳性、凝胶免疫扩散反应阳性等,即证明该物质具有抗原性。

免疫原性指的是什么?

免疫原性是指某一制品接种人体后诱生免疫应答的能力。接种疫苗后,此种反应导致出现理想特异性的体液免疫(由 B 细胞产生抗体)或细胞免疫(由 T 细胞增殖,诱导产生淋巴因子)或二者兼有之,使受种者获得保护,以免受相应传染病的感染。

为什么要加强对疫苗的管理?

疫苗是预防、控制相应传染病的武器,接种疫苗是实施免疫规划的有效措施,受种者是千百万健康的个体,它不同于疾病治疗针对的患病者个体,因此,对出厂时质量合格的疫苗,还必须严格管理,冷藏储运,才能保证疫苗的效价,取得良好的效果,避免或减少不良反应的发生。如果储运不当,管理不善,疫苗的效价可能降低,直接影响到接种效果。

国家对疫苗是如何进行分类的?

国务院颁发的《疫苗流通和预防接种管理条例》将疫苗分为第一类疫苗和第二类疫苗。第一类疫苗是指政府免费向公民提供,公民应当依照政府的规定受种的疫苗,包括国家免疫规划疫苗,省级人民政府在执行国家免疫规划时增加的疫苗,以及县级以上人民政府或者其卫生行政部门组织的应急接种或者群体性预防接种所使用的疫苗;第二类疫苗是指由公民自费并且自愿受种的其他疫苗。

对从事疫苗管理的人员有什么要求?

从事疫苗管理工作,以及疫苗配送的,应当配备 2 名以上专业技术人员专门负责疫苗质量管理和验收工作。专业技术人员应当具有预防医学、药学、微生物学或者医学等专业本科以上学历及中级以上专业技术职称,并有

3 年以上从事疫苗管理或者技术工作经历。

编制疫苗使用计划的依据是什么?

编制疫苗使用计划应当根据《传染病防治法》《疫苗流通和预防接种管理条例》和上级卫生行政部门的要求,收集和掌握本地区有关资料,并对本地区预防接种工作的实际情况进行综合分析,才能制定出比较科学、合理的疫苗使用计划。主要依据是:

(1)现行国家免疫规划疫苗的免疫程序。

(2)本地区国家免疫规划疫苗针对传染病发病水平、人群免疫状况和开展补充免疫、应急接种等特殊免疫活动的计划。

(3)本地区总人口数、出生率、各年龄组人数,漏种儿童数,以及适龄的流动儿童数等确定目标人群。

(4)疫苗运输、储存形式与能力。

(5)上年底疫苗库存量。

(6)疫苗消耗系数:由省级疾控机构根据接种服务形式、接种周期、疫苗包装规格大小等确定疫苗损耗系数。一般接种周期短,每次受种人数少的地区,疫苗包装规格又大的疫苗,损耗系数相对较大;反之,损耗系数就小。

如何计算疫苗的需求量?

疫苗需求量按下述公式计算:

(1)疫苗年需求量 =(基础免疫需求量 + 加强免疫需求量 + 特殊免疫需求量)– 上年底库存量;

(2)基础免疫疫苗年需求量 =(出生儿童数 + 流动儿童数 + 漏种儿童数)× 每人次剂量 × 免疫次数 × 损耗系数;

(3)加强免疫疫苗年需求量 = 加强年龄组人口数之和 × 每人次剂量 × 免疫次数 × 损耗系数;

(4)特殊免疫需求量 = 特殊免疫人口数 × 每人次剂量 × 免疫次数 × 损耗系数。

计算疫苗需求使用计划时,除按上述公式计算外,还要适当增加一定数量的机动疫苗和突发疫情应急接种的疫苗。

制订第二类疫苗购买计划时,接种单位应按照国家以及省级卫生行政部门制定、发布的第二类疫苗免疫程序、使用原则、针对传染病防治方案、建议信息的要求,参照近年来疫苗的使用情况和当地经济状况等因素,制订第二类疫苗的购买计划,具体制订方法可参考第一类疫苗使用计划的制定方法。

疾控机构或接种单位在接收疫苗时应注意哪些问题？

疾控机构或接种单位在接收疫苗时应注意以下问题。

（1）疫苗收货区应在阴凉或冷藏环境中，不得置于露天、阳光直射和其他可能改变周围环境温度的位置。

（2）疫苗储存、运输的全过程应当始终处于规定的温度环境，不得脱离冷链，并定时监测、记录温度。

（3）向疫苗生产企业或委托配送企业索取由药品检验机构依法签发的生物制品每批检验合格或者审核批准证明复印件（加盖企业印章）；购进进口疫苗的，还应当向疫苗生产企业或委托配送企业索取进口药品通关单复印件（加盖企业印章）。

（4）认真核实所接收的疫苗与疫苗发放清单上的记录是否一致，如果发现有不一致的，应及时向疫苗生产或委托配送企业提出，查找原因。

（5）建立真实、完整的疫苗购进、储存、分发、供应记录，做到票、账、货一致，第二类疫苗还必须与购苗款一致，并保存至超过疫苗有效期2年备查。

（6）接收或者购进疫苗时应当向疫苗生产企业或委托配送企业索要疫苗储存、运输全过程的温度监测记录；对不能提供全过程温度监测记录或者温度控制不符合要求的，不得接收或者购进，并应当立即向药品监督管理部门、卫生主管部门报告。

（7）验收合格的疫苗应当及时入库或者上架。对包装无法识别、超过有效期、脱离冷链、来源不明的疫苗，应当如实登记，向所在地县级人民政府药品监督管理部门报告。同时，其中第一类疫苗上报至省级疾控机构，第二类疫苗上报至县级疾防机构。上述疫苗统一回收至县级以上疾控机构，在同级食品药品监督管理部门和卫生计生主管部门监督下销毁。疾病预防控制机构、接种单位应当如实记录销毁情况，销毁记录保存时间不得少于5年。

疫苗贮藏时应注意哪些问题？

（1）冷藏疫苗按品种、批号分类堆垛，堆垛时应留有一定距离，疫苗与墙、屋顶（房梁）的间距不得小于30cm，与库房内控温设备的间距不得小于30cm，与地面的间距不得小于10cm。

（2）定期对贮藏的疫苗进行检查，如发现质量异常，应先行隔离，暂停发货，做好记录，及时送检验部门检验，根据检验结果处理。

（3）冷库运行期间，应进行连续温度控制和实时监测，自动记录温度和监控。每次温度记录、数据采集的间隔时间通常不得超过 10 分钟。

（4）冷库温度自动监测布点应经过验证，确认符合疫苗冷藏、冷冻要求，要求至少能监测到冷库最低温度点和最高温度点。

（5）冷库温度的设定应符合所贮存疫苗说明书标识的贮藏要求，制冷设备的启停温度和化霜温度等应经过验证。

（6）冷库除配套温度自动记录系统外，还应安排专人管理、定时巡视。

（7）应对温度自动监控及报警装置等设备进行校验，保持准确完好。

分发疫苗时应注意哪些问题？

（1）疫苗分发应按《疫苗流通和预防接种管理条例》中疫苗流通的有关规定执行。

（2）疾控机构在发放第一类疫苗前，应制定、审核冷链运输计划；如审核不合格，应暂停分发疫苗。严禁不经审核就发放疫苗。

（3）疾控机构应指定经专门培训的人员负责疫苗的发货、拼箱和装车工作。

（4）根据不同季节、运输方式等选择经过验证和确认的运输条件。拆零拼箱应在疫苗规定的贮藏温度下进行。

（5）疫苗由库区转移到符合配送要求的运输设备时，应在规定时间内完成，通常冷藏疫苗应在 30 分钟内、冷冻疫苗应在 15 分钟内完成。

（6）疫苗的发货、装载区应设置在阴凉处，严禁置于阳光直射和其他可能改变周围环境温度的位置。

（7）放置的疫苗不得直接接触控温物体，防止对疫苗质量造成影响。

疫苗贮存与运输时对温度有什么要求？

疫苗必须在适宜的温度下贮存与运输，不同的疫苗对温度有不同的要求。

（1）乙肝疫苗、卡介苗、百白破疫苗、脊髓灰质炎灭活疫苗、白破疫苗、麻疹疫苗、麻腮风疫苗、麻腮疫苗、麻风疫苗、乙脑疫苗、流脑疫苗、甲肝疫苗、钩体疫苗、出血热疫苗、炭疽疫苗等在 2～8℃ 条件下避光保存和运输，严禁冻结。

（2）脊髓灰质炎减毒活疫苗在 −20℃ 以下或 2～8℃ 避光保存和运输。

（3）其他疫苗和疫苗稀释液的储存和运输温度要求按照《中华人民共和国药典（2015 年版，三部）》和使用说明书的规定执行。

（4）稀释液可以贮存在 2～8℃ 或室温下，但不能冷冻。如果在室温下贮存，则在使用前应冷却至 2～8℃，以避免对疫苗的热冲击，影响免疫效果。

在断电时，如何处置贮存的疫苗？

（1）供电恢复前不要打开冰箱和冷库等冷藏设备。

（2）供电恢复后记录温度并注明断电的持续时间（断电期间不要监测温度）。

（3）断电时间较长时，如有可能将疫苗转移至有可靠电源的备用储存设备，保证冷链并监测温度。

（4）如果对断电后暴露的疫苗效价存在质疑，可联系有关部门检测疫苗效价。

（5）对断电后暴露的疫苗做好标记，将其与新入库疫苗相区分。

县及以下各级单位领取或接收疫苗的数量是多少？

（1）接种单位：按每次接种的需要量领取或接收，平时不贮存疫苗，未用完的疫苗可以上交乡级（乡镇、社区）防保组织保存。

（2）乡级防保组织：按每次接种的需要量领取或接收，平时只允许贮存少量的从接种点上收回的疫苗。

（3）县级疾控机构：如果本县供电正常，且冷链设备的能力允许，可以贮存适量的疫苗。

县及以下各级单位领取或接收疫苗的时间有何规定？

（1）接种单位：接种前领取或接收。

（2）乡级防保组织：按县里规定时间领取或接收。

（3）县级疾控机构：有贮存能力的，可接收上级疾控机构分发的第一类疫苗；根据第二类疫苗订购计划接收疫苗生产企业或委托配送企业配送的疫苗。

领取疫苗有哪些手续？

疫苗领发应建立严格的审批、登记手续，以便查询。疫苗出入应有账目，做到账、苗相符。要记录生产厂家、批号、失效期，如接种出现异常反应则有线索可查。

使用冷藏箱运输疫苗时应注意哪些问题？

（1）采用冷藏箱运输疫苗的，冷藏箱应经过验证，确认符合运输过程中的温度要求后方可使用；冷藏箱应确保包装材料经过预冷或预热到规定温度后，才能进行打包操作。

（2）运输冷藏疫苗时，冷藏箱上应注明贮藏条件、特殊注意事项或运输警告等文字标识。根据冷藏箱性能的验证结果，在符合疫苗贮藏条件的时间内送达。

（3）冷藏箱内应放置温度自动记录仪，监测（记录）的温度应具有代表性。在疫苗运输过程中自动记录的温度数据应至少保存到产品有效期后1年。

使用冷藏车运输疫苗时应注意哪些问题？

采用冷藏车发运的，性能应符合《QC/T 450 保温车、冷藏车技术条件》规定，并经验证后方可使用。在发运疫苗前，应确认冷藏车内清洁、无污染、无异味。在运输疫苗时，应严格按照以下程序操作。

（1）冷藏车制冷设备应先行启动，待车厢内达到规定温度后方可装车。所装疫苗高度不应高于出风口的平面高度。疫苗必须放置在双面托板上，保证车厢内六面与疫苗间均留有一定的空间，以保持车内循环空气的流动。

（2）冷藏车内，应至少有1个温度记录仪随疫苗发运。

（3）在运输途中要对温度进行实时监测并使用温度自动控制、自动记录及自动报警装置，记录时间间隔设置通常不超过10分钟，数据应可导出且不可更改。

怎样具体组织疫苗运输？

（1）县级疾控机构、乡级防保组织

启运前：提前通知接种单位做好准备；检查车辆、加油、做好出车准备；按疫苗供应计划下发疫苗，将疫苗清点装箱；开出发货单或票据，确定司机或押运人员；装车启运。运输途中应避免剧烈颠簸，中速行驶，注意安全。

到达乡级防保组织：在阴凉处停车、卸车；乡级防保组织人员接收，清点疫苗；接收人员在货单或票据上签字，由押运人员或司机带回。

（2）乡级防保组或接种单位

①如数接受县级疾控机构或乡级防保组送来的疫苗后立即放入电冰箱。

②乡级防保组织按各接种单位疫苗计划分装保冷背包。

③乡级防保组织提前通知各接种单位领取疫苗的时间。如果时间固定一般不需要每次都通知，但时间变化应提前通知；

④各接种单位的保冷背包应固定使用，并做标记；

⑤与各接种单位的接种工作人员办理领发手续并签字。

疫苗在贮存中易犯哪些错误?

（1）同品种疫苗不按批号、失效期码放。

（2）收回的疫苗不做标记，下次发放疫苗时辨认不清。

（3）使用冰箱贮存疫苗时，麻疹疫苗、脊髓灰质炎减毒活疫苗放在冷藏部分；卡介苗放在冷冻部分。

领发疫苗易犯哪些错误?

（1）领发双方没有严格履行手续。

（2）一次领取数量过多，冷藏设备容积不够。

（3）领发疫苗时事先没有联系，疫苗到货后，下级无人接货入库；到上级领苗时，疫苗未到。

（4）不登记疫苗生产厂家和失效期。

（5）在领取冻干疫苗时，不领稀释液。

（6）不按计划发苗，先领的多发，后领的疫苗不够。

运送疫苗易犯哪些错误?

（1）装错车，把甲单位的疫苗装乙单位的车上。

（2）疫苗运输途中破损。

（3）车辆事先不检修保养，运输途中出现故障，不能按时到指定地点。

（4）一条运输线上同时给几个单位送疫苗，甲单位的疫苗卸在乙单位，乙单位的疫苗发给甲单位。

有些疫苗为什么不能冻结?

百白破疫苗、破伤风类毒素、白喉破伤风联合疫苗等含有吸附剂的疫苗应防止冻结。疫苗冻结后在融化过程中能使菌体蛋白溶解，蛋白质变性，形成摇不散的颗粒或絮状沉淀，影响免疫效果，增加不良反应发生率。

如何确定疫苗是否冻结?

对怀疑疫苗可能冻结应进行摇匀试验。具体方法是：取同品种、同厂家及同批号的疫苗作为对照疫苗，将2支疫苗在 −10℃ 以下冷冻至少10小时直到内容物为固体，然后融化。然后将2支疫苗用力震摇10秒钟，将二者置于平面连续观察30分钟以上。对光观察2支疫苗，比较沉淀速度。如果试验疫苗出现沉淀的速度比对照疫苗更慢，则说明被检疫苗可能未被冻过，可以使用；如果两者沉淀速度相同，并且试验疫苗出现片状物，说明试验疫苗可能已被冻结，不能继续使用。

疫苗储运不当的原因有哪些?

储运不当的疫苗是指疫苗在冷链运输或冷藏过程中偶遇突发事件，导致疫苗暴露在不适当的温度和环境中，可能导致疫苗效价或成分改变的情况。常见的原因有以下几种。

（1）冷链运输过程中发生事故，导致运输或冷藏疫苗的工具损坏，不能正常冷藏疫苗。

（2）人为及自然灾害使供电停止，导致冷库、冰箱或冷藏车温度超过8℃。

（3）机械故障导致冷库、冰箱或冷藏车持续降温至2℃以下。

如何处置储运不当的疫苗?

处置的原则为：立即报告、尽快调查、专家论证、报告申请。

（1）立即报告：事件发生后，当事人（或第一发现人）应以最快的速度报告事发单位（受损单位）的相关负责人，同时报告当地食品药品监督管理机构和疾病预防控制机构。

（2）停止使用：出现以上事件的疫苗应立即停止使用。

（3）尽快调查：当储运不当的疫苗数量较大时，事发单位应尽快抽调2名以上人员，并邀请食品药品监督管理机构的领导和专家同时就事件开展全面调查，采取边调查、边处置的办法，迅速查明事发原因。登记疫苗的品种、剂型、数量、受损情况、受损环境（当时的温度）与时限。

（4）专家论证：邀请3~5名疫苗管理专家，对事件所涉及的疫苗进行安全性评估并提出处理意见。并将处理意见报告同级食品药品监督管理机构，由其决定处理办法。第一类疫苗还应该报告上级疾病控制机构，由其决定处理意见。

（5）效价检测：对无法确定"储运不当的疫苗"是否合格，应送药品生物制品检定机构检测效价后确定是否可以继续使用。

处置储运不当的疫苗应注意哪些问题?

处置储运不当的疫苗时应注意：①破损和报废疫苗，应当立即处理，并以医疗垃圾送有关部门处置；②怀疑疫苗有质量问题时，应将疫苗送检，经检验合格后方可继续使用；③一般情况下，液体疫苗发生遇冷冻结后，可能会改变疫苗抗原结构，导致疫苗无效和增加发生不良反应的风险，因此，确认已冻结的液体疫苗应当废弃；④由于长时间（>6小时）暴露在高温

（>37℃）环境，可能使一些结合疫苗的载体与抗原结构相互脱离，使疫苗低效或无效，原则不应再使用，应予报废，除非证明疫苗效价在合格标准方可继续使用。

对接种时剩余的疫苗如何处理？

接种工作结束后，在清理疫苗时，如有剩余疫苗应按以下要求处理。

（1）废弃已开启安瓿的疫苗。

（2）冷藏容器内未打开的疫苗做好标记，放冰箱保存，于有效期内在下次接种时首先使用。

（3）如冷藏容器内的冰已全部融化，OPV 应全部废弃；如冷藏容器内的冰已全部融化但疫苗包装未打开，BCG、DPT、MCV 和 DT 做好标记，下次接种时优先使用并仅限于使用 1 次。

（4）接种单位在进行国家免疫规划疫苗接种时，剩余疫苗应当向原疫苗分发单位报告并说明理由。

什么是冷链、冷链设施设备和冷链系统？

冷链是以保证冷藏疫苗品质为目的，以保持低温环境为核心要求，从疫苗生产企业到接种单位，均通过冷链设备在规定的温度条件下贮存、运输和使用疫苗的全过程；冷链设施设备包括冷藏车、配有冷藏设备的疫苗运输车、冷库、冰箱、冷藏箱、冷藏包、冰排及安置设备的房屋等；冷链系统是在冷链设备的基础上加入管理因素，即人员、管理措施和保障的工作体系。

疫苗为什么要实行冷链管理？

疫苗是用微生物及其代谢产物和组分制成的，其化学本质是由蛋白质，或由类脂、多糖和蛋白质的复合物组成，而且有些疫苗本身就是减毒的活的微生物。进行预防接种是由其中的"活性"物质起抗原作用，它们多不稳定，受光、热作用可使蛋白变性和多糖降解，疫苗不但会因此失去应有的免疫原性，甚至会形成有害物质而发生不良反应。一般来说，温度越高，所谓"活性"抗原的抗原性越差。大部分的抗原在 2~8℃ 冷暗处较为稳定，因此疫苗通常按此条件生产、运输、贮存。当然，不同疫苗对温度的敏感性也不同，如减毒活疫苗（麻疹疫苗、脊髓灰质炎丸等）需要低温保存，冻干后保存时间最长，而有些疫苗不可冻结，如精制吸附破伤风类毒素，冻结后可发生蛋白变性，加重接种反应，降低免疫原性，因此不同的疫苗需要在不同的温度条件下贮存和运输，才能保证疫苗的质量。

省级疾控机构应配备哪些冷链设施设备？

（1）与其储存需要规模和品种相适应的冷库，并配备 2 个以上独立冷库。

（2）用于冷库温度自动监测、显示、记录、调控、报警的设备。

（3）冷库制冷设备的备用发电机组或者双回路供电系统。

（4）对有特殊低温要求的疫苗，应当配备符合其储存要求的设施设备。

（5）冷藏车及车载冷藏箱或者保温箱等设备。

（6）建立能够符合疫苗全过程管理及质量控制要求的计算机系统，实现疫苗可追溯。

设区的市级、县级疾控机构应配备哪些冷链设施设备？

（1）专门用于疫苗储存的冷库或冰箱，其容积应与使用规模相适应。

（2）冷库应配有自动监测、调控、显示、记录温度状况以及报警的设备，备用发电机组或安装双路电路，备用制冷机组。

（3）用于疫苗运输的冷藏车或配有冷藏设备的车辆。

（4）冷藏车应能自动调控、显示和记录温度状况。

乡级防保组织和接种单位应配备哪些冷链设施设备？

（1）乡级预防保健服务机构应配备冰箱储存疫苗，使用配备冰排的冷藏箱（包）运输疫苗。并配备足够的冰排供村级接种单位领取疫苗时使用。

（2）接种单位应具备冰箱或使用配备冰排的疫苗冷藏箱（包）储存疫苗。

冷链系统管理的基本原则有哪些？

（1）按照国家规定，保证疫苗在冷藏的条件下进行贮存和运输，以最大限度地保证疫苗的有效性。

（2）冷链设备按计划购置和下发，建立健全领发手续，做到专物专用，不得存放其他物品。

（3）冷链设备要有专门房屋安置，正确使用，定期检查、维护和及时更新，以保证设备的良好状态。

（4）各级冷链管理、维护人员必须经过相关培训。疾控机构应有专人对冷链设备进行管理与维护，接种单位应有人负责对疫苗贮存设备进行维护。

（5）制订冷链管理工作制度，建立健全冷链设备档案（包括说明书、合格证、保修单、到货通知单及验收报告书等），建立冷链设备档案表。

（6）定期对冷链设备运转状态进行监测，每年向上级疾控机构和同级卫生行政部门报告冷链设备运转状况报表。

（7）冷藏疫苗的时效性很强，因此要求冷链运转各个环节具有更高的组织协调性。保证冷链的每一个环节，从疫苗出厂一直到使用进行全过程管理。

（8）冷链设备的报废，严格按照国有资产管理的有关规定执行。

如何正确使用冷藏车？

（1）冷藏车是运送疫苗的专用车辆，应办理特种车辆证。

（2）保持冷藏车的机械和制冷系统处于良好状态，能实时自动调控和显示温度状况。每次运输疫苗时按规定对车厢内温度进行记录与监测，根据疫苗的贮存要求调整车厢内温度。

（3）每次运输疫苗时随车携带外接电源线，如运输途中停车时间较长应锁好车厢门并接好外接电源，以确保车内制冷系统正常运行。

（4）疫苗装车时应按照下重上轻、左右平衡的原则，疫苗摆放应注意保留冷气循环通道。

如何安装冷库和正确使用？

（1）冷库的选址、设计、建造、改造和维护必须符合疫苗贮藏的要求。选址时需考虑外部环境（高温或低温）对库温的影响，有防止室外装卸、搬运、接收、发运等作业受异常天气影响的措施。

（2）冷库应具有与贮藏疫苗规模相适应的空间，避光、通风、防潮。库内应划分待验区、合格品区、发货区、退货区等，并设有明显标志。

（3）库区地面平整，库房内墙壁、顶棚和地面光洁、平整，门窗结构严密。库区周围无积水和杂草，无污染源。有符合规定的消防、安全设施和符合安全用电的照明设备，有防虫、防鼠、防鸟等设备。

（4）库房门窗结构严密，有可靠的安全防护措施，能够对无关人员进入实行可控管理。

（5）设置两个独立冷库的单位，应配备应急发电系统或二路供电的切换装置，保证系统的连续供电；设置1个独立冷库的单位，应设两套独立的制冷系统，一用一备，自行切换。每套设备的能力均可独立满足库房的控温要求。对备用机组要定期检查其运转情况，每周至少运转1次，每次约1小时。

（6）冷库应安装对温度进行自动调控、监测、记录及报警的系统。温度报警装置应能在设定的温度下报警，报警时应有专人及时处置，做好温度超标报警记录，有相应的应急处置措施。要定期更换温度记录仪的记录纸（每周 1 次）并在每张记录纸上填写记录周期的起止日期。

（7）冷库报警系统设计应性能可靠，符合温度超限报警、关键设备故障报警、数据传输失败报警等要求。应定期对报警系统进行测试并保存测试记录，以保证系统正常运转。

（8）自动监测、记录和报警系统应配备 UPS 不间断电源，保证记录的连续性及报警的及时性。

（9）冷藏疫苗按品种、批号分类堆垛，堆垛时应留有一定距离。疫苗与墙、屋顶（房梁）的间距不小于 30cm，与库房内控温设备的间距不小于 30cm，与地面的间距不小于 10cm。

（10）不要将 DPT、DT、Td、TT、HepB 放在制冷机组的直接进风处，以免冻结。

如何安装电冰箱和冰柜？

（1）电冰箱和冰柜应安装在空气流通、干燥的房间内。

（2）应避免阳光直射，远离热源。数台电冰箱、冰柜放在一个房间内，应装排气风扇或空调设备。

（3）电冰箱、冰柜顶部至少留有 30cm 空间，箱背离墙 10cm 以上。

（4）电冰箱应放在高 20~30cm 的木架上。

（5）电源电压应与冰箱设计电压相符，电压波动不能超过 +5% 和 −15%，否则应配稳压器。

（6）电源只能用单个（专用）插座。

（7）电源线容量在 5A 以上，要装额定电流为 2A 的保险丝，外壳要接地线，地线电阻应小于 5Ω。

（8）安放平稳，搬动时倾斜度不超过 45 度。

如何调试电冰箱？

（1）接通电源，判断启动时声音是否正常，如不正常，应停机检查。

（2）温度调整，电冰箱温度调节旋钮只作参考，不代表冰箱的实际温度。应将温度计放入冰箱内，顺序调节旋钮。当冰箱内的温度平衡时（一般半小时后）记录旋钮刻度所反映的温度。调到适宜温度后，旋钮用胶布固定。

如何正确使用电冰箱？

（1）电冰箱应由专人负责使用和管理。

（2）麻疹疫苗、脊髓灰质炎减毒活疫苗放入冰箱上部的冻结部分；卡介苗、百白破疫苗放在下面的冷藏部分，稀释液放在最下层或箱门里。

（3）疫苗之间，疫苗与箱壁之间应留有 1~2cm 空隙。

（4）冰箱内不能装满疫苗，疫苗的贮存量一般是冰箱容积的 1/3~1/2。

（5）禁止放易燃、易挥发的化学试剂或药品，严禁存放食物和私人的物品。

（6）停电时，尽量少开门或不开门。事先得到停电通知，应将温度调节旋钮调到"最冷点"或事先放入已冻制好的冰排或冰块于冰箱冷藏柜上方。

（7）化霜：蒸发器上的霜厚度超过 4~6mm，应化霜。

（8）临时停机，需 5 分钟后方能启动。

（9）冰箱内应有温度计，每天上下班两次记录温度，停机要说明原因和持续时间。

（10）不能以电源插头代替开关，使用时应事先接通电源，扭动开关。

冰箱和冰柜为什么要定期除霜？如何进行除霜？

冰箱、冰柜在工作时其蒸发器表面会缓慢结霜或结冰，如果结霜太厚，会影响冰箱的制冷效率，当霜厚超过 0.6cm 时须立即化霜。除霜步骤如下。

（1）取出疫苗并将其存入另一台正在工作的冰箱、冰柜或放有冰排的冷藏箱。

（2）断开电源并拔下插头。

（3）打开冰箱和冰柜的门。

（4）取出冰箱冰柜中的所有冰排。

· 如为卧式冰柜，要打开底部的排水塞；

· 冰箱或冰柜的前面或下面放一只碗或托盘以收集冰和水；

· 有自动化霜装置的冰箱按下旋钮即可自动化霜；

· 如无自动化霜装置可进行手化霜，将温度调节旋钮调到"0"或"停"位，机器停止运转，蒸发器上的霜可自动融化。

· 只能用手擦掉松散的冰，不能使用工具或锋利的器械。可以将装有温水（<50℃）的容器放入冰柜，以缩短冰的融化时间；

· 擦干并彻底清洁冰箱，用温肥皂水清洗冰箱或冰柜内部和搁物架并小心弄干；用软刷或布清除冰箱后部冷凝器和压缩机上的尘土（卧式冰箱和冰柜的冷凝器通常都在机器内部，不能直接够到）；不可用酸、强碱、化学稀释剂、汽油或挥发油擦洗冰箱任何部位；

· 重新接通电源并启动冰箱，将温度调节旋钮调回原位。待冰箱经过运转达到正确温度后，再将疫苗放入。

冰箱有哪些常见故障？如何纠正？

（1）冰箱工作时有异响或噪音：检查固定冷凝器的螺丝；查看冷凝管，必要时请修理人员检查。

（2）冰箱不制冷或制冷量不足。

①冷凝器表面有灰尘或污物：进行清理。

②温度调节旋钮位置不对：进行纠正。

③冰箱内疫苗放置过多，过于严实：减少疫苗存放量，增加存放疫苗间的间隙。

④冰箱放置位置不合要求，靠近温度较高设备，靠墙太近：调整放置位置。

⑤制冷剂部分或全部泄漏：请专业人员注入制冷剂。

（3）冰箱突然停止运转、出现化霜、门灯不亮。

①停电：使用备用电源。

②保险丝烧断：更换保险丝。

③电源插头脱离：立即接好。

④电源线断：更换电线。

（4）门灯亮、冰箱不运转：常见的原因有温度调节旋钮调到"0"或"停"点，或化霜按钮按下与电路问题。根据发生原因进行纠正。

（5）压缩机长时间运转不停：其原因有温度调节器故障、冰箱门关闭不严，针对原因进行处理。

（6）运转时响声大：主要原因有地面不平或安装不稳、接水盘装得不紧、冰箱后管道相碰、固定压缩机的螺丝松动，根据发生原因进行处理。

如何正确使用冷藏箱、冷藏包运送疫苗？

（1）在使用前后，仔细检查有无破损、开裂，箱盖、包盖是否密闭，使用时冰排、疫苗配备是否适当。

（2）运送和储存疫苗时，冷藏箱、冷藏包内应将冻制好的冰排整齐地摆放在箱（包）底和四周，避免疫苗安瓿直接接触冰排，防止冻结。应在冷藏箱、冷藏包的底层垫上纱布或纸，吸水并且防止疫苗破碎。关箱（包）时，要扣牢锁好。

（3）脊髓灰质炎减毒活疫苗有时包装封口不严，要防止因冰排溶化、冰水使疫苗潮解。

（4）每次使用冷藏箱、冷藏包后，应清洗擦干后保存。

冷藏箱和冷藏包为什么可以运输和短期贮存疫苗?

冷藏箱和冷藏包是一种带有密封绝缘层的容器,主要用于疫苗的运输和接种门诊的短期保存,在冷链设备突然出现故障或断电时,也可紧急用来贮存疫苗,箱内的温度依靠冰排维持,但有一定的时间限制。冷藏箱(包)的"保冷时间"是指将疫苗保存在安全温度的时间。根据 WHO 的检测,是指在装入推荐数量的冰排后维持在 <10℃ 的小时数。保冷时间可受下列因素影响:冷藏箱(包)的类型,所用绝缘材料及其厚度,制造方法和所用发泡物质;冰排放入冷藏箱(包)的初始温度;打开箱或包盖的次数和时间长短;环境温度的影响,环境温度越低,保冷时间越长。

什么情况下使用冷藏运输箱短期贮存疫苗?

(1) 冰箱、冰柜清洁或保养、维修时。

(2) 短时间停电时。

(3) 有多量疫苗,冰箱、冰柜装不下,这些疫苗在短时间内需要使用时。

(4) 在没有配备冰箱的地区,疫苗只作短期贮存时。

如何对冷藏箱(包)进行保养?

(1) 每次运送疫苗或冰排后,应及时收回,擦净水迹和污迹,保持箱内外干燥和清洁。如箱内潮湿,应将箱盖打开,放在空气流通处阴干,不要放在阳光下曝晒,以免加速隔热层塑料及橡皮垫老化。

(2) 经常对锁扣、铰链及橡皮垫等易损部件进行检查,发现损坏应及时修理。金属件注意保持干燥清洁,防止锈蚀,锁扣、铰链应经常擦防锈油、润滑油。

(3) 冷藏箱(包)由乡级防保组织统一保管在干燥通风的房间内,摆放在专用搁架上。冷藏包与冰排分开摆放。

如何冻制冰排?

冰排是可注入普通水的塑料容器,可有各种规格,但 WHO 只推荐两种规格:用于冷藏包的 0.4L 冰排和用于冷藏箱的 0.6L 冰排。冻制冰排程序如下。

(1) 冰排内注入清洁水,注水量为冰排容积的 90%。旋紧冰排盖,以确保没有泄露;注水后冰排直立放置在低温冰箱或普通冰箱的冷冻室,冻制时间不应少于 24 小时。

（2）在冻制冰排时，冰排与低温冰箱箱壁之间应留有 3~5cm 的间隙。

（3）冰排应在低温条件下冻结至结露（"出汗"）状态后，放入冷藏箱、包内。

（4）每次冷链运转结束后，将冰排的水倒出，清洗干净、晾干后与冷藏箱、包分开存放。

如何使用冷藏包装冰排？

冰排冻制后，一般都有轻微的变形。装包时，应将变形小的一面与包壁接触。如变形大的一面与包壁接触，冰排可能放不下，强行放入，会损坏冷藏包。冬季可以少装或不装冰排。

如何进行冷链设备档案的管理？

（1）冷链设备应建立档案和清单，详细记录设备名称、生产厂家、购买日期、使用状况、设备来源、设备保管人、维修服务商等内容，长期保存设备使用说明书。

（2）冷链设备档案应有专人保管，定期记录，记录至少保存 3 年。

（3）对冷链设备、设施定期检查、维护和更新，做好记录。

（4）对所使用冷链设备运转状态进行监测，每年向上级疾控机构和同级卫生行政部门报告冷链设备运转状况报表。

如何进行疫苗储存和运输温度监测？

疫苗储存和运输温度监测有常规温度监测和主动监测两种。常规温度监测是指在使用冷库、冰箱等冷链设备时，配备温度测量器材，每天进行温度记录；主动监测是指由上级单位采用温度测量器材（如温度监测热敏感指示卡、自动温度监测记录器等），对本行政区的疫苗储存、运输各个环节定期进行监测。

温度监测仪器设备主要有以下几种。

（1）温度计：酒精温度计、水银温度计、指针温度计可用于测定冰箱温度；液晶温度计仅适用于测定冷藏箱温度，不适于冰箱。

（2）温度监测记录仪：有条件的疾控机构或接种单位可使用"7 日温度记录仪""电子温度监测器（TTM）""8 路温度监测记录仪"等仪器设备进行冷链设备的监测，具体操作方法参见有关使用说明书。

（3）监测卡：有条件的疾控机构或接种单位可以根据工作需要，选择"冷链监测卡（CCM）""疫苗有效性监测卡（VVM）""疫苗运输指示卡""防冻指示卡和禁用警告指示卡"等监测卡进行冷链设备和疫苗温度监测，具体操作方法参见有关使用说明书。

进行温度监测应注意哪些问题?

（1）温度记录表：冷链设备的管理人员每天应至少两次（上午和下午各一次）查看并填写温度记录表。每台冰箱/冰柜都必须设有温度记录表。冷藏设备温度超出疫苗储存要求时，应采取相应措施并记录。温度计应分别放置在低温冰箱、冰柜的中间位置，普通冰箱冷藏室及冷冻室的中间位置，冰衬冰箱的底部及接近顶盖处。

（2）普通冷库或低温冷库：要同时使用自动温度记录仪和乙醇或水银温度计。温度计的敏感器部分不要放在蒸发器的通风处。

（3）冰箱和冰柜的温控器：多数冰箱和冰柜都装有温控器、调节温控器，以使温度达到正常。某些温控器在控制旋钮上带有刻度或数字，这不是所显示的真正温度，而是制冷的等级，数字越大越冷。如果温度过低，必须通过逆时针调节旋钮减少制冷量。

（4）疾控机构在运输疫苗过程中，要全程监测疫苗储存温度的变化，要对整个运输过程提供详细的温度监测记录。

如何进行冷链设备监测?

冷链设备监测是指对冷链设备的装备、运转情况的监测，是冷链监测中的一项重要内容。只有保证冷链系统正常运转，才有条件保证疫苗的质量。

（1）监测内容：各级要对每件冷链设备装备和运转情况进行监测，包括冷链设备的名称、型号、产地、装备时间、容积、来源、是否正常运转、维修情况等内容。

（2）监测方法

①设计统一的冷链设备调查表和冷链监测系统软件。

②如实填写冷链设备调查表，每半年或每年向上级报告 1 次。县级疾控机构负责汇总和上报本级和乡、村级的冷链设备装备运转情况。

③省级疾控机构负责汇总本行政区域内冷链设备调查情况并将其录入计算机。形成全省冷链设备监测系统，定期对数据进行分析。

免疫程序与接种实施

什么是预防接种？

预防接种的概念有广义和狭义的区别。广义的概念是指利用人工制备的抗原或抗体通过适宜的途径对机体进行接种，使机体获得对某种传染病的特异性免疫力，以提高个体或群体的免疫水平，从而预防和控制传染病的发生和流行。它包括使用含有已知抗原成分的疫苗接种于机体，以抵御针对病原微生物的侵袭，起到防病作用，如注射麻疹减毒活疫苗（MV）、OPV 预防麻疹、脊髓灰质炎的发病；也包括使用含有已知抗体成分的免疫球蛋白（或抗血清）接种于机体，使机体被动地获得免疫力，预防传染病的发生，如注射人乙肝免疫球蛋白、白喉抗毒素，预防乙肝、白喉的发生。狭义的概念指的是接种疫苗，使个体或群体获得对某种传染病的特异性免疫力。

预防接种有哪几种类型？

（1）常规接种：接种单位按照国家免疫规划疫苗的免疫程序和预防接种服务周期，为适龄儿童和目标人群提供的预防接种服务。

（2）群体性接种：指在特定范围和时间内，针对可能受某种传染病威胁的特定人群，有组织地集中实施的预防接种活动，群体性接种包括补充免疫，它是指为控制或消灭某种传染病，在短时间内对高危人群进行的免疫接种，这种接种可以使人群迅速获得免疫保护，消灭免疫空白人群，阻断野病毒的传播。

（3）应急接种：在传染病流行开始或有流行趋势时，为控制疫情蔓延，对易感人群开展的预防接种活动。

（4）暴露后接种：即已知暴露于某种传染源后的接种，如被犬、猫等疯动物咬伤后，接种狂犬病疫苗；接触乙肝病毒感染者接种乙肝免疫球蛋白等。

预防接种的服务形式和周期有哪些？

（1）定点接种

①预防接种门诊：城镇接种单位根据责任区的人口密度、服务人群以及服务半径等因素设立预防接种门诊，实行按日（周或旬）进行预防接种；

有条件的农村地区可以在乡级卫生院设立预防接种门诊，以乡为单位实行按周（旬或月）集中进行预防接种。

②村级接种单位：农村地区根据人口、交通情况以及服务半径等因素，设置覆盖1个或几个村级单位的固定接种单位，按月进行预防接种。

③产科接种单位：设有产科接种单位的医疗机构承担新生儿出生时首针乙肝疫苗及卡介苗的预防接种。

（2）入户接种：边远山区、海岛、牧区等交通不便的地区，可采取入户方式进行预防接种，每年提供≥6次预防接种服务。

（3）临时接种：在开展群体性预防接种或应急接种活动时，或在流动人口等特定人群集聚地，可设立临时预防接点，选择适宜时间，为目标人群提供预防接种服务。

什么是免疫规划？

国务院颁发的《疫苗流通和预防接种管理条例》中，首次提出免疫规划的概念。国家免疫规划是指按照国家或者省级卫生行政部门确定的疫苗品种、免疫程序或者接种方案，在人群中有计划地进行预防接种，以预防和控制特定传染病的发生和流行。

免疫规划是计划免疫工作的开展，是在预防接种工作规范化、科学化、法制化管理的基础上，进一步巩固计划免疫已取得的成果，提高和维持免疫覆盖率，扩大预防接种服务人群，积极推广应用新疫苗的一种免疫预防的新策略。它是随着生物科学技术的发展、新疫苗的不断开发和应用发展起来的，有利于我国预防接种工作与国际接轨，可以更加合理地使用疫苗和开展预防接种工作，以达到控制乃至最终消灭传染病的目的。我国预防接种工作已进入免疫规划时期，计划免疫的概念逐步淡化，取而代之的是免疫规划。

什么是EPI？

EPI是扩大免疫规划的英文缩写，是WHO倡导的全球性控制疾病的规划。EPI的含义包括两个方面，一是要求不断扩大免疫接种的覆盖面，除使每个儿童出生后都能获得免疫接种的机会外，还要逐步扩大对成人和其他高危人群免疫；二是要求不断增加接种疫苗的种类，逐步把一些新疫苗纳入常规接种的范围。

开展群体性接种由哪个部门批准？

（1）县级或市级卫生行政部门根据传染病疫情监测和预警信息，需要在本行政区域内部分地区进行群体性预防接种的，应当报经同级人民政府决定并向省级卫生行政部门备案。

（2）需要在省、自治区、直辖市行政区域全部范围内进行群体性预防接种的，应当由省级卫生行政部门报经同级人民政府决定，并向国家卫生和计划生育委员会备案。

（3）需要在全国范围或者跨省范围内进行群体性预防接种的，由国家卫生和计划生育委员会决定。

（4）做出批准决定的人民政府或国家卫生和计划生育委员会应当组织有关部门做好人员培训、宣传教育、物资调用等工作。

（5）疾控机构制定群体性预防接种实施方案，采取适当的预防接种服务形式开展接种工作。

（6）任何单位或者个人不得擅自进行群体性预防接种。

疫苗是如何发挥作用抵抗病原微生物的？

人体患过某种传染病后一般不会再感染这种疾病，因为病后可以获得对这种传染病的免疫力。接种疫苗就是根据这个原理，将疫苗给人体接种，刺激机体产生抗体，这样人体也像自然感染一样，能产生特异性免疫反应，从而获得对某种传染病的抵抗力。

为什么要给婴儿进行预防接种？

婴儿出生后，体内通常有来自母亲的各种"抵御疾病"的抗体，婴儿在出生后几个月很少感染疾病。但是，这种来自母体的抗体维持时间很短，很快就会逐渐减弱和消失，此时若接触病毒、细菌等病原微生物，婴儿容易发生一些传染病。为了提高婴儿抵抗传染病的能力，预防传染病的发生，就需要有计划及时地对婴儿进行预防接种，以保护其健康成长。

什么是免疫程序？为什么要制定免疫程序？

免疫程序是指对某一特定人群（如儿童）预防针对传染病需要接种疫苗的种类、次序、年（月）龄、剂量、部位及有关要求所做的具体规定。免疫程序包括儿童常规免疫程序、儿童扩大免疫程序、成人免疫程序、特殊地区或特殊职业人群免疫程序等。只有按照科学、合理的程序进行接种，才能充分发挥疫苗的免疫效果，减少预防接种不良反应的发生，避免人力、物力、财力的浪费，有效地保护易感人群，预防和控制针对传染病的发生与流行。

制定免疫程序的依据是什么？

免疫程序的制定是根据疫苗的特性、自动免疫原理、传染病的流行特征和对人群健康的危害程度、接种后的利弊和效益，以及国家或地方疾病控制规划等因素综合考虑后确定的，主要考虑疾病负担，免疫学和具体实施这3方面的因素。

（1）疾病负担情况：全球各地自然条件、经济、文化、卫生等差异极大，疾病负担不同，一个合理的免疫程序首先应该根据疾病负担情况，包括传染病的分布、发病率、死亡率，以及发病的高危人群选择有效的疫苗。当人群已经普遍得到免疫，或者是某种传染病的流行规律发生改变和已经消灭时，免疫程序就应作适当的调整。

（2）疫苗的特性和免疫效果：在制定免疫程序时要考虑疫苗的剂型、免疫原性、产生理想免疫应答的针次、间隔时间、免疫效果和免疫持久性、疫苗本身以及和几种疫苗同时接种的反应性，以及人体免疫系统发育的完善程度，母体胎传抗体消失时间等因素。

（3）实施的条件：在制定免疫程序时，首先应考虑群众的可接受性、可及性和实施的可能性，包括疫苗生产供应能力，实施地区的交通状况、后勤保障、组织机构和工作人员现状，以及接种后的成本－效益等因素；其次须制定必要的实施措施以保证免疫程序的有效进行，同时还应做好完善的接种记录、不良反应和免疫失败的记录，在实践中考核免疫程序的效果，根据实际情况对程序进行必要的改进。

国家免疫规划疫苗的儿童免疫程序是什么？

现行国家免疫规划疫苗包括儿童常规接种的疫苗和重点人群接种的疫苗。儿童常规接种的疫苗包括乙肝疫苗、卡介苗、脊髓灰质炎疫苗（减毒活疫苗和灭活疫苗）、百白破疫苗及白破疫苗、麻风疫苗、麻腮风疫苗、甲肝减毒活疫苗和灭活疫苗、乙脑减毒活疫苗和灭活疫苗、A群流脑多糖疫苗和A＋C群流脑多糖疫苗。国家免疫规划疫苗的儿童免疫程序见表3－1。

表3－1　国家免疫规划疫苗儿童免疫程序表（2016年版）

疫苗种类		接种年（月）龄															
名称	缩写	出生时	1月	2月	3月	4月	5月	6月	8月	9月	18月	2岁	3岁	4岁	5岁	6岁
乙肝疫苗	HepB	1	2					3								
卡介苗	BCG	1														
脊灰灭活疫苗	IPV			1												
脊灰减毒活疫苗	OPV				1	2								3		
百白破疫苗	DPaT				1	2	3				4					

61

疫苗种类		接种年（月）龄														
名称	缩写	出生时	1月	2月	3月	4月	5月	6月	8月	9月	18月	2岁	3岁	4岁	5岁	6岁
白破疫苗	DT															1
麻风疫苗	MR								1							
麻腮风疫苗	MMR										1					
乙脑减毒活疫苗	JEV – L								1			2				
或乙脑灭活疫苗[1]	JEV – I								1、2			3				4
A 群流脑多糖疫苗	MPSV – A							1		2						
A 群 C 群流脑多糖疫苗	MPSV – AC												1			2
甲肝减毒活疫苗	MepA – L										1					
或甲肝灭活疫苗[2]	MepA – I										1	2				

注：1. 选择乙脑减毒活疫苗接种时，采用两剂次接种程序。选择乙脑灭活疫苗接种时，采用四剂次接种程序；乙脑灭活疫苗第 1、2 剂间隔 7～10 天。
2. 选择甲肝减毒活疫苗接种时，采用一剂次接种程序。选择甲肝灭活疫苗接种时，采用两剂次接种程序。

什么是免疫的起始月龄？

免疫的起始月龄是指儿童出生后第 1 次接种各种疫苗的月龄。免疫起始月龄主要取决于产生理想免疫应答的最小月龄和疾病侵袭的最小月（年）龄两个因素。理想的免疫起始月龄应该是婴儿来自母体的抗体消失，并且具有产生较好免疫应答能力的月龄。因此各种疫苗的免疫起始月龄是不同的。如卡介苗和乙肝疫苗的免疫起始月龄是出生后的新生儿；麻疹疫苗免疫起始月龄为出生后 8 个月。

为什么不能在免疫起始月龄前接种疫苗？

如果在免疫起始月龄前接种疫苗，由于婴儿的免疫系统发育不完善，易受母传抗体的干扰，接种疫苗往往不成功，会影响疫苗的效果。因此，除卡介苗、乙肝疫苗在婴儿出生后即可接种外，其他疫苗都必须在规定的月（年）龄开始接种。如在规定的初始免疫起始月（年）龄前接种疫苗，应视为是无效接种，在达到起始免疫月（年）龄后重新按免疫程序给予接种。

什么是接种疫苗的间隔时间？

接种疫苗的间隔时间是指需接种 ≥2 剂次疫苗之间的时间间隔。间隔时间的长短直接影响到免疫效果。相对而言，2 剂次之间的长间隔时间比短间隔时间所产生的免疫效果较好，但可能推迟产生保护性抗体的时间，增加暴露疾病的危险性。如接种针次短于规定的最小间隔时间接种疫苗可减弱抗体应答，该疫苗不应作为免疫程序的一次接种，应视为无效接种。现行儿童免疫程序规定，脊髓灰质炎减毒活疫苗和百白破疫苗 3 剂次之间的时间间隔，最短不得少于 28 天。

国家免疫规划疫苗的接种剂次与间隔时间是什么？

（1）乙肝疫苗：接种 3 剂次，儿童出生时、1 月龄、6 月龄各接种 1 剂次。对已知母亲为 HBsAg 阳性的新生儿，在自愿的基础上，提倡新生儿在接种首剂乙肝疫苗的同时，在不同部位接种≥100IU（国际单位）乙肝免疫球蛋白。

（2）BCG：接种 1 剂次，儿童出生时接种。

（3）脊髓灰质炎疫苗：接种 4 剂次，儿童 2 月龄时接种脊髓灰质炎灭活疫苗、3 月龄、4 月龄和 4 周岁各接种 1 剂次Ⅰ+Ⅲ型脊髓灰质炎减毒活疫苗（bOPV）。

（4）百白破疫苗：接种 4 剂次，儿童 3 月龄、4 月龄、5 月龄和 18～24 月龄各接种 1 剂次Ⅰ。

（5）白破疫苗：接种 1 剂次，儿童 6 周岁时接种。

（6）麻腮风疫苗：8 月龄接种 1 剂次麻风疫苗，18～24 月龄接种 1 剂次麻腮风疫苗。

（7）流脑疫苗：接种 4 剂次，儿童 6～18 月龄接种 2 剂次 A 群流脑多糖疫苗，3 周岁、6 周岁各接种 1 剂次 A+C 群流脑多糖疫苗。

（8）乙脑疫苗：乙脑减毒活疫苗接种 2 剂次，儿童 8 月龄和 2 周岁各接种 1 剂次；乙脑灭活疫苗接种 4 剂次，儿童 8 月龄接种 2 剂次（间隔 7～10 天），2 周岁和 6 周岁各接种 1 剂次。

（9）甲肝疫苗：甲肝减毒活疫苗接种 1 剂次，儿童 18 月龄接种；甲肝灭活疫苗接种 2 剂次，儿童 18 月龄和 24～30 月龄各接种 1 剂次。

（10）出血热疫苗：接种 3 剂次，受种者接种第 1 剂次后 14 天接种第 2 剂次，第 3 剂次在第 1 剂次接种后 6 个月接种。

（11）炭疽疫苗：接种 1 剂次，在发生炭疽疫情时接种，病例或病畜的直接接触者和患者不能接种。

（12）钩端螺旋体疫苗：接种 2 剂次，受种者接种第 1 剂次后 7～10 天接种第 2 剂次。

需要多剂次接种的疫苗，未按照间隔时间接种，是否需要重新按免疫程序接种？

在有些情况下，有的婴儿已接种某种疫苗，因为腹泻、发热等原因未按时接种剩余的剂次，只需要按照规定的免疫程序，补种未完成的剂次，没有必要重新开始接种或增加接种的剂次。这是因为以前接种疫苗后，疫苗抗原在刺激机体产生免疫应答的同时，有一部分记忆细胞产生，在遇到同样疫苗抗原再次刺激时有回忆反应，可使抗体上升，推迟接种或补种疫苗不会影响疫苗的效果。

国家免疫规划疫苗儿童免疫程序（2016 年版）对完成疫苗的接种时间有什么规定？

建议在下述推荐的年龄之前完成国家免疫规划疫苗相应剂次的接种：

（1）出生后 <24h：乙肝疫苗第 1 剂。

（2）<3 月龄：卡介苗。

（3）<12 月龄：乙肝疫苗、脊灰疫苗、百白破疫苗第 3 剂，麻风疫苗、乙脑减毒活疫苗第 1 剂或乙脑灭活疫苗第 2 剂。

（4）<18 月龄：A 群流脑多糖疫苗第 2 剂。

（5）<24 月龄：麻腮风疫苗、甲肝减毒活疫苗或甲肝灭活疫苗第 1 剂、百白破疫苗第 4 剂。

（6）<3 周岁：乙脑减毒活疫苗、甲肝灭活疫苗第 2 剂，乙脑灭活疫苗第 3 剂。

（7）<4 周岁：A 群 C 群流脑多糖疫苗第 1 剂。

（8）<5 周岁：脊灰疫苗第 4 剂。

（9）<7 周岁：白破疫苗、A 群 C 群流脑多糖疫苗第 2 剂、乙脑灭活疫苗第 4 剂。

未完成国家免疫规划疫苗接种的 ≤14 岁儿童如何进行补种？

（1）未进行国家免疫规划疫苗常规接种的儿童，按照免疫程序进行补种。

（2）未完成国家免疫规划疫苗常规接种免疫程序规定剂次的儿童，只需补种未完成的剂次。

（3）应优先保证儿童及时完成国家免疫规划疫苗的全程接种，当遇到无法使用同一厂家疫苗完成全程接种情况时，可使用不同厂家的同品种疫苗完成后续接种（含补种）。疫苗使用说明书中有特别说明的情况除外。

各种疫苗补种的具体要求是什么？

（1）卡介苗：①未接种 BCG 的 <3 月龄儿童可直接补种；②3 月龄 ~ 3 岁儿童对结核菌素纯蛋白衍生物（TB－PPD）或卡介菌蛋白衍生物（BCG－PPD）试验阴性者，应予补种；③≥4 岁儿童不予补种；④已接种 BCG 的儿童，即使卡痕未形成也不再予以补种。

（2）脊髓灰质炎疫苗：①<4 岁儿童未达到 3 剂（含补充免疫等），应补种完成 3 剂；≥4 岁儿童未达到 4 剂（含补充免疫等），应补种完成 4 剂。②IPV 纳入国家免疫规划后，无论在补充免疫、查漏补种或者常规免疫中发现脊灰疫苗为 0 剂次的目标儿童，首剂接种 IPV。③2016 年 5 月 1 日后，对于仅有 bOPV 接种史（无 IPV 或 tOPV 接种史）的儿童，补种 1 剂 IPV。④既往已有 tOPV 免疫史（无论剂次数）而无 IPV 免疫史的迟种、漏种儿童，用现行免疫规划用 OPV 补种即可，不再补种 IPV。

（3）百白破疫苗：①3 月龄 ~ 5 岁未完成 DTaP 规定剂次的儿童，需补种未完成的剂次，前 3 剂每剂间隔 ≥28 天，第 4 剂与第 3 剂间隔 ≥6 个月。②≥6 岁接种 DTaP 和白破疫苗累计 <3 剂的儿童，用 DT 补齐 3 剂；第 2 剂与第 1 剂间隔 1 ~ 2 月，第 3 剂与第 2 剂间隔 6 ~ 12 个月。③根据补种时的年龄选择疫苗种类，3 月龄 ~ 5 岁使用 DTaP，6 ~ 11 岁使用吸附白喉破伤风联合疫苗（儿童用），≥12 岁使用吸附白喉破伤风联合疫苗（成人及青少年用）。

（4）麻风或麻腮风疫苗：①扩大国家免疫规划（以下称扩免）前出生的 ≤14 岁儿童，如果未完成 2 剂含麻疹成分疫苗（MCV）接种，使用 MR 或 MMR 补齐。②扩免后出生的 ≤14 岁适龄儿童，应至少接种 2 剂 MCV、1 剂含风疹成分疫苗和 1 剂含腮腺炎成分疫苗，对未完成上述接种剂次者，使用 MR 或 MMR 补齐。

（5）乙脑疫苗：①扩免后出生的 ≤14 岁适龄儿童，未接种乙脑疫苗者，如果使用 JEV－L 进行补种，应补齐 2 剂，接种间隔 ≥12 个月。②青海、新疆和西藏地区无免疫史的居民迁居其他省份或在乙脑流行季节前往其他省份时，建议接种 1 剂 JEV－L。

（6）流脑疫苗：扩免后出生的 ≤14 岁适龄儿童，未接种流脑疫苗或未完成规定剂次的，<24 月龄儿童补齐 MPSV－A 剂次，≥24 月龄儿童补齐 MPSV－AC 剂次，不再补种 MPSV－A。

（7）甲肝疫苗：①扩免后出生的 ≤14 岁适龄儿童，未接种甲肝疫苗者，使用 HepA－L 进行补种，补种 1 剂；如果使用 HepA－I 进行补种，应补齐 2 剂，接种间隔 ≥6 个月。②如已接种过 1 剂次 HepA－I，但无条件接种第 2

剂 HepA – I, 可接种 1 剂 HepA – L。

为什么未完成国家免疫规划疫苗免疫程序规定剂次的儿童, 只需补种未完成的剂次?

人体在第一次接种疫苗后, 在机体产生抗体的同时, T 淋巴细胞也会产生免疫记忆。当第二次再受同一抗原 (疫苗) 刺激时, 免疫记忆细胞 (T 细胞) 会迅速产生回忆反应, 使抗体迅速升高, 保护机体。这种记忆反应会在相当长的时间内存在, 因此, 只需要补种未完成的接种剂次, 就可以达到免疫保护的目的。

接种疫苗的次数和间隔时间与免疫效果有什么关系?

开始接种疫苗到抗体产生的过程, 是包括输入的抗原被巨噬细胞处理降解后, 促成细胞免疫和免疫球蛋白产生的过程。当抗原第 1 次注入机体到可以测到抗体之间有一个潜伏期, 不超过 24 小时, 大致相当于巨噬细胞对抗原的处理降解过程。以后进入抗体合成期, 约持续 4 ~ 5 天, 开始时合成 IgM, 在 1 周末达到高峰, 以后即停止合成并下降维持在很低水平。IgG 约在 1 周末开始大量合成, 有时在注射后第 14 天后才能测到, 其抗体高峰可持续 1 ~ 2 年。这相当于 T 细胞和 B 细胞接受来自巨噬细胞的抗原信息后进行增殖, 转化成为激活的淋巴细胞、回忆细胞和成熟的浆细胞产生大量的免疫球蛋白的过程。

再次接种疫苗, 抗体的反应不同, 可出现较短的潜伏期, 这主要是由体内残存的抗体对再次进入抗原的中和作用, 以及吞噬细胞对抗原的消除过程, 因此, 也称为免疫抑制期。抑制期后虽仍有 IgM 抗体产生, 但滴度不高。第 2 次接种后 3 ~ 5 天主要是 IgG 抗体出现, 1 周左右达高峰, 一般明显高于第 1 次接种时的效价。第 2 次反应相当于回忆细胞迅速增殖的免疫效应阶段。由于免疫反应一般在 1 周左右完成, 因此死疫苗的免疫常以 7 ~ 10 天作为常规间隔期, 并以完成 2 ~ 3 次接种作为基础免疫。含有类毒素的疫苗间隔期以 1 个月以上为宜; 含有吸附剂的疫苗, 由于佐剂的存在, 抗原的吸收及排泄较慢, 抗体产生也较迟, 每次间隔也以 1 个月以上为宜。

接种疫苗的途径与免疫效果有什么关系?

各种传染病都有其特定的侵入机体的门户。如流行性感冒—呼吸道; 伤寒、脊髓灰质炎—肠道; 流行性乙型脑炎—血行; 破伤风—皮肤。现行的免疫接种途径不一定就是病原微生物自然侵入的途径, 由于免疫途径不同, 其免疫效果也有差异。如脊髓灰质炎减毒活疫苗采用口服法, 可产生局部分泌型抗体（sIgA），并可大量排出疫苗病毒，可阻断脊髓灰质炎野病毒的传播，其效果较注射途径单纯产生血清抗体（IgG）要好。

为什么有的疫苗需要加强接种？

儿童进行基础免疫后，产生的免疫力可以维持一段时间，但随着时间的推移，这种免疫力将逐步降低乃至消失，必需适时进行再次接种，以保持和提高有效的免疫力。这就是通常所说的"加强免疫"。不同的疫苗是否需要加强免疫，以及加强免疫与基础免疫之间相隔时间长短和次数有所不同。一般来说，灭活疫苗均需要加强。原认为一些减毒活疫苗产生的抗体持续时间长，不需要进行加强免疫，目前发现有些减毒活疫苗也需要再次加强接种。

两种疫苗是否可以同时接种？

国家卫生计生委办公厅下发的《国家免疫规划儿童免疫程序及说明（2016年版）的通知》规定：

（1）国家免疫规划疫苗均可按照免疫程序或补种原则同时接种，两种及以上注射类疫苗应在不同部位接种。严禁将两种或多种疫苗混合吸入同一支注射器内接种。

（2）两种及以上国家免疫规划使用的注射类减毒活疫苗，如果未同时接种，应间隔≥28天接种。国家免疫规划使用的灭活疫苗和口服脊灰减毒活疫苗，如果与其他国家免疫规划疫苗（包括减毒和灭活）未同时接种，对接种间隔不做限制。

（3）如果第一类疫苗和第二类疫苗接种时间发生冲突时，应优先保证第一类疫苗的接种。

为什么能够同时接种不同的疫苗？

美国CDC发布的文件鼓励在任何一次访视时对符合条件的接种对象同时接种所有疫苗，理由有两个：一是可以及时得到免疫保护。20世纪90年代早期，美国的一起麻疹暴发的调查表明，如果在接种其他疫苗时同时接种MMR，则可预防1/3未接种但适合接种的麻疹病例。二是及时完成所有疫苗的免疫程序。同一天接种的疫苗必须在不同部位接种。除水痘疫苗和天花疫苗、对无脾儿童接种4价流脑结合疫苗和13价肺炎结合疫苗（资料显示同时接种对肺炎链球菌抗原的反应可能下降）外，其他所有的疫苗均可同时接种。

为什么两种减毒活疫苗可以同时接种？如不同时接种必须间隔4周吗？

两种及以上减毒活疫苗同时接种必须考虑两个问题，一是疫苗的免疫反应是否会受到干扰；二是是否会增加不良反应的发生。研究证实任何一种抗原进入机体，只会与不同的免疫细胞受体结合发生反应，不会产生免疫干扰；大量资料也证实不同疫苗同时接种不会增加不良反应的发生，因此两种及以上减毒活疫苗可以同时接种。由于为了产生免疫反应，所有减毒活疫苗必须在人体内复制。如果两种注射减毒活疫苗（MMR、水痘、黄热病疫苗）未同时接种，则至少应间隔4周接种，这是为了减少和消除先注射的疫苗对后注射疫苗的干扰。

两种疫苗如未同时接种，应如何进行接种？

原本能够同时接种的疫苗在有些情况下未同时接种，美国CDC建议可以按以下方法接种。

（1）两种及两种以上的灭活疫苗可以在任何时间同时接种。

（2）两种及两种以上的减毒活疫苗与灭活疫苗可以在任何时间同时接种。

（3）两种及两种以上的减毒活疫苗同时接种，可分为以下三种情况。

①两种口服减毒活疫苗：同时口服两种减毒活疫苗（如OPV、轮状病毒疫苗）不会相互干扰时，可以在接种其中一种之前或之后的任何时间接种另一种疫苗。

②口服和注射用减毒活疫苗：注射减毒活疫苗（如MMR、水痘等）不会对口服活疫苗（OPV等）产生影响。口服活疫苗可在注射减毒活疫苗接种前后任何时候接种。

③两种注射用减毒活疫苗：两种减毒活疫苗如未同时接种则接种时的间隔时间不少于4周，如<4周接种第二种疫苗，至少应4周后重复接种1针，或者对免疫接受者进行血清学检测以确定免疫是否有效。

（4）所有其他由2种灭活疫苗组成的联合疫苗或者减毒活疫苗（注射或口服）与灭活疫苗都可相互在接种前后任何时间接种。

为什么灭活疫苗和抗体（免疫球蛋白）可以在任何时间同时接种？

疫苗抗原的循环抗体可降低或完全消除疫苗的免疫反应，灭活的抗原通常不受循环抗体的影响，因此灭活疫苗可以在输入抗体之前、之后或者同时接种。对于某些传染病（如乙肝、狂犬病和破伤风）的暴露后预防，可推荐同时使用抗体（免疫球蛋白）和疫苗。

为什么减毒活疫苗与免疫球蛋白（抗体）不能同时使用，应间隔多长时间才能使用？

减毒活疫苗必须复制才能产生免疫反应。如同时注射减毒活疫苗和免疫球蛋白（抗体），针对注入减毒活疫苗产生的抗体可干扰其复制。如果注射减毒活疫苗［MMR、水痘疫苗、麻疹-腮腺炎-风疹-水痘联合疫苗（MMRV）］必须与使用抗体有足够的间隔时间，以确保抗体不干扰病毒复制。如果先接种减毒活疫苗，则至少间隔 2 周（即 1 个潜伏期）后再使用抗体。如果接种疫苗和接种抗体的间隔不足 2 周，则接种对象应进行免疫学检测或重复接种疫苗。如果先使用抗体再接种疫苗，则应根据血制品本身（如静脉注射的免疫球蛋白比浓缩红细胞可能含有更多的抗体，故须推延接种的时间更长）和特异性抗体浓度确定间隔时间，美国 CDC 推荐的间隔时间见表 3-2。

表 3-2　接种含抗体的制品与接种 MMR、水痘疫苗或 MMR 之间的间隔[a]

制品	适应证	通常剂量	推迟期限
呼吸道合胞病毒单克隆抗体（RSVmAB）（肌内注射）	预防呼吸道合胞病毒疾病	15mg/kg	无[b]
肌内注射免疫球蛋白（IGIM）	甲型肝炎治疗性预防		
	暴露后和短期旅行	0.02ml（3.3mg/kg）	3 个月
	长期旅行	0.06ml/kg（10mg/kg）	3 个月
	麻疹治疗性预防		
	标准	0.25ml/kg（40mg/kg）	5 个月
	免疫缺陷[c]	0.5ml/kg（80mg/kg）	6 个月
静脉注射免疫球蛋白（IGIV）	免疫缺陷的替代疗法[c]	400mg/kg	8 个月
	水痘暴露后预防	400mg/kg	8 个月
	免疫性血小板减少性紫癜	400mg/kg	8 个月
		1g/kg	10 个月
	川崎病	2g/kg	11 个月
输血（静脉）	红细胞		
	洗涤红细胞	－	无
	晶体盐红细胞	10ml/kg	3 个月
	浓缩红细胞	10ml/kg	6 个月
	全血	10ml/k8	6 个月
	血浆或血小板	10ml/kg	7 个月

制品	适应证	通常剂量	推迟期限
巨细胞病毒 – 静脉注射免疫球蛋白（CMV – IGIV）	预防移植患者的巨细胞病毒疾病[c]	150mg/kg	6 个月
乙型肝炎免疫球蛋白（肌内注射）	乙型肝炎的暴露后预防	0.06ml/kg（10mg/kg）	3 个月
狂犬患者免疫球蛋白（肌内注射和伤口内）	狂犬病的暴露后预防	20IU/kg（22mg/kg）	4 个月
$Rh0$ 免疫球蛋白（肌内注射）	预防母亲的 Rh 同种免疫	300mcg	无[d]
人破伤风免疫球蛋白（肌内注射）	破伤风暴露后预防	250 单位（10mg/kg）	3 个月
水痘带状疱疹免疫球蛋白（肌内注射）	水痘的暴露后预防	125 单位/10kg	5 个月

a 在接种含抗体的血制品后其他减毒活疫苗（流感减毒活疫苗、轮状病毒疫苗、腺病毒疫苗、伤寒 Ty21a 疫苗、黄热病疫苗和带状疱疹疫苗）不须推迟接种。被动获得的抗体可能难以灭活黏膜表面接种的疫苗（如轮状病毒疫苗、腺病毒疫苗、流感减毒活疫苗和伤寒 Ty21a 疫苗）。此外，美国血制品不可能含有大量伤寒沙门菌和黄热病病毒的抗体。去年流感病毒的抗体对今年的毒株可能无效。带状疱疹疫苗一般可用于已有水痘血清抗体者。

b 这是单克隆抗体制品，不含疫苗病毒的抗体。

c 在这些患者应禁用病毒活疫苗。

d 虽然在妊娠晚期接种了含抗体制品，但如有指征，产后妇女接种活疫苗则不应推迟。

e 这些制品在加拿大获准使用，在美国根据研究性新药申请扩大使用协议可以获得。

摘自：Kroger AT, et al. MMWR. 2011, 60（RR）: 1 – 61.

口服和鼻内接种的减毒活疫苗是否可以与免疫球蛋白同时使用？

口服伤寒疫苗被认为不受免疫球蛋白或血制品的影响。口服伤寒疫苗可与血制品同时接种，或不管间隔时间长短分开接种。流感减毒活疫苗和轮状病毒疫苗的复制也不受含抗体血制品的影响，这些疫苗可在血制品使用前后的任何时间进行接种。

什么是群体免疫？

接种疫苗可以通过两种方式保护人群。首先，受种者接种疫苗后可产生获得性免疫，免患相应的疾病。但任何疫苗接种率很难达到 100%，因此在人群中仍有易感者，如果在群体中有预防感染传播的免疫个体或临近免疫个体，可以保护群体中的易感者。每一种在人与人之间传播的疾病，都有一个群体免疫阈值，即人群中须达到有免疫接种的关键比例才能预防疾病的持续传播。群体免疫阈值取决于多种因素的相互作用，包括病原体的传染性［通常用基本传播率（R_0）表示，即在所有易感人群中由指示病例引起的二代病例数］、传播途径（如粪口途径或呼吸道飞沫途径）、人与人之间的相互接触方式、疾病是否呈地方性流行或者是否出现流行波。理论上，要知道需要多少比例的人群接种疫苗才能保护整个人群。还要根据上述因素和疫苗效力，以及人群中免疫接种或暴露是否为非均匀分布来确定。这也就是为什么强调要提高和保持高接种率的原因。

什么是应急接种？

在传染病发生流行时，为控制疫情扩大蔓延，在一定范围内对特定人群接种疫苗称为应急接种。应急接种是控制疫情的有效措施之一。能进行应急接种的疫苗，必须在接种后产生抗体的时间短于该病的潜伏期，且对潜伏期的患者注射后没有危险的疫苗，如麻疹的潜伏期一般为 7~12 天，最长可达21 天，接种疫苗后 6~12 天就可以产生抗体，因此对易感者进行应急接种，可控制疫情蔓延或终止流行。进行应急接种的时间要早，一般要求在首发病例出现后 1~7 天就应进行应急接种。应在疫情尚未蔓延前接种完毕，否则将达不到预期的效果。

灾后接种是应急接种的一种形式。我国幅员辽阔，地理气象条件复杂，洪灾、旱灾、地震等时有发生，并有可能造成疫病流行。因此，在做好其他防疫措施的同时，对霍乱、细菌性痢疾、甲肝、轮状病毒、伤寒、麻疹、腮腺炎等传染病进行应急接种也是控制传染病流行的重要措施。

在某种传染病流行季节是否可以接种针对的疫苗？

目前在一些疫苗说明书中规定，在流行季节不能接种疫苗。最近国家卫生计生委下发的《国家免疫规划儿童免疫程序及说明（2016 年版）的通知》对流行季节疫苗接种建议，国家免疫规划使用的疫苗都可以按照免疫程序和预防接种方案的要求，全年（包括流行季节）开展常规接种，或根据需要开展补充免疫和应急接种。

如何正确进行应急接种？

在传染病发生流行时，为控制疫情蔓延，需要在一定范围内对易感人群进行疫苗的应急接种。进行应急接种时应掌握以下基本原则。

（1）应急接种的疫苗，必须是接种人体后产生抗体所需的时间短于该病潜伏期的疫苗，不会增加不良反应的发生并且对潜伏期的患者注射后也没有危险。

（2）应急接种的范围和接种对象选择要适当。应急接种的对象应是疫区内的易感人群，如不能确定易感者，则对无免疫史的密切接触者和易感年龄组的儿童进行应急接种。

（3）接种的时间要及时。在首发病例出现后尽早开始应急接种，越早越好，接种工作应在疫情尚未蔓延前完毕，否则将达不到预期的效果。

（4）疾控机构要制定应急接种实施方案，选择适当的接种服务形式尽快开展接种工作。

什么叫母婴免疫？

对孕妇实施免疫接种以提高母亲免疫水平并传递给婴儿，以增强婴儿对致死性疾病免疫力的被动免疫方法，称为母婴免疫。这种方法在一些发达国家已广泛应用。

为什么要进行母婴免疫呢？因为新生儿骨髓储量少，中性粒细胞的黏附、趋化性及其酶活性低，从而使任何局部感染有向全身扩散的危险；同时新生儿的单核 – 巨噬细胞、补体系统及自然杀伤（NK）细胞和淋巴细胞激活杀伤（LAK）细胞的细胞毒性有限，即使用外源性白细胞介素 12（IL – 12）、IL – 15 诱导，其水平仍低于成人。因此，婴儿在出生后头几个月易于患各种疾病并留有后遗症，特别是在医疗条件较差和地区，很多感染常可致命。

对母体免疫可以通过一种或多种机制来保护婴儿：一是从妊娠第 28 周起母体 IgG（尤其是 IgG_1）开始通过胎盘进入胎儿体内，其水平甚至超过母亲本身。有研究表明，负责将母体 IgG 转送给胎儿的胎盘 Fcγ 受体在妊娠中期开始形成，在后期加速生成。这种受体对 IgG_1 的亲和力比 IgG 高，到妊娠第 34 周时，胎儿 IgG 水平已达其母亲的一半；二是母亲乳汁中提供的抗体（主要是分泌型 IgA）和其他免疫因子，在保护母亲不受感染的同时，也避免了母婴传播。

哪些疫苗可以对母亲接种来保护新生儿？

目前国外研究表明，在妊娠后期接种灭活疫苗对母亲和胎儿均无危险，接种 1 剂疫苗就能在易感期保护母亲和婴儿，如流感灭活疫苗、脊髓灰质炎灭活疫苗、肺炎疫苗、Hib 疫苗、百日咳疫苗、破伤风疫苗等。但接种减毒活疫苗必须慎重。OPV 于 20 世纪 60 年代初问世后，美国特别推荐给孕妇使用，对孕妇接种 OPV 的流行病学研究表明，孕妇接种 OPV 后不会对婴儿造成不良后果。在妊娠晚期接种 OPV 的孕妇，其新生儿的抗 I 和 II 型脊髓灰质炎病毒抗体滴度明显高于未接受 OPV 的母亲所生的子女。从理论上讲风疹疫苗病毒能通过胎盘并感染胎儿，妊娠妇女是接种风疹疫苗的禁忌证。但是，在美国、巴西等国的观察表明若对无意接种疫苗的孕妇监测，并未发现胎儿出现畸形。因此，若孕妇不慎接种风疹疫苗也不必因此而终止妊娠。孕妇接种其他减毒活疫苗目前尚无可用的资料。

早产儿和低体重新生儿是否需要接种疫苗？

早产儿（怀孕 <37 周）和低体重（<2500g）婴儿，由于免疫系统发育不成熟以及母传抗体水平较低（母体 IgG 直到妊娠晚期才大量传递），特别容易感染一些传染病，并且患病后病情常较严重，因此，在新生儿出生后及时接种疫苗不仅可保护儿童，而且也可提高今后的接种覆盖率。早产儿和低体重出生儿应按常规免疫程序，在合适的年（月）龄，使用常规剂量接种疫苗。美国 ACIP 规定，除 HBsAg 阴性母亲所生的出生体重 <2000g 的婴儿，应在 1 月龄或出院时接种首剂乙肝疫苗外，其他疫苗对低体重出生儿均可接种。

国家卫生计生委规定，危重症新生儿，如极低出生体重儿、严重出生缺陷、重度窒息、呼吸窘迫综合征等，应在生命体征平稳后尽早接种第 1 剂 HepB。

早产儿在接种疫苗后可能发生窒息、心动过缓、氧饱和度下降等心肺部症状，应密切观察至少 48 小时。

人类免疫缺陷病毒（HIV）感染母亲所生儿童如何接种疫苗？

国家卫生计生委下发的《国家免疫规划儿童免疫程序及说明（2016 年版）的通知》中对 HIV 感染母亲所生儿童接种疫苗的建议如下：

由医疗机构出具 HIV 感染母亲所生儿童是否出现症状或是否有免疫抑制作出诊断，将其分为 3 种：①HIV 感染儿童；②HIV 感染状况不详儿童；③HIV 未感染儿童。HIV 感染母亲所生 <18 月龄婴儿在接种前不必进行 HIV 抗体筛查，按 HIV 感染状况不详儿童进行接种。对不同 HIV 感染状况儿童接种国家免疫规划疫苗的建议见表 3 - 3。

表 3 - 3　HIV 感染母亲所生儿童接种国家免疫规划疫苗建议

疫苗	HIV 感染儿童		HIV 感染状况不详儿童		HIV 未感染儿童
	有症状或有免疫抑制	无症状和无免疫抑制	有症状或有免疫抑制	无症状	
乙肝疫苗	√	√	√	√	√

疫苗	HIV 感染儿童		HIV 感染状况不详儿童		HIV 未感染儿童
	有症状或有免疫抑制	无症状和无免疫抑制	有症状或有免疫抑制	无症状	
卡介苗	×	×	暂缓接种	暂缓接种	√
脊灰灭活疫苗	√	√	√	√	√
脊灰减毒活疫苗	×	×	×	×	√
百白破疫苗	√	√	√	√	√
白破疫苗	√	√	√	√	√
麻风疫苗	×	√	×	√	√
麻腮风疫苗	×	√	×	√	√
乙脑灭活疫苗	√	√	√	√	√
乙脑减毒活疫苗	×	×	×	×	√
A 群流脑多糖疫苗	√	√	√	√	√
A 群 C 群流脑多糖疫苗	√	√	√	√	√
甲肝减毒活疫苗	×	×	×	×	√
甲肝灭活疫苗	√	√	√	√	√

注：暂缓接种：当确认儿童 HIV 抗体阴性后再补种，确认 HIV 抗体阳性儿童不予接种；"√"表示"无特殊禁忌"，"×"表示"禁止接种"。

说明：

（1）HIV 感染母亲所生儿童在出生后暂缓接种 BCG，当确认儿童未感染 HIV 后再予以补种；当确认儿童 HIV 感染，不予接种 BCG。

（2）HIV 感染母亲所生儿童如经医疗机构诊断出现艾滋病或免疫抑制相关症状，不予接种含 MCV；如无艾滋病相关症状，可接种含 MCV。

（3）HIV 感染母亲所生儿童可按照免疫程序接种 HepB、DTaP、MPSV - A、MPSV - AC 和 DT 等。

（4）HIV 感染母亲所生儿童除非已明确未感染 HIV，否则不予接种 JEV - L、HepA - L、OPV，可按照免疫程序接种 JEV - I、HepA - I、IPV。

（5）非 HIV 感染母亲所生儿童，接种疫苗前无需常规开展 HIV 筛查。如果有其它暴露风险，确诊为 HIV 感染的，后续疫苗接种按照表 3 - 3 中 HIV 感染儿童的建议接种。

（6）除 HIV 感染者外的其他免疫缺陷、免疫功能低下或正在接受免疫抑制治疗者，不予接种减毒活疫苗。

什么是序贯免疫程序？

随着疫苗品种和剂型的增多，同一品种疫苗不同剂型间的交替接种已成为日常工作中经常碰到的问题，先接种灭活疫苗（或减毒活疫苗）后，再接种减毒活疫苗（或灭活疫苗），这种交替使用的免疫程序称为序贯免疫程序。20 世纪 90 年代，美国已消灭脊髓灰质炎野病毒，但因服用 OPV 每年都有数例疫苗相关脊髓灰质炎（VAPP）发生。为减少 VAPP 的发生，1996 年首次实施序贯免疫程序，即对新生儿先使用 IPV，然后再使用 OPV。目前除脊髓灰质炎疫苗交替使用外，国内外采用序贯免疫程序的还有全细胞百白破疫苗和无细胞百白破疫苗、乙脑灭活疫苗与减毒活疫苗、甲肝灭活疫苗和减毒活疫苗、流脑多糖疫苗和结合疫苗等。

为什么要对成人进行免疫接种？

过去的 30 多年里通过实施 EPI，在提高儿童接种率及控制疫苗针对疾病方面取得了重大进展。随着 EPI 的成功实施，传统的传染病流行模式已发生了变化，发病年龄有后移的趋势。在儿童期未免疫、也未感染的成人则处于这些传染病的威胁中，麻疹、白喉、百日咳等传染病在成人中暴发时有报道。对成人进行预防接种已引起社会和卫生部门的关注。

为进一步减少疫苗可预防的传染病的发生，应对青年和成人进行常规的预防接种。此外，流行病学研究提示，处于某些年龄、职业、环境和生活方式的人群和具有特殊健康问题的人，容易感染疫苗可预防的传染病，如乙肝、狂犬病、流感和肺炎链球菌病等，应予接种。到某些国家去的旅游者也有感染一些疫苗可预防疾病的较大危险。留学生、移民和难民也易患上述疾病。因此，有必要对成人接种相关的疫苗。

对成人是否接种疫苗取决于 2 个因素：免疫学和经济基础，即受种者对传染病的易感性、接触传染病的危险性、发病的危险性、接种疫苗的安全性和效果、效益、是否可与其他疫苗联合使用等问题。目前成人可以接种的疫苗有白破疫苗（Td）、吸附破伤风疫苗（TT）、甲肝疫苗、乙肝疫苗、麻疹疫苗、风疹疫苗、腮腺炎疫苗、流感疫苗、肺炎多糖疫苗、狂犬病疫苗等 10 多种。

为什么要对≥65 岁老年人接种疫苗？

随着年龄的增长，老年人免疫功能衰退或免疫反应减弱，发生疫苗可预防疾病的风险增加，≥65 岁的死亡人群中大约 90% 是死于流感相关疾病；老年人合并的基础疾病较多，如脑血管疾病、糖尿病、肾衰竭等；一旦感染肺炎链球菌，增加了发生侵袭性肺炎链球菌病的危险。当患者发生肺炎后，疾病相互作用，加重疾病严重程度，促进疾病发展，严重影响患者的预后。因此，对老年人接种流感疫苗和肺炎疫苗不仅可以预防这两种疾病，还可以预防其他原因如心肌梗死和脑卒中引起的死亡。

医务人员应该接种哪些疫苗？

医务人员（包括医师、护士、急诊人员、牙科医生、医学生和实习护士、实验室操作员、药剂师、医院志愿者及管理人员）经常暴露于高致病、致死性传染病的环境中或接触此类医疗材料，因此更需要接种疫苗保护自己、患者以及家人。美国 CDC 建议医务人员应该接种以下疫苗（表 3 - 4）。

表 3 - 4　医务人员应接种的疫苗

疫　　苗	接　种　建　议
乙肝疫苗	未进行过完整的乙肝疫苗全程接种，或者血清检测结果显示对乙肝病毒没有保护性抗体 按 "0 - 1 - 6" 程序完成 3 剂量的接种（第 1 针 0，第 2 针 1 个月后，第 3 针第 2 针后约 5 个月） 第 3 针于完成后 1 ~ 2 个月进行检测是否有抗 - HBs
流感疫苗（季节性）	每年接种 1 剂季节性流感疫苗
MMR	出生于 1957 年及以后未进行 MMR 接种，或者血清检测结果显示对麻疹或者腮腺炎病毒没有保护性抗体，应该接种两剂 MMR 疫苗（接种第 1 针后至少 28 天后接种第 2 针） 出生于 1957 年及以后未进行 MMR 的接种，或者血清检测结果显示对风疹病毒没有保护性抗体，建议仅接种 1 剂 MMR
水痘疫苗	从未患过水痘或从未接种过水痘疫苗，或者血清检测结果显示对水痘病毒没有保护性抗体，建议接种两剂水痘疫苗，间隔 4 周
百白破疫苗	以前未接种过百白破疫苗建议立即接种 1 剂百白破疫苗（不管以往接种过白破疫苗剂次） 每 10 年加强接种 1 次白破疫苗（白喉 - 破伤风） 孕期的医务人员应在每个怀孕期接种 1 剂的百白破疫苗
脑膜炎球菌疫苗	经常暴露于或需要分离脑膜炎奈瑟球菌的医务人员应接种 1 剂

如何评价接种疫苗的效果?

评价接种疫苗效果的理想方法是在疾病流行时,通过比较接种组和未接种组发生患者数的差异来进行评价,这是最客观的评价方法,临床试验所需的样本数可以满足要求。但在实际工作中,对于很少发生的疾病,难以用这种方法评价疫苗效果。因此必须采用评价免疫原性即产生免疫反应的能力作为效果评价的指标,目前主要通过对受种者接种疫苗后是否免疫成功来进行评价,即通过血清学方法检测受种者接种疫苗后抗体是否阳转。

评价疫苗效果的血清学指标有哪些?

一些公认的接种疫苗后保护作用的定量指标见表3-5。

表3-5 公认的免疫接种后保护的指标

疾病	检测方法	保护指标
白喉	毒素中和试验	0.01~0.1IU/ml
甲型肝炎	酶联免疫吸附试验	10mIU/ml
乙型肝炎	酶联免疫吸附试验	10mIU/ml
流感嗜血杆菌(多糖疫苗)	酶联免疫吸附试验	1μg/ml
流感嗜血杆菌(结合疫苗)	酶联免疫吸附试验	0.15μg/ml
流感	血凝抑制试验	1:40 稀释
乙型脑炎	蚀斑减少中和试验	1:10 稀释
莱姆病	酶联免疫吸附试验	1100EIAU/ml
麻疹	微量中和试验	120mIU/ml
脑膜炎奈瑟菌病(血清群C)	使用人补体的血清杀菌试验	1:4 稀释
脊髓灰质炎	血清中和试验	1:8~1:4 稀释
狂犬病	血清中和试验	0.51U/ml
风疹	免疫沉淀试验	10~15mIU/ml
肺炎链球菌疾病	酶联免疫吸附试验	0.20~0.35μg/ml(儿童)
	调理吞噬试验	1:8 稀释
破伤风	毒素中和试验	0.1IU/ml
水痘	血清中和试验	1:64 稀释
	糖蛋白酶联免疫吸附试验	5IU/ml

预防接种证有何作用？

（1）预防接种证是儿童免疫接种的原始记录和健康档案，也是儿童办理入托、入园及入学手续的凭证。

（2）预防接种证可以完整记录儿童接种各种疫苗的品种、次数、接种时间及间隔等，可以防止漏种、重种或错种；可作为考核疫苗效果，处理接种反应时的依据。

（3）预防接种证对儿童家长可起指导作用，对基层工作可起监督作用。

如何对儿童建立预防接种证、卡（簿）？

（1）预防接种证、卡（簿）按照受种者的居住地实行属地化管理。

（2）儿童出生后1个月内，其监护人应当到儿童居住地的接种单位为其办理预防接种证。未按时建立预防接种证或预防接种证遗失者应及时到接种单位补办。

（3）产科接种单位应告知新生儿监护人及时到居住地接种单位建立预防接种证、卡（簿），或直接为新生儿办理预防接种证。

（4）户籍在外地的适龄儿童暂住在当地时间≥3个月，由暂住地接种单位及时建立预防接种卡（簿）；无预防接种证者需同时建立、补办预防接种证。要向流动儿童监护人宣传，及时到暂住地接种单位办理预防接种卡（簿）和接种证。

（5）接种单位应在预防接种证上加盖公章。

怎样对预防接种证、卡（簿）的使用进行管理？

（1）接种单位对适龄儿童实施预防接种时，应当查验预防接种证并按规定做好记录。

（2）预防接种证、卡（簿）由实施接种工作的人员填写或打印。书写工整、文字规范、填写准确、内容齐全，时间（日期）栏（项）填写均以公历为准。

（3）儿童迁移时，儿童监护人应在原接种单位办理儿童既往预防接种史证明，转入迁入地接种单位；迁入地接种单位应主动向儿童监护人索查儿童既往预防接种史证明；无预防接种证、卡或接种证明的要及时补建、补种。

（4）接种单位至少每半年对责任区内儿童的预防接种卡（簿）进行1次核查和整理，剔出迁出、死亡或失去联系1年以上儿童的预防接种卡（簿）资料，由接种单位另行妥善保管。

（5）县级疾控机构或者儿童居住地接种单位，根据托幼机构、学校对儿童入托、入学查验预防接种证的报告，对发现没有或遗失预防接种证的儿童，应会同托幼机构、学校督促其监护人及时到接种单位补办预防接种证。

（6）预防接种证由儿童监护人长期保管。预防接种卡（簿）在城市由接种单位保管，在农村由乡级防保组织保管。预防接种卡（簿）的保管期限应在儿童满6周岁后再保存不少于15年。

什么是儿童免疫"IC卡"？

利用计算机信息管理技术和现代通信技术，建立的儿童免疫接种的计算机网络管理系统，一般必须使用IC卡。IC卡像信用卡大小、上面镶有一块集成电路芯片，内含存储器和运算电路的卡片。从新生儿登记开始，卡内可录入、存储儿童的基本信息和免疫接种的所有记录，既可减轻基层接种工作人员的工作量，又可保证儿童的各种信息资料的准确性、连续性及完整性，可以自动生成预约单，按预约时间进行接种。通过网络还可以解决儿童异地接种、信息共享的问题。

如何对电子档案进行管理？

（1）儿童预防接种电子档案由乡级防保组织或接种单位保管，保管期限要求同预防接种卡（簿）。

（2）乡级防保组织或接种单位应在完成每次接种信息录入和上报的当天，对儿童预防接种信息的电子档案进行备份并妥善保存。

（3）已全面实施儿童预防接种信息化管理地区，可以用儿童预防接种信息的电子档案逐步取代预防接种卡（簿），但不得代替儿童预防接种证。如为异地建档儿童，需联网下载该儿童的既往接种资料。

（4）疾病预防控制机构、接种单位及相关工作人员对儿童预防接种个案信息负有保密责任。未经儿童监护人同意，不得向其他任何单位和个人提供儿童相关信息。

儿童出生后应到哪里去接种疫苗？

（1）按照国家有关规定，各级疾控机构和接种单位负责免疫接种工作的具体实施。

（2）在医院出生的儿童，由医院给孩子接种第1剂乙肝疫苗和卡介苗，以后由户口所在地的接种单位负责接种第2、3剂乙肝疫苗和其他疫苗；不在医院出生的儿童，家长应及时与当地接种单位联系，安排接种。

（3）如果儿童不在户口所在地出生或居住的，应及时在现居住地的接种单位建立暂住儿童接种登记卡并领取"预防接种证"，和当地儿童一样按时进行免疫接种或补种。

（4）儿童返回户口所在地居住时，应根据预防接种证的记录，在户口所在地的接种单位建立免疫接种登记卡，继续完成免疫程序规定的疫苗接种，以保证免疫接种工作的连续性。

从事疫苗接种的接种单位应具备哪些条件？

（1）具有医疗机构执业许可证件。

（2）配备经过县级人民政府卫生计生主管部门组织的预防接种专业培训并考核合格的执业医师、执业助理医师、护士或者乡村医生。

（3）具有符合疫苗储存、运输管理规范的冷藏设施、设备和冷藏保管制度。

承担预防接种工作的城镇医疗卫生机构，应当设立预防接种门诊。

简述对接种场所有哪些要求？

（1）接种场所室外要设有醒目的标志，室内宽敞清洁、光线明亮、通风保暖；准备好接种工作台、坐凳以及提供儿童和家长休息、等候的条件。

（2）接种场所应当按照登记、健康咨询、接种、记录、观察等内容进行合理分区，确保接种工作有序进行。

（3）同时接种几种疫苗时，在接种室/台分别设置醒目的疫苗接种标记，避免错种、重种和漏种。

（4）做好室内清洁，使用消毒液或紫外线消毒，做好消毒记录。

（5）接种工作人员穿戴工作衣、帽、口罩，双手要洗净。

（6）在接种场所显著位置公示相关资料。

接种场所应公示哪些相关资料？

（1）预防接种工作流程。

（2）国家免疫规划疫苗的品种、免疫程序、接种方法、作用、禁忌、不良反应、注意事项等；第二类疫苗除公示上述内容外，还应公示接种服务价格。

（3）接种服务咨询电话。

（4）宣传资料。

为什么说告知与知情是安全接种疫苗的重要保证？

我国开展国家扩大免疫规划后，接种疫苗的品种增加，疫苗接种针次增多；许多新疫苗上市，家长迫切需要了解有关知识，关心疫苗的安全性、保护效果等，需要更多的信息；同时信息传播渠道增多，网络信息传播迅速，家长对接种知情权的关注度增强。因此，必须进行"告知"，使儿童家长"知情"，充分了解疫苗的有关知识和可能出现的不良反应，才能避免听信传言和接种纠纷，从而安全接种。此外，"告知"是接种工作人员的职责和义务，是职业道德的体现和自我保护的措施，也是"知情同意"的前提；"知情"是受种者的权利，体现的是受种者的价值和人格的尊严，也是安全接种的保证。

什么是知情同意？

"知情同意权"由"知情权"和"选择权"两个密切相连的权利组成，知情权是选择权的前提和基础，选择权又是知情权的价值体现，它是受种者的基本权利，是现代医学模式转变的要求。

"知情"是双相的，包括接种者和受种者均需知情。强调受种者的知情同意权，目的在于通过赋予接种单位及其工作人员相应的告知义务，使受种者在了解自己将面临的风险、付出的代价和可能取得的收益的基础上自由做出选择，从而维护受种者的权益，改变受种者的弱势地位。强调接种单位的知情权在于受种者必须如实提供个人的健康状况，以便接种工作人员确定是否可以接种疫苗。如受种者有疫苗说明书规定的接种禁忌，在接种前受种者或者其监护人未如实提供受种者的健康状况和接种禁忌等情况，接种后受种者原有疾病急性复发或者病情加重，则不属于异常反应。

我国对医疗行为的知情同意有哪些法律规定？

预防接种是医疗行为，我国对医疗行为的知情同意主要有以下法律规定。

（1）《执业医师法（1998）》第二十六条："医师应当如实向患者或者其家属介绍病情，但应注意避免对患者产生不利后果""医师进行实验性临床医疗，应当经医院批准并征得患者本人或其家属同意"。

（2）《医疗机构管理条例（1994）》第三十三条："医疗机构施行手术、特殊检查或者特殊治疗时，必须征得患者同意，应当取得其家属或者关系人同意并签字……。"

（3）《医疗事故处理条例（2002）》第十一条："在医疗活动中，医疗机构及其医务人员应当将患者的病情、医疗措施、医疗风险等如实告知患者，及时解答其咨询"。

（4）《疫苗流通和预防接种管理条例（2016）》第二十五条：医疗卫生

人员在实施接种前，应当告知受种者或者其监护人所接种疫苗的品种、作用、禁忌、不良反应以及注意事项，询问受种者的健康状况以及是否有接种禁忌等情况，如实记录告知和询问情况。

第二十八条：受种者或者其监护人要求自费选择接种第一类疫苗的同品种疫苗的，提供服务的接种单位应当告知费用承担、异常反应补偿方式以及本条例第二十五条规定的有关内容。

我国有哪些相关法律与知情同意有关？

（1）《民法通则》第四条："民事活动应当遵循自愿、公平、等价有偿、诚实信用的原则"。

（2）《消费者权益保护法》第八条，"消费者有知悉购买、使用的商品或者接受的服务的真实情况的权利"。

（3）《侵权责任法（2010）》第五十五条：医务人员在诊疗活动中应当向患者说明病情和医疗措施。需要实施手术、特殊检查、特殊治疗的，医务人员应当及时向患者说明医疗风险、替代医疗方案等情况并取得其书面同意；不宜向患者说明的，应当向患者的近亲属说明并取得其书面同意。未尽到该义务视为医务人员有过错，造成患者损害的医疗机构应予以赔偿。

知情同意权包括哪些内容？

知情同意权包括三个组成部分。

（1）充分告知相关内容：使用最通俗易懂的文字和语言。

（2）充分让患者方理解：让受种者对接种疫苗的优缺点全面了解。

（3）尊重受种者的决定：体现受种者的自主选择和决策。

知情主体的法定性——向谁告知？

《疫苗流通和预防接种管理条例》第二十五条规定：告知的主体是受种者本人或监护人，而非保姆、非监护人的其他亲属、学校等。

保姆、非监护人的其他亲属签字，接种后如果发生纠纷，接种单位无法提供证据证明其履行了法定的告知义务，存在承担医疗伦理损害责任的法律风险。

在监护人无法亲自带被监护人前来接种的情况下，接种单位应要求监护人事先在知情同意书上签字，并收入预防接种档案。

接种单位应当如何进行告知？

告知的内容要客观、科学、全面：①语言要通俗易懂，讲究语言艺术和效果，注意说话方式和态度，耐心、细致；②利用权威、科学的资料；③告知情况要真实，不夸大疾病的危害、疫苗的效果、疫苗的安全性；④告知内容要全面，不遗漏重要信息，避免用含糊不清和不负责任的词语解答；⑤不贬低其他疫苗。

可以采取预约、通知单、电话、手机短信、网络、口头、广播通知等方式，通知儿童监护人，告知接种疫苗的种类、时间、地点和相关要求。

在接种疫苗前应要求家长注意哪些问题？

（1）接种前最好先给儿童洗澡，换内衣，保证儿童皮肤清洁，尤其是接种部位，一定要保持清洁，减少接种后感染细菌的机会。

（2）空腹和过度疲劳时不要让儿童立即接种，以防引起低血糖反应。

（3）接种前应注意让儿童好好休息，不要再带小孩逛街、进行一些较为激烈的游戏或活动。

在接种前如何确定受种对象？

（1）根据国家免疫规划疫苗的免疫程序、二类苗说明书和群体性预防接种方案等规定的免疫程序，确定受种对象。

（2）受种对象包括：本次应种者、上次漏种者和流动人口等特殊人群中的应种者。

（3）清理接种卡（簿）或儿童预防接种个案信息，根据预防接种记录核实受种对象。

（4）主动搜索流动人口和计划外生育儿童中的受种对象，与本地儿童同样管理。

在接种前应准备哪些器械、药品？

（1）按受种对象人次数的 1.1 倍准备相应规格的注射器材。

（2）自毁型注射器和一次性注射器随疫苗配发，领发时做好登记。使用前要检查包装是否完好并在有效期内使用。

（3）接种单位备好喂服脊髓灰质炎疫苗糖丸的清洁小口杯、药匙。

（4）准备药品、器械：75% 乙醇、镊子、棉球杯、无菌干棉球或棉签、治疗盘、体温表、听诊器、压舌板、血压计、1∶1000 肾上腺素、注射器毁型装置或安全盒、污物桶等。

在接种前如何核实受种对象？

（1）接种工作人员查验儿童预防接种证、卡（簿）或电子档案，核对受种者姓名、性别，出生日期及接种记录，确定本次受种对象及接种疫苗的品种。

（2）接种工作人员发现原始记录中受种者姓名或出生日期有误，应及时更正。

（3）对不符合本次接种的受种者，向儿童家长或其监护人做好解释工作。

（4）对于因有接种禁忌而不能接种的受种者，接种人员应对受种者或其监护人提出医学建议，并在预防接种卡（薄）和预防接种证上记录。

在接种前，如何询问受种者的健康状况？

接种工作人员在实施接种前，应询问受种者的健康状况以及是否有接种禁忌等情况并如实记录告知和询问的内容；当对受种者的健康状况有怀疑时，应建议至医院进行检查后，决定是否接种疫苗。表 3 - 6 是询问的主要问题。

表 3 - 6 接种前提问一览表

提问	提示的问题
今天受种对象生病了吗	中、重度疾病是所有疫苗的慎用证
受种对象对药物、食物疫苗成分或乳胶等有严重过敏史吗	对疫苗成分或以前接种的疫苗发生严重过敏是今后接种疫苗的禁忌证 严重鸡蛋过敏是流感疫苗和黄热病疫苗的禁忌证对药物（如新霉素）或其他食物成分（明胶、面包酵母）过敏是某些疫苗的禁忌证
以前接种疫苗发生过严重反应吗？是否长期使用阿司匹林治疗	严重反应是今后接种疫苗的禁忌证和慎用证 使用阿司匹林是流感减毒活疫苗的禁忌证，因为理论上可能有患 Reye 综合征的危险性
受种对象或近亲有无惊厥、脑病或神经系统疾病	进行性神经系统病是含百日咳组分疫苗接种的慎用证 以前接种流感疫苗或含破伤风组分疫苗接种后 6 周内出现吉兰 - 巴雷综合征是今后接种疫苗的慎用证 幼儿或其兄弟姐妹、父母有热性惊厥史者首选接种 MMR 加水痘疫苗而非 MMRV 联合疫苗（仅适用于第 1 剂）
受种对象有无肠梗阻病史	如果有肠套叠病史，则为接种轮状病毒疫苗的禁忌证

提问	提示的问题
受种对象有哮喘或其他慢性疾病（如肺部、心脏、肾脏或代谢性疾病）吗	可能是流感减毒活疫苗的禁忌证 一些非常规疫苗可推荐接种
如果受种对象是 2~4 岁儿童，则过去一年有无被卫生保健人员诊断为哮鸣或哮喘等疾病	可能是流感减毒活疫苗的禁忌证
受种对象是否患有癌症、白血病、血液病、HIV 感染、艾滋病、结核病或其他免疫系统疾病	免疫损害者通常是减毒活疫苗的禁忌证 MMR 可能会引起血小板减少 未治疗的活动性肺结核是 MMR、水痘疫苗和带状疱疹疫苗的慎用证
近3 个月是否接受过任何可能降低免疫系统功能的治疗，如类固醇类药物、癌症化疗和放疗	免疫损害者通常是减毒活疫苗的禁忌证 患者对疫苗的免疫反应差
家庭成员中是否有免疫系统疾病患者	受种对象可能是免疫缺陷的高危人群，是减毒活疫苗的接种禁忌证
近一年是否接受过输血或免疫球蛋白制剂	受种对象可能患有未公开的严重基础性疾病
受种对象是否妊娠或随后 3 个月内有无怀孕	通常是减毒活疫苗的禁忌证 妊娠是流感疫苗和无细胞百白破疫苗（青少年、成人剂型）的适应证
受种对象最近 4 周内接种过其他疫苗吗	一些减毒活疫苗如不在同一天接种，则间隔≥4 周 美国儿科学会（AAP）建议如果无细胞百白破疫苗［Tdap（青少年/成人剂型）］和脑膜炎球菌结合疫苗（MCV4 - D）不在同一天接种，则需间隔≥4 周 对功能性和解剖性无脾儿童 MCV4 - D 和肺炎链球菌结合疫苗（PCVl3）应间隔≥4 周接种 违反两剂之间的最短间隔要求为无效接种

如果儿童有接种疫苗的禁忌证如何处理？

对于因有接种禁忌而不能接种疫苗的受种者，接种工作人员应当对受种者或者其监护人提出医学建议；当对受种者的健康状况有怀疑时，应建议至医院进行检查后，决定是否接种疫苗。

在接种现场如何对疫苗进行管理？

（1）接种前将疫苗从冷藏容器内取出，尽量减少开启冷藏容器的次数。

（2）核对接种疫苗的品种，检查疫苗外观质量。凡过期、变色、污染、发霉、有摇不散凝块或异物，无标签或标签不清，疫苗瓶有裂纹的疫苗一律不得使用。

（3）疫苗使用说明书规定严禁冻结的疫苗，如百白破疫苗、乙肝疫苗、白破疫苗等，冻结后一律不得使用。

如何使用注射剂型的疫苗？

（1）将疫苗瓶上部疫苗弹至底部，用75%乙醇棉球消毒开启部位。

（2）在乙醇挥发后将注射器针头斜面向下插入疫苗瓶的液面下吸取疫苗。

（3）吸取疫苗后，将注射器的针头向上，排空注射器内的气泡，直至针头上有一小滴疫苗出现为止。

（4）自毁型注射器的使用方法参见相关产品使用说明。

（5）使用含有吸附剂的疫苗前，应当充分摇匀。使用冻干疫苗时，用一次性注射器抽取稀释液，沿疫苗瓶内壁缓慢注入，轻轻摇荡，使疫苗充分溶解，避免出现泡沫。

（6）开启减毒活疫苗的疫苗瓶和注射器时，切勿使消毒剂接触疫苗。

（7）疫苗瓶开启后应尽快使用。如不能立即用完，应盖上无菌干棉球冷藏。当疫苗瓶开启后，减毒活疫苗超过半小时、灭活疫苗超过1小时未用完，应将疫苗废弃。

（8）冷藏容器内的冰排融化后，应及时更换。

如何正确注射疫苗？

肌内注射时，针头与皮肤成90°角进入，刺入要足够深，须到达肌肉层。注射前可对皮肤和皮下组织进行牵拉，注射后再放开。接种部位包括大腿上部前外侧（股外侧肌）或腋窝上部肩峰以下的手臂上外侧部分（三角肌）；所需的针头长度因年龄不同而异。不要在臀部接种，因为臀部脂肪层太厚，而且很可能会损伤坐骨神经。

皮下注射时，要捏起皮肤和皮下组织，针头与皮肤成45°进入。注射部位和针头长度也随年龄不同而异。

何为安全注射？

WHO 和 UNICEF 为安全注射下的定义是：当疫苗或药品用安全处理过的灭菌器材进行注射时称为安全注射。它要求对接受注射者无害，不使医务人员陷入可以避免的危害，不让注射废弃物污染环境，不使他人因暴露于废弃的注射用品而受到危害。

预防接种为什么要实行安全注射？

预防接种面对的是千百万健康人群，采用注射是接种疫苗的主要方法。有人观察在 39 次注射后，留在注射器针尖尖端第 1 滴液体，其中 17 次发现有红细胞。红细胞从针尖处转移到注射器内液体中，只要 45 秒钟。已经证实注入含有 0.0001ml 乙肝病毒的血液就可感染乙肝病毒。国内外均有报告，由于不安全注射可造成乙肝传播，还可能造成艾滋病、疟疾、登革热等传染病的传播；一次性注射器用后未正确处理（未焚毁或消毒后深埋）或重复使用，造成脓肿及医源性疾病传播；注射技术不当，可造成创伤性麻痹、卡介苗淋巴腺炎等。因此，在接种疫苗时，为了避免在预防一种疾病的同时引起另一种疾病的传播，必须进行安全注射。

预防接种安全注射包括哪些要求？

（1）实施预防接种的人员要持合格的资格证上岗。

（2）预防接种的环境要符合工作要求，接种操作规范化。

（3）预防接种要使用合格的注射器，在有效期内使用，接种前才能打开包装。

（4）使用后的接种器材及其废弃物放入指定的安全盒或防刺容器中，安全回收、销毁，不允许再次使用。

完成接种疫苗后，如何进行接种记录、观察与预约？

（1）接种后及时在预防接种证、卡（簿）上记录所接种疫苗的年、月、日及批号等。接种记录书写工整，不得用其他符号代替。使用儿童预防接种信息化管理地区，需将儿童预防接种相关资料录入信息系统。

（2）告知儿童监护人，受种者在接种后留在接种现场观察 30 分钟。如出现疑似预防接种异常反应，及时报告和处理。

（3）与儿童监护人预约下次接种疫苗的种类、时间和地点。

（4）产科接种单位在为新生儿接种第 1 剂乙肝疫苗和卡介苗后，应填写"新生儿首剂乙肝疫苗和卡介苗疫苗接种记录单"，告知儿童监护人在 1 个月内到居住地的接种单位办理预防接种证、卡；也可直接在预防接种证记录首剂乙肝疫苗和卡介苗接种情况。

什么是"疫苗犹豫"?

早期将个体和群体对接种疫苗的态度分为"支持"与"反对"这两个极端的观念，近年来发现还有第三种情形，即"疫苗犹豫"。"疫苗犹豫"是近年来出现的一个新名词，越来越引起人们的关注。WHO 免疫策略咨询专家（SAGE）工作组对"疫苗犹豫"定义为：一种受到多种因素影响接种疫苗的行为，即从完全接受者到完全拒绝者之间的连续范围的一组异质性人群。这些"犹豫"个体可能会拒绝接种一些疫苗，但也可能会接受其他一些疫苗或延迟接种，或接受疫苗但不确定是否去接种。WHO 估计，在全球范围内，五分之一的儿童由于"疫苗犹豫"仍然无法获得拯救生命的常规免疫接种；每年有 150 万儿童因为现有疫苗完全能够预防的疾病而死亡。

"疫苗犹豫"是如何发生的?

"疫苗犹豫"是一个在特定背景下的复杂问题，根据时间、地点和疫苗的不同而变化，其影响因素包括误导信息（接受反接种疫苗组织的宣传或有影响力的公众人物的相关言论）、缺乏信心（不相信疫苗或对医务人员和卫生保健系统的不信任）、自满情绪（认为不需要疫苗，不重视疫苗）、便利程度（接种疫苗路途较远）、费用较高，以及对疫苗安全性的信心质疑等。由于这些原因，越来越多的人选择延迟或拒绝为自己或者孩子接种疫苗，给一些国家弥合免疫差距带来挑战。

如何消除"疫苗犹豫"?

WHO 指出，"疫苗犹豫"并非只是困扰贫困发展中国家的一个问题，在一些高收入国家以及接受过高等教育的人群中，排斥接种疫苗的现象正越来越严重。目前没有一个通用的单一干预战略能有效应对所有的"疫苗犹豫"案例。WHO 指出，全球免疫行动的成功必须有赖于实现和保持高的疫苗接种率，因此，"疫苗犹豫"问题应该作为国家免疫规划的优先事项得到关注和应对。建议对每一个案例进行诊断分析、度身定制相关应对战略，以逐步改善对疫苗接种的接纳程度，其中有效交流和沟通是消除恐惧、解决关切、排除误导信息、扩大科学认知的关键。

医务工作者的推荐是受种对象接受疫苗接种的强有力促进因素。儿童在离开接种门诊时，接种工作人员要口头预约下一次接种的时间，也可有通过书面的提醒，使儿童及时完成预防接种程序，并最终达到较高的预防接种覆盖水平。

儿童接种疫苗后为什么需要在接种场所观察30分钟?

接种疫苗后,极个别人可能会发生过敏性休克。过敏性休克症状凶险,如不及时抢救可导致死亡。有资料统计约半数过敏性休克发生在接种疫苗5分钟内。2009年全国接种甲流疫苗1亿剂次,报告过敏性休克50例,总报告发生率为0.50/1000000,其中接种甲流疫苗0~10分钟发生过敏性休克30例(60%)、0~30分钟发病47例(94%)、1小时内发病48例(96%)、2例在接种后1~2小时发病(4%),接种至发病时间的中位数为10分钟(2~120分钟)。因此,在接种现场观察30分钟,如一旦发生过敏性休克可以及时抢救,不致延误抢救时间。

接种后应如何清理器材?

(1)清洁冷藏容器。

(2)使用后的自毁型注射器、一次性注射器及其他医疗废物严格按照《医疗废物处理条例》的规定处理;实行入户接种时应将所有医疗废物带回集中处理。

(3)镊子、治疗盘等器械按要求灭菌或消毒后备用。

儿童在接种疫苗后要注意哪些问题?

(1)避免剧烈活动,不要吃酸辣等刺激性强的食物。

(2)对儿童细心照料,注意观察,如发现有轻微发热、精神不振、全身不适、不想吃东西、哭闹等症状,一般都不严重,只要好好照料,多喂些开水,很快就会恢复。

(3)如果注射部位红肿反应较重时,可用干净毛巾热敷。

(4)如儿童反应较重时要及时向接种单位的医生咨询。

接种疫苗后出现哪些反应需要立即就诊?

(1)接种疫苗后出现≥38℃的高热,特别是高热不退时。

(2)注射部位出现了严重的红肿,疼痛明显,甚至化脓。

(3)接种疫苗后24~48个小时内,受种者哭闹特别厉害,甚至异常的尖叫等。

(4)出现过敏性皮疹、过敏性紫癜、过敏性休克、血管性水肿等异常反应时。

如何在预防接种中做到人性化服务？

（1）建立数字化接种门诊，合理安排接种时间，设置候种室、接种室以及休息区等功能分区。门诊保持温度适中、整洁干净、地面干燥无水，在候种室适当张贴卡通画报和儿童玩耍专区，缓解儿童紧张的情绪。

（2）营造温馨的预防接种氛围，接种工作人员对受种者态度友善，文明用语，淡妆上岗，着装整洁，业务操作规范。

（3）掌握与家长和孩子的沟通技巧，与家长之间应该建立信任感。

（4）注重对儿童的个性化护理，根据不同年龄阶段和不同心理状况的儿童应该采取相应的护理方法。

（5）加强健康教育的宣传，为家长提供电话咨询服务。

什么是接种疫苗前的"三查七对"？

"三查"是指查受种者的健康状况和禁忌证，查受种者的接种册和接种证，查疫苗和注射器的外观批号、有效期；"七对"是指对受种者姓名、对受种者年龄、对疫苗品名、对疫苗规格、对接种剂量、对接种部位、对接种途径。

什么是接种疫苗后的"四叮嘱"？

一叮嘱要留观30分钟，若无反应方可离开；二叮嘱要给受种者多喝水，当日不要洗澡和游泳；三叮嘱要注意观察，如有不良状况要及时就医；四叮嘱下次接种的疫苗和时间。

患过某种传染病后还要不要接种有关疫苗？

某些传染病痊愈后能使人体获得较持久、稳固的免疫力。如果这些传染病的病原体没有型的区别，在通常情况下，病后不需要再接种相应的疫苗。有些传染病的病原体有型的区别或变异，且型别之间无交叉免疫，虽然曾经患过这些传染病，但还是有再次患这些传染病的可能，如流脑、脊髓灰质炎等都有很多型，患过Ⅰ型脊髓灰质炎病毒感染的人仍可能再患Ⅱ、Ⅲ型脊髓灰质炎病毒感染。因此，病后仍要进行预防接种。

如果接种某种疫苗时发生反应，那么剩余的针次是否还要继续接种？

按免疫程序需要连续接种多针次的疫苗，如乙肝疫苗、百白破疫苗、脊髓灰质炎疫苗、乙脑疫苗等，如果第1次接种只出现单纯的局部反应或低热，则不必改变免疫程序，可继续接种。如果引起严重反应，则不应继续接种。百白破疫苗接种后出现下列情况之一者，如虚脱、休克、持续性尖叫、高热、惊厥、严重的意识改变、全身或局部的神经症状、过敏反应、血小板减少或溶血性贫血者，应停止以后的接种。脊髓灰质炎减毒活疫苗，除严重的腹泻需补服外，一般不影响接种。

预防接种是否接种的次数越多越好？

各种疫苗的接种次数和剂量，都是经过严格的科学试验后做出的规定，不能随意更改，否则不仅起不到防病作用，反而会加重接种后的反应，甚至会发生严重的事故。如百白破疫苗的基础免疫必须注射3针，并且每针必须间隔1个月。如果注射1针，免疫后的效果只有20%～30%，注射2针的效果也只有30%～50%，只有注射3针后才能达到较好的效果。

另外，疫苗都是用病原微生物或其蛋白质（多肽、肽）、多糖或核酸，通过人工减毒、灭活、裂解、基因重组、提纯等方法制成的，在制造过程中会添加一些防腐剂、稳定剂、佐剂等，这些物质在一般情况下不会对人体有危害，但如果多次注射，有些物质（如佐剂）会累加，对人体有一定的潜在危害，也会增加发生过敏反应的风险。白喉和破伤风抗毒素含有异种动物血清，对人体是一种异性蛋白，如果多次注射就有可能发生血清病。因此，只要按照规定的免疫程序进行接种，就可以保护儿童免受传染病的威胁，既达到防病目的，又可减少不良反应的发生。

接种疫苗的剂量是否越大越好？

注射疫苗的剂量都有明确规定，只有注射最适宜剂量的疫苗才能产生良好的免疫反应。如果一次大量注射疫苗，不仅会引起不良反应，也会因为超过人体的耐受性，抑制人体抗体的产生，使人体的抵抗力明显降低，在医学上称为"免疫耐受"。就好像我们为了多获得些营养拼命多吃，表面看来吃进去的食物多了，获得营养会几倍增加，但事实上，由于胃肠的功能胜任不了，反而会因消化不良而减少营养的吸收。

免疫接种后多久才产生免疫力？

接种疫苗后人体需要经过一段时间才能产生免疫力，这段时间在医学上称为诱导期。诱导期时间的长短取决于疫苗的种类、接种次数、接种途径以及身体的健康状况等。一般来说，初次接种的诱导期长，约1～4周才能产生有效的免疫，其免疫力相对来说较弱，维持时间短；再次接种疫苗后的诱导期较短，只要1周左右就能产生有效的免疫，其免疫力强，维持时间也长。

什么情况下需要重新接种疫苗?

有些儿童因为某种原因没有完成疫苗的全程接种，而监护人又不能提供准确的记录，为保护儿童健康，就要重新全程接种。另外，有些儿童在完成某种疫苗接种后，未能在血液中检测到相应的抗体，也应当重新全程接种。

不同厂家生产的同一个品种的疫苗是否可以互换使用?

如果是按照同一种工艺生产的同一种疫苗，不管是进口的还是国产的，在不能获得接种前一种疫苗的情况下可以互换使用。但是，一般情况不建议互换使用，因为一旦发生异常反应或接种疫苗后发病，无法判断是那一个厂家的产品。

为什么有的人接种疫苗后还会患相应的疾病?

接种疫苗后再发病的原因较复杂，概括分析可能有如下几种原因。

（1）原发性免疫失败：由于疫苗质量、接种技术和个体因素等原因，接种后未能产生免疫力，所以接触相应病原微生物后仍可发病。

（2）继发性免疫失败：接种疫苗获得保护性免疫后，随着接种时间的延长，免疫力衰退，重新成为易感者，接触病原微生物后便会患病。

（3）疫苗接种的时机：接种疫苗时已处于某种传染病的潜伏期和前驱期，症状不明显，因此免疫接种后不久即发病。

（4）病原微生物侵入的形式、数量、致病力的强弱，以及人体的内外环境等都对机体的发病有一定的影响。

有哪些因素影响接种疫苗的效果?

影响接种疫苗效果的因素很多，最常见的有以下几种。

（1）接种部位和途径：采用何种接种部位和途径是根据疫苗的性质、免疫效果和可能发生的不良反应决定的，应严格按照疫苗使用说明书执行。如卡介苗规定为皮内注射，若误注皮下或肌内会引起寒性脓肿，破溃将难以愈合；乙肝疫苗在臀部肌内注射，由于臀部脂肪较多，影响抗原的吸收，不如在上臂三角肌肌内注射的免疫效果好。

（2）接种剂量：在相同接种途径下接种剂量与产生免疫力有很大关系，剂量不足会影响免疫效果，剂量过大除造成疫苗不必要的浪费外，还可能加重接种反应，甚至可能产生免疫麻痹或免疫抑制，达不到预期的免疫效果。

（3）接种次数：减毒活疫苗如麻疹疫苗、卡介苗等一次接种成功即能产生理想的免疫应答，灭活疫苗如乙肝疫苗、百白破疫苗等需注射3针，第1次接种只是产生 IgM 和低亲和力的 IgG 抗体，只有完成全程3针注射才能使机体获得高水平抗体和牢固的免疫力。注射剂次不足会影响免疫效果，注射剂次过多，一方面造成疫苗浪费，增加受种者的痛苦和不必要的工作量，另一方面还会增加不良反应的发生。

（4）针次间隔：根据疫苗的性质不同，不同针次间需要有一定间隔。一般灭活疫苗第1针注射后7～10天开始产生免疫力，2～3周后逐渐下降，故针次间隔可为2周。若为吸附疫苗因吸收较慢，应间隔4～8周。疫苗使用说明书中规定的针次间隔为最短时间，一般可以适当延长，但不宜缩短接种间隔时间，以免影响免疫的效果。当然间隔的时间也不能过长，否则会推迟产生保护性抗体的时间。

（5）免疫起始月龄：要严格按照免疫程序进行接种，如在免疫起始月龄前接种，由于来自母体抗体的干扰或个体免疫系统发育不成熟，不能产生良好的免疫应答。

（6）加强免疫：疫苗在完成基础免疫后，应该适时进行加强免疫，以刺激免疫应答并维持较高的抗体水平。如百白破疫苗在18～24月龄进行加强免疫，可以提高免疫水平。

疫苗本身有哪些影响免疫效果的因素？

（1）疫苗的性质：抗原的性质不同，对机体的免疫反应和形成抗体的速度及维持时间也不同，接种减毒活疫苗类似一次轻度的人工感染，不仅接种剂量小，针次少，所得到的免疫效果也较好，并能维持较长时间。

（2）疫苗菌、毒种的抗原型：疫苗的型别与相应疾病的病原型别和当地流行的病原型别有关，病原型别单一且很少发生变异的疾病，如麻疹、脊髓灰质炎等，免疫接种的效果较好，反之，则差。另外，接种疫苗的型别必须与当地流行的病原型别相符，如型别不符，则没有免疫效果(有交叉免疫作用者除外)。

（3）疫苗的效价和纯度：疫苗中的有效抗原成分纯度越高，所含其他非抗原成分越少，疫苗的效价高，则效果就好。如流脑多糖疫苗的效果比菌体疫苗好，其原因就在于疫苗中的有效抗原成分纯度高。

（4）疫苗中是否含有佐剂：许多研究证明在疫苗中添加佐剂，可以提高疫苗的免疫效果。

受种者有哪些影响疫苗效果的因素？

（1）受种者有免疫缺陷或功能低下时，常不能接种减毒活疫苗，接种灭活疫苗也需多次接种并使用较大剂量，而且产生的免疫应答也不如健康人。

（2）使用免疫抑制剂，如长期大量应用肾上腺皮质激素等，可改变淋巴细胞功能，影响免疫效果。

（3）使用某些抗肿瘤的药物，如环磷酰胺常改变中性粒细胞和淋巴细胞的功能。慢性病患者，如恶性肿瘤患者常伴抗体反应减弱，细胞免疫反应低下，因而会降低接种疫苗的效果。

（4）受种者感染某种病原微生物后，可引起中性粒细胞减少，造成一时性免疫缺陷（如重症伤寒），影响免疫效果。

（5）受种者营养不良（尤其是缺锌）时可使细胞发生免疫功能缺陷，影响疫苗接种效果。

（6）精神因素、生长发育情况、遗传因素及接种前身体状态等因素均会使免疫效果受影响。

预防传染病的社会效益和经济效益如何？

历史上传染病曾对我国的社会和经济发展造成巨大影响，由于传染病具有传播性强，易引起流行的特点，所以极易对社会造成重大影响，并直接关系到人们的正常生活和工作。以 1988 年发生于上海的甲肝暴发流行为例，发病人数高达 30 万人，几乎影响到了上海市的每一个家庭，造成了社会性的恐慌。对上海市的餐饮业、旅游业、娱乐业、商业、交通和投资等都造成了巨大的损失，直接影响到经济发展。

如何看待疫苗接种的风险和受益？

接种疫苗预防疾病是 20 世纪医学领域中极为成功的一件大事，也是当前免疫学中最具实用性的课题。但是疫苗接种也会出现不良反应，因此从流行病学的角度，应权衡疫苗接种后合并症的发生率和预防疾病的好处即比较风险－受益来决定取舍。因此，风险－受益的比较就成了是否应用该疫苗的一个十分重要的问题。

以天花为例，牛痘苗接种预防天花，但并不是没有危险，如接种后可能发生脑炎，其发生率为 1：1000000；对免疫缺陷者接种后会引起进行性牛痘；更常见的是湿疹患儿接种牛痘苗会引起牛痘病毒播散。但由于牛痘苗的广泛接种已在全球消灭了天花。因此，许多学者强调，应将人群当成一个整体来看，如果接种该疫苗的风险和受益比较，受益大于风险，则该疫苗将值得推广，但对于个体来讲，如果接种疫苗的风险大于受益时，应禁用该疫苗，以减少该疫苗的合并症。

既然接种疫苗有风险，为什么还要实施免疫接种工作？

接种疫苗后出现不良反应的风险远远小于不开展预防接种而造成的传染病传播的风险。实施免疫前，我国疫苗针对传染病发病率非常高。自实施计划免疫、免疫规划以来，通过接种疫苗，减少乙肝感染3000万人，5岁以下儿童乙肝病毒表面抗原携带率降至1%以下。减少肝硬化、肝癌等引起的死亡430万人；减少脊髓灰质炎、麻疹、白喉、百日咳四种疾病累计1.18亿例，累计减少死亡140余万例；减少流脑、乙脑发病累计800万例，累计减少死亡66万余例。以上数据说明，接种疫苗是一项投资小、收效大的工作，对提高人口素质、促进经济发展和社会进步具有重大作用，必须坚持不懈地推进这项工作。

为什么说传染病的预防和控制仍是我国重大的公共卫生问题？

首先，由于我国地区间社会经济发展不平衡，导致了人口素质的差异、卫生条件的不同，特别是在一些经济欠发达地区的传染病、地方病和寄生虫病仍是当前面临的主要卫生问题；其次，西部大开发、三峡库区建设等既带来了经济发展、交通便捷、人口流动，同时也带来了生态环境的改变，势必造成原本在局部流行的疾病流行范围扩大，导致出现一些新的问题；再次，世界经济的一体化，国际交往的飞速发展也加速了一些传染病全球化的进程，新发传染病传播速度加快，一些过去得到控制的传染病重新蔓延。这些都对传染病的有效控制提出了挑战并加大了疾病控制工作的难度，因此说传染病的预防和控制仍是我国重大的公共卫生问题。

为什么说实施国家免疫规划是公民应尽的义务？

在历史上，传染病曾给人类带来巨大的灾难，随着科学的进步，疫苗的不断研发应用，过去一度猖獗的传染病被控制或消灭。天花被消灭的经验告诉我们，其他可用疫苗预防的传染病，只要执行免疫规划，实行有计划接种，也是可以最终消灭的。我国各级政府高度重视预防接种工作，一再强调全社会参与免疫规划工作，并在一些文件和法律上明确规定实施免疫规划是公民应尽的义务。

1989年2月21日，全国人大七届六次会议通过了《传染病防治法》，该法第十二条明确规定："国家实行有计划的预防接种制度。国家对儿童实行预防接种证制度。"从法律上确定了全体公民的责任，事实也说明，我国免疫规划所取得的成就，也是每个公民参与的结果。

为何近年来发生了多起由于接种疫苗引发的事件？

疫苗事件增多，直接原因是疫苗接种数量和接种剂次的增加所致。接种疫苗出事的概率尽管非常低，但因为目前我国疫苗接种数量很大，小概率事件导致的绝对数肯定会随之增加，公众包括媒体对此应有正确的认识。

以偶合症为例。偶合症不属于预防接种异常反应，但是最容易出现、也最容易造成民众误解。偶合症是指受种者正处于某种疾病的潜伏期，或者存在尚未发现的基础疾病，接种后巧合发病（复发或加重）。偶合症的发生与疫苗本身无关。疫苗接种率越高、品种越多，发生偶合症的概率越大。

家长应如何配合做好儿童免疫接种工作？

（1）孩子出生后或从外地迁入时，要尽快到当地接种门诊建立预防接种卡、证，以便有计划地实施免疫接种。

（2）家长应妥善保管好"预防接种证"，不能遗失，丢失后要及时补办。要依照免疫接种时间，按时带孩子去接种疫苗，每次接种时，必须带预防接种证。接种后由接种医生在接种证上填写接种时间和相关内容，然后家长在接种证上签字认可。

（3）由于有的疫苗需接种两次或两次以上才能有理想的免疫应答，因此家长们一定要按照医生嘱咐或预防接种证上的要求，给孩子按时、全程地接种，确保免疫效果，以预防疾病。

我国有哪些有关预防接种的法律、法规？

为了保障预防接种工作科学、规范、有序地开展，国家相继出台了一系列的法律、法规和规章。目前我国预防接种工作的法律、法规和规章有《疫苗流通和预防接种管理条例》（以下简称《条例》）《疫苗储存和运输管理规范》《预防接种工作规范》《预防接种异常反应鉴定办法》等。

《条例》对疫苗流通、疫苗接种、保障措施、预防接种异常反应处理等做出了明确规定；确定了政府对预防接种工作的保障机制；明确了卫生行政部门以及医疗卫生机构的职责；规范了接种单位的接种行为。

为什么对有关预防接种的信息发布要谨慎？

2003年8月在尼日利亚，有人毫无根据地宣称，接种脊髓灰质炎疫苗（OPV）不安全，而且会导致儿童成年后不育。这导致了尼日利亚北部两个州停止接种脊髓灰质炎疫苗，其他州脊髓灰质炎疫苗的接种率也大幅度下降，结果在尼日利亚北部发生脊髓灰质炎暴发，波及了该国其他多个以前没有脊髓灰质炎病例的地区。这次大暴发最终导致尼日利亚成千上万的儿童发生瘫痪，并且导致该疾病向其他 19 个无脊髓灰质炎病例的国家传播。很多孩子不得不面对终生残疾的悲剧，这原本是接种疫苗就能避免的。日本、英国等国家也曾发生过因预防接种不实信息散播导致预防接种工作无法开展的案例。因此，新闻媒体报道预防接种有关信息时，一定要慎重。国务院颁发的《疫苗流通和预防接种管理条例》中规定，国务院卫生主管部门或者省、自治区、直辖市人民政府卫生主管部门可以根据传染病监测和预警信息发布接种第二类疫苗的建议信息，其他任何单位和个人不得发布。

哪天是全国儿童预防接种日？

为了提高人民群众对儿童免疫工作的认识，增强儿童家长的参与意识，促使免疫规划工作的全面深入发展，国务院决定：从 1986 年起，每年的 4 月 25 日为全国儿童预防接种日。这一天，在全国范围内采取多种形式大力宣传免疫接种知识，推进全社会对防病灭病的认识。

我国儿童预防接种历年的宣传主题是什么？

1993 年：社会参与——消灭脊髓灰质炎

1994 年：1995 年——全国消灭脊髓灰质炎

1995 年：无脊髓灰质炎世界

1996 年：普及儿童免疫，向孩子们献出一片爱心

1997 年：让每一个未免疫的儿童得到免疫

1998 年：免疫——孩子健康与家庭幸福

1999 年：乙肝——健康的大敌；疫苗——预防的武器

2000 年：免疫——关注流动人口中的儿童

2001 年：保持无脊髓灰质炎状态

2002 年：为了孩子健康注射乙型肝炎疫苗

2003 年：乙肝疫苗——献给新生命的爱

2004 年：免疫接种，预防乙肝

2005 年：实施免疫规划，保护儿童健康

2006 年：同样的权利，同样的健康——关注流动儿童预防接种

2007 年：让每个儿童都能按时接种疫苗是各级政府的责任

2008 年：预防接种健康的保障

2009 年：及时接种疫苗，人人享有健康

2010 年：消除麻疹，控制乙肝，你我共参与

2011 年：接种疫苗，宝宝健康

2012 年：接种疫苗，家庭有责

2013 年：宝宝健康，从接种疫苗开始

2014 年：接种疫苗，保障健康

2015 年：预防接种——孩子的权利，社会的责任

2016 年：信任预防接种，享受健康生活。

四　特殊健康状况下的预防接种

什么是接种疫苗的禁忌证？

患有某种疾病或处于某种特殊健康状态下的个体，接种疫苗后会增加发生严重不良反应的风险，为避免这类不良反应的发生，在各种疫苗说明书中，都比较具体地规定了当个体存在某种疾病或处于某种特殊生理状态时不能或暂时不能接种疫苗，这就是接种疫苗的禁忌证。当有禁忌证存在时，不应接种相应的疫苗。

禁忌证以个体健康状态为前提，而不是由疫苗决定。大多数禁忌证都是暂时的，当疾病（如急性传染病）恢复或特殊生理状态（如妊娠等）不存在时，可以补种疫苗。因此，禁忌证可分为一般（相对）禁忌证和特殊（绝对）禁忌证两类。不同疫苗的特殊禁忌证有所不同。

什么是接种疫苗的慎用证？

慎用证的意思和禁忌证相近，是指个体在某种状态下接种疫苗后会增加发生严重不良反应的风险，或者接种疫苗难以获得效果（如给通过输血获得麻疹被动免疫的人接种麻疹疫苗）。慎用证者接种疫苗虽然可能产生机体损害，但发生概率比禁忌证小。一般情况下，如果存在慎用证，则应建议推迟接种疫苗。然而，有慎用证者不接种疫苗发生某种疾病的风险较大时，尽管接种疫苗可能有发生不良反应风险，也可以考虑接种疫苗。

什么是疫苗接种的一般禁忌证？

一般禁忌证是指对接种各种疫苗都属于禁忌，如患各种急性传染病、高热，严重的心脏病、高血压、肝、肾疾病，活动性结核、活动性风湿病、哮喘等患者，不能接种疫苗或需待症状缓解、恢复健康后，在医生的指导下进行免疫接种。

一般禁忌证有人也称其为慎用证，认为尽管某些个体在某种生理或病理状态下接种疫苗，会增加发生严重不良反应的概率或不能产生良好免疫应答，但在面临某种传染病威胁时，权衡利弊，也可以谨慎接种疫苗。

预防接种的一般禁忌证有哪些？

预防接种一般禁忌证包括某些生理状态和病理状态两种不同的情况。

（1）生理状态

①妇女妊娠期：在妊娠早期接种风疹、水痘等减毒活疫苗，有可能引起胎儿畸形。

②最近曾进行被动免疫者：最近4周曾注射过免疫球蛋白或其他被动免疫制剂者，为防止被动抗体的干扰，应推迟减毒活疫苗的免疫接种。

③有既往病史者：患过某种传染病，可获得较长期的病后免疫，在近期内可不予接种相应的疫苗。

（2）病理状态

①发热：除一般的呼吸道感染外，发热很可能是某些传染病的先兆。接种疫苗后可以加剧发热性疾病，且有可能错把发热性疾病的临床表现当作疫苗反应而妨碍了以后的免疫。因此，正在发热，特别是高热的人，应暂缓接种疫苗。

②急性传染病的潜伏期、前驱期、发病期及恢复期（一般指病后1个月内）：除可以进行应急接种的疫苗外，其他传染病在潜伏期、前驱期接种疫苗，可能诱发、加重原有疾病；在发病期接种亦可能会加重病情。

③过敏性体质：有过敏性体质的人接种疫苗，常可能引起过敏反应。对有过敏性体质、支气管哮喘、荨麻疹、血小板减少性紫癜、食物过敏史者，在接种疫苗前应详细了解过敏原，属于含有该过敏原的疫苗不应予以接种，不含该过敏原的疫苗可予接种。

④重症慢性疾患：如活动性肺结核、心脏代偿功能不全、急慢性肾病、糖尿病、高血压、肝硬化、血液系统疾患、活动性风湿病、严重化脓性皮肤病等患者，接种局部有严重皮炎、牛皮癣、湿疹的患者，接种疫苗后可能加重原有病情或使反应加重，应暂缓接种；对于患有上述疾病，目前病情已长期稳定，甚至成为"既往史"的人，可以接种有关疫苗。

⑤神经系统疾病和精神病：脑或神经发育不正常或处于癫痫发作期者。

⑥严重营养不良，尤其是1岁以下的婴儿严重营养不良、严重佝偻病、消化功能紊乱及障碍者。

WHO 对接种疫苗的常见禁忌证有哪些规定？

WHO 认为以下情况应作为常规免疫的禁忌证。

（1）免疫异常：免疫缺陷、恶性疾病（如恶性肿瘤、白血病、淋巴瘤等），以及应用皮质类固醇、烷化剂、抗代谢药物或放射治疗而免疫功能受到抑制者，不能使用减毒活疫苗；对上述儿童及其兄弟姐妹和接触者，可用脊髓灰质炎灭活疫苗（IPV）代替 OPV。减毒活疫苗也不能用于孕妇，即使对胎儿或孕妇不会引起异常反应的 BCG 和 OPV 也要慎用。

（2）急性传染病：如果受种者正发热、患急性传染病或急性传染病痊愈不到 2 周时，应推迟接种。因为发热时接种疫苗可加剧发热症状，且有可能错把发热当作不良反应而阻碍以后接种疫苗。

（3）既往接种疫苗后出现严重不良反应：需要连续接种的疫苗（如 DPT），如果前一次接种后出现严重反应（如出现过敏反应、虚脱或休克、无明确病因的脑炎/脑病或惊厥），则不应继续接种以后的针次。

（4）神经系统疾病患儿：对进行性神经系统患病儿童，如未控制的癫痫、婴儿痉挛、脑炎后遗症和进行性脑病，不应接种含有百日咳抗原的疫苗，以及乙脑疫苗、流脑疫苗。

美国免疫实施咨询委员会（ACIP）指出：接种疫苗后出现严重过敏反应或接种百日咳疫苗 7 天内发生脑病而无明确的其他原因，是接种疫苗的绝对禁忌证。

欧洲免疫学会认为哪些疾病不是接种疫苗的禁忌证？

以下情况不属于免疫接种禁忌证。

（1）小病，例如体温 <38.5℃ 的上呼吸道感染或腹泻。

（2）变态反应、哮喘或其他特异性反应的表现，花粉症或"婴儿鼻塞"。

（3）有惊厥的家族史者。

（4）使用抗生素、低剂量的皮质类固醇或局部作用（如表皮的或吸入的）类固醇治疗者。

（5）皮肤病、湿疹或局限性皮肤感染者（不能接种 BCG）。

（6）心、肝、肾慢性病者。

（7）稳定的神经病学病情（例如大脑麻痹）和唐氏（Down's）综合征。

（8）出生后有黄疸史。

（9）早熟、营养不足的婴儿，哺乳的婴儿，怀孕的母亲。

（10）以前有百日咳、麻疹、腮腺炎或风疹感染史者。

（11）疾病的潜伏期。

某些情况可能会增加患传染病的危险，这样的儿童应当作为重点情况进行免疫接种。这些情况包括：哮喘、囊的纤维变性、慢性肺病和先天性心脏病、Down's 综合征、稳定的神经病学病情、营养不良、营养不足和早产儿。对早产儿不管早产时间如何均应按着推荐的免疫接种方案进行接种。

美国 ACIP 对禁忌证的规定有哪些?

美国 ACIP 对免疫接种的禁忌证见表 4 - 1。

表 4 - 1 美国 ACIP 的免疫禁忌证

疫苗正确的禁忌证和注意事项	不正确的禁忌证和注意事项（可以接种疫苗）
所有疫苗禁忌证 既往接种同一疫苗或含有相同成分的疫苗后出现严重过敏反应，如过敏症 接种前一剂疫苗出现严重反应者 中度或严重的急性疾病，无论是否发热	轻度的急性疾病，无论是否发热 上次接种后出现轻度或中度的局部反应（如肿、痛）或轻度或中度的发热 外表看上去健康但无既往的体检结果 正在使用抗生素治疗[a] 疾病恢复期的早产儿（乙肝疫苗有时是个例外）[b] 最近暴露于感染性疾病 青霉素过敏，其他非疫苗引起的过敏，过敏相关表现 接受过敏原提取物的免疫治疗 哺乳期

a 抗生素可能会影响伤寒 Ty21a 口服疫苗的效果，某些抗病毒药物可能会影响水痘疫苗和流感减毒活疫苗的效果。

b 若母亲在婴儿出生时为 HBsAg 阴性，则出生体重 <2kg 的新生儿应该推迟 HepB 的接种，可以在出生后≥1 月龄开始接种。若母亲为 HBsAg 阳性，则无论新生儿的出生体重，HBIG 和 HepB 应该在出生时或出生后立即使用。

什么是接种疫苗的特殊禁忌证?

特殊禁忌证是根据疫苗的性质，对某一种疫苗所规定的专门禁忌证，但对其他疫苗并不是禁忌证。不同疫苗的特殊禁忌证也有所不同。如怀孕初期不能接种风疹疫苗、腮腺炎疫苗等；有神经系统疾病史（包括有脑炎、抽风、癫痫、脊髓灰质炎等疾病和症状）的人，或在乙脑和脊髓灰质炎流行期间，不宜接种百白破疫苗；近 1 周内腹泻 4 次以上者，不宜服用脊髓灰质炎疫苗；患有湿疹等严重皮肤病的人，不宜接种卡介苗；有免疫功能低下或缺陷的人，不能接种减毒活疫苗。

预防接种的特殊禁忌证有哪些?

（1）减毒活疫苗的禁忌证：凡患有免疫缺陷病、白血病、淋巴瘤、恶性肿瘤以及应用皮质类固醇、烷化剂、抗代谢药物或放射治疗、脾切除而使免疫功能受到抑制者，均不能使用减毒活疫苗，否则可造成严重后果。减毒活疫苗也不要用于孕妇，即使对胎儿或孕妇不会引起异常反应的卡介苗和脊髓灰质炎疫苗，也要慎用。

（2）接种前过敏试验证明为敏感者或处于传染期者，如结核菌素试验阳性者不宜接种卡介苗，锡克氏试验阴性者不需接种白喉疫苗。

（3）常用疫苗的特殊禁忌证：如严重腹泻的患者，大便每天超过4次者，应在疾病康复2周后方可服用脊髓灰质炎疫苗；接种百白破疫苗后出现严重反应如虚脱、休克、体温≥40.5℃、抽搐或其他系统症状，下次则停用百白破疫苗，而仅注射白喉和破伤风类毒素。

如何正确掌握预防接种禁忌证？

在实际工作中，如何正确掌握禁忌证有一定的难度。要控制传染病的流行，必须要求达到较高的接种率。如果禁忌证掌握过严，势必影响到接种率，会使许多儿童得不到免疫保护，从而增加相应传染病发病和死亡的危险；反之，如果禁忌证过于放宽，将可能增加发生不良反应的风险，甚至出现严重事故。因此，对待禁忌证问题，必须根据疫苗性质、受种者的健康状况，以及受到疾病威胁的严重程度等各方面的因素综合分析，权衡利弊。既不能过严，也不能过松。在实际工作中应注意以下问题。

（1）不要单纯追求接种率，而对不应该接种或需要暂缓接种的人进行接种疫苗。

（2）不要担心出现接种反应，而任意扩大禁忌证范围。特别对于营养不良和体弱儿童，接种疫苗的不良反应与患病的危险相比，后者对他们的威胁更大，权衡轻重，更需要对他们进行免疫保护，不能让他们失去任何一次接种的机会。

（3）凡有禁忌证者，原则上一般不予接种，但在某些特殊情况下，也要根据具体情况灵活掌握，如在某种传染病流行期间，被传染的可能性较大时，则应斟酌情况予以接种，但是要特别小心谨慎，防止意外。在一般情况下，违反特殊禁忌证比违反一般禁忌证的风险更大，因此，对于一般禁忌证可以适当放宽，而对特殊禁忌证则应从严掌握。

哪些是不适当的接种疫苗禁忌证？

一些基层接种工作人员不适当地认为某些情况是接种疫苗的禁忌证和慎用证，结果错过需要接种疫苗的时机，导致儿童感染某种疾病。一些常见的不适当禁忌证有以下几种。

（1）哺乳和怀孕、早产儿、轻微疾病，以及患者家族史等，患有轻微急性疾病如低热、上呼吸道感染、受凉、中耳炎、轻度腹泻的儿童可以并应该进行预防接种。

早期小规模研究提示轻微感染如上呼吸道感染可能削弱麻疹疫苗的免疫反应。以后进行的几个大型研究反驳了早期小型研究的结论，表明患上呼吸道感染（URI）、中耳炎、腹泻的儿童对麻疹疫苗的免疫反应和未患病的儿童一样。此外，也没有轻度腹泻者造成婴儿接种疫苗免疫失败的证据。

因此，对有低热的儿童，如果无疾病表现或者儿童家长未反映最近儿童有患病情况，在预防接种前测量体温是不必要的。

（2）抗生素对接种疫苗的免疫反应没有影响，使用抗生素通常不影响接种减毒活疫苗。

（3）疾病暴露或康复，目前无疾病暴露或康复影响疫苗免疫反应或增加不良反应概率的证据。

（4）非疫苗成分相关过敏：对疫苗成分（如鸡蛋或新霉素）过敏是真正接种疫苗的禁忌证，非疫苗成分过敏，如对鸭或鸭毛、青霉素过敏，有过敏证的亲属，不是接种疫苗的禁忌证。

（5）不良反应家族史：与免疫抑制、癫痫家族史或婴儿猝死综合征无关的不良反应家族史不是疫苗接种的禁忌证。

（6）水痘疫苗不应该给一级亲属（父母和兄弟姐妹）有先天性和遗传性免疫抑制的人接种，除非实验室或临床证实受种者的免疫功能正常。

（7）不应该给家庭有免疫抑制成员的儿童接种口服 OPV，因为这种疫苗的病毒可传播给有免疫抑制反应的接触者。

患有哪些轻微疾病的儿童可以接种疫苗？

WHO 认为，有下列情况的儿童可以接种疫苗。

（1）轻微传染病，如体温 <38.5℃的上呼吸道感染或腹泻。

（2）过敏反应、哮喘或其他特应性表现。

（3）惊厥家族史。

（4）用抗生素、低剂量或局部使用（如外用或吸入）类固醇治疗。

（5）皮肤病、湿疹或局部皮肤感染。

（6）慢性心、肺、肾或肝脏传染病。

（7）稳定的神经系统传染病（如大脑瘫痪）。

（8）出生后黄疸史。

（9）哺乳婴儿、早产儿和低体重儿。

（10）营养不良。

（11）母亲妊娠。

（12）以前有百日咳、麻疹、流行性腮腺炎或风疹感染史。

（13）传染病的潜伏期。

印度尼西亚巨港 Striwijaya 大学医学院儿科系对 681 名患病儿童和 209 名健康儿童接种疫苗的情况进行比较研究。72% ~ 75% 的观察对象年龄 < 2 岁。按照免疫程序，对上述儿童接种 DTP 和（或）OPV。患病组儿童包括罹患轻度上和下呼吸道感染、胃肠炎、皮肤、耳或眼部感染，不包括严重患病儿童，此外，有惊厥史儿童不接种 DTP，腹泻儿童不服用 OPV，根据患病组儿童的病情，给予止痛退热剂或药物，健康组儿童接种前后不服药。结果表明，两组儿童的红晕和硬结等局部反应相似，未发现患病儿童接种疫苗后出现严重不良反应，如惊厥或其他神经病学症状。

美国 ACIP 规定哪些是免疫接种的错误禁忌证？

美国 ACIP 规定的免疫接种中的错误禁忌证见表 4 - 2。

表 4 - 2　美国 CAIP 规定的错误的免疫接种禁忌证

- 轻型急性疾病，伴有或不伴有发热
- 轻型呼吸道疾病（包括大多数中耳炎病例）
- 轻型胃肠炎
- 抗生素或抗病毒治疗[a]
- 轻度或中度发热和（或）以前接种后局部发红
- 早产儿[b]
- 孕妇或免疫抑制的家庭接触者[c]
- 未接种的家庭接触者
- 哺乳
- 疾病恢复期
- 暴露于传染病
- 疼痛和肿胀
- 结核菌素皮肤试验阳性但无活动性疾病[d]
- 同时做结核菌素试（TST）或 γ - 干扰素释放试验（IGRA）[e]
- 对青霉素、鸭肉、羽毛或环境的过敏原过敏
- 以前接种后发生晕厥
- 家族成员曾发生晕厥、婴儿猝死综合征、过敏或疫苗不良反应事件
- 营养不良
- 表面健康的个体以前未进行体检
- 稳定的神经性疾病（如脑性瘫痪、控制良好的惊厥、发育迟缓）
- 脱敏疗法
- 接种 DTwP、DTaP 或 Td 后发生非 Arthus 型反应的广泛肢体肿胀
- 以前接种含破伤风类毒素组分疫苗后发生臂丛神经炎
- 自身免疫性疾病
- 已患有疫苗可预防的疾病[f]

a 抗生素可干扰细菌活疫苗（如伤寒 Ty21a），抗病毒制剂可干扰病毒活疫苗（如水痘疫苗）。

b 母亲 HBsAg 阴性的体重＜2000g 的婴儿应推迟接种，在出生时立即接种，免疫应答常不理想。

c 事件前接种天花疫苗是个例外。

d 未治疗的活动性结核病患者不应接种 MMR、水痘疫苗和带状疱疹疫苗。

e 麻疹疫苗可暂时抑制对结核菌素皮试（TST）的反应，并可导致 γ–干扰素释放试验（IGRA）结果假阴性。如果要检测结核病，应首选在麻疹免疫接种的当天进行结核菌素皮试（TST）或 γ–干扰素释放试验（IGRA）。否则，结核病试验应推迟≥4 周。

f 自然感染的免疫力随着时间推延而降低，如百日咳。此外，疫苗（如 HPV、MCV、PCV、轮状病毒疫苗）可对以前未感染的血清型有保护作用。

儿童患有中度和重度急性疾病是否为接种疫苗的禁忌证？

目前尚无关于急性疾病患者接种疫苗后，会降低效果或增加疫苗不良反应的证据。但患有严重疾病的人接种疫苗后，发生的不良反应（尤其是高热）在治疗时很棘手。对中、重度急性疾病患者，应当延迟至患者病情痊愈再接种灭活疫苗或减毒活疫苗。但是，轻微和普通疾病（如中耳炎、上呼吸道感染、受凉和腹泻）不是接种疫苗的禁忌证。

营养不良也不是接种疫苗的禁忌证。营养不良的儿童容易感染其他疾病，对他们接种疫苗特别重要。营养不良的儿童胸腺退化，淋巴细胞数减少，细胞免疫功能下降，体液免疫却无明显改变。由于上述不正常情况，营养不良儿童对疫苗激发的细胞免疫反应可能受到一定程度的影响，如伴有细胞免疫缺陷，则对某些减毒活疫苗可能耐受性较差（如 BCG）。然而，对疫苗的抗体合成则十分正常。WHO 未将接种 MV、BCG、OPV 和 DPT 作为营养不良儿童的禁忌证。

如何筛检接种疫苗的禁忌证和慎用证？

防止发生严重不良反应的关键是筛检，接种工作人员在接种疫苗前应该对每名受种者进行禁忌证和慎用证的筛检，有效的筛检并不困难，也不复杂，仅仅几个问题就可以完成。一般可以通过询问以下几个问题来进行筛检。

（1）你的小孩今天好吗？

可筛检中、重度急性疾病，如果已做过体格检查，这个问题可不问。

（2）你的小孩对食物和药物过敏吗？

对疫苗成分严重过敏是接种疫苗的禁忌证，因此，这个问题必须要问，以普通方式询问过敏问题（如任何食物或药品），比询问是否对特定的疫苗成分过敏更为有效，大多数家长不熟悉疫苗的组成成分，但他们应该知道他们的孩子是否对食物和药品有足够严重到须医疗处理的过敏反应。

（3）这个小孩在上次接种疫苗后有问题吗？

这个问题可了解接种上一剂次疫苗的过敏反应，筛查百日咳疫苗加强接种的慎用证，如高热、低渗性休克等。

（4）这个小孩免疫系统有问题吗？

这个问题将有助于鉴别通常不应接受减毒活疫苗特别是口服 OPV 的免疫缺陷儿童。

（5）你的家庭中有人免疫系统有问题吗？

口服 OPV 和流感减毒活疫苗不应给能接触家庭免疫缺陷者的健康儿童接种。

（6）这个孩子最近接受过血液制品吗？如输血或免疫球蛋白。

这个问题有助于鉴别减毒活疫苗，如 MMR 及水痘疫苗的慎用证。这些疫苗不应给上几个月接受被动抗体的人注射，这个问题也可以暴露未报告的在前面的问题中没有揭示出来的疾病。

（7）你怀孕了吗或准备怀孕吗？

这个问题应该对所有青春期和成年妇女询问，MMR、水痘疫苗不应给孕妇和怀孕前 4 周的妇女接种。

过敏体质的儿童能不能预防接种？

过敏体质的人，当机体受同一抗原物质再次或多次刺激后，容易发生特异性免疫反应即变态反应。因此，以往有变态反应性疾病者，接种疫苗时易发生变态反应。在接种疫苗前应详细了解受种者的过敏史，以及对哪些物品过敏，如有可能先进行过敏试验。如在变态反应疾病急性发作期不能接种疫苗，必须到缓解期、相对稳定期或恢复期时再接种有关疫苗；如对疫苗中某一成分（如鸡蛋或新霉素）过敏者不能接种该疫苗；如对非疫苗成分过敏（如对花粉、鸭或鸭毛过敏）、有过敏症的亲属，以及进行过敏皮试阴性的儿童，可以接种疫苗。

接种某种疫苗后曾发生严重过敏反应者，以后能不能再接种该疫苗？

按免疫程序要求需要连续接种多剂次的疫苗，如 HepB、DTP、OPV 等，如果第 1 次接种只出现单纯的局部反应或低热，则不必改变免疫程序，可继续接种；如发生过敏反应者，以后不能再接种该疫苗。因为他可能对疫苗中某种成分过敏。在疫苗生产时，往往会在疫苗中加一些附加物，如细胞生长因子（小牛血清、鸡胚细胞）、细胞残留碎片（原代细胞、传代细胞）、培养基异种蛋白、吸附剂、疫苗稳定剂（明胶），此外还有抗生素、苯酚、硫柳汞和氢氧化铝等，这些成分都有可能引起过敏。

对鸡蛋过敏的儿童能不能接种疫苗?

美国过去认为,对鸡蛋有过敏史的人接种 MMR 会增加发生严重过敏反应的风险并作为接种的禁忌证。然而,最近的资料表明对鸡蛋严重过敏的儿童接种 MMR 很少发生过敏反应,这是因为 MMR 疫苗病毒是在鸡胚纤维原细胞内生长,而不是在鸡蛋中。国外有人曾经进行过一次研究,选择 54 名平均年龄为 18.5 月龄,有鸡蛋过敏史,经试验证实对鸡蛋过敏、未接种过 MMR 的儿童,常规皮下注射 1 剂 0.5ml 的 MMR,无 1 人发生速发型或迟发型变态反应。进一步的研究表明,接种 MMR 发生过敏的原因可能是凝胶而不是鸡蛋。

1998 年, ACIP 取消了对鸡蛋过敏的儿童作为接种 MMR 的禁忌证,对鸡蛋过敏儿童在接种 MMR 前可不进行皮试。一般来说,能够吃鸡蛋和鸡蛋产品的人可以接受这些疫苗。

对青霉素过敏儿童是否可以接种疫苗?

青霉素是一种异体蛋白质,引起过敏反应除它本身有致敏作用外,还与其质量、含杂质多少有关。对青霉素过敏的人并不都是对所有的疫苗都过敏,因为疫苗中的致敏原与青霉素中的致敏原并不一样,一些对青霉素过敏的儿童,注射各种疫苗均未出现过敏现象。

首都医院对 673 名接种乙脑疫苗儿童进行观察,其中青霉素皮试阳性 355 例 (52.75%),青霉素皮试阳性伴家族过敏及食物过敏 209 例 (31.1%),青霉素肌内注射后出现过敏反应 32 例 (4.7%),其他药物及可疑疫苗过敏 11.55%。

673 人中仅有 6 例 (0.89%) 乙脑疫苗皮试阳性,其余均为阴性,证明有过敏史的儿童很少对乙脑疫苗过敏。对 6 例乙脑疫苗皮试阳性者,再使用 4 种疫苗进行回顾性皮试调查,结果 6 例受试者全部对乙脑疫苗、DPT 皮试阳性,4 例对流脑疫苗皮试阳性,2 例对麻疹疫苗皮试阳性,说明疫苗间有交叉反应。

如何判断儿童对某种疫苗过敏?

若要判断某儿童是否对某种疫苗过敏,可在接种疫苗前进行皮肤试验。皮肤致敏原的试验方法较多,常用的有贴斑试验、划皮试验、皮内试验等。2000 年美国儿科学会建议,给鸡蛋过敏者接种含鸡胚类的疫苗时可先进行以下试验。

疫苗皮肤点刺试验:将疫苗原液用生理盐水 1:10 稀释,在前臂掌侧进行点刺试验，同时使用组胺和生理盐水进行阳性与阴性对照，15～20分钟后读取结果，若针刺处风团直径大于阴性对照3mm以上判为阳性，不能接种该疫苗。对疫苗原液皮肤点刺试验阴性者，再进行皮内试验。

皮内试验：用1:100的稀释液0.02ml进行皮内注射，生理盐水作阴性对照，若注射部位出现比阴性对照大5mm以上的风团伴周围红晕者为阳性。

皮内试验具有快速、试验结果直观的优点，此试验过程不易受人为因素干扰，但须设对照，防止非特异性反应导致误判。但是，进行皮内试验仍有一定的危险，可诱发严重反应。有报告因皮试而死亡者，必须谨慎进行。试验前应征得家长的同意，为防止试验过程出现严重过敏反应，试验现场应配备肾上腺素等药品及专业医生并尽可能在医疗机构内进行，加强观察，避免不良事件发生。

如何判断某儿童是否因接种乙肝疫苗过敏？

一女性患儿，出生后9小时在右上臂三角肌肌内注射重组酵母乙肝疫苗（HepB）0.5ml。接种后32小时家长发现患儿全身有针尖样皮疹，色红，不高出皮肤，伴烦躁不安及哭闹，不肯进食，无发热、腹泻、呕吐等症状。疑诊为过敏性皮疹，经抗过敏对症处理，患儿症状缓解，约1周皮疹消退。为明确HepB是否为患儿的过敏原，以确定能否接种HepB的后续剂次，经家长同意，在患儿出生后52天，经体检合格，为患儿做了HepB皮内试验，证实对HepB过敏。

具体方法如下：在右前臂掌侧皮内注射0.1ml注射用水作对照。将患儿使用过的同批号HepB用注射用水10倍稀释，在左前臂掌侧皮内注射0.1ml（HepB剂量为0.01ml），30分钟后观察结果。试验侧出现红晕或风团块，对照侧未出现判为阳性；试验侧未出现红晕或风团块判断为阴性；两侧都出现红晕或风团块为非特异性反应，延长观察1～2天，如试验侧红晕退去判为阴性，试验侧红晕不退而对照侧退去判为阳性。

该患儿证实为对HepB过敏。

若儿童对某疫苗过敏，又面临该疫苗针对疾病严重威胁时，如何接种疫苗？

可以采用脱敏方法接种曾发生过敏的疫苗。以常规接种剂量为0.5ml的疫苗为例，用以下阶梯式增长的剂量每间隔15分钟注射1次1:100疫苗稀释液0.05ml，1:10疫苗稀释液0.05ml、0.1ml、0.15ml和0.2ml。

早产儿能不能接种疫苗?

早产儿是指出生时胎龄 < 37 周的新生儿,其中出生体重 < 1500g 者为极低出生体重早产儿 (VLBW), < 1000g 为超低出生体重早产儿 (ELBW)。早产儿免疫系统发育不成熟,抗原提呈细胞 (APC) 功能低下,识别特异性微生物的能力不足,导致对某些疫苗的免疫应答低下,比足月儿存在更大感染疾病的风险,既往研究已证明早产儿及低体重儿疫苗针对性疾病的发病率和病死率明显高于足月儿,并且一旦感染某种疾病,病情可能比足月儿严重。此外,早产儿从母体获得的被动抗体较少,母传抗体对婴儿免疫应答的抑制作用较弱,有利于接种一些疫苗,特别是减毒活疫苗。

美国 AAP 建议,在大多数情况下,除出生体重 < 2500 克的早产儿不宜接种 BCG 外,其他早产儿 (包括低出生体重早产儿,目前美国已不常规接种 BCG),不管出生体重和出生月龄,应按足月儿的免疫程序接种疫苗。但是,早产儿接种疫苗后产生的免疫应答通常较正常出生健康儿低。

澳大利亚第八版免疫接种手册指出,胎龄 < 28 周的早产儿是肺炎链球菌病的高发人群,应在 2、4 和 6 月龄接种 3 剂肺炎结合疫苗,在 12 月龄接种第 4 剂,并在 4 ~ 5 岁加强 1 剂 23 价肺炎多糖疫苗;同时应接种 3 剂 Hib 疫苗,在 6 月龄后加强 1 剂。

早产儿对 HepB 的免疫应答低于足月儿,所以胎龄 < 32 周的早产儿需在 7 月龄进行血清学检测,如果抗体浓度较低则需加强接种,或早产儿按 2、4、6 和 12 月程序接种 4 针 HepB (仅适用于母亲未感染过乙型肝炎病毒的儿童)。

早产儿如果生命体征稳定,无论出生体重多少,应按正常分娩婴儿的免疫程序和接种注意事项接种疫苗,不推荐加大接种时间间隔或减少接种次数。对仍在住院的早产儿或低体重儿,美国 AAP 建议应在接种后至少观察 72 小时。已证实早产儿可以安全接种的有 IPV、HepB、DaTP、Hib、MCV、ORV、MMRV、PCV、InfV 等疫苗。如果早产儿生命体征不稳定,应先处理相关疾病,待稳定后再按上述方案接种。

早产儿接种疫苗后,产生抗体的持久性如何?

国外对早产儿接种疫苗后的免疫持久性已进行很多研究。Boros 等比较了 41 名早产儿和 54 名足月儿在 18 月龄加强免疫 DTaP 和 Hib 疫苗后的抗体应答水平。结果显示,早产儿的抗体应答水平低于足月儿,检测抗百日咳、白喉、破伤风和 Hib PRP IgG 抗体浓度显示,胎龄小的早产儿通常抗体 GMT 较低。Esposito 等对早产儿进行了长期随访研究,比较了 5 ~ 6 岁早产儿和足月儿的百日咳抗体滴度。参与研究的儿童均在 3、5 和 11 月龄接受过 DTaP – HepB 四联疫苗。研究结果显示，早产儿（尤其胎龄 < 31 周）初免百日咳疫苗诱导的免疫持久性低于足月儿。Kirmani 等也证实，胎龄 < 29 周的早产儿对推荐接种的疫苗的免疫持久性降低。因此，对早产儿接种疫苗后，要适时进行加强免疫。

有惊厥史或有家庭惊厥史的儿童能不能接种疫苗？

儿童惊厥的基础发病率较高，3 ~ 15 月龄儿童惊厥的每月发病率范围在 0.8% ~ 1.4%。1985 年，Stetler 等根据美国 CDC 接种疫苗后不良反应监测系统（MSAEFI）1979 ~ 1982 年的资料，指出以往有过惊厥史的婴幼儿接种 DTP 后发生神经系统反应的危险性增加 7.2 倍，因此，美国 ACIP 等建议有惊厥史的儿童可以推迟到确定无进行性神经系统疾病时接种百日咳疫苗，如果发现有进行性神经系统疾病，应禁忌接种百日咳疫苗，但应按免疫程序全程接种吸附白喉破伤风联合疫苗（DT）。

以后又有人对有惊厥史的儿童单独接种 DTP 或与 OPV 同时接种后的反应进行观察，945 名接种 DTP 后发生神经系统反应者中的 99 名（10%）以前有惊厥史（相对危险性为 6.4），584 名发生热性惊厥者中的 80 名（< 14%）以前有惊厥史（相对危险性为 8.7）；120 名发生非热性惊厥者中的 16 名（13%）以前有惊厥史（相对危险性为 8.5）。表明有惊厥史的儿童接种 DTP 后发生神经系统反应的危险性较大，主要是热性惊厥。对多数病例来说，这种作用可认为是对一种热原（DTP）的非特异性反应，而不是疫苗的直接作用。

考虑到神经系统不良反应很少发生，据调查，接种 DTwP48 小时内的惊厥发生率为 1/1750，而且热性惊厥的性质和结果一般良好，持续时间短暂，此外，估计 5% ~ 7% 有家族惊厥史的儿童不予免疫可能发生百日咳，因此，有人认为对 I 级亲属惊厥史者不宜禁忌接种 DTP，但要告诫有家族惊厥史的儿童特别注意预防接种疫苗后的发热。最近的资料表明，在接种 DTP 时和接种后 4 ~ 8 小时服用退热药，可减少发热的发生率。Vestergaard 等也证实，虽然有惊厥家族史可增加接种该疫苗后的热性惊厥发病率，但不会导致儿童长期的神经系统后遗症，并且不会增加癫痫的发病率。美国 ACIP 和 AAP 建议，进行性神经系统异常婴儿必须在确立治疗方案及病情稳定之后才可接种 DTaP，并在接种 DTaP 时及接种后的 24 小时内应每隔 4 小时给予患儿对乙酰氨基酚或布洛芬治疗，以减少疫苗接种后出现的发热症状。服用抗惊厥药物的病人在接种疫苗后可以继续治疗。

有癫痫病史者是否可以接种疫苗?

我国疫苗说明书规定,有癫痫病史的儿童是接种疫苗的禁忌证。国外认为对有癫痫病史的儿童是否可以接种疫苗要具体分析。

癫痫是一种慢性脑部疾病。由于具有长期性、反复发作性、难治性的特点,某些特殊的脑部感染疾病以及先天遗传代谢障碍疾病,如亚急性硬化性全脑炎(SSPE)、脑 – 面血管瘤病(Sturge – Weber 综合征)、苯丙酮尿症、尼曼 – 匹克病等病程中可表现以癫痫发作为主要症状。我国目前约有 900 万癫痫患者,且每年增加 30 万 ~40 万新确诊患者。癫痫已成为神经系统的第二大疾病,但癫痫的发病机制尚未阐明。

我国有关癫痫自然病史的相关报道较少。据一些典型调查提示,约有1/4 ~1/3 未经治疗的癫痫患者在 5 年后能自然缓解。影响癫痫自行缓解的因素很多,主要包括病因、发病年龄、发作类型、发作频率、家族史、脑电图改变等。癫痫发作在大多数情况下是短暂和自限性的,并且可伴随发热。目前对癫痫和癫痫发作后遗症或者永久性的神经系统后遗症之间还没有确定的因果关系。

美国 ACIP 早在 1997 年就已提出,凡发作已控制的惊厥或癫痫,或具有惊厥、癫痫家族史,以及病情已稳定的其他神经系统疾病患者均可以接受DTP 接种。2005 年,Lane 等综合美、英、加拿大和澳大利亚等 2003 ~2004年间颁布的各个国家疫苗接种指南,一致强调只有在 DTP 接种 7 天内发生过非其他病因的急性脑病患儿才列为再次接种该疫苗的禁忌对象。

因此,对 3 年内无癫痫症状发作、脑电图检查正常的癫痫患儿可以考虑接种除 DPT 以外的其他疫苗;接种麻疹疫苗时,儿童的神经系统已经基本发育完善,因此不推荐有癫痫史的儿童推迟接种麻疹疫苗。对婴儿惊厥性疾病、癫痫发作未完全控制,或不明原因的进展性脑病,应推迟或取消接种。

近期使用血液制品的儿童如何接种疫苗?

使用血液制品可能干扰注射减毒活疫苗病毒株的复制。最近接受过血液制品者对 MMR 和水痘疫苗是慎用证。水痘和 MMR 疫苗应该在输入血液制品前 14 天进行接种,对在输入血液制品后接种,应间隔 6 个月,延迟至抗体已衰退后接种。如果 MMR 在输血后很短时间内接种,受种者应做免疫测试或在适当的间隔时间后补种。

血液制品的循环抗体不影响灭活疫苗,因此,不是灭活疫苗禁忌证。

什么是特殊健康状况？

一些处于特殊生理（哺乳、妊娠等）或病理（患病或疾病恢复期等）情况的人，称为特殊健康状况。接种疫苗通常是用于正常生活状态下的健康个体。对于这些特殊健康状况的人是否能接种疫苗？接种疫苗后是否会出现严重不良反应？是否需要特殊的免疫程序？是否需要延期或禁止接种？这些都是预防接种时接种工作人员和受种者非常关心的问题。

怀孕的妇女能否接种疫苗？

怀孕期间的妇女感染疾病的危险性增高，在感染后可能会对婴儿带来一定的危险。因此，在某些特殊情况下要权衡利弊以决定是否应该接种疫苗。如孕妇被狂犬咬伤，就应立即注射狂犬病疫苗。另外，在怀孕中期（4~6个月）或后期（7~9个月）进行破伤风类毒素接种，可以预防新生儿破伤风并避免可能对胎儿的致畸性；对乙肝、脊髓灰质炎、流感、肺炎链球菌病易感且有感染危险的孕妇，应接种相应的疫苗，风疹疫苗最好在产后接种。

哺乳期妇女是否可以接种疫苗？

免疫接种对哺乳期妇女本身并无特殊危害，但可因为发生接种反应而减少乳汁分泌，从而影响婴儿的哺乳，所以除十分必要，最好不要接种疫苗。

月经期妇女是否可以接种疫苗？

在月经期，有些妇女会有头晕、头痛、腰酸背痛、四肢无力、腹胀腹痛、食欲减退等症状，此时如果进行免疫接种，往往会使这些症状加重，而且容易发生晕针、休克以及精神方面的异常反应，因此一般不要接种疫苗。

妊娠妇女可以接种哪些疫苗？

（1）破伤风类毒素：是易感孕妇最常用的疫苗。国内一项调查表明，2/3的孕妇和新生儿对破伤风无免疫力。分娩对于母亲和新生儿都是容易感染的机会，为防止破伤风杆菌感染新生儿和孕妇，孕妇应接种破伤风疫苗。接种疫苗无危险，而且孕妇的免疫力会很快传给胎儿，达到预防新生儿破伤风的目的。

已完成破伤风疫苗（包括百白破疫苗）基础免疫程序的孕妇，如果末次免疫距妊娠的间隔时间>5年，必须在孕期加强1剂疫苗；未进行破伤风疫苗（包括百白破疫苗）免疫的妇女应尽可能在妊娠早期开始3剂疫苗接种，在分娩前完成免疫程序。第1~2剂间隔时间2个月，第2~3剂间隔6

个月。如果不能在孕期完成3剂疫苗接种，至少要在预产期前20天完成第2剂接种。当有破伤风疫苗接种指征时，最好使用破伤风－白喉类毒素疫苗（Td），以利用这个机会来预防白喉。对于无免疫力的孕妇，如因外伤可能感染破伤风时，则应尽早注射破伤风抗毒素。

（2）流感灭活疫苗：对患有慢性疾病的孕妇如感染流感病毒，病情常较严重，最好在流感流行季节前，在妊娠中、晚期（妊娠14周后）接种流感灭活疫苗，若在妊娠早期接种有引起流产和增加胎儿先天畸形的危险。

（3）乙肝疫苗：孕妇感染乙肝病毒，不但母亲可能发生严重的疾病，也可能导致新生儿发生感染，因此对于体内没乙肝保护性抗体的孕妇应该接种疫苗，乙肝疫苗对孕妇是安全的。标准的接种方法是在孕期接种3剂疫苗，可分别于孕期第2、3、9月接种。有资料表明，在完成接种后，对孕妇的保护率在95%以上，母婴阻断率在85%左右。

如怀疑孕妇可能感染乙肝病毒（密切接触过乙肝患者或被含有乙肝病毒血液污染的针头刺伤等），应先注射1支乙肝免疫球蛋白，然后进行检测，如果孕妇HBsAg或抗－HBs阳性，则不需要注射乙肝疫苗；若均为阴性，则需按"0、1、6"程序注射3针乙肝疫苗，在注射第1针乙肝疫苗时同时注射1针乙肝免疫球蛋白。

（4）甲肝疫苗：甲肝病毒不能通过胎盘传播给胎儿，但是孕期患甲肝则常常发展成重型肝炎，还可能引起产后大出血。因此在甲肝流行区，孕妇应接种甲肝疫苗。目前常用的甲肝疫苗包括减毒活疫苗和灭活疫苗。孕妇接种灭活甲肝疫苗是安全的，减毒活疫苗目前尚无用于孕妇的资料，最好不用。孕妇如受到或可能受到甲型肝炎病毒的感染，应注射丙种球蛋白。

（5）脊髓灰质炎疫苗：自OPV问世后，特别推荐给孕妇使用。对孕妇接种OPV的流行病学研究表明，它既不会增加胎儿发生先天畸形的风险，也不会造成其他不良后果。妊娠晚期接种OPV孕妇所生的新生儿，其抗体浓度明显高于未受种母亲所生子女，对预防新生儿感染脊髓灰质炎病毒有很大作用。此外，孕妇也可以安全使用IPV。

（6）乙脑疫苗：目前有乙脑灭活疫苗和乙脑减毒活疫苗两种，对于处在乙脑流行区的孕妇，可以在流行季节前1~2个月注射乙脑灭活疫苗，以产生足够的免疫力。但是不宜注射乙脑减毒活疫苗。

（7）肺炎疫苗：肺炎疫苗有多糖疫苗（23价）和结合疫苗（7价、13价）两种，这两种都可以给孕妇接种，特别是对可能受肺炎链球菌严重威胁的孕妇。

（8）白喉类毒素：孕妇若处在白喉流行区，或与白喉患者有密切接触，为防止感染白喉，孕妇应紧急接种白喉类毒素。但有学者认为，接种后可能会引起发热而对胎儿有害，妊娠早期最好避免注射，在妊娠 7 个月后注射则影响较少。

此外，孕妇可以接种脑膜炎球菌疫苗（结合疫苗或多糖疫苗），在发生伤寒流行或去伤寒高发地区旅行的特殊情况下，可以口服减毒或灭活伤寒疫苗。

美国对妊娠期间使用疫苗有哪些规定？

美国对妊娠期间使用疫苗的规定见表 4 – 3。

表 4 –3　美国对妊娠期间使用疫苗的规定

因怀孕而接种[a]	因其他原因而接种[b]	在某些情况考虑接种[c]	禁忌证或不建议[d]
流感灭活疫苗 Td 或 Tdap	乙肝疫苗 MPSV4 狂犬病疫苗	炭疽疫苗 甲肝疫苗 脊髓灰质炎灭活疫苗 乙脑疫苗 MPSV4 PPSV23 天花疫苗[f] 伤寒疫苗（伤寒 Vi 多糖疫苗和 Ty21a 疫苗） 黄热病疫苗	腺病毒疫苗 HPV[e] 流感减毒活疫苗 MMR 水痘疫苗带状疱疹疫苗

a 怀孕是接种这些疫苗的特殊原因。因为怀孕增加了重症流感的风险，故在流感流行季节已怀孕或将怀孕的妇女都应接种流感疫苗，不管妊娠在哪个阶段。这也可让婴儿在出生后头几个月获得保护。如果孕妇未接种过 Tdap，则应给予接种。这不仅可保护婴儿免患新生儿破伤风，也可保护母亲免患百日咳并防止其传播给婴儿。

b 例子包括对未接种乙型肝炎疫苗的静脉吸毒孕妇接种乙型肝炎疫苗；对被蝙蝠咬伤的孕妇接种狂犬病疫苗；对已被诊断为末端补体成分缺陷且未接种疫苗的孕妇应接种 MPSV4（在这种情况下可优先接种 MPSV4，但由于缺乏数据，将其列入"考虑接种"栏中）。

c 围绕这些疫苗在孕妇中使用的说法最终是允许的。例如，对脊髓灰质炎灭活疫苗的建议表述如下："尽管在孕妇或其胎儿中脊髓灰质炎灭活疫苗尚无不良反应的报告，但在理论上孕妇应该避免接种。然而，如果孕妇感染的风险高，并且需要立即预防脊髓灰质炎，则可接种 IPV 脊髓灰质炎灭活疫苗……。"在另一个例子中，对 MPSV4 的建议表述为："11～55 岁未怀孕者接种 MPSV4 是安全的，有免疫原性，但尚无妊娠期间接种 MPSV4 的安全性资料"（这建议并不是说孕妇不能使用这种疫苗）。对本栏中的所有疫苗，卫生保健人员应权衡利弊关系作出最佳判断。

d 腺病毒疫苗、流感减毒活疫苗、MMR、水痘疫苗和带状疱疹疫苗等禁忌接种，因这些疫苗为活疫苗，且在理论上对胎儿有损害的风险。妊娠期间意外接种这些疫苗不是终止妊娠的理由。MMR 或水痘疫苗接种后 1 个月内、腺病毒疫苗接种后 6 周内应避免怀孕。带状疱疹疫苗建议在 ≥60 岁时接种，因此不可能在妊娠期间使用。

e ACIP 不建议在孕妇中常规使用 HPV，尽管这是灭活疫苗，在理论上引起胎儿损害的风险很低。

f 天花疫苗是唯一被认为可引起胎儿损害的疫苗。只在已暴露于天花的孕妇中作为预防之用。

家庭有与怀孕和哺乳妇女接触的儿童是否可以接种疫苗？

接触孕妇和哺乳妇女的儿童接种疫苗非常必要，可降低儿童向孕妇和哺乳妇女传播疾病的机会。大多数疫苗，包括减毒活疫苗（MMR、水痘和黄热病疫苗）均可以给孕妇家庭的儿童和哺乳期婴儿接种。麻疹和腮腺炎疫苗病毒不会传播给家庭的接触者；水痘疫苗病毒的传播是罕见的，而且大多数妇女都在以前患过水痘并有免疫力；口服 OPV 疫苗病毒能够排出体外并传播，但孕妇接触的危险性并不比家庭其他接触者高，口服 OPV 不引起胎儿感染。

妊娠妇女是否可以接种抗 HIV 高效免疫球蛋白（HIVIG）？

人类免疫缺陷病毒（HIV）可通过母婴传播，感染 HIV 的孕妇（妊娠第 20~30 周）使用高效价抗 HIV 静脉注射免疫球蛋白（HIVIG），临床反应轻，孕妇和婴儿都能很好地耐受。在目前尚无 HIV 疫苗问世的情况下，使用 HIVIG 是一种降低 HIV 母婴传播危险性的有效途径。

母乳喂养儿是否可以接种疫苗？

母乳喂养的儿童，接种任何疫苗都不是禁忌或必须延期接种，哺乳不会降低疫苗对儿童的免疫反应，也不会发生不良后果，应该按常规疫苗接种程序接种；哺乳的母亲接种任何疫苗也均无禁忌，大多数疫苗病毒不会经母乳排出。虽然风疹疫苗病毒可能经母乳传播，但很少传播给婴儿，并不能确定对婴儿有其他的危险性。

有新生儿黄疸的儿童能不能接种疫苗？

黄疸是新生儿期一种常见的临床症状，可有生理性和病理性黄疸两种。

生理性黄疸是指新生儿出生后 2~3 天，先见于面部和颈部，然后遍及躯干及四肢皮肤，出现轻度黄染，巩膜发黄，其颜色不会呈金黄色。小腿、前臂、手心、足底常无明显的黄疸。足月儿在黄疸高峰期血胆红素 <12mg/L，在出生后第 4~6 天达高峰，足月儿多在生后 7~10 天内消退，早产儿可延迟至第 3~4 周消退。生理性黄疸儿童，除黄疸外，全身健康状况良好，不伴有其他临床症状，食欲好，体重渐增，大小便颜色正常，不需要治疗，预后良好，可以接种各种疫苗。

如何鉴别新生儿是生理性黄疸还是病理性黄疸？

病理性黄疸又分为感染性和非感染性黄疸（新生儿溶血病、胆道闭锁、母乳性黄疸、遗传疾病、药物性黄疸）。母乳性黄疸是一种特殊类型的病理性黄疸，因为喂养母乳而出现，其黄疸程度超过正常生理性黄疸，原因尚不十分明了。其特点是在生理性黄疸高峰过后黄疸继续加重，胆红素可达10～30mg/L，如果继续母乳喂养，黄疸会在高水平状态下持续一段时间后才开始缓慢下降，如停止母乳喂养48小时，胆红素会明显下降50%，若再次母乳喂养，则胆红素又见上升。

如果新生儿黄疸出现以下情况之一，则要考虑是否为病理性黄疸。

（1）出现早：常在出生后24小时内出现黄疸。

（2）进展快：一般最早在巩膜和面部出现，逐渐波及躯干、四肢，黄疸程度深，进展快。如果发现新生儿手足心均被黄染，多提示其血胆红素值≥12mg/L。

（3）消退慢：黄疸持续时间超过2周，早产儿超过3周。或消退后又重新出现。如果新生儿生后2周仍有黄疸，无论血清胆红素是多少均提示是异常情况。

（4）状态差：新生儿精神状态明显较差，有时还出现双眼往一个方向凝视、惊叫或者抽搐。

病理性黄疸是疾病的表现，要及时治疗，也不能接种疫苗。

哮喘患儿能不能接种疫苗？

支气管哮喘是儿童的常见病，患病率在逐年升高。1990年，我国0～14岁儿童哮喘平均患病率为1.08%；2000年为1.97%；2010年达3.01%，比2000年上升50%左右。因此，对哮喘患者接种疫苗引起人们高度关注。

支气管哮喘并不是接种疫苗的绝对禁忌证，接种疫苗后并不一定会诱发哮喘。哮喘患儿常需要使用皮质类固醇类药物进行治疗，皮质类固醇类药物具有很强的抗炎症作用和中度免疫抑制特性。根据美国AAP建议，接受泼尼松≥2mg/kg或每日剂量>20mg的儿童可能有免疫抑制现象，不能接种减毒活疫苗；中等或低剂量类固醇3～5日短程治疗、局部治疗并不明显抑制抗体应答，可以接种减毒活疫苗。美国哮喘诊断与治疗专家组、ACIP和AAP倡导哮喘患者每年接种一次流感疫苗；同时建议成人哮喘患者应接种肺炎疫苗。如正值哮喘发病，尤其是使用糖皮质激素时应暂缓接种疫苗，可以在哮喘缓解期、健康情况较好时接种疫苗。

有异位性湿疹的儿童能不能接种疫苗？

异位性湿疹又称异位性皮炎、遗传性过敏性湿疹，是婴儿中常见的疾病之一，据国外报道，新生儿发病率为0.1%～0.5%，婴儿为3%，成人发病者极少。目前对本病的发生发展尚不完全清楚，一般认为与多种因素有关，如遗传和环境等。本人或家族中有以下特点：①易罹患哮喘、过敏性鼻炎和湿疹的倾向；②对异性蛋白过敏；③血清中 IgE 值高；④血液嗜酸粒细胞增多。临床表现为一种剧烈瘙痒的特殊型湿疹皮炎在婴儿期发病，亦称婴儿湿疹，多为 2 ~ 3 个月的婴儿。皮疹主要发生于面颊、前额和头皮，重者可累及躯干及四肢，表现为渗出型和干燥型。婴儿在疾病发作期不能接种任何疫苗，尤其不能接种 BCG，待病情痊愈后 3 个月以上可以接种疫苗。

先天性心脏病的患儿能不能接种疫苗？

多年来，把先心病儿童列入接种疫苗的禁忌范围，但这些儿童却往往由于心脏形态和结构的异常，比健康的儿童更容易受到感染，而且一旦感染了疾病，容易引起其他病症，如肺炎、脑炎等，还可能由于感染而造成心功能的改变，影响日后的手术治疗。

据统计，先心病的发病率为 3.72‰ ~ 4.24‰，北京市调查 <1 岁婴儿先心病的发病率为 6.64‰，如不对这些患儿在幼儿时期及时进行预防接种，必将失去接种的最佳时机。在受到感染时，将使心脏的负担加大，也势必会影响到手术和治疗的效果。因此，对于先心病患儿来说，更应当进行预防接种。北京市西城区 CDC 和昆明市 CDC 均对先心病儿童接种疫苗进行过观察，未发现严重不良反应。

先心病是患儿在胚胎发育过程中心脏、大血管的发育畸形所造成的一种器质性心脏病，多发生于胚胎早期（8 周内）。它不同于有炎症和免疫介导的心肌炎和心肌病，在心脏功能正常时，心肌细胞的代谢也是正常的，接种疫苗不会使心脏畸形进一步发展，也不会影响正常心功能和心肌细胞的代谢。但某些疫苗接种可能会出现局部的和全身的反应。一般说来局部反应对心脏功能并无影响，但某些全身反应（如发热等）则可能会增加心脏的负担。

在实际工作中，接种工作人员应详细询问患儿病史及全面体格检查，必要时告知患者家属去医疗单位做进一步检查，具体情况具体分析，一概不接种的观点是不对的。对于平时心脏功能较好、活动耐力较好的轻型先心病患儿，在经过各项检查后，可以按免疫程序接种相关疫苗。天津市卫生局 2011年 3 月 21 日下发《关于明确先天性心脏病儿童预防接种原则的通知》要求：无接种疫苗禁忌证，且生长发育良好、无临床症状，无接种疫苗禁忌证，且先天性心脏病手术一期治愈后，复查无异常，可以按照接种程序接种疫苗；对复杂型先天性心脏病，伴有心力衰竭、缺氧、肺动脉高压并发症，超声心动检查右向左分流，正在接受先天性心脏病相关药物治疗的儿童禁忌接种疫苗。因此，如果患儿出现气急、多汗、心跳加快，心音低钝，或者已经出现心功能障碍，如法洛四联症、青紫型的先心病，或发生心力衰竭或正处于慢性心力衰竭的先心病患儿，不能接种疫苗。

有肛周脓肿的患儿是否可以接种疫苗？

肛周脓肿是肛管、直肠周围软组织内或其周围间隙内发生急性化脓性感染并形成脓肿，称为肛管、直肠周围脓肿。大多是由于全身抵抗力下降、免疫功能低下或缺陷，感染细菌引起肛门腺化脓后向周围扩散而成。目前资料已证实，有肛周脓肿的患儿服用 OPV 后，常发生脊髓灰质炎疫苗相关病例（VAPP）。因此，有肛周脓肿的患儿不能服用 OPV，接种其他减毒活疫苗也要慎重，最好在接种疫苗前先做免疫功能检查，免疫功能正常者才能接种减毒活疫苗，对灭活疫苗可以按免疫程序进行接种。

严重奶癣的新生儿是否可以接种疫苗？

婴儿湿疹俗称"奶癣"，是一种常见的、由内外因素引起的过敏性小儿皮肤炎症。皮损是以丘疱疹为主的多形性损害，有渗出倾向，多见于头面部，如额部、双颊、头顶部，以后逐渐蔓延至颏、颈、肩、背、臀、四肢，甚至可以泛发全身，反复发作，急、慢性期重叠交替，伴剧烈瘙痒，病因常常难以确定。

婴儿湿疹起病大多在生后 1～3 月，6 个月以后逐渐减轻，1～2 岁以后大多数患儿逐渐自愈，一部分患儿延至幼儿或儿童期，病情轻重不一。

对有湿疹的患儿要尽量查找和避免接触过敏原，在急性期特别是有发热时，不能接种疫苗，如病情稳定处于缓解期，湿疹没有继续出现时，可以尝试接种；痊愈者可以接种各种疫苗。

患有神经系统疾患的儿童能不能接种疫苗？

凡患有神经系统疾患，如不能控制的癫痫、癔症、进行性脑病、脑炎后遗症、抽搐、惊厥等，禁忌接种乙脑疫苗、流脑多糖菌苗及含有百日咳抗原的疫苗。

患有脑瘫的儿童能不能接种疫苗？

脑瘫的病因复杂，一般认为引起脑瘫的三大高危因素依次为窒息、早产、重症黄疸。此外，如新生儿惊厥、低体重、妊娠早期用药等，也是引起脑瘫的高危因素，还有一部分病例原因不明。本病直接的原因是脑损伤和脑发育缺陷。对于脑瘫是否可以接种疫苗有不同看法，有人认为患儿不能接种任何疫苗，也有人认为可以接种疫苗，美国 ACIP 也未把脑瘫作为接种疫苗的禁忌证。

湖北省中山医院儿童康复中心对2007年10月～2009年6月在该中心接受治疗的285例脑瘫患儿进行调查。调查表明，建卡率为98.6%，卡痕率为95.1%；BCC、OPV、DTP、MV 接种率分别为98.6%、60.0%、61.4%、59.3%；四苗全程接种率为54.7%；HepB 首针及时接种率和全程接种率分别为96.8%和60.0%。在接种疫苗的患儿中，仅1例接种 OPV 后出现轻度发热；合并癫痫的45例脑瘫患儿的癫痫发作与预防接种无直接关系。结论认为发育迟缓、稳定性脑瘫等神经系统疾病者并非预防接种的禁忌证。

血管瘤患者是否可以接种疫苗?

血管瘤是小儿常见的先天性良性肿瘤或血管畸形，多见于婴儿出生时或出生后不久，血管瘤并不是真正的肿瘤，它是由于人体胚胎发育过程中，特别是在早期血管组织分化阶段，由于其控制基因段出现小范围错构而导致其特定部位组织分化异常，并发展成血管瘤。其发病率为2%～4%（新生儿斑痣除外），约3/4出生后不久即可发现，其余1/4在婴儿时发现，女性发病率为男性的2～4倍，大部分发生在面颈部，影响患者美观。1岁以内为生长期，在生长期内最初几个月生长较快，月龄愈大，瘤体生长愈慢。1岁以后生长逐渐停止而转入退化期，瘤体逐渐消失。

血管瘤患者如无并发症，接种前查血小板计数正常、无出血倾向的健康婴儿，可以进行预防接种。进行局部注射治疗及口服药物一般不影响接种疫苗。注射平阳霉素后短期内不宜进行疫苗接种，因为化疗药物可以影响儿童的机体免疫系统。

有肚脐疝的婴儿是否可以接种疫苗?

"肚脐眼"突出，医学上称为"脐疝"，是一种较常见的先天性发育缺陷。婴儿出生后，脐部是一个先天性薄弱点，凡是腹腔内压力增高（如咳嗽、打喷嚏、哭闹等）都能使脐疝外突。小儿安静或平卧时，突出的肠子返回腹腔，肿块消失。随着年龄的增长，腹肌发育，疝孔逐渐缩小，最后闭合，脐疝消失。

脐疝患儿一般并无痛苦，无胃肠功能紊乱，仅极少数发生肠子嵌顿。个别小儿可能因局部膨胀而有不适感。如患儿无脐疝膨出、一般健康状况良好可以接种疫苗。接种疫苗后应设法降低患儿腹压，如尽量减少患儿哭闹；预防和治疗婴儿咳嗽等疾病，防止患儿出现便秘等。同时，采用束带胶布或绷带包扎等办法压迫疝环，阻止肠管疝出。但要注意预防脐部受压引起脐炎等并发症。

中耳炎患儿是否可以接种疫苗?

中耳炎是婴儿常见的疾病，常发生于感冒后，或不知不觉中发生。急性中耳炎以耳内闷胀感或堵塞感、听力减退、耳痛、耳鸣为最常见的症状。婴儿早期啼哭不止，经常用手抓耳，伴发热、拒奶等症状，如果伴有鼓膜穿孔，还可见黏液脓性分泌物流出耳外。儿童常表现为听话迟钝或注意力不集中。

急性中耳炎伴有高热患儿，不能接种疫苗。中耳炎痊愈后，可以按照免疫程序接种疫苗。

有蒙古斑（青色胎记）的新生儿能不能接种疫苗?

蒙古斑指位于腰骶部的蓝色斑片，该部位真皮内有黑（色）素细胞存在。一般来说，类蒙古系人种的出现率高，故有此名。蒙古斑随着年龄的增加而逐渐消失，也称儿斑或小儿斑。

蒙古斑（青色胎记）具有以下特点。

（1）出生时即有，常于学龄前自行消退。

（2）好发于腰骶部和臀部，皮损为浅蓝色、蓝褐色斑片，呈圆形及椭圆形，境界不清，直径数厘米至10余厘米，一般单发。

（3）组织病理示真皮中胶原束间散布星状、纺锤状黑素细胞，内含黑素颗粒。

（4）一般在生后5~6年内自行消失，不需要治疗。可以按免疫程序接种疫苗。

（5）如胎记合并身体器官的异常，有病变的可能，不能接种疫苗应该积极治疗。

维生素 K 缺乏的患儿是否可以接种疫苗?

新生儿维生素 K 缺乏的发病率为（4~10）/万活产儿，多发生在农村，以颅内出血最常见，约占60%~80%。晚发性维生素缺乏症多于2周龄~3月龄新生儿，尤其多见于1月龄左右的母乳喂养儿。新生儿出生后1个月正好需要接种 HepB 第2剂，若对有维生素 K 缺乏症的婴儿接种 HepB，常会出现注射部位出血不止，最后可能出现颅内出血，如不及时治疗可造成婴儿死亡。因此，对维生素 K 缺乏症婴儿不能接种 HepB。但新生儿面临感染乙肝病毒风险时，可采取以下措施后，再对新生儿接种 HepB：

对无维生素 K 使用史者的婴儿，建议检测是否有维生素 K 缺乏，如有缺乏，及时补充后，再行接种 HepB。具体方法是，新生儿出生后 1 小时开始口服维生素 K，每次 2mg，共 10 次，每次间隔 10 天。母亲在怀孕或哺乳期间，不要频繁使用抗生素。抗生素能干扰 VitK 在人体正常代谢。孕产妇多食用富含维生素 K 的食物（如绿叶蔬菜、豆类、蛋黄等）。使胎儿及婴儿从母体及母乳中获得较多的维生素 K。必要时妊娠 34 周后孕母口服维生素 K_1，每日 20mg，每天 1 次，直至分娩。乳母每次口服 10mg 维生素 K，共 10 次，每次间隔 10 天。

肺结核患者是否可以接种麻疹疫苗？

早期认为，理论上肺结核患者接种 MV，由于机体的迟发型超敏反应被抑制可加重肺结核病情，因此未治疗的活动性肺结核患者应在进行抗结核治疗后再接种 MV。

近年的研究证实，对于正在接受抗结核治疗的儿童，接种 MV 并不加重结核病情。目前仍无数据显示接种 MV 对未治疗肺结核的影响。

进行结核病皮试（PPD 试验）时是否可以接种疫苗？

进行 PPD 皮试的儿童能够接种所有疫苗，大多数疫苗对 PPD 皮试与接种疫苗没有任何时间限制。但接种 MMR 应与 PPD 皮试在同一天进行。但如果接种 MMR 已超过 1 天，一般情况下应间隔 4 ~ 6 周后再进行 PPD 皮试，否则对感染结核的患者可造成假阴性反应。目前尚缺乏水痘疫苗和 LAIV 对结核皮试影响的资料。

巨细胞病毒感染者能不能接种疫苗？

新生儿常感染巨细胞病毒，发病率占活产婴儿的 0.4% ~ 2.2%。90% 以上的患先天性巨细胞病毒感染的新生儿，与年龄、机体免疫状态、生理和营养有关，临床表现不明显。

出生时有症状的婴儿，其病变在类型和严重程度上差异很大，最常见的表现是小头畸形，肝脾肿大、皮肤出血点、黄疸和生长迟缓、血小板减少症、谷草转氨酶升高、非典型淋巴细胞增多等，大约有 10% ~ 30% 在生后几个月内夭折。

中枢神经系统的受损一般在出生时不明显，但出生时有症状的婴儿 90% 以上在几年内出现包括小头畸形（70%）、神经肌肉疾病（35%）、听力丧失（30%）、脉络膜视网膜炎或视神经萎缩（22%）等病变。出生时无症状的小儿约有 10% 出现后遗症，其中最常见的是听力丧失、脉络膜视网膜炎等，但没有明显的神经体征。

对巨细胞病毒感染的诊断，最敏感和最特异的方法是在出生后 2 周内从尿和其他体液中分离到病毒。有的医院用特异性 IgM 抗体和体内 IgM 总浓度 >20mg/dl 进行筛查。

接种疫苗的指证：①巨细胞病毒感染儿经治疗后，痊愈无症状，且无原发疾病（白血病等）；②尿和其他体液（唾液）病毒分离 3 次阴性，特异性 IgM 抗体检测 3 次阴性（间隔 2 周以上）；③在每次接种前都要进行听力、眼科和精神运动检查。

川崎病患儿能不能接种疫苗？

1967 年日本川崎首先报告川崎病，又称皮肤黏膜淋巴结综合征（muco-cutaneous lymph node syndrome，MCLS），它是一种急性发热性的儿童疾病。2 月龄～5 岁的儿童最易感染，其中 80% 发生在 4 岁以内，发病无明显季节性。

川崎病的发病机制尚不完全清楚，近年研究表明川崎病可能与细菌或病毒感染以及免疫反应等有关，急性期出现明显免疫失调，在发病上起重要作用。目前大多学者认为川崎病是易患宿主感染多种病原触发的一种免疫介导的全身性血管炎。临床可表现发热、指端硬肿、皮疹、黏膜发红、干燥、颈部淋巴结肿大、眼部充血等。使用抗生素、退烧药体温不降。

患川崎病的儿童至少 3～6 月内不能接种疫苗，因为疾病本身和丙种球蛋白的治疗影响免疫系统，且这种影响会持续 6 个月。接受丙种球蛋白治疗痊愈的患儿，如需注射麻疹减毒活疫苗至少间隔 11 个月，其他预防接种需间隔 3 个月后进行。

蚕豆病患儿能不能接种疫苗？

蚕豆病是葡萄糖六磷酸脱氢酶（G－6－PD）缺乏者进食蚕豆后发生的急性溶血性贫血，G－6－PD 能催化体内代谢过程，产生稳定红细胞膜的物质，如果缺乏这种酶，就会使红细胞膜脆性增加，容易破裂溶血。蚕豆病是一种遗传性疾病，40% 以上有家族史。蚕豆病在我国西南、华南、华东和华北各地均有发现，而以广东、四川、广西、湖南、江西最多。3 岁以下患者占 70%，男性患者占 90%。

蚕豆病起病急骤，大多在进食新鲜蚕豆后 1～2 天内发生溶血，最短者只有 2 小时，最长者 9 天。本病的贫血程度和症状大多很严重，有全身不适等症状，巩膜轻度黄染，尿色如浓红茶或甚至如酱油，一般病例症状持续 2～6 天。最重者出现面色极度苍白，全身衰竭，脉搏微弱快速，血压下降，神志迟钝或烦躁不安，少尿或尿闭等急性循环衰竭和急性肾功能衰竭的表现。如果不及时纠正贫血、缺氧和电解质平衡失调，可以致死；但如能及时给以适当的治疗，仍有好转希望。

蚕豆病患儿在病情完全稳定6个月以上，可以接种疫苗。接种疫苗后要注意以下问题：①接种疫苗后30分钟内不要吃蚕豆和蚕豆制品，避免接触蚕豆花粉；②不要乱用药尤其是氧化锌类药物与可能引起溶血的药物；③注意休息，多喝水；④如果收藏衣物时使用樟脑丸，穿衣前要曝晒，以免引起溶血。

瑞氏综合征患儿能不能接种疫苗？

瑞氏综合征，即急性脑病合并内脏脂肪变性综合征，以脑病、肝功能障碍以及随病情发展而产生的进行性代谢异常为特征。多发生在6月龄~15岁的儿童，平均发病年龄6岁，成人罕见。病因不明，一般认为与病毒感染、阿司匹林等药物、毒素、遗传代谢病有关。在泰国证实，本病与食用含黄曲霉素的食物或其他毒素有关，其病死率高达40%。

凡是任何临床表现为急性脑病和顽固性呕吐并伴肝功能异常的儿童（应排除重金属和毒素中毒）都应该怀疑本病并与流脑、乙脑、化脑、败血症相鉴别。有瑞氏综合征的患儿不能接种疫苗。

患有出血性疾病或正在进行抗凝治疗患者是否可以接种疫苗？

患有出血性疾病（比如血友病）以及正接受抗凝治疗的患者，肌内注射发生出血的危险性更大。如果需要通过肌内注射疫苗，应该在凝血因子替代治疗或类似治疗后接种。接种时应使用小号针头，注射后应该用力按压注射部位≥2分钟，不得揉搓。

对于有出血性疾病的患者，采取皮下注射疫苗的免疫应答和临床反应与肌内注射相当，推荐用于肌内注射的疫苗也可改用皮下注射，比如Hib疫苗。

肾病患儿能不能接种疫苗？

肾病患儿感染各种病原微生物（特别是肺炎链球菌和乙肝病毒）的危险性增高。研究显示，感染是导致终末期肾病（ESRD）患者的第2位死因，也是导致依赖透析和保守治疗的慢性肾病（CKD）患者住院的主要原因。调查还显示，50%肾移植后既往未感染或未进行接种疫苗的儿童可能感染严重水痘，麻疹、流感病毒感染对移植后的患儿也会造成严重威胁。由此可见，对于CKD进行预防接种十分必要。

目前学术界对肾病患儿是否可以接种疫苗，意见尚未能统一，主要面临着两难选择：接种疫苗可能引起肾病复发或使病情加重（特别是对病理诊断为微小病变的患儿）；若对肾病患儿放弃或过度延迟接种疫苗，则增加发生严重（甚至致命性的）感染性疾病的风险，而这些疾病本来是可以通过注射疫苗有效预防的。

现有资料证实，对于进行保守治疗的 CKD、可能接受肾移植治疗的患者，接种灭活疫苗、组分疫苗对其肾脏功能未产生任何不良影响。也无证据显示对移植或接受腹膜或血液透析替代治疗的效果有影响。一些研究显示，对于依赖保守治疗或透析患儿，接种减毒活疫苗也是安全的，但多数指南不推荐肾脏移植后接种减毒活疫苗。如有可能，每次接种前、后都要检查肾功能。此外，在每次注射全量疫苗前都要先使用小剂量，以观察受种者对疫苗的耐受情况。肾炎恢复期或慢性肾炎患者禁用 DT 白喉疫苗及其混合制剂。

慢性肾功能衰竭（CRF）患者接种灭活疫苗和组分疫苗多能产生保护性抗体。但应注意：透析或移植后患者与保守治疗者比较，对乙肝、流感、肺炎等疫苗产生抗体的能力减低，并且抗体在短时间后滴度很快衰减，需要监测血清抗体水平，必要时通过重复接种提高血清转化率。

对蛋白尿患儿，首先要确定其病理学性质（即 24h 蛋白是否 > 50mg）；其次要确定蛋白尿是偶发性还是间歇性或永久性的。间歇性患者主要是直体位性的，常见于较大儿童和成人，其直体位试验呈阳性反应，已证实可以安全接种疫苗。若有疑问，可在每次接种前、后检查肾功能。

对蛋白尿是永久性的，偶发非体位性者是否可以接种疫苗意见不一，有人建议减量接种，亦有人认为禁止接种。巴黎儿童医院的 Pierre Maroteaux 给永久性偶合的蛋白尿儿童接种疫苗后，发现肾功能并无明显变化，认为"肾脏紊乱不应视作免疫接种的系统性禁忌证。除了伤寒菌苗外，还没有其他证据说明免疫接种倾向于使已患的肾脏疾病加重"。

肾病患儿在什么时间接种疫苗？

肾病患儿接种疫苗的时间如下。

（1）选择疾病进展早期和移植前接种。

（2）各种原发性及继发性肾小球肾炎患儿，如正处于发病阶段或应用肾上腺糖皮质激素及免疫抑制药治疗，不宜接种疫苗，以防病情加重；若病情已得到控制，也未应用任何肾上腺糖皮质激素及免疫抑制药，可按期进行预防接种。

（3）肾病综合征病情缓解（或"痊愈"）半年后可考虑疫苗接种；痊愈（或停用激素 1 年以上）后，可以按正常的程序接种。

（4）在应用较大剂量激素和（或）使用免疫抑制剂时，应避免疫苗接种，尤其要避免接种减毒活疫苗。

（5）其他肾脏病患儿，未应用肾上腺糖皮质激素及免疫抑制剂，均可按正常程序进行预防接种。

肾病患儿可以接种哪些疫苗？

对 CKD 患者，许多国家在预防接种指南中重点强调接种乙肝、流感、肺炎疫苗等。需要依赖透析或移植后患者无明确推荐接种疫苗建议。目前多数国家认为可接种乙肝和流感疫苗，但推荐争取移植前接种乙肝疫苗并争取达到有效的抗体水平；同时可能需要更高的剂量或增加接种次数。活疫苗禁止应用于移植患者。美国 ACIP 建议肾脏病患儿接种的疫苗如表 4-4 和表 4-5。

表 4-4　根据疾病情况推荐接种的疫苗

| 疫苗 | 肾病综合征 | | 肾衰竭未行透析者 | 透析患者 | | 肾移植后 |
	服用大量激素	服用小量激素		腹透	血透	
HepB	推荐	推荐	推荐	推荐	推荐	推荐
DPT	推荐	推荐	推荐	推荐	推荐	推荐
Hib	推荐	推荐	推荐	推荐	推荐	推荐
IPV	推荐	推荐	推荐	推荐	推荐	推荐
MMR	不推荐	推荐	推荐	推荐	推荐	不推荐
VZV	不推荐	推荐	推荐	推荐	推荐	不推荐
MCV	推荐	推荐	推荐	推荐	推荐	推荐
InfV	推荐	推荐	推荐	推荐	推荐	推荐
MenV	推荐	推荐	推荐	推荐	推荐	推荐
MepA	推荐	推荐	推荐	推荐	推荐	推荐

表 4-5　根据肾功能情况推荐接种的疫苗

| 疫苗 | 肾功能正常 | | 肾功能衰竭未用免疫抑制剂 |
	服用大剂量激素	服用小剂量激素	
白百破疫苗	推荐	推荐	推荐
OPV	不推荐	推荐	推荐
IPV	推荐	需要时推荐	需要时推荐
腮腺炎疫苗	不推荐	推荐	推荐
流脑结合疫苗	推荐	推荐	推荐
乙肝疫苗	推荐	推荐	推荐
肺炎疫苗	推荐	推荐	推荐
流感疫苗	推荐	推荐	推荐

使用放射性核素治疗的患儿能不能接种疫苗?

放射性核素敷贴治疗被认为是目前一种较好的治疗皮肤血管瘤的方法，其特点是治疗效果好，方法简单，患者无痛苦，治疗后一般不留疤痕，不损伤皮肤外形，适用于各种血管瘤，对单纯性血管瘤和毛细血管痣效果更好。一般应在治疗结束，痊愈后接种疫苗。

风湿病患者能不能接种疫苗?

人体感染病原微生物后会诱导机体产生针对该病原微生物的保护性抗体，但也可以通过分子模拟或刺激超抗原产生针对自身组织的抗体，从而诱发风湿病。风湿病患者常使用类固醇激素和/或免疫抑制剂，处于免疫抑制状态；风湿病本身也可造成免疫功能紊乱，使患者的免疫应答受到影响。对处于免疫抑制或免疫功能低下的风湿病患者，感染对生命的威胁很大，但其中一部分感染是可以通过疫苗来预防的。现在已明确，风湿病患者禁忌使用减毒活疫苗，因为免疫功能低下的患者，使用减毒活疫苗可以引起严重的感染。但可以安全使用灭活疫苗，由于患者处于免疫抑制状态，接种灭活疫苗不能像免疫功能正常的人一样对疫苗产生反应，但仍对患者起到一定的保护作用。风湿病患者可以使用疫苗的情况如表4-6。

表4-6　风湿病患者部分疫苗的使用情况

疫苗种类	正常宿主	未使用免疫抑制剂的风湿病患者	使用类固醇激素和强免疫抑制剂患者	脾切除或脾功能低下患者（如一些 SLE 患者）
活疫苗				
MMR	＋＋	＋＋	－	＋＋
OPV	＋＋	＋＋	－	－
BCG	＋－	＋－	－	＋－
其他疫苗				
肺炎疫苗	＋－	＋＋	＋＋	＋＋
脑膜炎球菌疫苗	＋－	＋－	＋	＋＋
Hib 疫苗	＋－	＋－	＋	＋＋
流感疫苗	＋	＋＋	＋＋	＋＋
乙肝疫苗	＋＋	＋＋	＋＋	＋＋
IPV	＋＋	＋＋	＋＋	＋＋

疫苗种类	正常宿主	未使用免疫抑制剂的风湿病患者	使用类固醇激素和强免疫抑制剂患者	脾切除或脾功能低下患者（如一些 SLE 患者）
类毒素疫苗				
破伤风	+ +	+ +	+ +	+ +
白喉	+ +	+ +	+ +	+ +
免疫球蛋白（接触后）				
麻疹 IgG	+ -	+ -	+ +	+ -
VZIG	+ -	+ -	+ +	+ -

VZIG：水痘免疫球蛋白；SLE：系统性红斑狼疮；"－"：一般来说是禁忌的；"＋－"：在某些情况下可以使用；"＋"：一般来说是可以使用的；"＋＋"：推荐使用的。

风湿病患者如何使用细菌性疫苗？

（1）肺炎疫苗：系统性红斑狼疮（SLE）、肾病、服用类固醇激素的患者和其他一些免疫功能低下的患者是发生肺炎链球菌感染的高危人群。有资料显示，有 15% ~ 25% 的 SLE 和类风湿关节炎（RA）患者死于肺炎。对正在使用类固醇激素或免疫抑制剂治疗的 SLE 患者注射肺炎疫苗可以起到一定的预防作用。SLE 患者在注射疫苗后 1 ~ 12 个月抗体的滴度明显低于正常人，但仍有一定的保护作用，可以持续 3 年。一般来说注射 23 价肺炎多糖疫苗 1 次即可，但对于首次注射疫苗时正在使用大剂量免疫抑制剂的患者应在 2 ~ 3 年后再加强注射 1 次。

一些个例报道发现注射肺炎疫苗可以诱发 SLE，但大多数研究并没有发现注射疫苗对 SLE 疾病的活动性有影响。一项在 73 例 SLE 患者中进行的研究发现，有 6 例患者在注射肺炎疫苗后疾病活动性稍有增加，但另外 6 例患者的病情有所好转。因此对风湿病患者目前主张使用肺炎疫苗。

（2）Hib 疫苗：风湿病患者处于免疫抑制状态，感染 Hib 可以引起脑膜炎和败血症。因此在 SLE 和其他系统性风湿病使用类固醇激素、免疫功能低下的患者应该注射 Hib 疫苗，虽然注射后机体对疫苗的反应较差，但仍然可以起到一定的保护作用。

（3）脑膜炎球菌疫苗：补体缺陷和脾功能缺如的患者对脑膜炎球菌非常易感，因此应该对这些患者注射脑膜炎球菌疫苗，而且在 3 ~ 5 年后应该进行再次注射。

风湿病患者如何使用病毒性疫苗?

(1) 甲肝疫苗:目前还没有风湿病患者使用甲肝疫苗方面的资料。但有一项报道显示,有2例患者在注射甲肝灭活疫苗后出现了风湿病和强直性脊柱炎。

(2) 乙肝疫苗:风湿病患者感染乙肝病毒后极易转变成慢性携带者。接种 HepB 比较安全,虽然对疫苗的免疫应答较正常人差,但仍有一定的保护作用,推荐使用较大剂量 (如每剂40μg)。

曾有文献报道,接种 HepB 后发生血管炎、关节炎、多形性红斑,或者出现风湿病和风湿病复发,以及 RA、SLE、强直性脊柱炎。但到目前为止,HepB 与风湿病间的关系仍无定论,可能只是时间上的巧合。

(3) 流感疫苗:风湿病患者感染流感病毒后,可以因病毒感染本身或继发细菌感染而引起严重的疾病,甚至死亡,因此,对于使用类固醇激素和免疫抑制剂及其他免疫功能低下的患者,应该接种流感灭活疫苗。

多年来,对流感疫苗是否能引起风湿病和自身免疫性疾病一直有争论,Brown 和 Bertouch 报道一些患者在注射流感疫苗后出现 SLE、风湿性多肌痛 (PMR) 和 RA。一些小血管炎、多动脉炎、PMR、SLE、葡萄膜炎患者在注射流感疫苗后病情加重,其中 PMR 出现的最多。也有文献报道注射流感疫苗后出现反应性关节炎、多关节病变和累及皮肤、肺和肾的系统性血管炎。有个别报道 SLE 患者在注射流感疫苗后出现一过性肾脏病变。因此为谨慎起见,有人建议在 SLE 患者病情稳定时再注射疫苗较妥。虽然有上述散在病例报道,但对风湿病患者整个群体来说,这些疾病的发生率很低,而且即使发生,病情也较轻,因此,权衡利弊,在风湿病患者中还是推荐使用流感疫苗。

(4) 水痘疫苗:风湿病患者感染水痘病毒可引起严重病变,甚至死亡。由于水痘疫苗是由活的减毒株制成,因此免疫功能低下的患者一般禁用。但免疫功能低下患者的家人在注射水痘疫苗后可以使这些患者感染上水痘,而且一旦感染,病情就很严重,因此应尽量使免疫功能低下的患者远离接种水痘疫苗的家人。目前认为只有正在服用小剂量类固醇激素治疗哮喘和肾病综合征的儿童患者可以接种水痘疫苗。

(5) 脊髓灰质炎疫苗:免疫功能低下的患者在与服用 OPV 的家人接触后,可以感染脊髓灰质炎疫苗病毒,发生脊髓灰质炎疫苗接触病例。因此,免疫功能低下的患者及其家人在需要接种脊髓灰质炎疫苗时,应该使用 IPV。

自身免疫病患者能否接种疫苗?

在发达国家,约5%的人有自身免疫病。一般认为自身免疫病是遗传与环境因素之间复杂的相互作用的结果。有证据表明，感染既可促成也可阻止免疫紊乱。

Service 等在对有疫苗学和/或自身免疫性疾病（AID）和/或药物相关免疫缺陷（DRID）患者诊治专业知识的内科医生中开展了一项专家咨询（Delphi）调查。关于 AID 患者的问题包括：接种后不会出现 AID 复发的危险；不进行免疫抑制剂治疗的患者接种减毒活疫苗（LVV）的可能性；接种前确定保护性抗体滴度的相关性；预防接种后不需要专门的监测。针对DRID 患者的问题为：治疗结束后需间隔 3~6 个月才能接种 LVV；如接受系统性肾上腺皮质激素治疗时间 <2 周，无论剂量多少，或泼尼松每日用量 <10mg，无论是否长期用药，均不作为接种 LVV 的禁忌证。14 个建议中，11个获得的来自专家的一致性程度为"非常好"，其他 3 个为"好"。结论认为，对 AID 和/或 DRID 患者的免疫实践建议有助于日常医疗实践决策，还可提高此类患者中的免疫覆盖率。

对于接种疫苗是否也能激发自身免疫病，目前仍有不同看法。尽管已有数种机制用来解释预防接种可能引起自身免疫病，但是大规模的流行病学研究并不支持常规疫苗接种诱发自身免疫病的假说。一般认为接种灭活疫苗比减毒活疫苗诱导自身免疫病的可能性小，因而，可对自身免疫病患者接种。

多发性硬化症患者是否可以接种疫苗？

法国最早报告接种 HepB 与多发性硬化症之间存在可能性联系。目前至少已有 10 项研究，但没有任何一项研究发现接种 HepB 与脱髓鞘病变或多发性硬化症的发生有显著联系。

Confavreux 等对欧洲多发性硬化症数据库中 1993~1997 年有过复发的多发性硬化患者进行了病例交叉研究。结果显示，在接种 HepB 后的 2 个月内，复发的危险性并未增加。

Ascherio 等进行了一项巢式病例对照研究，对象为美国两大定群护士：一项研究开始于 1976 年，被随访者达 121700 人，另一项研究开始于 1989年，被随访者达 116671 人。对每 1 名多发性硬化症女性患者均选择 5 名健康女性和 1 名乳腺癌患者作为对照。结果表明，在接种 HepB 后 2 年的时间内，多发性硬化症的发病危险并无显著增加。

另外一项随机双盲研究也显示，过去十几年中接种流感疫苗的多发性硬化症患者中，既没有复发率的上升也无病情加重的证据。在对照组中，由于减少了病毒感染还导致了重症多发性硬化症病例数的减少。因此流感疫苗对多发性硬化症患者是安全的，应该推荐给多发性硬化症患者接种，以避免遭受疾病的侵害。

Stefano 等最近的研究也表明，接种乙肝、流感、破伤风、麻疹或风疹疫苗，与多发性硬化症或视神经炎等神经脱髓鞘疾病的危险度增加无关。

糖尿病患者是否可以接种疫苗？

目前Ⅰ型糖尿病（青少年糖尿病或胰岛素依赖性糖尿病，IDDM）的发病率在大多数国家都规律性上升，有人认为儿童时期接种疫苗是可能的激发因素。瑞典的一项病例－对照研究结果显示，针对结核病、天花、破伤风、百日咳或风疹的预防接种并不会增加患糖尿病的危险性。

有人认为，接种时间可能很重要，如 Hib 疫苗，如果在 > 2 月龄接种，则可能增加患Ⅰ型糖尿病的危险。芬兰的一项超过 10 万儿童接种 Hib 疫苗临床试验的 10 年随访研究中，并未证实这种理论。该研究对 3、4、6、14 ~ 18 月龄接受 4 剂疫苗的儿童，与仅在 2 岁时接受 1 剂疫苗的儿童相比，发生糖尿病的危险并未增加，而且糖尿病的危险度与未接种组也无差异。

Blaek 等进行的一项随访 10 年的定群研究结果显示，婴幼儿时期接种 Hib 疫苗并不增加其后发生糖尿病的危险。Destefano 等进行的大规模的病例对照研究，也不支持儿童时期接种疫苗与Ⅰ型糖尿病危险度增加存在联系。因此目前认为，儿童时期接种疫苗，对Ⅰ型糖尿病的发生无任何显著影响。

另外，慢性糖尿病患者常有免疫功能异常或心血管、肾脏和其他终末器官功能障碍，因此推荐接种肺炎疫苗，每年接种流感疫苗。接种肺炎疫苗安全、有效，并不影响胰岛素浓度或对葡萄糖的控制。注射胰岛素或口服抗糖尿病药物的患者对流感疫苗的应答正常，也不影响糖尿病的控制。

一般认为，若糖尿病患者病情已得到良好的控制，全身健康状况良好，每日糖尿为最低限度，尿量增多现象正常，且尿酮试验阴性，这些患者可以接种疫苗，产生的免疫应答与正常人一样。

类风湿关节炎（RA）和系统性红斑狼疮（SLE）患者是否可以接种疫苗？

细菌感染是 RA 和 SLE 发病的最主要病因。在 RA 或 SLE 患者中使用疫苗尚存在争论。1948 年，有人观察到 750 名护校学生中发生 3 例 SLE 患者，并认为这些病例可能是因多次接种疫苗所致。因此，人们担心对 SLE 患者接种疫苗可能会加剧病情。有人对 44 名接种 HepB 的 RA 患者进行的对照研究，第 1 剂疫苗接种前以及接种后的第 2 个月和第 7 个月，临床和实验室评估均未发现任何疾病恶化征象，结果表明 HepB 在 RA 患者的使用是安全的。以后国外进行了大量的研究，均未发现有确切证据表明 SLE 患者接种疫苗后会发生更多的反应或引起 SLE 病情加重。Elkayam 等认为，在 RA 或 SLE 患者中使用肺炎疫苗是安全的，但是 RA 和 SLE 患者由于免疫功能低下，需要多次接种才能产生较为理想的免疫应答。

什么是免疫异常？免疫异常包括哪些疾病？

免疫异常是指先天或后天因素导致免疫功能损害（包括免疫低下或异常），主要包括：①原发性免疫缺陷症（PID）或继发性免疫缺陷症（SID）；②HIV 感染；③实体器官或造血干细胞移植者；④接受静脉注射用免疫球蛋白（IVIG）治疗者；⑤接受免疫抑制剂者（包括烷化剂和抗代谢药物使用）以及长期使用大剂量皮质类固醇激素者；⑥原发性无脾或脾切除术后者；⑦肿瘤化疗、放疗或者移植者；⑧过敏体质的患儿等。

免疫异常者是否可以接种疫苗？

免疫异常者是传染病的易感者，感染病原微生物后病情严重，接种疫苗是抗感染的主要保护手段。在需要对这些个体进行接种疫苗前，除必须了解患者既往使用疫苗的情况外，还应仔细评估下列问题：

（1）对免疫抑制的程度和持续时间，进行免疫功能判断和评估。

（2）评价发生严重或危及生命的野生型病原微生物感染的风险、疫苗的效果和安全性，权衡利弊，决定是否接种疫苗。

免疫异常者的机体接种疫苗后可出现无效、低效和疫苗病 3 种情况。对于免疫缺陷者接种疫苗的原则如下。

①一般来说，免疫异常者接种灭活疫苗和类毒素疫苗并无危险，可按健康人所采用的程序进行接种，但可能需用较大剂量或进行多次加强接种，即使如此，免疫应答仍不如健康人。伴自身免疫性或过敏性疾患的免疫低下者，接种灭活疫苗可能引起过敏反应或有害的免疫复合物形成，导致病情恶化，故以避免预防接种为宜。

②减毒活疫苗（病毒或细菌）应该避免使用。减毒活疫苗（如 OPV）病毒复制可能增强，有传播和播散的可能性，通常不应使用，患者的家庭接触者也不能口服 OPV。但与严重免疫抑制患者密切接触的易感者可以接种 MMR，白血病患者症状缓解且 3 个月以上未进行化疗时，也可以接种 MMR 或疫苗成分。

（3）正在接受免疫球蛋白替代治疗的儿童不能对疫苗接种产生充分的应答。对所用的每种疫苗，必须评估免疫球蛋白和疫苗使用的间隔时间。

（4）有些疾病，如肾衰竭、糖尿病、酒精性肝硬化或无脾，可能增加感染某些疾病的危险性，因此建议这些患者接种某些灭活疫苗，特别是多糖疫苗。这些患者对这类抗原的免疫应答常不如免疫功能正常者，因此需要使用较大剂量或多次加强接种。即使如此，免疫应答仍可能不理想。如患者接触传染病患者后，必须考虑其易感性，如果可行，必须进行被动免疫。

原发性免疫缺陷者是否可以接种疫苗？

接种疫苗是原发性免疫缺陷症患儿抗感染的重要保护手段，但 B 细胞和 T 细胞缺陷可影响疫苗效果，增加疫苗接种后发生不良反应的危险性。

（1）原发性免疫缺陷症者，特别是严重的联合免疫缺陷症者接种 BCG，常可引起 BCG 全身播散或引发局部并发症。为了防止这种致死性 BCG 并发症，提示有免疫缺陷家族史的儿童（兄弟姐妹发生不明原因的早死或出现疫苗损害的异常发生），必须推迟 BCG 接种，直至他们的免疫功能得到确认。

（2）OPV 不可用于原发性免疫缺陷症患儿，因为这些患儿服用后，除可长期持续排毒外，还有发生 VAPP 的危险。严重免疫抑制患者的家庭接触者也不可接种 OPV，因为存在经粪便播散疫苗病毒的危险性，并可持续 4 周。

（3）MMR 禁用于 T 细胞免疫缺陷症患儿，但对这些患者的家庭接触者可以接种，因为疫苗病毒不会经受种者播散。可考虑将 MMR 用于轻度抗体免疫缺陷的患儿。

（4）水痘疫苗可用于抗体免疫缺陷患儿，但对细胞免疫缺陷患儿禁忌接种。对家庭易感的接触者进行接种可以降低与免疫缺陷者接触的危险。如果发生接种后皮疹，受种者必须不与免疫抑制患者接触。

（5）在流感病死率较高的地区，每年应对原发性免疫缺陷患者接种流感疫苗，并给患者家庭的接触者接种，从而降低传染的危险性。

（6）补体免疫缺陷患儿可常规接种所有疫苗，如流脑疫苗、Hib 和肺炎疫苗；吞噬作用缺陷患儿不可接种 BCG，但可常规接种儿童期的其他疫苗。

先天性免疫缺陷患儿接种后产生的保护性应答可能不充分，获得的抗体滴度可能不足，滴度下降比通常快；使用较大剂量，获得的应答可能也不是最理想的。如果这些患者接触传染病患者，必须考虑其易感性，如果可行应该进行被动免疫。

如何判断儿童是原发性免疫缺陷？

判断儿童是否有原发性免疫缺陷，最好的办法是检查免疫功能。但当出现以下预警症状时，应考虑有原发性免疫缺陷的可能（表 4 - 7）。

表 4 – 7 原发性免疫缺陷病预警症状

病史	症状
一年中有 8 次或 8 次以上的中耳炎	生长发育停滞
一年中有 2 次或 2 次以上的严重鼻窦炎	缺乏淋巴结或扁桃体
一年中有 2 次或 2 次以上的肺炎	皮肤病变：毛细血管扩张，出血点
发生过 2 次或 2 次以上的非常见部位或深部的感染	皮肤真菌，红斑性狼疮样皮疹
反复发生的深部皮肤或脏器感染	共济失调（A—T）
需要应用静脉注射抗生素才能清除的感染	1 岁以后出现的鹅口疮
非常见或条件性致病菌感染	口腔溃疡
家族中有原发性免疫缺陷病史	

免疫缺陷者的家庭接触者如何使用减毒活疫苗？

与原发性免疫缺陷（PID）患儿同住者应注意防止各种交叉感染，并提倡接种疫苗预防相应疾病。

免疫功能正常者可以安全地按照国家规定的程序进行接种。建议 6 月龄以上的婴儿每年接受流感灭活疫苗；不建议应用 OPV 预防脊髓灰质炎。如果同住者为 PID 患儿，应避免接触 4 周内接种轮状病毒疫苗婴儿的尿布，并避免与接种了水痘疫苗后出现皮肤损害者的接触，直到其皮肤损害痊愈。

为了减少免疫功能受损（包括 HIV 感染）病例的病毒暴露概率，病例的家庭成员和其他密切接触者如果没有免疫功能异常、接种禁忌都应接种 2 剂 MMR 疫苗。没有证据显示，疫苗受种者可以将麻疹疫苗病毒传给周围的人，提示免疫功能异常者发生疫苗病毒暴露的概率较低。

美国 ACIP 建议如下（表 4 – 8）。

表 4 – 8 ACIP 关于免疫缺陷者的家庭接触者使用减毒活疫苗的建议

疫苗	建议
流感减毒疫苗（LAIV）	如家庭接触者有严重免疫抑制，则为禁忌证
麻腮风疫苗（MMR）	可使用
麻腮风水痘联合疫苗（MMRV）	可使用（如疫苗受种者发生皮肤损害，应避免直接接触，直到皮损消退）

疫 苗	建 议
轮状病毒疫苗（RV）	可使用（疫苗受种者周围有良好的手卫生条件）
天花疫苗	禁忌证
伤寒 Ty21a 疫苗	可使用（疫苗受种者周围有良好的手卫生条件）
水痘疫苗	可使用（如疫苗受种者发生皮肤损害，应避免直接接触，直到皮损消退）
黄热病疫苗	可使用
带状疱疹疫苗	可使用（如疫苗受种者发生皮肤损害，应避免直接接触，直到皮损消退）

准备进行免疫抑制治疗的患者，应何时进行疫苗接种？

在使用免疫抑制治疗前，可以接种所有的灭活疫苗，但应在治疗前至少2 周接种；水痘减毒活疫苗至少 4 周前接种。治疗前禁忌接种 MMR、MMRV、OPV、LAIV。免疫抑制剂停止使用后至少 3 个月，激素停用后至少1 个月才可以接种减毒活疫苗。

霍奇金病患儿可以接种哪些疫苗？

霍奇金病患者可能因疾病造成功能性无脾，或作为治疗的一部分而接受脾切除术，因此这些患者对肺炎链球菌易感，必须使用肺炎疫苗。如果在脾切除术或化疗前 10～14 天使用疫苗，机体应答较好；在化疗期间或化疗后马上接种疫苗效果较差，因此应在脾切除术后或化疗前 10～14 天或停止化疗后 3 个月接种疫苗。化疗期间接种疫苗的患者必须在化疗结束后 3 个月再接种 3 剂肺炎结合疫苗。这些患者发生侵袭性 Hib 病的危险性也增加，因此必须使用 Hib 结合疫苗。

酒精性肝硬化的患者是否可以接种疫苗？

酒精中毒和酒精性肝病患者感染疾病的危险增高，特别是肺炎。这类患者在宿主防御方面有很多缺陷，不少患者有白细胞减少、补体活性降低、趋化性缺损和细胞介导免疫损害。肝硬化患者中，门腔静脉分流可削弱细菌的清除，增加感染的严重性。酒精中毒或酒精性肝病患者应接种肺炎疫苗，每年接种流感疫苗。

对解剖学（脾切除）或功能性无脾的儿童是否可以接种疫苗？

解剖学或功能性无脾者，发生暴发性菌血症的危险性增加，且病死率高。肺炎链球菌和 Hib 是最常见的病原体，其次是脑膜炎球菌，此外还有溶血性链球菌和大肠埃希菌。建议对所有 2 岁以上的无脾者接种肺炎多糖疫苗和 4 价脑膜炎球菌多糖疫苗，要从婴儿期开始，按照对健康儿童推荐的剂量和程序接种，有时还需要再接种。2 岁以上无脾的儿童还应接种 Hib 疫苗。准备做脾切除者，尽量在手术前至少 2 周接种肺炎疫苗、脑膜炎球菌疫苗和 Hib 疫苗。

接受皮质类固醇治疗的儿童是否可以接种减毒活疫苗？

皮质类固醇治疗具有很强的抗炎症作用和中度免疫抑制特性。免疫抑制程度取决于类固醇剂量、治疗期和治疗前患者的免疫状态。美国儿科学会对皮质类固醇治疗的无免疫抑制疾病的儿童制定了活病毒疫苗使用指南。

（1）皮肤、气溶胶或关节内局部使用皮质类固醇不是活病毒疫苗的使用禁忌，除非有临床或实验室证据证明存在免疫缺陷，如存在免疫缺陷，接种疫苗必须推迟至治疗停止后 1 个月。

（2）使用生理剂量或每天 2mg/kg 以下的泼尼松不是活病毒疫苗的使用禁忌。

（3）每天或隔天使用 2mg/kg 泼尼松，使用时间少于 14 天的儿童，可立即接种活病毒疫苗，也可以在治疗停止后 2 周接种。

（4）每天使用 2mg/kg 泼尼松，连续 14 天以上，要求在停止皮质类固醇治疗 1 个月后再接种活病毒疫苗。

另外有研究提示，尽管短程中等剂量类固醇治疗不是使用 OPV 的禁忌证，但是需要类固醇治疗的哮喘患儿的病情可能较为严重，是接种任何疫苗的禁忌证及推迟免疫接种的原因。由于长期使用大剂量泼尼松的儿童处于罹患严重水痘的危险状态，提示有细胞免疫缺陷，因此，诸如 OPV 和 MMR 等活病毒疫苗可能有害，不应对这类患者接种。

癌症患儿接种疫苗的原则是什么？

对癌症患儿应根据疾病、治疗和所要预防疾病的危险性进行严格评估来明确免疫抑制情况，以确定需要接种何种疫苗。一般情况下，不能接种减毒活疫苗；当疾病基本缓解，而且停止免疫抑制治疗 3 个月以上时，可以考虑使用减毒活疫苗；灭活（亚单位、重组、多糖和类毒素）疫苗可以使用，但疫苗效力大为降低。

HIV 母亲所生婴儿接种疫苗的原则是什么？

HIV 感染母亲所生婴儿多数未感染 HIV，大多在分娩时或嗣后不久从母体获得被动保护。婴儿早期的免疫功能正常，但在缺乏 HIV 感染特效治疗的情况下，可发展为进行性免疫缺陷，从而影响免疫系统的各个方面。发展到临床上明显免疫抑制的速率取决于母亲、婴儿和病毒因素。因此，HIV 感染儿童接种疫苗的安全性和效果也随免疫接种年龄和其免疫状况而变化。

WHO 指出，HIV 感染儿童接种疫苗后的不良反应很少，基于疫苗可预防疾病在 HIV 感染婴儿中的潜在严重性、疫苗安全性和免疫原性及 HIV 引起免疫抑制的程度。对已知或疑似无症状的 HIV 感染儿接种疫苗的原则如下。

（1）HIV 阳性母亲所生儿童在接种前不必进行 HIV 筛查。

（2）HIV 阳性母亲所生儿童在未确定 HIV 感染前，一般按照国家免疫规划程序进行疫苗接种。

（3）在明确免疫抑制诊断或出现 HIV 症状前，按照国家免疫规划程序进行疫苗接种。

（4）在明确免疫抑制诊断或出现 HIV 症状后，除部分减毒活疫苗外，应按照国家免疫规划程序进行疫苗接种。

HIV 感染儿童可以接种哪些疫苗？

WHO/联合国儿童基金会（UNICEF）对 HIV 感染儿童接种疫苗的具体要求如表 4 – 9。

表 4 – 9　**WHO/UNICEF 关于受 HIV 感染儿童一般疫苗的预防接种建议**

疫　　苗	无症状的 HIV 感染	呈现症状的 HIV 感染
BCG	接种	不接种
DPT	接种	接种
OPV	接种	接种
MV	接种	接种
HepB	接种	接种
YFV	接种	不接种
TV	接种	接种

器官移植受者是否可以接种疫苗？

器官移植受者罹患传染病的危险性增高，由于使用免疫抑制治疗，患病后通常病情严重和有并发症，有些可触发移植物排斥反应。因此，接种疫苗是最有效的干预措施。

器官移植受者接种疫苗必须考虑受者的原发疾病、免疫抑制治疗、供者的免疫力、移植距接种的时间间隔、移植物抗宿主反应。如有可能，器官移植受者应在移植前接种疫苗。然而，在这些患者中，由于基础情况（如尿毒症、血液透析或慢性病）引起的免疫功能改变，可减弱疫苗的免疫原性。移植后头 6 个月内不可施行免疫接种，因为此时移植物功能障碍的危险性增加，大剂量免疫抑制治疗可抑制免疫应答，器官移植受者通常禁用减毒活疫苗。

器官移植受者可以接种哪些疫苗？

器官移植受者在移植前应接种以下疫苗。

（1）破伤风和白喉疫苗：器官移植受者对破伤风和白喉疫苗免疫接种都能很好耐受，并可保持足够的抗毒素滴度多年；同时也未增加不良反应和免疫接种后移植物排斥反应，因此应对移植物功能稳定的患者进行免疫接种。移植后 12 个月开始接种，间隔 1 个月接种 3 剂 DT 的程序实际上能使所有患者恢复免疫力，并至少每 10 年接受 1 次 DT 加强免疫。如供者在移植前接种 DT，受者在移植后马上接种，似有利于对这些抗原的应答。然而，如果受者在移植后第 1 年发生损伤，可能感染破伤风杆菌时，患者必须接种抗破伤风超免疫球蛋白（TIG），不管最后 3 个月中是否接种过疫苗。

（2）脊髓灰质炎疫苗：移植患者不应接种 OPV，因有发生疫苗相关脊髓灰质炎的危险。器官移植患者可以使用 IPV，并每 10 年给予 1 次加强免疫。

（3）流感疫苗：器官移植受者感染流感病毒后可导致很高的肺和肺外并发症和延长流感病毒排出时间。建议对所有器官移植患者及其家庭接触者和卫生保健人员接触者每年在流感流行季节开始前接种流感灭活疫苗。然而，从心脏移植受者采取的活检标本和器官移植患儿的病例报告表明，偶可发生轻度可逆性移植物反应，但未证实有明确的因果关系。

器官移植受者接种流感灭活疫苗的效果取决于移植与接种疫苗的间隔时间：移植后 6 个月接种一般不产生抗体应答；间隔 6 ~ 12 个月接种，25%的患者产生应答；移植后 2 年接种，60%以上的患者产生应答。需要间隔 1 个月接种 2 剂疫苗才能产生良好的应答。

（4）乙型肝炎疫苗：器官移植受者感染乙肝病毒后病情严重，并可能变为慢性。如果受者在移植前成功地接种疫苗，则可减少感染危险性。如移植后接种，疫苗剂量要加倍，常需使用 3 ~ 4 剂加倍剂量疫苗，在最后 1 剂免疫后 1 个月，应测定抗 – HBs 滴度。对低应答者（抗 – HBs 浓度 <10IU/L），建议增加 1 ~ 3 针加倍剂量的疫苗。对有应答者，应每 12 个月测定一次抗体滴度，抗体滴度降至 10IU/L 以下时应加强接种。

（5）甲肝灭活疫苗：甲肝灭活疫苗对器官移植受者是安全的。建议对所有等待器官移植的患者接种疫苗；如未接种应在移植后接种。移植后在2年内测定抗体滴度，以确定再接种日期。如果患者未产生保护性抗体，接触甲肝患者后，应用甲肝免疫球蛋白作被动免疫。

（6）肺炎疫苗：器官移植受者罹患肺炎链球菌病（主要为肺炎）的危险性增高。23价肺炎多糖疫苗对大多数器官移植受者均可产生免疫应答，并且是安全的。如果在移植后6~12个月接种疫苗，而且患者未发生移植物抗宿主反应，保护性应答较好。应答不会因供者移植前接种过疫苗而发生变化。

（7）水痘疫苗：儿童器官移植后水痘感染常见。水痘疫苗含有减毒活病毒株，不可用于细胞免疫受损患者包括正在施行免疫抑制治疗的器官移植患者，但仅体液免疫受损患者仍可应用。水痘疫苗已应用于肾脏移植患儿，产生了令人鼓舞的结果，但尚未在骨髓移植受者中进行试验。特异性水痘带状疱疹免疫球蛋白（VZIG）适用于接触该疾病的易感者。

（8）麻疹疫苗：器官移植患者应预防麻疹，因为在免疫损害患者中麻疹可引起并发症，甚至死亡。经观察对轻度或中度免疫缺陷的器官移植患者接种MMR疫苗是安全的、有高度免疫原性，但禁用于严重免疫损害者。未经麻疹疫苗免疫的器官移植患者接触麻疹后可用免疫球蛋白预防。可能时应在移植前至少1个月接种麻疹疫苗和水痘疫苗，移植后24个月应该考虑接种MMR，随时要考虑患者居住地的疾病流行病学情况，接触疾病的患者必须接受免疫球蛋白被动免疫预防。

（9）Hib疫苗：移植前不久接种Hib疫苗可导致免疫抑制和Hib定居。因此应在移植前至少6周进行接种。对与确诊的侵袭性疾病病例密切接触的未免疫的移植患者，可能需用利福平化学预防。但供者移植前接种过疫苗能使移植后3个月接种疫苗的受者产生良好的抗体应答。移植后12个月接种1剂Hib疫苗、24个月加强1剂，能提供良好的保护作用，但对儿童则应采用移植后3、6、12和24个月接种4剂的方案。

BCG不可用于骨髓或实体器官移植患者。

预防接种反应的处理

什么是预防接种安全性?

疫苗安全性从法学上讲是指:"对疫苗产品特性与接受疫苗者的全身状况考虑后,谨慎地使用产品,接受者相对地不会出现伤害性后果",即可认为疫苗是安全的,才能获准生产文号。从公共卫生角度看,疫苗的安全性是对疫苗自身利弊、可预防疾病的危害及控制疾病的其他策略综合评估,最大限度减少接种疫苗发生不良反应的风险和保证疫苗效果。即从疫苗规范生产到正确使用的一系列过程,通常包括注射安全与疫苗安全。

什么是疑似预防接种异常反应?

当儿童在接种疫苗后发生不适,家长总认为是接种疫苗引起的,其实,受种者接种疫苗后发生的不适或造成机体损害并不一定都是由接种疫苗引起的,有的确实与接种疫苗有关;有的则与接种疫苗无关,只是在时间上有关联;在机体损害的原因未明确前,这种情况称为疑似预防接种异常反应。

疑似预防接种异常反应(AEFI)是指合格的疫苗在实施规范接种过程中或者实施规范接种后造成受种者机体组织器官、功能损害,相关各方均无过错的药品不良反应。

AEFI 有什么特点?

(1)病例的发生与预防接种存在合理的时间关联,即必须是在接种疫苗过程中或接种疫苗后发生的。

(2)受种者机体出现一定的组织器官或功能方面的损害。

(3)病例在就诊时就诊医生怀疑病例的发生与接种疫苗有关。

影响发生 AEFI 的因素有哪些?

影响发生 AEFI 的因素有疫苗本质、疫苗使用和受种者个体 3 个方面的因素。疫苗本质因素主要有疫苗的毒株、纯度、生产工艺、附加物(防腐剂、稳定剂、佐剂)、外源因子、疫苗出厂前检定等;疫苗使用因素主要有受种对象选择不当、禁忌证掌握不严、接种部位/途径错误、接种剂量/接种次数过多、误用与剂型不符的疫苗或稀释液、疫苗运输或储存不当、使用疫苗时未检查或未摇匀、不安全注射等；受种者个体因素主要有健康状况、过敏体质、免疫功能异常、精神或心理因素、药物影响等。三种因素相互作用，导致各种 AEFI 的发生。

AEFI 包括哪些类型？什么是严重 AEFI？

引起 AEFI 的原因十分复杂，经过调查分析，按其发生原因分为以下 5 种类型：预防接种不良反应（一般反应和异常反应）、偶合症、事故、心因性反应、原因不明。

严重 AEFI 是指有下列情形之一者：导致死亡；危及生命；导致永久或显著的伤残或器官功能损伤。

什么是群体性疑似预防接种异常反应？

短时间内，在同一接种单位的受种者中，发生 2 例及以上相同或类似临床症状的严重 AEFI；或短时间内，在同一接种单位的同种疫苗受种者中，发生相同或类似临床症状的非严重 AEFI 明显增多。

什么是预防接种不良反应？

预防接种是通过接种疫苗使受种者获得抗感染的免疫力。但是，任何疫苗作为抗原，对人体来说，都是一种大分子的异物或异体物质，个别受种者接种疫苗后在发生正常免疫反应的同时，发生的与预防接种目的无关或意外的有害反应，称为不良反应。按发生的相对严重程度、发生频率，将预防接种不良反应分为一般反应和异常反应。

什么是预防接种的一般反应？它有什么特点？

在接种疫苗过程中或接种疫苗后发生的，由疫苗本身所固有的特性引起的，对机体只会造成一过性生理功能障碍的反应，称为一般反应，它包括局部反应和全身反应两种。其临床表现和强度随疫苗而异。一般反应的特点如下。

（1）反应程度局限在一定限度内，除个别人因机体差异反应略重外，多属轻微，一般不会影响正常的工作、学习或生活。

（2）反应过程是一过性的，大多在 2~3 天即可恢复。

（3）反应不会引起不可恢复的组织器官损害或功能上的障碍（但卡介苗局部瘢痕除外）。

（4）无后遗症。

一般反应，以前有人称为正常反应。认为没有反应，就没有效果；反应愈大，效果愈好，这种说法是不正确的。接种疫苗后，有些反应可能是建立免疫应答必须发生的条件，或者是免疫应答本身的过程，这类反应可能是不可避免的。但过重的反应毕竟会给受种者带来不必要的痛苦，并且可能带来危险。随着科学技术的发展，疫苗质量的不断改进，一般反应是可以避免和减少的。

一般反应的发生率是多少？

不同品种疫苗的一般反应发生率是不同的。WHO 对部分疫苗的一般反应研究显示，卡介苗引起的局部疼痛、肿胀、红晕、丘疹、溃疡、愈后疤痕等总发生率为90%～95%；乙肝疫苗引起的局部疼痛、肿胀、红晕等约为15%（成人）或5%（儿童）、>38℃的发热为1%～6%；脊髓灰质炎减毒活疫苗引起的>38℃的发热，以及烦躁、不适和全身症状（包括腹泻、头痛或肌痛）等均在1%以下；麻腮风疫苗引起的局部疼痛、肿胀、红晕约为10%，>38℃的发热为5%～15%，烦躁、不适和全身症状（包括轻度皮疹或结膜炎、关节痛）为5%；破伤风类毒素、白破疫苗引起的局部疼痛、肿胀、红晕，以及>38℃的发热约为10%；全细胞百白破疫苗引起>38℃的发热为50%，烦躁、不适和全身症状（包括面色差、厌食等）为55%。我国AEFI 信息系统的数据显示，2013 年我国共监测接种37 种疫苗，预防接种一般反应估算报告发生率为23.6%万剂，以发热、红肿、硬结为主。

接种疫苗后发生局部一般反应的原因是什么？

（1）接种疫苗，如注射、划痕本身可造成简单而轻微的组织损伤。

（2）在损伤组织中，由于特异性或非特异性抗原成分的刺激而引起炎症反应。注射剂型的疫苗、类毒素、血清等引起的局部反应均属简单的浆液性炎症，是合并为血管反应、血液变化和细胞浸润的一种综合现象。

（3）灭活疫苗或多或少保留有某种程度的毒性成分，如百白破疫苗，其中百日咳疫苗的某些成分，注射后局部红肿反应较严重。

（4）接种减毒活疫苗，活的细菌或病毒在接种部位增殖引起局部炎症，如接种卡介苗后局部出现红、肿、脓疱或溃疡等反应，即是这种感染所造成的结果。

（5）疫苗的附加物（如防腐剂、培养基、吸附剂等）及其酸碱度对抗体的刺激而造成不同程度的红肿反应，如吸附疫苗能引起注射部位的硬结。

接种疫苗后的局部一般反应有哪些临床表现?

接种疫苗后的局部一般反应和全身一般反应绝非孤立发生,全身反应总是伴随着局部反应发生,而局部反应实际上是全身反应的一种局部表现。因而一切反应都有相互联系的全身和局部的变化,不过往往从表面上不易觉察。局部一般反应的临床表现有以下几点。

(1) 部分受种者在接种疫苗后数小时至 24 小时内在接种部位发生局部红肿浸润,并有轻度肿胀和疼痛。一般红晕平均直径在 0.5~2.5cm 称弱反应,在 2.6~5.0cm 称中反应,>5.0cm 称强反应。

(2) 个别受种者除局部有红晕浸润外,还可能有局部淋巴结肿大或淋巴管炎,虽然红晕平均直径不超过 5.0cm,但伴有淋巴结炎或淋巴管炎也属强反应。此种反应一般在 24~48 小时消退,很少有持续 3~4 天者。如有些疫苗含有微量残余甲醛,则红晕面积偏大,出现较早,但大多数在 24 小时左右消退。

(3) 接种某些减毒活疫苗可表现为特殊形式的局部反应,如皮内接种卡介苗后 2 周左右在局部出现红肿,约 4~5 周出现直径 <0.5cm 的浅表溃疡及同侧腋下淋巴结肿大,直径 <1.0cm,一般在 2 个月左右结痂。少数儿童接种麻疹疫苗后 5~7 天可出现散在皮疹。

(4) 使用含有吸附剂的疫苗,在急性炎症过后,渗出物中的纤维蛋白成分逐渐增加而进入修复期,由于吸附剂难于吸收,炎症持续的时间较长,可在 2~4 周内出现局部硬结反应。

如何处理局部一般反应?

(1) 一般不需任何处理,经过适当休息,即可恢复正常。

(2) 较重的局部炎症可用干净的毛巾热敷,每天数次,每次 10~15 分钟可助消肿,减少疼痛。但是卡介苗的局部反应不能热敷。对特殊敏感的人可考虑给予小量镇痛退热药,一般每天 2~3 次,连续 1~2 日即可。

为什么有些受种者接种疫苗后会在注射局部出现红肿炎症?

红肿是炎症的一种表现形式,也是接种疫苗后普遍存在的现象,它是机体对各种具有损伤刺激物的应答性反应。表现为局部组织变质、渗出和增生。由于接种疫苗时,多采用注射方法,注射时就能刺激人体造成轻微的创伤而引起炎症;同时,疫苗本身是一种异物,也可刺激机体造成局部损伤。此外,疫苗的酸碱度、渗透压,以及所含的防腐剂,也可引起不同程度的炎症反应。接种活疫苗实质上是引发一次轻度的人工感染,除能引起与该微生物毒力相似的轻度感染过程外，也可伴有炎症反应。

从免疫学角度看，炎症反应是由于抗原与抗体或致敏淋巴细胞相互作用，导致细胞释放各种炎症介质，激活血液或组织液中的炎症介质所致。接种疫苗引起的炎症固然可能会对受种者造成损害，但它也有利于血液中的补体、抗体等渗出，加强防御作用。

接种不同的疫苗可有不同的炎症表现，如急性炎症、亚急性炎症和慢性炎症等。多数疫苗引起的局部反应都属于简单的浆液性炎症，减毒不当或灭活不全的疫苗可引起出血性炎症，操作不当或消毒不严可引起化脓性炎症，注射含有吸附剂的疫苗可发生硬结或无菌性化脓，接种卡介苗的脓疱则纯属生物学特异性炎症。

注射部位出现硬结是什么原因？

硬结是接种含吸附剂的疫苗在急性炎症发展后期的一种特殊表现形式。渗出物中的纤维蛋白逐渐增加而进入修复期，因吸附剂不易吸收，在局部形成硬结。其病理学特点是，渗出细胞成分中的淋巴细胞及巨噬细胞占优势，并向异物集中吞噬清除小块异物，对难以清除的大块异物则在其周围出现"异物巨噬细胞"。如果异物存在较久，其周围则形成肉芽组织，并逐渐瘢痕化而成为1个坚硬的结缔组织性包囊（硬结），可持续存在2~3个月或更长时间不能消退。国外有报道因对铝佐剂过敏而发生局部瘙痒性肿胀、硬结、疼痛，数年不退，经铝贴斑试验阳性证实为对铝佐剂产生的IV型过敏反应。

发生硬结后如何处理？

（1）早期局部红肿应冷敷，可减少组织充血，消炎去痛，阻止硬结发生。

（2）硬结形成后应热敷、促进血液循环、消炎消肿，促使硬结消退。可用0.5%硫酸镁50ml加热水10ml，上按热水袋保温，每天3~4次，每次15~20分钟进行热敷，可扩张血管，促进硬结软化消散。也可将云南白药用食醋溶解，上覆纱布，用食醋保湿，每天涂抹2~5次。云南白药与食醋糊状物使红肿、硬结面形成一层保护膜，云南白药具有活血、消肿和扩张毛细血管的作用，外敷可达到止痛、活血、祛瘀、疏通经络的功效。食醋因其解离的氢离子能与病毒、细菌蛋白质中的氨基酸形成蛋白质盐类化合物，使蛋白质变性，从而改变细菌生长环境的酸碱度，影响细菌代谢而抑制其生长。

（3）卡介苗的局部反应不能热敷。

（4）对特殊敏感的人可考虑给予小量镇痛退热药，一般每天2~3次，连续 1~2 天即可。

（5）对铝佐剂过敏产生的瘙痒性硬结应用糖皮质类固醇治疗有效，可以减轻症状。

接种疫苗后如何预防硬结的发生？

注射疫苗后，嘱家长回家后隔半小时取 35~37℃ 水，用毛巾热敷，每天 3~4 次，每次 10~15 分钟，连续 1~2 天，观察针眼处有无红肿现象。进行湿热敷，可使局部皮温增高，通过热传导使毛细血管扩张，血流加速，加快疫苗吸收。有人曾用此方法对接种百白破疫苗后观察，共观察 4897 针次，其中 1 岁内幼儿 1308 针次，无 1 例出现局部硬结和感染情况。

接种疫苗后发生全身一般反应的原因是什么？

（1）异性蛋白的刺激引起，如菌体蛋白、血清蛋白等异性蛋白，接种后可引起机体发热。

（2）接种减毒活疫苗，实际上是一次轻度的人工感染，可以发生与该微生物固有的生物学特性有关的临床症状。由于疫苗毒株在体内增殖要经过一定的潜伏期才出现体温上升，因而发热一般出现较迟，如麻疹疫苗接种后 6~12 日才出现发热，有时还可出现上呼吸道卡他症状和皮疹，但程度较轻。

（3）热原质引起的发热反应。许多革兰阴性细菌如伤寒杆菌、脑膜炎球菌等制备的疫苗，因含残存的内毒素成分，注入人体可引起发热反应。

（4）疫苗本身某种程度的毒性引起的毒性反应。用以制备疫苗的细菌和病毒，或多或少保留其固有的生物学特性。如内毒素引起通常所见的头晕、怕冷、乏力和周身不适等，还有是某些疫苗所具有的特异毒性反应，如流感的发热、畏寒和上呼吸道卡他症状等。

（5）疫苗中的某些化学药品刺激中枢神经系统，反射地引起胃肠道症状；发热也可能会引起胃肠道功能紊乱。

接种疫苗的全身一般反应有哪些临床表现？

（1）部分受种者于接种灭活疫苗后 5~6 小时或 24 小时左右体温升高，一般持续 1~2 天，很少有 3 天以上者。体温在 37.1~37.5℃ 称弱反应，37.6~38.5℃ 称中反应，38.6℃ 以上称强反应。个别人注射含内毒素的疫苗发热可能提前，往往在接种疫苗后 2~4 小时即有发热，6~12 小时达高峰，持续 1~2 天。注射减毒活疫苗后，出现发热反应的时间稍晚，个别受种者在接种麻疹疫苗或口服脊髓灰质炎疫苗后 5~7 天会出现短暂的发热，但消失很快。

（2）除体温上升外，部分受种者可能伴有头痛、眩晕、恶寒、乏力和周身不适等毒性反应，一般持续 1~2 天。

（3）个别受种者可发生恶心、呕吐、腹泻等胃肠道症状，一般以接种当天多见，很少有持续 2~3 天者。

为什么有些受种者接种疫苗后会出现发热?

发热是接种疫苗后最常见的反应，主要原因是由于致热原。致热原是一种高分子的磷脂、多糖和蛋白质复合物，以脂多糖为主，其中的类脂 A 具有毒性。热原主要存在革兰阴性杆菌的细胞壁中，当菌体自溶或以人工方法使细菌裂解后方能释放出来，故称为内毒素。它可直接作用于体温调节中枢，使体温调节功能紊乱而引起发热；也可作用于机体的网状内皮细胞、单核细胞，特别是中性粒细胞，使之释放内源性致热原，再改变体温调节中枢的功能状态，使产热和散热失去相对的平衡，即产热增加，散热减少，引起发热。除致热原外，疫苗作为一种异种蛋白及其接种后的炎症反应，也会引起发热。活疫苗接种相当于一次轻度的人工自然感染，少数人也会有发热反应。

发热的本质是机体的一种适应性防御反应。一定限度的发热，由于代谢增强，白细胞增加，单核－吞噬细胞系统的功能包括吞噬作用、抗体形成和肝脏的解毒功能都相应增强，从而有助于消除病原，对人体有利。但发热持续过久或过高，则引起各个系统的功能障碍，如因消化吸收不良，体内营养物质过度消耗，机体抵抗力降低以至衰竭，体温过高可发生惊厥和昏迷，甚至危及生命，对这些不利方面要引起重视。

接种疫苗后发生全身一般反应如何处理?

（1）加强观察，一般不需任何特殊处理，适当休息，多喝开水，注意保暖，防止继发其他疾病。

（2）全身反应严重的可作对症处理。高热、头痛可给解热镇痛药，如口服对乙酰氨基酚（扑热息痛），成人 0.5g，儿童 10~15mg/kg，每天 3 次。

（3）恶心、呕吐给予维生素 B_6；腹痛者服颠茄片；腹泻可服吸附与收敛药矽炭银或次碳酸铋，每天 2~3 次。阿托品对呕吐、腹泻、腹痛均有效，但需慎用。

（4）高热不退或伴有其他并发症者，则应密切观察病情，必要时送医院观察治疗。

什么是预防接种的异常反应?

合格的疫苗在实施规范接种过程中或者实施规范接种后造成受种者机体

组织器官、功能损害，相关各方均无过错的药品不良反应称为预防接种异常反应。预防接种异常反应通常是由疫苗本身所固有的特性引起的，其发生率极低，但反应相对较重，需要临床处置。绝大多数的异常反应经过临床治疗后不会留下永久性损害。

诊断为预防接种异常反应必须符合以下 4 个条件。

（1）必须使用合格的疫苗：所使用的疫苗应经过国家药品监督管理部门正式批准注册；通过国家药品检定机构批质量检验，获得"生物制品批签发合格证"；流通渠道符合《疫苗流通和预防接种管理条例》的规定；疫苗冷藏储运符合要求，做到全程冷链在有效期内使用。

（2）必须实施规范性操作：接种单位和工作人员经过卫生行政部门资质认证；按照国家卫生和计划生育委员会下发的《预防接种工作规范》规定实施接种，做到安全注射。

（3）造成受种者机体组织器官、功能等损害。

（4）相关的各方均无过错：疑似预防接种异常反应在明确诊断前，涉及疫苗生产企业，接种单位和受种者几个方面。真正属于预防接种异常反应的是一种无过错的反应，如涉及有关部门存在过错则不是预防接种异常反应。如疫苗生产企业因疫苗质量不合格给受种者造成的损害属于产品质量事故；如接种单位违反《预防接种工作规范》给受种者造成的损害属于医疗事故；如受种者有疫苗说明书规定的接种禁忌，在接种前受种者或者其监护人未如实提供受种者的健康状况和接种禁忌等情况，接种后受种者原有疾病急性复发或者病情加重不属于异常反应。

异常反应的发生率是多少？

不同疫苗的异常反应发生率不同，但均为罕见。根据我国 2012 年 AEFI监测系统报告的数据，每接种 10 万人次疫苗的各种异常反应发生率如表 5 – 1。

表 5 – 1　各疫苗接种的异常反应

反应类别	MMR	DaTP	HepB	HepA – L	MCV – AC	MPV – 4	PPV23	PCV7	Hib
过敏性皮疹	1.66	1.07	0.44	0.64	0.49	1.35	1.69	33.53	2.00
过敏性紫癜	0.06	0.01	0.005	0.01	0.03	0.29	0.06	0	0.02
血管性水肿	0.03	0.27	0.01	0.02	0.03	0.12	0.31	0	0.11
过敏性休克	0	0.003	0.005	0.12	0.01	0	0.25	0.17	0.01
无菌脓肿	0	0.07	0.03	0	0.01	0.004	0.03	0	0.01
热性惊厥	0.02	0.03	0.002	0.06	0.02	0	0.31	0	0.05
合计*	1.81	1.50	0.53	0.93	0.61	1.82	3.01	43.38	2.26

* 合计包括其他未列入的异常反应

有哪几种情形不属于预防接种异常反应?

根据国务院下发的《疫苗流通和预防接种管理条例》的规定,下列情形不属于预防接种异常反应:

(1) 因疫苗本身特性引起的接种后一般反应。

(2) 因疫苗质量不合格给受种者造成的损害。

(3) 因接种单位违反预防接种工作规范、免疫程序、疫苗使用指导原则、接种方案给受种者造成的损害。

(4) 受种者在接种时正处于某种疾病的潜伏期或者前驱期,接种后偶合发病。

(5) 受种者有疫苗说明书规定的接种禁忌,在接种前受种者或者其监护人未如实提供受种者的健康状况和接种禁忌等情况,接种后受种者原有疾病急性复发或者病情加重。

(6) 因心理因素发生的个体或者群体的心因性反应。

发生预防接种异常反应的原因有哪些?

引起预防接种异常反应的原因十分复杂,其中有些原因已明确,有些尚不清楚;有些可能是单一因素引起的,有些则是几种因素共同作用的结果。概括起来有以下两个方面。

(1) 疫苗及疫苗中的附加物:疫苗生产过程中,常添加一些必不可少的物质,如细胞生长因子(小牛血清、鸡胚细胞)、细胞(原代细胞、传代细胞)、培养基异种蛋白、抗生素和疫苗稳定剂(明胶等),在制造后期如去除不尽,可引起变态反应。

(2) 个体因素:在接种疫苗前,受种者或其监护人未如实提供受种者的病史,患有某种禁忌证的人接种疫苗后,常可引起反应。

疫苗中的明胶为什么会引起过敏反应?

明胶是疫苗中的稳定剂,是一种部分水解的胶原,通常来源于牛或猪,是添加于疫苗许多稳定剂中的一种。1993 年日本报告第一例接种 MMR 发生的过敏反应,以后陆续有使用病毒性减毒活疫苗后,出现全身性荨麻疹、血管性水肿、喉头水肿、喘鸣、过敏性休克等过敏反应的报告,引起学者的重视。经检测过敏反应者的血清,都含有 >0.05Ua/ml 的抗明胶 IgE 抗体(判断明胶抗体阳性的标准为 >0.05Ua/ml),证实牛源明胶是疫苗中的过敏原,它能引起速发型和非速发型过敏反应,改用能对抗明胶的IgE抗体的低结合活性的水解猪源明胶(Prionex)制备的疫苗,在人群使用中未见过敏反应发生。

乳胶是否可以引起过敏？

乳胶是来源于橡胶树的液体树汁，含有天然化学成分（如植物蛋白和缩氨酸），据认为这些成分可引起过敏。乳胶被加工成天然橡胶乳汁和干橡胶，干橡胶和天然橡胶乳汁可能含有和乳胶同一种化合物，但含量更少。天然橡胶乳汁被用于生产医用手套、导尿管和其他产品，干天然橡胶被用于生产注射器活塞、瓶塞（西林瓶疫苗）、输液器材。最常见的乳胶过敏类型是接触型（Ⅳ型变态反应）过敏，通常由长时间接触乳胶手套引起。糖尿病患者注射胰岛素引起乳胶过敏已有报道。接种疫苗后的过敏反应罕见，仅报告 1 例对乳胶严重过敏的患者接种乙肝疫苗（西林瓶包装）出现过敏反应。如果受种者对乳胶严重过敏，含有天然橡胶安瓿盛装的疫苗和含有天然橡胶成分的注射器不得用于接种。

疫苗中的硫柳汞对儿童是否有危害？

硫柳汞又名乙基汞硫代水杨酸钠，是一种含汞有机化合物。硫柳汞为广谱抑菌剂，对革兰阳性菌、革兰阴性菌及真菌均有较强的抑制能力，自 20 世纪 30 年代以来，它一直被用作疫苗的防腐剂，使用浓度一般在 0.02% ~ 0.05% 之间。通常认为在 0.1% 的浓度范围以内没有毒性，只有接触大剂量硫柳汞时，才会产生较强的毒性。例如，大剂量硫柳汞可引起神经和肾脏毒性。小剂量使用硫柳汞的危险性主要为过敏反应。

新生儿出生后，14 周龄内需要接种 HepB、Hib、DPT，这三种疫苗中均含有硫柳汞，其汞的摄入量将高达 187.5μg，超过了美国环境保护局、WHO 分别制定的 14 周龄内婴儿对甲基汞摄入量的安全限值（34μg 和 159μg）。1998 年威克菲尔德等发表的一篇论文，报告 12 名儿童接种 MMR 发生胃肠道紊乱症状，并认为 MMR 中的硫柳汞与孤独症之间有潜在关联。因此，美国儿科学会（AAP）和公共卫生署（PHS）于 1999 年 7 月发表了关于硫柳汞的联合声明，建议减少在疫苗制造工艺中或作为疫苗防腐剂而加入硫柳汞的用量。

有机汞主要包括甲基汞和乙基汞，甲基汞是一种神经毒素。发生在伊拉克和日本的中毒事件表明，孕妇接触大剂量的甲基汞会导致胎儿严重的神经损伤。但是，硫柳汞的代谢产物是乙基汞和硫代水杨酸盐，目前已有足够的证据表明，甲基汞和乙基汞在代谢/毒理学模式的关键步骤上完全不同。研究表明，甲基汞半衰期为 40 ~ 50 天，可在体内累积；硫柳汞是乙基汞，半衰期仅为 6 天，可主动进入肠道，不在体内累积，可快速转换成无机汞，而无机汞对脑的毒性明显小于乙基汞和甲基汞，且排泄较快。

WHO 全球疫苗安全咨询委员会，对使用硫柳汞作为疫苗防腐剂的相关研究进行了数十年的密切监测认为，尚无证据表明婴儿、儿童或成人接种含硫柳汞疫苗后会出现汞中毒，除轻度皮肤过敏反应外，未见一种免疫接种后的不良反应可归咎于硫柳汞，在无新的疫苗防腐剂使用前，可以继续使用硫柳汞作为疫苗中的防腐剂。

疫苗中的铝盐与不良反应有无关系？

在疫苗中加入铝盐能减慢抗原释放，吸引免疫活性细胞聚集，加强抗原与抗原呈递细胞的相互作用，从而提高免疫原性。目前发现疫苗中的铝佐剂与注射部位结节、肉芽肿和红斑相关。一般在幼儿（小于 18 月龄）中引起的红斑和硬结多见，在大龄儿童（10～18 岁）中则引起较多的局部疼痛。未发现铝与严重不良反应或长期不良反应有关。尚无铝盐引起过敏性休克的报道。

有人提出铝佐剂的使用可能引起巨噬细胞性肌筋膜炎综合征，其组织学发现为含铝巨噬细胞浸润肌组织，可伴有肌痛、关节痛和疲劳等临床症状。已有约 100 例病例报道，大部分来自法国。由于没有进行这种不良反应的对照研究，所以不能确定接种含铝佐剂疫苗与这种不良反应之间的因果关系。

常见的预防接种异常反应有哪些？

据对 20 世纪 80 年代以来，在 200 多种期刊上刊登过的有关预防接种异常反应案例统计，90% 以上的异常反应均为过敏反应，包括过敏性休克、过敏性皮疹、过敏性紫癜、血管性水肿、局部过敏反应等，此外还有无菌性脓肿、热性惊厥等，比较少见的有多发性神经炎、臂丛神经炎、脑病、脑炎和脑膜炎、脊髓灰质炎疫苗相关病例等，接种卡介苗后的异常反应有淋巴结炎、骨髓炎、全身播散性卡介苗感染等。

什么是无菌性脓肿？

接种含有磷酸铝或氢氧化铝等吸附剂的疫苗（如百白破疫苗等），如注射部位选择不正确，注射过浅，剂量过大，或使用疫苗前未充分摇匀，注入的疫苗可在局部滞留数月，导致局部组织发炎而逐渐坏死、液化，最后形成无菌性脓肿。

接种疫苗后引起的无菌性脓肿有什么临床表现？

（1）注射局部先有较大红晕，2～3 周后接种部位出现大小不等的硬结、肿胀、疼痛。

（2）炎症表现并不剧烈，可持续数周至数月。轻者可在原注射针眼处流出略带粉红色的稀薄脓液；较重者可形成溃疡，溃疡呈暗红色，周围皮肤呈紫红色。

（3）溃疡未破溃前，有波动感。轻者经数周至数月可自行吸收。严重者破溃排脓，创口和创面长期不能愈合，有时表面虽然愈合，但深部仍在溃烂，形成脓腔，甚至经久不愈。

如何治疗无菌性脓肿？

（1）干热敷以促进局部脓肿吸收，每天 2～3 次，每次 15 分钟左右。

（2）脓肿未破溃前可用注射器抽取脓液，然后用生理盐水注入空腔内反复彻底冲洗，至无黄绿色脓液为止。然后注入抗生素于腔内以防感染，并用无菌纱布加压包扎。48 小时后应再次抽渗出液，以防止大量的渗出液不能吸收而影响新肉芽组织生长，加压包扎 3 天，促使空腔缩小、黏合，阻止渗出而有利于愈合，用一块无菌纱布覆盖针眼，注意避免患儿尿湿污染局部。

（3）在脓肿未破溃前不宜切开排脓，以防细菌感染或久不愈合。

（4）脓肿如已破溃或发生潜行性脓肿且已形成空腔需切开排脓，必要时进行扩创，将坏死组织剔除。

（5）有继发感染时，根据以往经验选用抗生素，然后对分泌物进行细菌培养，按照药敏培养实验结果，选用敏感的抗生素；换药时用 3% 硼酸溶液冲洗伤口，保持引流通畅。

预防接种引起的热性惊厥有哪些临床症状？

"惊厥"俗称"抽筋""抽风"，是多种原因所致的脑神经功能紊乱。表现为突然的全身或局部肌群呈强直性和阵挛性抽搐，常伴有意识障碍。儿童惊厥的基础发病率较高，小儿惊厥的发病率为成人的 10 倍，约 5%～6% 的小儿曾有过 1 次或多次惊厥，尤以婴幼儿多见，3～15 月龄婴幼儿惊厥的每月发病率范围在 0.8%～1.4%。惊厥频繁发作或持续状态会危及生命或使患儿遗留严重的后遗症，影响小儿智力发育和健康。

热性惊厥是指先发热，后有惊厥，体温一般 >38℃。惊厥多发生在发热开始 12 小时之内、体温骤升之时。预防接种引起的惊厥常见于具有某些先天性发育障碍，或某些原因不明的脑退化性疾病者，如结节性硬化、多发性硬化等。婴幼儿大脑发育尚未完善，兴奋易于扩散，因而也易于发生惊厥，尤其有个人或家族惊厥史的儿童。接种后疫苗引起高热，过敏反应等均可诱发惊厥。其临床表现如下：

（1）发作突然，时间短暂，肌肉阵发痉挛，四肢抽动，两眼上翻，口角牵动，牙关紧闭，口吐白沫，呼吸不规则或暂停，面部与口唇发绀，可伴有短暂的意识丧失，大小便失禁。

（2）多数只发生1次，发作持续数分钟，很少有超过20分钟者。有些儿童可表现为多次短暂惊厥。

（3）无中枢神经系统病变，预后良好，不留后遗症。

（4）惊厥应与脑炎、脑膜炎、破伤风等感染性疾病，以及脑水肿、癫痫、癔症发作等疾病鉴别。

对惊厥的治疗原则是什么？

（1）将患者静卧于软床之上，用纱布缠裹的压舌板使口张开，并放在上下牙齿之间以防咬伤舌头。保持呼吸道通畅，必要时给氧。

（2）止痉，如苯巴比妥钠肌内注射，也可用10%水合氯醛，每次1ml灌肠。紧急情况下也可针刺人中。

（3）可用物理降温和药物治疗退热。

什么是过敏性休克？

过敏性休克是外界某些抗原性物质进入已致敏的机体后，通过免疫机制在短时间内发生的一种强烈的累及多脏器的症状群。布莱顿协作组对过敏性休克的定义是，"涉及多系统器官的急性过敏反应，表现为或迅速进展为威胁生命的严重反应"，WHO西太平洋区的定义是，"在1小时内发生的、严重的、速发型过敏性反应，导致伴或不伴有支气管痉挛、喉痉挛、喉头水肿的循环衰竭"。

过敏性休克有哪些临床表现？

过敏性休克是以周围循环衰竭为主要特征的综合征，发病呈急性经过，以循环衰竭为特征。广泛性红斑和荨麻疹，伴随上/下呼吸道阻塞是过敏性休克的早期体征。在更多的严重病例中，疲倦、面色苍白、意识丧失和低血压可能也很明显。主要临床表现如下。

（1）一般在接种疫苗后数分钟至30分钟内发生（个别可达1~2小时）。2009年全国共接种甲流疫苗1亿剂次。报告过敏性休克50例，接种疫苗后0~10分钟发病30例（60%），0~30分钟47例（94%）。

（2）首先出现眩晕、全身发痒，随之出现局部或全身广泛性的红疹或荨麻疹、水肿等皮肤症状。

（3）以后出现胸闷、气急、面色苍白和呼吸困难等，甚至出现喉头水肿、支气管平滑肌痉挛并导致四肢发冷、脉搏细弱、血压下降、昏迷等一系列严重症状，如救治不当可致死亡。

如何诊断过敏性休克？

美国医学研究所（NIH）规定符合下列 3 条中的其中 1 条即可诊断为过敏性休克。

（1）急性起病（几分钟到数小时），表现为皮肤或/和黏膜组织的症状（例如全身皮痒、风疹团或红斑，口唇上颚水肿），至少伴有 1 项以下症状：①突然发作的呼吸系统症状和体征（例如：气短、喘息、咳嗽、喘鸣、氧饱和度降低）；②突然发作的血压下降及低血容量症状。

（2）接触可疑变应原后（几分钟至数小时）出现下列症状中的两项及以上：①突然出现的皮肤或黏膜症状（例如：全身风团、瘙痒、红斑、唇舌上腭肿胀等）；②突发呼吸系统症状和体征（例如：气短、喘息、咳嗽、喘鸣以及低氧血症）；③突发血压下降或者终末器官衰竭症状（例如：晕厥、意识丧失等）；④突发胃肠道系统症状（例如：痉挛性腹痛、呕吐）。

（3）暴露已知变应原后几分钟至几小时内出现低血压：①婴幼儿和儿童低收缩压或舒张压下降超过基础血压的 30%（因年龄而异）；②成人收缩压低于 90mmHg 或降低超过患者基础血压的 30%。

接种疫苗引起的过敏性休克有什么特点？

（1）本病大都猝然发生；约半数患者在接种疫苗 5 分钟内发生症状，仅 10% 的患者症状发生于 30 分钟以后。有人统计 109 例接种疫苗后的时间与发生过敏性休克的关系，发生于接种疫苗后 <30 分钟的为 86.2%。

（2）主要发生在接种第 1 剂疫苗之后，有人统计 175 例接种疫苗后的过敏性休克，其中 80% 发生在接种第 1 剂疫苗之后。

如何判断过敏性休克与接种疫苗有关联？

同时具备以下 3 项，可认为与接种疫苗有因果关联。

（1）疾病诊断符合过敏性休克。

（2）一般在接种疫苗后 30 分钟内发病，极个别在 2 小时内发病。

（3）排除其他原因引起的过敏性休克。

发生过敏性休克后如何进行抢救？

（1）使患者平卧、头部放低、保持安静、注意保暖，针刺人中、十宣穴。

（2）立即皮下注射1∶1000肾上腺素。WHO推荐在急性过敏性休克初期抢救中肾上腺素的使用方法与剂量见表5-2。

表5-2 急性过敏性休克初期抢救肾素的使用方法与剂量

注射的药品、部位和途径	注射频率	剂量（成人）	剂量（儿童）*
立即在大腿中部1/3前外侧中点肌内注射肾上腺素1∶1000	按需要每隔5~15分钟注射1次，直到过敏性休克恢复	0.5ml	根据年龄而不同 ＜1岁：0.05ml 2~6岁：0.15ml 6~12岁：0.3ml ＞12岁儿：0.5ml

* 注射用的针头需要足够长，以确保能把肾上腺素注射到肌内。

（3）使用肾上腺素15~30分钟后，血压仍不回升者宜用地塞米松等；为阻止组胺释放，可给予氢化可的松、去甲肾上腺素。

（4）发生呼吸衰竭，予以插管给氧，或肌内注射洛贝林、尼可刹米；烦躁不安者可肌内注射镇静剂。

（5）接种单位作上述处理后，待病情稍有好转立即转院以便进一步处理，或至少留观12小时，以防晚期过敏反应的出现。

抢救过敏性休克时使用其他药物应注意什么问题？

苯海拉明和雷尼替丁类抗组胺 H_1 和 H_2 受体药物是二线治疗药物，主要缓解皮肤过敏症状，不能缓解过敏性休克的心血管、肺部或胃肠道症状。

皮质类固醇类药物作用可能仅限于或类似于抗组胺类药物，在过敏性休克发生时无挽救生命作用。近年来也有系统综述文献认为，皮质类固醇对过敏性休克无治疗作用。

如何诊断过敏性皮疹？

接种各种疫苗均可在个别受种者中发生各种类型的过敏性皮疹，对接种疫苗后无其他原因而出现的皮疹，并出现以下症状者可诊断为过敏性皮疹。

（1）荨麻疹：最为多见，在接种疫苗后数小时以至数天发生。一般先出现皮肤瘙痒，随后发生水肿性红斑、风疹团。皮疹大小不等，色淡红或深红，皮疹周围呈苍白色，压之褪色，边缘不整齐。皮疹反复或成批出现，此起彼伏，速起速退，消退后不留痕迹。严重者融合成片，有奇痒。

（2）麻疹、猩红热样皮疹：常见于接种疫苗后3~7天。色鲜红或暗红。为隆起于皮肤表面的斑丘疹，可见于耳后、面部、四肢或躯干，多少不均，可散在发生或融合成片。

（3）大疱型多形红斑：接种疫苗后 6～8 小时或 24 小时内，在注射局部及附近皮肤发生 1 至数个丘疹并伴发热，3～5 天后出疹处出现水疱，疱液淡黄、清晰不浑浊是其特点。有些可伴同侧淋巴结肿大。经治疗均可痊愈，预后良好。

除皮疹的临床表现外，还可出现呼吸困难、哮鸣音、咽喉水肿、声音嘶哑，鼻、眼症状如鼻塞、流涕、喷嚏、发痒和结膜充血、流泪、眼痒，恶心、呕吐、腹泻、腹痛；头晕、头痛、抽搐、意识丧失等症状。

发生过敏性皮疹后，对患者的处理原则是什么？

（1）停用可疑疫苗及与其结构相似的疫苗，鼓励多喝水或输液，促进体内致敏物质的排出。

（2）过敏性皮疹大多预后良好，用抗组胺药多能治愈。轻症者仅口服氯苯那敏、西替利嗪等即可；重症者给予 1：1000 肾上腺素、氢化可的松静脉注射或静脉滴注，以后改为口服泼尼松。

（3）局部奇痒者可外用炉甘石洗剂涂擦。

（4）预防和控制继发感染。

（5）病情严重者，待病情稍有好转立即转院。以便进一步处理，或至少留观 12 小时，以防晚期过敏反应的出现。

什么是过敏性紫癜？

过敏性紫癜是机体对某些致敏物质过敏，发生以小血管炎为主要病变的 Ⅲ 型变态反应，引起毛细血管通透性和脆性增加，导致出血的一种变态反应性疾病。多种抗原均可引起本病，如食物、药物、微生物、虫咬等，接种疫苗是常见的因素之一。

过敏性紫癜的主要临床表现有哪些？

（1）一般在接种疫苗后 1～7 天在接种部位发生。

（2）皮肤紫癜多对称性分布于双下肢，双膝关节以下为多，也可见于双上肢、臀部。紫癜形态呈现大小不等的红色斑疹、荨麻疹样丘疹，初起时为淡红色，压之褪色，数小时即成为深紫色，红斑中心点状出血或融成片状，稍凸出于皮肤，压之不褪色，少数病例可见出血性疱疹。紫癜分批出现，多于 1～4 周自然消退。部分病例于数日内，甚至数年内反复出现。有时可伴头面部、手足皮肤血管性水肿。

（3）也可表现为腹部症状，以及出现关节及肾脏损害。腹部症状表现

155

为腹痛、呕吐，甚至血便，腹痛可出现于皮肤紫癜以前数日或数周。可有一过性关节肿痛，多见于膝、踝、肘、腕关节。肾脏损害可有血尿，甚至水肿、高血压。少数病例呈肾病综合征或慢性肾功能减退的表现。

（4）血小板计数及出凝血时间均正常，嗜酸粒细胞可增高。

过敏性紫癜的诊断标准是什么？

美国风湿病学会的诊断标准如下：

（1）可触性紫癜；

（2）发病年龄 <20 岁；

（3）急性腹痛；

（4）组织切片显示小静脉和小动脉周围有中性粒细胞浸润。

上述 4 条标准中，符合 2 条或以上者可诊断为过敏性紫癜。

我国的诊断标准如下：

（1）有过敏体质或有较肯定的过敏原引起。

（2）有下列临床表现。

①前驱症状：在紫癜发生前 1～3 周有低热、上呼吸道感染及全身不适等症状；

②典型的皮肤紫癜及相应的皮损；

③病程中可有腹痛或累及关节或肾脏。

（3）血小板功能和凝血时间正常，毛细血管脆性试验阳性。

（4）组织学检查：受累部位皮肤或组织中可看到较均一的过敏性血管炎。毛细血管后小静脉有大量白细胞浸润，纤维样坏死和红细胞浸出血管外。血管壁可有灶性坏死、上皮细胞增殖。

（5）排除其他疾病引起的血管炎，如冷球蛋白综合征、良性高球蛋白性紫癜、环形毛细血管扩张性紫癜、色素沉着性苔藓样皮炎等。

发现过敏性紫癜患者后如何处理？

（1）给予大剂量维生素 C 等改善血管脆性。

（2）糖皮质激素一般选用泼尼松，也可用氢化可的松静脉滴注。泼尼松用药一般使用 4～6 周，用药时间短，易复发，病情稳定可逐步减量。

（3）免疫抑制剂等药物联合应用，可用环磷酰胺和泼尼松或硫唑嘌呤和泼尼松联合应用。

（4）对重症紫癜肾炎患者早期宜使用甲基泼尼松龙冲击治疗，可使肾小球损伤恢复。治疗期间监测血压，冲击治疗前停用泼尼松，冲击治疗后 48 小时重新使用泼尼松。

什么是紫癜性肾炎？有哪些临床表现？

过敏性紫癜患儿未进行积极抗过敏治疗或治疗延误，出现肾脏损害，称为紫癜性肾炎。有资料报告，约有30%～60%患者可发生紫癜性肾炎，肾脏穿刺证实90%以上存在肾脏损害。主要临床表现如下：

（1）紫癜性肾炎通常是在紫癜出现后1～6周，或发生在紫癜消退后，有时是在紫癜复发时出现，多在发生过敏性紫癜后10～15天。

（2）腹部症状严重、持续1个月以上的皮疹以及ⅫⅡ因子活性下降是紫癜性肾炎的高危因素。

（3）肾脏受累程度不一，轻者仅表现为镜下血尿，或伴有蛋白尿；部分患者有急性肾炎表现，除尿检异常外出现水肿、少尿、高血压，待水肿、高血压消失后，尿常规改变可持续较长时间；还有患者表现为肾病综合征，极少数患者表现为急进性肾炎，度过急性期后可进入慢性肾衰竭。

在过敏性紫癜病程中（多数在6个月内），出现血尿和（或）蛋白尿均可诊断。

紫癜性肾炎的治疗原则是什么？

（1）一般治疗：急性期卧床休息。注意出入液量、营养及保持电解质平衡。有消化道出血者，如腹痛不重，仅大便潜血阳性者，可用流食；如有明显感染，应给予有效抗生素。

（2）对症治疗：有荨麻疹或血管性水肿时，应用抗组胺药物和钙剂；有腹痛时应用解痉挛药物。

（3）抗血小板凝集药物：阿司匹林或双嘧达莫。

（4）抗凝治疗：可使用肝素、肝素钠或尿激酶等。

什么是特发性血小板减少性紫癜？

特发性血小板减少性紫癜（ITP）是小儿最常见的出血性疾病。目前已公认是一种由于患者体内产生自身抗血小板抗体，致使血小板寿命缩短、破坏过多，伴巨核细胞成熟障碍，引起以自发性出血为病理特征的自身免疫性疾病。

研究认为与幽门螺杆菌（HP）感染有关。HP能使大量的炎性前体物质如尿素酶、脂多糖、黏附因子、蛋白水解酶、过氧化氢酶及生长因子释放，引起机体免疫反应，提示HP感染与HP之间存在一定关系。

特发性血小板减少性紫癜有哪些临床表现？

（1）一般在接种疫苗后2周发生。

（2）出血倾向严重，主要表现为皮肤黏膜广泛出血，多为针尖大小的出血点，也可见皮肤瘀点或瘀斑。

（3）常见有呕血或黑便，多为口鼻出血时咽下所致，发生真正胃肠道大出血者并不多见。

（4）常见有牙龈、眼结膜出血和鼻出血，偶见肉眼血尿；出血严重者可有贫血或失血性休克表现；约1%患儿发生颅内出血，是ITP致死的主要原因。

（5）血小板减少多在 $50 \times 10^9/L$ 以下。

特发性血小板减少性紫癜诊断标准是什么？

（1）多次化验检查血小板计数减少。

（2）脾脏不增大或仅轻度增大。

（3）骨髓检查巨噬细胞增多或正常，伴有成熟障碍。

（4）具备以下任何一项者：①泼尼松治疗有效；②切脾治疗有效；③血小板相关（PA）IgG增高；④PAC3增高；⑤排除继发性血小板减少症。

特发性血小板减少性紫癜的治疗原则是什么？

（1）减少活动，避免创伤。

（2）肾上腺皮质激素：一般用泼尼松口服，出血严重者可用氢化可的松或地塞米松静脉滴注，出血好转即改为泼尼松口服，一般用药至血小板正常后逐渐减量至停药。

（3）对重度以上出血患儿静脉输入大剂量丙种球蛋白，可提高血小板计数。

（4）严重出血时输新鲜血小板可作为紧急治疗。

（5）激素治疗无效者可试用长春新碱、环磷酰胺、硫唑嘌呤。

（6）慢性患儿可考虑应用环孢素。

（7）脾切除对慢性ITP的患儿有一定缓解率，但应严格掌握手术指征，尽可能推迟切脾时间。

接种疫苗后出现局部过敏性反应（Arthus 反应）有哪些临床表现？

（1）重复注射某种疫苗后易于发生。

（2）在注射局部发生急性炎症或消退后 7～10 天重新发生一种局部反应，表现为局部组织变硬，并有明显红肿，轻者直径 5.0cm 以上，严重者扩展至整个上臂。一般持续 3～4 天，不留痕迹。

（3）个别严重者在注射部位有轻度坏死，深部组织变硬。

（4）最严重者局部组织、皮肤和肌肉发生坏死和溃烂。

发现局部过敏反应如何治疗？

（1）反应范围较小，仅有红肿或硬块，一般不需处理，可以自行逐渐消退。

（2）症状较重者可以给予抗过敏药治疗，局部用氢化可的松油膏。

（3）若有坏死，局部保持清洁，防止感染，促使坏死组织更新。

如何诊断血管性水肿？

血管性水肿是注射类毒素、抗毒素等可溶性抗原以及极少数疫苗（如未经提纯的鸡胚疫苗）后，极个别受种者发生的一种异常反应，以反复注射者多见。临床表现如下。

（1）注射疫苗后不久或最迟于 1~2 天内产生。

（2）注射局部的红肿范围逐渐扩大，无痛性肿胀，皮肤光亮，不痛，仅有瘙痒、麻木、胀感，境界不明显，淡红色或较苍白，质地软，有不可凹陷性水肿。重者肿胀范围可以显著扩大至肘关节及整个上臂。

（3）水肿在全身各个部位均可发生，出现在不同部位可引起不同的症状和后果。发生在皮肤，表现为荨麻疹或水肿；发生在眼睑或眼结膜，则严重妨碍视觉；发生在视神经周围可导致视力减退或暂时性失明；发生在尿道可引起尿闭；发生在咽喉或气管可引起窒息；发生在肠壁、肠系膜可引起腹痛等症状。

（4）出现急、消退快。如无其他症状，一般不会造成严重的或持久的损害，消退后不留痕迹。

怎样治疗血管性水肿？

（1）口服氯苯那敏、维生素 C、葡萄糖酸钙。

（2）局部红肿部位热敷，每天 10 次，每次 10~20 分钟。

（3）如上述处理无效者，可静脉滴注地塞米松等。

怎样鉴别局部炎性反应与血管性水肿和局部过敏反应？

局部炎性反应、血管性水肿和局部过敏反应的鉴别见表 5 - 3。

表5-3　局部炎性反应、血管性水肿与局部过敏反应的鉴别

	局部炎性反应	血管性水肿	局部过敏反应
发生原因	疫苗中异种蛋白及毒性物质	Ⅰ型超敏反应	Ⅲ型超敏反应
反应发生	疫苗接种后6~24小时达高峰，48小时后缓解	红肿可以注射部达前手臂	红肿浸润以注射部位为中心，直径>10cm
局部表现	红肿热痛，痛觉明显	红肿热痛不明显，而瘙痒明显，皮肤紧而有光泽	浸润为主，消退缓慢
处置	局部热敷可加速缓解	抗组胺类药效果显著	抗变应性炎症药物如糖皮质类固醇药口服和外用

多发性神经炎有哪些症状？

多发性神经炎是指各种病因引起的全身多数周围神经的对称性损害。主要临床表现如下。

（1）一般在接种疫苗后1~2周发病，通常开始为足部和小腿部肌肉无力和刺痛性感觉异常，在几天时间内逐渐累及躯干、臂部和头颈肌肉。表现为对称性的迅速上行性多发性神经炎，即四肢远端对称性分布的感觉、运动和营养功能障碍。起病最初表现为手指或足趾的疼痛、麻木、肢端皮肤可有痛觉过敏现象，轻触亦有疼痛，并伴有蚁走感和刺痛等异常感觉，常有自限倾向。

（2）典型感觉障碍的分布呈对称性手套和袜子感，感觉一般不消失，但病区有明显的压痛及运动障碍，首先是肌力减退，以手、足部为甚，严重的可影响四肢关节的肌力，有手足部肌肉萎缩，但很少有上下肢肌肉萎缩，引起全身性弛缓性瘫痪的也不多见。

（3）常见并发症是肋间肌和膈肌麻痹，导致呼吸麻痹、吞咽困难和无力排除支气管中分泌物，脑脊液检查蛋白质增高。

（4）一般起病后2~3周病情稳定并开始逐步恢复。本病预后较好，大部分患者完全或几乎完全恢复正常功能，少数可有复发。

如何治疗多发性神经炎？

（1）大部分患者应用激素治疗有效。严重病例应给予氢化可的松静脉滴注，病情轻者可用泼尼松口服，一般均在数日内见效，疗程2周左右。病情好转可减量服至 1 个月左右停药。

（2）如有呼吸困难，关键在于维持呼吸，最理想的方法是用人工呼吸机、气管插管，保持呼吸道畅通，一般度过 2 周左右，大多可恢复正常。

（3）肢体疼痛者进行对症治疗，应用止痛剂。

（4）应用葡萄糖、维生素 C 等静脉滴注支持疗法。

臂丛神经炎有哪些临床表现？

（1）一般在接种疫苗后 3 个月内发生。

（2）本病多见于成年人，急性或亚急性起病，病前及发病早期多伴有发热及全身症状。

（3）仅限于上肢神经丛（即主干、分支或神经索）的功能障碍，不涉及其他外围（如神经根或单一外周神经）或中枢（如脊髓）神经系统。

（4）通常表现为肩膀和上臂强烈持续性严重酸痛。疼痛几天或几周后出现上肢肌肉群无力和萎缩。感觉丧失可能带来运动障碍，但通常很少有明显的临床特征，病初以肩和上肢的疼痛为主，严重者可出现肌无力和肌萎缩。

（5）臂丛神经炎临床需与臂丛损伤鉴别。后者可呈持续性疼痛或有阵发性加剧，夜间或肢体活动时疼痛更甚。病因多为臂丛邻近组织的病变压迫所致，如颈椎病、颈椎间盘脱出、颈椎结核和肿瘤等。

怎样治疗臂丛神经炎患者？

（1）对症治疗，使用止痛药物，如索米痛片、芬必得等。

（2）理疗、针灸和中医、中药治疗。

（3）病程超过数周，有学者主张使用泼尼松治疗或其他免疫抑制剂，对缓解疼痛有较好效果。

什么是脊髓灰质炎疫苗相关病例？它有哪些临床表现？

脊髓灰质炎疫苗相关病例是由于疫苗病毒发生变异、个体免疫功能缺陷或低下等诸多因素造成的一种预防接种异常反应，发生率极低。临床上可分为疫苗相关病例和接触者疫苗相关病例两种。

疫苗相关病例：

（1）服用脊髓灰质炎减毒活疫苗（多见于首剂服苗）后 4～35 天内发热，6～40 天出现急性弛缓性麻痹，无明显感觉丧失，符合脊髓灰质炎的临床诊断。

（2）麻痹后未再服用脊髓灰质炎减毒活疫苗，粪便标本只分离到脊髓灰质炎疫苗株病毒者。

（3）如有血清学检测脊髓灰质炎 IgM 抗体阳性，或中和抗体或 IgG 抗体有 4 倍增高并与分离的疫苗病毒型别一致者，则诊断依据更为充分。

接触者疫苗相关病例：

（1）与服用脊髓灰质炎减毒活疫苗者在服苗后 35 天内有密切接触史，接触后 6~60 天出现急性弛缓性麻痹，符合脊髓灰质炎的临床诊断。

（2）麻痹后未再服脊髓灰质炎减毒活疫苗，粪便中只分离到脊髓灰质炎疫苗株病毒者。

（3）如有血清学特异性 IgM 抗体阳性或 IgG 抗体（或中和抗体）4 倍以上升高并与分离的疫苗株病毒型别相一致者，则诊断依据更为充分。

如何治疗脊髓灰质炎疫苗相关病例？

国家卫计委办公厅下发的《疫苗相关麻痹型脊髓灰质炎病例诊断依据及治疗参考意见》中对治疗的参考意见如下。

（1）瘫痪期：瘫痪期是指从瘫痪症状出现至病情稳定、肌肉功能开始恢复的一段时间，一般为出现肌肉瘫痪之后 1~2 周。此期治疗主要包括以下 6 点。

①卧床休息，合理营养和护理。

②对症治疗：对于可能发生的高热、惊厥、呼吸衰竭等严重症状，及时采取相应的退热、止惊、脱水等治疗。及时清理呼吸道分泌物，保证呼吸道通畅，重症病例出现呼吸肌麻痹时及时给予辅助通气。必要时选用适宜的抗生素，防治肺部继发感染。

③保持瘫痪肢体于功能位。

④加强瘫痪肢体关节被动运动，防止功能障碍及畸形。

⑤瘫痪肢体肌肉按摩及被动运动，防止肌肉萎缩。

⑥适当选用神经营养类中、西药物。

（2）恢复期：肌肉出现瘫痪后 1~2 年为恢复期。此期治疗主要包括以下 6 点。

①注意保持瘫痪肢体于功能位。

②加强瘫痪肢体关节被动运动，防止功能障碍及畸形。

③瘫痪肢体肌肉按摩及被动运动，防止肌肉萎缩。

④进行必要的康复训练，包括物理疗法（PT）及作业疗法（OT），促进肌力和功能恢复。

⑤酌情给予理疗，如电刺激，促进肌肉功能恢复。

⑥根据病情，继续应用神经营养类中、西医药物 2~3 个月。

（3）后遗症期：一般指发病 1~2 年后仍存在瘫痪症状者。此期治疗主要包括以下 4 点。

①继续进行必要的物理疗法（PT）及作业疗法（OT）等康复训练，以促进瘫痪肢体肌力和功能的恢复。如：主动、被动关节活动训练；增强肌力训练；增强肢体运动功能训练（如：站立、行走功能训练）。

②根据病情，继续给予理疗，如电刺激，促进肌肉功能恢复。

③有适应证者使用矫形器治疗畸形。

④不能通过矫形器矫治的畸形，可考虑手术治疗。

卡介苗的局部异常反应有哪些？有几个类型？

卡介苗局部异常反应有局部皮肤异常型和淋巴结肿大型两种。

（1）局部皮肤异常反应：主要发生在上臂接种部位，接种局部溃疡，直径≥10mm，≥12 周不愈者的皮下深部慢性脓肿。

（2）淋巴结反应：BCG 必须通过淋巴管到达全身，因此接种手臂同侧淋巴结（通常在腋下）有一定程度的组织反应，表现为轻微肿胀，这是正常现象。一般淋巴结肿大 <1cm，1~2 个月消退。如果腋下淋巴结肿大≥10mm，甚至出现化脓破皮者为异常反应。

卡介苗局部异常反应如何治疗？

（1）水疱或脓疱：小水疱或小脓疱，用 1% 甲紫涂抹，促进收干结痂。大水疱或大脓疱，用灭菌注射器抽取渗出液后再用 1% 甲紫涂抹。必要时可用 5%~10% 硼酸软膏涂敷，防止继发感染。

（2）溃疡：溃疡面较严重者，在用异烟肼液冲洗后，可撒异烟肼粉或利福平粉于溃疡面上。利福平除有抗结核作用外，还有广谱抗菌作用，对其他继发感染也有效。根据溃疡情况每 1~2 天换药 1 次。换药前用 3% 硼酸溶液或盐水冲洗溃疡面。

（3）溃疡或脓疱：如果已经干燥结痂，注意保护痂皮，待其自然脱落。

曾有报告对 22 例局部皮肤异常型婴儿采用清创，局部利福平粉外敷，用无菌纱布包扎，每周换药 1~2 次，大部分患儿换药 3 次愈合。

什么是卡介苗淋巴结炎？有哪些临床表现？

接种卡介苗后 2~6 个月，在接种部位同侧局部淋巴结肿大≥1cm 或发生脓肿破溃，可有 1 个或数个淋巴结肿大。可分为 3 型。

（1）干酪型：淋巴结单纯肿大≥1cm，不与周围皮肤粘连，早期可移动，稍有硬感。病理检查显示有大量浸润及坏死组织。

（2）脓肿型：肿大淋巴结内有脓液，轻压有波动感，淋巴结与周围皮肤粘连，皮肤可以呈紫红色。

(3) 窦道型：淋巴结破溃成瘘管，个别长达1年以上方能愈合，同时有结缔组织增生。

卡介苗淋巴结反应除局部症状外，还有哪些临床表现？

(1) 有的可伴有体温升高，大部分在 37.8～38.5℃ 左右，少数 >38.5℃，同时伴有乏力、烦躁不安、食欲减退等症状。

(2) 个别儿童可有干性或湿性啰音，X 线检查可见肺纹理增加、肺门阴影增多或出现肺部异常阴影，但很少有引起肺结核者。

(3) 分泌物涂片检查可发现抗酸杆菌培养阳性，菌型鉴定为卡介苗株，淋巴结组织病理检查为结核病变。

卡介苗淋巴结炎的治疗方法有哪些？

根据肿大程度、是否和周围组织粘连、是否形成脓肿、是否破溃，采取不同治疗方法

(1) 干酪型：局部热敷，每天3～4次，每次10分钟。早期热敷能使肿大的淋巴结自行消散。也可用中药阿魏膏外贴，可逐渐消散。

(2) 脓肿型：用无菌注射器抽脓并用5%异烟肼溶液冲洗，同时注入链霉素10～20mg，必要时隔7～10天重复抽脓冲洗。严禁热敷（因易致破溃）和切开引流（因不易收口）。

如淋巴结已有破溃倾向时，应进行扩创，用刮匙反复搔括脓腔内干酪样坏死组织，彻底清除豆渣样坏死组织，以凡士林纱布蘸链霉素粉或异烟肼粉或碘仿甘油引流，用5%异烟肼软膏或20%对氨基水杨酸软膏外敷，每2～3天换药1次，直至创口愈合。

(3) 窦道型：用20%对氨基水杨酸软膏或5%异烟肼软膏局部涂敷，通常1～3个月可痊愈。

(4) 在治疗局部溃疡或淋巴结脓肿时，肉芽组织增生会影响创面愈合，可用枯矾少许撒于创面上包好，创面即成清洁的较浅溃疡，再以1%金霉素软膏外敷，创面渐平，且肉芽组织不再增生而收口，也可用硝酸银棒腐蚀或剪除，在创面撒5%异烟肼粉。

(5) 对严重反应是否需要全身用药，目前仍有不同看法，但对病程长，局部症状重，脓液培养阳性的患儿可使用 INH 治疗。

什么是卡介苗全身播散症？它与接种疫苗有什么关系？

接种 BCG 后，卡介菌在局部繁殖，可扩散到局部淋巴结，引起干酪样

坏死等结核病变，但多数能自行消散，迅速痊愈。极少数情况下，卡介菌进入血液，发生全身性播散，称为播散性 BCG 感染（病）或全身性 BCG 感染（病），也有作者称为 BCG 组织细胞病或 BCG 病。

本病极其罕见，目前尚无统一定义。有作者认为应同时满足以下条件。

（1）卡介苗感染：培养及生化方法确定为卡介菌。

（2）播散：除接种部位外，全身至少有 2 处以上感染（感染证据为培养阳性或组织病理学证实抗酸杆菌阳性），或者血培养或骨髓培养阳性。

（3）与分枝杆菌感染相一致的全身综合征，典型临床表现包括发热、体重减轻、贫血和死亡。

发生卡介苗全身播散症与疫苗无关，而与受种者的免疫缺陷或遗传有密切关系。当机体免疫力低下时，特别是细胞免疫缺陷时，即使弱毒性卡介菌也可引起全身进行性病变。发病半数见于免疫缺陷病例，另有半数见于免疫正常者，称为特发性播散性 BCG 感染，它可能与某些患者存在常染色体隐性遗传免疫疾患有关。

什么是预防接种的偶合症？

预防接种的偶合症严格地说可分为偶合、诱发和加重原有疾病 3 种情况。

偶合是指受种者在接种时正处于某种疾病的潜伏期或者前驱期，接种后偶合发病，它与预防接种无因果关系，纯属巧合，即不论接种与否，这种疾病都必将发生。

诱发是指受种者有疫苗说明书规定的接种禁忌，在接种前受种者或者其监护人未如实提供受种者的健康状况和接种禁忌等情况，接种后受种者原有疾病急性复发或影响生理过程。

加重是指受种者原患有慢性疾病，在预防接种后立即引起加重或急性复发，经调查证实与预防接种有一定关系者。加重原有疾病实际上也是诱发的一种，不过临床症状和体征更加严重。

诱发和加重则与预防接种有直接或间接的关系，即不接种疫苗，可能就不会引起原有疾病的复发或加重。国务院下发的《疫苗流通和预防接种管理条例》规定，受种者有疫苗说明书规定的接种禁忌，在接种前受种者或者其监护人未如实提供受种者的健康状况和接种禁忌等情况，接种后受种者原有疾病急性复发或者病情加重，不属于预防接种异常反应。

预防接种偶合症发生的概率有多大？

预防接种偶合症所涉疾病的发生概率取决于疫苗的接种率及该疾病在受种人群中的基础发生率。以儿童偶合发病为例，我国卫生服务需求调查结果显示，0～4岁儿童2周患病率为17.4%，因此儿童接种疫苗后，即使接种是安全的，在未来2周内，每100名接种疫苗的儿童中仍会有约17名儿童由于患其他疾病，尽管所患疾病与疫苗接种无关，但由于时间上与接种有密切关联，非常容易被误解为预防接种异常反应。

以新生儿接种乙肝疫苗偶合死亡为例。我国新生儿（0～28天）死亡率为10.7‰，全国每年出生儿童约为1600万；据此推算，全国每年约有17万名新生儿死亡，即每天约有466名新生儿死亡。按照我国乙肝疫苗免疫程序规定，乙肝疫苗在儿童出生后24小时内接种，以全国新生儿乙肝疫苗首针及时（出生后24小时内）接种率75%计算，则每天约350名新生儿死亡者接种了乙肝疫苗，即全国每天新生儿接种乙肝疫苗可能出现偶合死亡350起。疫苗接种率越高、品种越多，发生的偶合率越大。

在预防接种中常会碰到哪些偶合症？

在预防接种时各种各样的偶合症都可能碰到，但常见的有以下几种。

（1）偶合急性传染病：在大规模预防接种时，该地区正发生某种急性传染病流行，处于潜伏期或前驱期的患儿，有时有些症状与体征容易被忽略。

（2）偶合内科疾病：患儿有内科慢性疾病，但症状不明显，或有明显禁忌证，因体检草率未能发现，或因问诊不够而疏忽。患儿经预防接种后不久急性发作。

（3）偶合神经精神疾病：如癫痫和癔症。

（4）偶合婴儿窒息或猝死，

诊断预防接种偶合症要注意哪些问题？

预防接种偶合症的诊断要注意患者的发病时间和临床表现与疫苗接种后的固有反应不符合，并经过临床诊断、化验检查和病理解剖能明显地查出由原发疾病而引起的有关症状或后遗症，或根据潜伏期及疾病的发展规律，能推论出在接种疫苗前就存在，或当地及其周围正在发生或流行某些传染病，必要时可采集标本检验。一部分偶合症容易鉴别，但有一些偶合症的鉴别相当困难，尤其是偶合症病因不明或者由多因素所致时，鉴别更加困难。在鉴别时应注意以下几点。

（1）接种灭活疫苗，或者组分疫苗，不可能引起相应疾病。

（2）接种减毒活疫苗发生的偶合症不要草率下结论，单凭临床方面资料难以定论，应全面考虑，并结合病原学及其他方面的检查才能定论。

（3）偶合症原因不明或属多因素所致时，应由预防接种异常反应诊断小组进行鉴别诊断，其他个人和医院不得做出结论。

如何预防和处理偶合症？

（1）预防偶合症的关键在于加强体格检查，正确掌握禁忌证，仔细地询问既往病史，全面了解当地疫情，避免在传染病流行期间进行某些疫苗接种。

（2）一旦发生偶合症，应充分调查原有疾病的具体情况（病史、体检、检验及原有诊断），与预防接种后病情改变进行比较，以免误诊、贻误时机或加重病情。在查明病史和进行临床检查后，做出正确的病因诊断和及时治疗。

（3）猝死的偶合病例，争取做尸体解剖，弄清病因和死因。

什么是婴儿猝死综合征？

婴儿猝死综合征（SIDS）是预防接种中经常会碰到的偶合症，也是预防接种偶合死亡最常见的原因。SIDS 是指健康的婴儿无明显病因突然死亡，常规病理检查不能找出明显致病原因的综合征。WHO 公布 SIDS 的发病专率为2‰～3‰。

发生婴儿猝死综合征的原因是什么？

SIDS 的发病因素尚未十分清楚，一般认为与下列因素有关：①病毒感染；②呼吸系统病变致使呼吸驱动力下降导致肺泡换气不足和缺氧，呼吸道阻塞，肺泡表面活性物质消耗增加而致肺泡萎缩，通气换气障碍；③心血管系统病变；④胃食管反流；⑤辅酶 A 脱氧酶缺乏，脂肪代谢异常；⑥家族遗传因素；⑦免疫缺陷；⑧其他，如母亲吸毒、吸烟、分娩时产程短、有窒息或羊水污染及宫内感染等。

婴儿猝死综合征有哪些特点？

（1）发病主要是 28 天至 1 岁的婴儿，80% 的 SIDS 死亡发生在 1～5 月龄，高峰是在 2～4 月龄，90% 死于 6 月龄前。

（2）男女之比为 1.6:1.0。目前推测，男性可能由于生理调节机制成熟较迟，对 SIDS 比女性更敏感。

（3）一年四季均可发生，多见于春、秋末和冬初。

（4）人工喂养儿多于母乳喂养儿，早产儿多于足月产儿，尤其出生时体重 <1900g 者易发生。

（5）不少婴儿在发病前无任何症状，有报道死前 24～48 小时曾做过健康检查，未发现明显疾病。

婴儿猝死综合征的临床表现有哪些？

（1）病前多有轻度上呼吸道感染，曾从一些病儿的内脏中培养出柯萨奇病毒、埃可病毒或呼吸道合胞病毒。

（2）婴儿可有轻度的发育异常。

（3）主要表现为在睡眠中突然死亡，有的病例有呼吸暂停、心动过缓，缺氧等。

（4）极少数婴儿表现为突然发生青紫，呼吸停止，四肢软瘫，听不到哭声，也未发现任何挣扎迹象；部分婴儿死后可见拳头紧握或手抓着衣服，尸体在床角中，说明死前曾有挣扎。

婴儿猝死综合征与接种疫苗有什么关系？

由于接种疫苗与发生 SIDS 在时间上吻合，早期曾怀疑 SIDS 与接种疫苗有关。以后许多国家均进行研究，大量资料证实 SIDS 多为接种疫苗的偶合病例，与接种疫苗无任何关联。美国分析 78 例接种疫苗后的死亡病例，其中 45 例为 SIDS，虽然在时间上与接种百白破疫苗、脊髓灰质炎减毒活疫苗有联系，但无因果关系。法国分析 5 例接种疫苗后 24 小时内死亡的病例，证实 3 例为病毒感染，1 例为支气管炎、1 例为肺炎。英国谢菲尔德市在 3 年期间有 26 名婴儿确诊为"婴儿猝死"，经对每个病例都选择 2 个年龄相配的对照者，从免疫接种登记中心获得猝死病例（死亡前）和对照儿童的接种记录。猝死婴儿接种疫苗的剂次略少于对照婴儿（$P > 0.05$），未见最近接种疫苗与猝死有显著的关系。

如何预防婴儿猝死综合征？

美国儿科学会对预防 SIDS 提出 11 条建议，主要有婴儿仰卧位睡眠、避免过热和使用较硬的床铺，孕妇在妊娠期间不要吸烟。

接种乙肝疫苗后发生的死亡为什么常与晚发性维生素 K 缺乏症有关？

在接种第 2 剂 HepB 时，常有引起死亡的报道，目前已证实与偶合晚发性维生素 K 缺乏有关。晚发性维生素 K 缺乏症的发病率为 4/万 ~ 10/万活产儿，有报道新生儿出血 58% 是维生素 K 缺乏引起的，且 93% 发生在出生头 3 个月，尤其多见于 1 月龄左右的母乳喂养儿，此时正好是接种乙肝疫苗的第 2 剂，因此在接种乙肝疫苗第 2 剂时容易偶合发病。

晚发性维生素 K 缺乏的临床表现有哪些?

（1）多见于出生后 4~8 周的母乳喂养儿，病前多有腹泻、服用广谱抗生素或磺胺类药的病史。

（2）突然发病。主要表现为烦躁不安、异常吵闹，同时还会发出 1 种特殊的尖叫。在大多数情况下，患儿都有嗜睡、昏迷、呕吐、全身抽搐等症状。

（3）有严重的出血倾向。可见皮肤紫癜、黏膜出血，注射部位出血不止，常有呕血、便血，并有出血性贫血。如果治疗及时，一般不会有生命危险，但幸存者中约有近半数儿童留下肢体残疾或癫痫、智障等神经系统后遗症。

（4）半数患儿可发生颅内出血，出现烦躁、高声尖叫、频繁呕吐、反复抽搐；重者出现昏迷，呼吸不规则；严重时形成脑疝，因呼吸衰竭死亡。颅内出血可以单独出现，也可以同时伴有其他部位出血，如皮肤瘀斑、鼻出血、消化道出血、肌内注射部位出血、肺出血等。

注射部位出血不止和颅内出血，是维生素 K 缺乏的特异性表现。

如何诊断晚发性维生素 K 缺乏症?

（1）发病年龄多为 <3 月龄单纯母乳喂养儿。

（2）起病急骤，全身有广泛出血倾向和不同程度贫血，严重者伴颅内出血等临床表现。

（3）血小板计数多正常，凝血时间及凝血酶原时间延长，血中维生素 K 含量减低。

（4）经维生素 K 治疗数小时或 24 小时后出血倾向明显好转。

（5）因出血而有不同程度的贫血，脑脊液可呈血性。

（6）颅脑 B 超及 CT 检查是判定颅内出血、出血部位、范围以及出血量的可靠检查手段。

如何预防新生儿维生素 K 缺乏症?

（1）新生儿出生后 1 小时开始，每次口服维生素 K 2mg，共 10 次，每次间隔 10 天。给乳母每次口服 10mg 维生素 K，共 10 次，每次间隔 10 天，也可收到相似的效果。

（2）在妊娠期间及哺乳期间的孕产妇要多食用富含维生素 K 的食物，如绿叶蔬菜、豆类、蛋黄等，使胎儿及婴儿从母体及母乳中获得较多的维生素 K。必要时妊娠 34 周后孕妇口服维生素 K_1，每天 20mg，每天 1 次，直至分娩。

（3）对孕妇和新生儿无维生素 K 使（服）用史者，应建议其到医院检测有无维生素 K 缺乏，如有缺乏，在及时补充后，再行接种疫苗。

（4）母乳喂养的婴儿应在 4 月龄后适当增加辅食，如发现婴儿有维生素 K 缺乏倾向，应补充维生素 K，或服用维生素 K 营养补充剂。

（5）妊娠或哺乳期间，不要频繁使用抗生素，因为抗生素能干扰维生素 K 在人体内的正常代谢。

什么是精神性或心因性反应？

指在预防接种实施过程中或接种后因受种者心理因素发生的个体或者群体性反应。精神性或心因性反应与受种者的精神或心理因素有关，并非是接种疫苗直接所致，任何一种因素对精神上造成刺激均可引起。可发生在单一个体身上，也可以发生在一个群体中；有些以单一形式出现，有些以混合形式出现。

这类患者的最大特点是临床表现与客观体征不符，而且意识并不丧失。各种症状常在患者注意力转移或进入睡眠后明显减轻，预后一般良好。有自主神经紊乱、癫痫和颅内损伤史者，特别是有癔症史者，尤易发生。任何因素对精神上造成刺激均可引起。如医疗工作中的服药、输血、计划生育手术等，传染病、中毒、代谢和内分泌障碍，以及精神创伤也可能诱发这类反应。在预防接种中偶尔遇到晕针、癔症和急性（或休克性）精神反应都属于这种类型。

什么是"晕针"？

"晕针"是指受种者在接种疫苗时或接种后数分钟，由于过度精神紧张、恐惧，或空腹疲劳、注射地点闷热、空气不流通等造成的暂时性脑贫血，从而引起短暂失去知觉和行为能力的现象，这种现象也叫晕厥。

晕厥是一个短暂而又可以恢复的心血管系统反射性调节障碍，多数是由一过性的脑部贫血、反射性的血压下降而引起，少数可因血液化学成分改变（如过度换气）或低血糖所致。晕厥可以发生在健康人，但在怀孕或患有神经系统或心血管疾患、脑病、癫痫等患者更容易发生。

晕针的诊断要点有哪些？

（1）多发生于年轻体弱的女性或小学生，婴幼儿较少见。

（2）常在接种疫苗时或接种疫苗后不长时间，甚至在准备接种疫苗时突然发生，持续时间短，恢复完全。

（3）临床表现多样，轻者有心慌、恶心，手足麻木感等，一般短时间内可恢复正常。稍重者面色苍白、出冷汗、手足冰凉、心跳加快，恶心伴呕吐等症状。严重者脸色更显苍白、骤然失去知觉、脉搏缓慢、心动徐缓、肌肉松弛、瞳孔缩小、呼吸缓慢、收缩压降低、舒张压无变化或略低。数十秒钟至数分钟即可意识清楚，一般可在短时间内完全恢复或有1~2天头晕无力。

（4）这种反应在某些人往往重复出现，不仅在预防接种时会引起，在针灸、穿刺时也可发生。

（5）晕针应与过敏性休克、换气过度综合征及各种癔症性发作相鉴别。

如何鉴别晕针、过敏性休克、换气过度综合征?

晕针易误诊为过敏性休克和换气过度综合征。晕针是一时性脑缺氧所致，过敏性休克是速发性变态反应，换气过度综合征是由于受种者在接种疫苗时，精神紧张使呼吸急促或过度换气，致使二氧化碳排出量过多，引起低碳酸血症，机体代偿功能一时不能充分发挥，造成血液中酸碱度不平衡而发生的呼吸性碱中毒。3种疾病在临床上有不同的表现，只要仔细观察，认真区分，可以进行鉴别。晕针、过敏性休克、换气过度综合征的鉴别要点见表5-4。

表5-4 晕厥、过敏性休克、换气过度综合征的鉴别

鉴别	换气过度综合征	晕厥	过敏性休克
发生原因	呼吸性碱中毒	脑缺血	抗原、抗体反应
脉搏	速、细	慢、饱满	快、弱
呼吸	慢、深、叹息样	正常至深呼吸	因气道阻塞而发生有声的呼吸
血压	正常	正常，严重者略低	下降
荨麻疹	无	无	一般有
血管性水肿	无	无	一般有
支气管痉挛	无	无	一般有
处理	一般无须特殊治疗，对患者进行安慰，消除患者的紧张情绪，必要时对症处理	保温，吸氧	肾上腺素为首选急救药
预后	良好	大多较好	经治疗大多良好，救治不及时有危险

发现晕针后如何处理?

（1）保持安静和空气清新，平卧，头部放低，下肢抬高，同时松解衣扣，注意保暖。

（2）轻者一般不需要特殊处理，可给予喝热开水或热糖水，短时间内即可恢复。

（3）经过上述处置后不见好转者，可按过敏性休克处理，在 3～5 分钟仍不见好转者，应立即送附近医疗单位诊治。

什么是癔症?

癔症又称歇斯底里症，是由于精神心理因素，如重大生活事件、内心冲突、情绪激动、暗示或自我暗示等原因引起的心因性精神症状。如在群体中发生，则称群发性癔症或流行性癔症。流行性癔症是指"在一定社会文化背景条件下，在 1 个群聚人群组中发生的具有暗示性、非器质性病患的躯体症状，但实质上为社会心理因素所致的疾病，发病者表现出 1 个或多个症状"。

什么是群发性癔症? 有哪些特点?

群发性癔症是在接种疫苗后多人同时或先后发生的，多数表现相同或相似的疾病，临床症状如同癔症。临床表现呈多样化，发病以自主神经功能紊乱为主，可以同时出现多个系统症状，但体检无阳性体征。具有以下特点。

（1）急性群体发病：有明显的精神诱发，多数起病急骤，可有发作性和持续性两种临床经过。

（2）暗示性强：在他人的语言、动作和表情的启发下或看到某种事物"触景生情"，可相互影响，诱发症状。

（3）发作短暂：绝大多数患者症状持续时间较短。一般运动障碍持续5～20 分钟，精神、感觉障碍持续 10～30 分钟，自主神经系统紊乱可达 1 小时或更长。

（4）反复发作：患者症状可反复发作，表现可以完全一样，发作次数2～10 次不等，少数发作次数更多。

（5）主观症状与客观检查不符，无阳性体征。

（6）女性、年长儿童居多，发病者均属同一区域，处同一环境、同一年龄组，在同一时间发作，受同一种精神刺激引起。

（7）预后良好。

群发性癔症的发生原因是什么?

（1）生活事件及处境的改变，如亲人突然亡故、不寻常的意外刺激、自然灾害等。

（2）精神因素，精神紧张、恐惧是引发癔症的重要因素。情绪不稳定、易接受暗示、文化水平低、迷信观念重、青春期和更年期的女性较一般人更易发生癔症。

（3）具有情感反映强烈、表情夸张，寻求别人经常注意和自我中心等表演性格特征的人，在受到挫折、出现心理冲突或接受暗示后易发生癔症。

（4）遗传在引发癔症中的作用尚有不同看法。

有哪些因素可以诱发群发性癔症？

（1）刺激因子的作用（压力与心理冲突）：如注射刺激，以及恐惧、准备考试、连续活动、疲劳积累、家庭困难等都会带来紧张和压力。当某一人群承受的紧张和压力超负荷时，便产生心理冲突，诱发癔症。

（2）中心人物的扳机作用：中心人物是指首发病例，往往是10～12岁左右的女孩，缺乏卫生保健知识，对月经将要来临或刚来临的生理变化不了解，有恐惧心理，因此在接种疫苗时容易引起晕厥等不良反应，并影响周围人群发生类似的反应，进而引发癔症。

（3）渲染的作用：发生群发性癔症时，由于临床表现多样，有时甚至非常凶险，行政领导出于关心，往往要求所有患儿集中住院治疗；临床医生医疗措施不当，重复各种检查，医务人员对病情回答不一，医生语言暗示等；同时，新闻媒体的错误导向，片面夸大其词的报道，这些都会进一步助长群发性癔症的发生。

预防接种引起的群发性癔症的临床特点是什么？

群发性癔症临床类型呈多样化，发病者以自主神经功能紊乱为主，可以同时出现多个系统的症状，主要有以下临床特点。

（1）发病的急骤性：由明显的精神诱发，大多起病急骤，可有发作性和持续性两种临床经过。

（2）症状的多样性：发病者以自主神经功能紊乱为主，可以同时出现多个系统的症状。

①精神障碍，如朦胧状态、情感暴发、神游症、假性痴呆、木僵、遗忘症等。

②运动障碍，如痉挛发作、肢体震颤、肢体瘫痪、不能起立、不能步行、缄默症和失音症等。

③感觉障碍，如感觉过敏、缺失、异常，心因性疼痛，视觉、听觉障碍等。

④躯体障碍，如腹痛、恶心、呕吐、胀气等胃肠道症状，痒、烧灼感、麻木感、蚁走感等皮肤症状等。

（3）发作的反复性：在流行平息前，患者症状可能反复发作，几次表现可以完全一样，像演员表演一样。

（4）主诉与检查的矛盾性：对患者主诉的症状和感觉检查不出阳性体征。

（5）发病的暗示性：在他人的语言、动作和表情的启发下，或看到某种事物"触景生情"可以发作，并可相互影响，诱发症状。

（6）症状的短暂性：绝大多数患者的症状持续时间较短，间歇发作。

发生群发性癔症后如何处理？

1979年，Anonymoues提出"做出坚决保证，尽快消除疑虑"和"隔离管理"是群发性癔症防治的原则，即应"仔细观察，处理适度；疏导为主，暗示治疗；排除干扰，疏散患者；宣传教育，预防为主"。具体治疗措施如下。

（1）迅速掌握病情，了解发病情况和可能的诱因。

（2）排除干扰、疏散患者、隔离治疗，避免相互感应，造成连锁反应。

（3）避免医疗行为的刺激，如脑电图，头颅CT或磁共振等检查，无须补液者避免输液。

（4）建立良好的医患关系，合理解释，语言统一。

（5）疏导为主，暗示治疗，消除恐惧心理和顾虑心理，稳定情绪。辅以药物对症治疗。不可用兴奋剂，可应用小剂量镇静剂，采用暗示疗法往往会收到很好的效果。

（6）仔细观察，处理适度。群体反应人员复杂，个体差异也较大，应注意接种反应之外的偶合症，并及时报告家长及学校，要求积极配合做好治疗工作。特别要防止少数人利用不明真相的群众聚众闹事。

接种MMR疫苗会引起自闭症吗？

1998年安德鲁·韦克菲尔德（Andrew Wakefield）等在Lancet杂志发表论文，报告有12例精神正常发育的儿童，在接种MMR后1~2周内发生慢性小肠结肠炎和退行性发育异常，这些儿童中有10名患有自闭症，其中8名退行性改变与接种MMR有关。经肠道组织活检显示肠道存在炎症，并在肠壁细胞内存在麻疹病毒基因组。作者认为接种MMR后，可能是疫苗病毒或其防腐剂损伤肠道屏障，造成亚临床的小肠结肠炎，使蛋白和肽类的渗漏进入脑引起损伤，发生自闭症（ASDs）。据此判断接种MMR可能是ASDs患病率逐年递增的祸根。这个论文的发表在各国触发新一轮对疫苗安全性的恐惧和强烈争议，美国围绕疫苗引起 ASDs 的赔偿诉讼从 2000 年前零件猛增至 2003 年的 2400 多件，英国的 MMR 接种率急剧下降，并导致麻疹暴发。

以上观点理论上难以解释。在接种 MMR 后的儿童中没有发现有肠丢失蛋白的证据，蛋白须经过肝脏代谢后成为肽类进入血液，肽类不能穿过血－脑屏障。在婴儿 MMR 疫苗接种前、接种后 2~4 周，检查未发现存在亚临床肠炎，因此接种 MMR 后，无证据表明出现肠－脑相互作用。瑞典、英国、美国等国家进行的流行病学调查显示，在接种 MMR 后未发现自闭症的发病率增加。丹麦进行的队列研究，也未发现接种 MMR 与自闭有关联。美国联邦法院和疫苗损害赔偿事物组对疫苗致 ASDs 的诉求一直持否定态度。经 Lancet 编辑部调查发现，这篇论文是一篇假论文，2010 年宣布撤销当年 Wakefield 论文刊登资格，从学术上正式否定疫苗导致 ASDs 的观念。

硫柳汞作为疫苗防腐剂会引起自闭症吗？

高浓度的汞会损害神经系统和肾，当孕妇摄入大量汞时会损害胎儿。出于这些原因，1999 年，美国公共卫生署和 AAP 发布联合声明，呼吁疫苗生产商从疫苗中去除硫柳汞作为一项预防性措施。声明如下：当前硫柳汞的浓度不会危害儿童，但是降低其浓度会让安全的疫苗更加安全。这项声明引起的后果包括卫生保健人员的困惑，一些社会名人们宣称硫柳汞是引起自闭症流行的元凶，引起公众的质疑，以及诉讼案件急剧增加。国家疫苗伤害补偿项目（VICP）有近 5000 个硫柳汞伤害索赔案。经过慎重的生物学研究发现接种含硫柳汞（乙基汞）的疫苗后，硫柳汞能从机体快速排出；流行病学研究和病例对照研究也未发现硫柳汞与自闭症有任何关联。美国疫苗法庭的法官对每一个案件都明确地宣布诉讼的理论是错误的，与近年来产生的被证实的、可重复的、严密的科学证据相比，所提供的证据都是片面的、空洞的，所有的诉讼要求均被拒绝。

接种疫苗会引起吉兰－巴雷综合征吗？

吉兰－巴雷综合征（GBS）是一种免疫介导的急性脱髓鞘性周围神经病变，其特征是肢体进行性对称性无力，通常在感染后发病，目前发现感染空肠弯曲杆菌性肠炎是主要原因。

1976 年，在新泽西州的 FortDix 军人中发生新型 H1N1 流感暴发。美国政府启动了大规模的免疫接种活动。在 3 个多月时间内对 450 万以上人群进行了免疫接种，结果导致 500 多例 GBS 病例，估计发生风险是 1/10 万。以后有人研究 20 世纪 90 年代早期美国 2 个流感季节后，发现在每 100 万人接种疫苗后约额外增加 1 例 GBS 患者，相对危险度（RR）是 1.7。在加拿大的研究显示，GBS 的发生没有季节相关性，在普遍实施流感免疫接种项目后，也未发现因 GBS 而住院的病例数上升。总之，接种疫苗与发生 GBS 至今尚未得出肯定的结论，对其发生的机制也不完全明确。多数学者倾向于慢病毒感染与自体免疫学说，推测为病毒感染损伤了周围神经的鞘膜细胞，而释放出具有抗原的物质，或病毒在周围神经表面产生新抗原。推测流感疫苗中的血凝素中含有能诱导产生抗神经节苷脂抗体的结构有关。

接种百日咳疫苗、麻疹疫苗是否与脑病的发生有关？

1974 年英国报告一些儿童接种百日咳疫苗后出现精神发育迟缓和癫痫。1976～1979 年，英国进行的全国儿童脑病研究（NCES）提示，在疫苗和脑病之间可能存在联系，经过媒体的宣传引起了公众对百日咳疫苗的恐惧，使英国儿童百日咳疫苗接种率从 81% 下降到 31%，导致百日咳发病和死亡病例大幅度增加，在日本、瑞典等国也出现过类似情况。以后，美国医学研究所（IOM）对 NCES 的资料进行独立分析，发现 NCES 的研究存在方法学的问题，尚无足够证据表明接受或拒绝 MV 与脑病/脑炎的因果关系，风险为每接种 100 万份疫苗不到 1 例，比麻疹风险低 1000 倍左右。随后许多国家均进行了调查研究，未发现接种百日咳疫苗与脑病存在确切的关联。

直到 2006 年，澳大利亚学者 Berkovic 等对 14 名于 1 岁前接种百日咳疫苗，但接种后 72 小时内发病的所谓疫苗性脑病患者进行婴儿严重肌阵挛癫痫（SMEI）回顾性基因学检测，结果发现有 11 例被证实存在该病特有的细胞膜电压依赖性钠离子通道 α_1 亚单位基因（SCNIA）突变，因而认定这些儿童一开始患的就是 SMEI 而非原来诊断的疫苗相关性脑病，随后有人发现这些接种疫苗后发生脑病的患儿在出生时即带有分子缺陷，不管是否接种疫苗，这些缺陷会引起癫痫和退行性变。由于接种百日咳疫苗的年龄与 SMEI 的发病高峰年龄相同，同时，SMEI 的癫痫发作本身具有热敏感倾向，而疫苗接种常诱发一过性发热，疫苗接种的直接触发作用，导致本身已存在基因缺陷机体的 SMEI 发作，而非疫苗对脑的直接损伤作用。国际神经学学会认为这些研究澄清了长期被掩盖的"疫苗性癫痫"或"脑病"的真实面目，起到了划时代的重要历史作用，并提出今后凡在做出疫苗相关性癫痫或脑病诊断前均需先完成 SMEI 的基因学检测。

接种疫苗会发生急性播散性脑脊髓炎吗？

近年来接种疫苗后发生急性播散性脑脊髓炎（ADEM）时有报道，有人认为与接种疫苗有关。ADEM 又称急性变态反应性脑脊髓炎，是广泛累及脑和脊髓白质的急性炎症性脱髓鞘病变，是一种免疫介导的中枢神经系统脱髓鞘性疾病，属于第Ⅳ型神经系统的变态反应。ADEM 可分为感染后脑脊髓炎（PIE）、接种疫苗后脑脊髓炎（PVE）和病因不明的特发性 ADEM 三种。PIE 多继发于病毒感染后（如麻疹、水痘、带状疱疹、风疹、单纯疱疹、流行性腮腺炎、流感病毒、EB 病毒、巨细胞病毒等），除病毒感染外，还可发生在细菌、寄生虫、螺旋体等感染后，最近有报道，感染支原体后发生 PIE 有增高趋势。早期发现接种牛痘苗后可发生 PVE，以后陆续有接种狂犬病、卡介苗、麻疹、乙脑、百白破、流感、流脑等疫苗后发生 ADEM 的报道。但目前唯一经流行病学和病理学证实与 ADEM 有关的只有狂犬病疫苗（羊脑、鼠脑）和乙脑疫苗（鼠脑）。大多研究证实，一些被诊断为 PVE 的实际上是 PIE。因此，今后在发生类似情况时，要注意鉴别诊断。

什么是预防接种事故？常见的接种事故有哪些？

预防接种事故，是指在预防接种中，因接种工作人员的过失或疫苗质量的原因，直接造成受种者感染、组织器官损伤、组织器官功能障碍或死亡的事故，它包括疫苗质量事故和接种事故两种。

什么是疫苗质量事故？其发生的主要原因是什么？

疫苗质量事故是由于疫苗质量不合格，接种后造成受种者机体组织器官、功能损害。其发生的主要原因是疫苗毒株、纯度、生产工艺、疫苗中的附加物、外源性因子、疫苗出厂前检定等不符合国家规定的疫苗生产规范或标准。疫苗的效价降低也属于疫苗质量不合格范畴，但它只能影响疫苗的有效性，不会影响疫苗的安全性。

什么是接种事故？其发生的主要原因有哪些？

接种事故是由于在预防接种实施过程中违反预防接种工作规范、免疫程序、疫苗使用指导原则、接种方案，造成受种者机体组织器官、功能损害。其发生的主要原因包括接种对象不当、禁忌证掌握不严、接种部位/途径不正确、接种剂量/接种次数过多、误用与剂型不符的疫苗或稀释液、疫苗运输或储存不当、使用时未检查或使用中未摇匀、不安全注射等。但应注意，接种实施过程中的错误不一定会造成反应的发生；发生的反应也不一定是接种错误造成的。接种事故的发生与否取决于接种错误的类型、接种的疫苗品种和受种者的健康状况。

进行 AEFI 监测的目的是什么？

AEFI 监测的目的是，通过规范地开展 AEFI 监测，调查核实其发生情况和原因，为改进疫苗质量和提高预防接种服务质量提供依据。

哪些 AEFI 需要报告？

AEFI 报告范围按照发生时限分为以下几种情形。

（1）24 小时内：如过敏性休克、不伴休克的过敏反应（荨麻疹、斑丘疹、喉头水肿等）、中毒性休克综合征、晕厥、癔症等。

（2）5 天内：如发热（腋温≥38.6℃）、血管性水肿、全身化脓性感染（毒血症、败血症、脓毒血症）、接种部位发生的红肿（直径 > 2.5cm）、硬结（直径 > 2.5cm）、局部化脓性感染（局部脓肿、淋巴管炎和淋巴结炎、蜂窝织炎）等。

（3）15 天内：如麻疹样或猩红热样皮疹、过敏性紫癜、局部过敏坏死反应（Arthus 反应）、热性惊厥、癫痫、多发性神经炎、脑病、脑炎和脑膜炎等。

（4）6 周内：如血小板减少性紫癜、吉兰 – 巴雷综合征、疫苗相关麻痹型脊髓灰质炎等。

（5）3 个月内：如臂丛神经炎、接种部位发生的无菌性脓肿等。

（6）接种卡介苗后 1 ~ 12 个月：如淋巴结炎或淋巴管炎、骨髓炎、全身播散性卡介苗感染等。

（7）其他：怀疑与预防接种有关的其他严重 AEFI。

发现 AEFI 后，什么人、什么时间向谁报告？

医疗机构、接种单位、疾控机构、药品不良反应监测机构、疫苗生产企业及其执行职务的人员为 AEFI 的责任报告单位和报告人，在发现 AEFI 48 小时内，向受种者所在地的县级卫生行政部门、药品监督管理部门报告；怀疑与预防接种有关的死亡、严重残疾、群体性 AEFI、对社会有重大影响的 AEFI 应在发现后 2 小时内报告。受种者或其监护人也可向责任报告单位和报告人报告。

县级卫生行政部门、药品监督管理部门在发现或接到怀疑与预防接种有关的死亡、严重残疾、群体性 AEFI、对社会有重大影响的 AEFI 报告后，应逐级向上一级卫生行政部门、药品监督管理部门报告。

如何进行 AEFI 的调查诊断？

（1）县级疾控机构接到 AEFI 报告后，应当核实 AEFI 的基本情况、发生时间和人数、主要临床表现、初步临床诊断、疫苗接种等，完善相关资料，做好深入调查的准备工作。

（2）除明确诊断的一般反应（如单纯发热、接种部位的红肿、硬结等）外的疑似预防接种异常反应均需调查。

（3）县级疾控机构对需要调查的 AEFI，应当在接到报告后 48 小时内组织开展调查，收集相关资料，并在调查开始后 3 日内初步完成 AEFI 个案调查表的填写，并通过全国预防接种信息管理系统进行网络直报。

（4）怀疑与预防接种有关的死亡、严重残疾、群体性疑似预防接种异常反应、对社会有重大影响的 AEFI，由市级或省级疾控机构在接到报告后立即组织预防接种异常反应调查诊断专家组进行调查。

调查 AEFI 时应收集哪些资料？

（1）临床资料：患者的既往预防接种异常反应史、既往健康状况（如有无基础疾病等）、家族史、过敏史，患者的主要症状和体征及有关的实验室检查结果、已采取的治疗措施和效果等资料。必要时对患者进行访视和临床检查。对于死因不明需要进行尸体解剖检查的病例，应当按照有关规定进行尸检。

（2）预防接种资料：疫苗进货渠道、供货单位的资质证明、疫苗购销记录；疫苗运输条件和过程、疫苗贮存条件和冰箱温度记录、疫苗送达基层接种单位前的贮存情况；疫苗的种类、生产企业、批号、出厂日期、有效期、来源（包括分发、供应或销售单位）、领取日期、同批次疫苗的感官性状；接种服务组织形式、接种现场情况、接种时间和地点、接种单位和接种人员的资质；接种实施情况、接种部位、途径、剂次和剂量，打开的疫苗何时用完；安全注射情况、注射器材的来源、注射操作是否规范；接种同批次疫苗其他人员的反应情况、当地相关疾病发病情况。

何时做出 AEFI 的调查诊断结论？判断依据是什么？

AEFI 的调查诊断结论在调查结束后 30 天内尽早做出。调查诊断专家组依据法律、行政法规、部门规章和技术规范，结合临床表现、医学检查结果和疫苗质量检验结果等，进行综合分析，做出调查诊断结论。

AEFI 的调查诊断结论应包括哪些内容？

AEFI 调查诊断结论应包括疾病诊断和病因诊断两部分内容，二者缺一不可。疾病诊断是指 AEFI 最终是何种临床损害；病因诊断是指 AEFI 按发生原因进行分类。如属于异常反应，应参照《医疗事故分级标准》，对损害程度进行分级。

怀疑疫苗有质量问题，如何进行 AEFI 调查诊断？

调查诊断怀疑引起 AEFI 的疫苗有质量问题的，药品监督管理部门负责组织对相关疫苗质量进行检验，出具检验结果报告。药品监督管理部门或药品检验机构及时将疫苗质量检测结果向相关 CDC 反馈。

对 AEFI 调查诊断结论有争议时，如何处理？

当受种方、接种单位或疫苗生产企业对 AEFI 调查诊断结论有争议时，应根据争议的性质，提出处理建议。①非疫苗质量问题和接种事故争议：建议向地方医学会申请预防接种异常反应鉴定；②疫苗质量问题争议：建议向地方药品监督管理部门申请处理；③接种事故争议：建议向地方医学会申请医疗事故鉴定。

如何开展 AEFI 的沟通工作？

AEFI 的沟通包括媒体沟通和受种者（或其监护人）沟通。一方面，要建立媒体沟通机制，引导媒体对 AEFI 做出客观报道，澄清事实真相；另一方面，要针对 AEFI 发生的原因、事件处置的相关政策等问题向受种者或其监护人进行沟通，以及解释和说明。

接种单位在 AEFI 监测中的主要职责是什么？

向所在地县级 CDC 报告所发现的 AEFI；向调查人员提供所需要的 AEFI 临床资料和疫苗接种等情况。

对 AEFI 处置原则是什么？

（1）因预防接种异常反应造成受种者死亡、严重残疾或者器官组织损伤的，依照《疫苗流通和预防接种管理条例》有关规定给予受种者一次性经济补偿。

（2）因疫苗质量不合格给受种者造成损害的，以及因接种单位违反预防接种工作规范、免疫程序、疫苗使用指导原则、接种方案给受种者造成损害的，依照《中华人民共和国药品管理法》及《医疗事故处理条例》中的有关规定处理。

（3）建立媒体沟通机制，引导媒体对疑似预防接种异常反应做出客观报道，澄清事实真相。开展与受种者或其监护人的沟通，对疑似预防接种异常反应发生的原因、事件处置的相关政策等问题进行解释和说明。

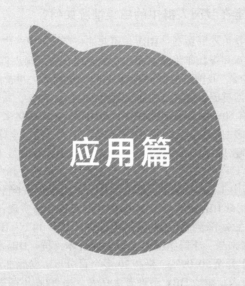

应用篇

六 乙型病毒性肝炎疫苗

乙型肝炎病毒在我国人群中的感染情况如何?

乙型肝炎是由乙肝病毒（HBV）引起的病毒性肝炎,广泛在世界各地传播,发病以儿童和青壮年为主。在英、美、法、加等国人群中流行率较低,平均为2%~5%,我国是乙肝的高流行区,据1992~1995年的调查,我国人群中乙肝表面抗原(HBsAg)的加权阳性率高达9.75%,其中1岁以内儿童达8.5%,约有60%的人感染过HBV,全国累计有7亿多人受过感染,在全球大约3亿多HBV携带者中,中国有1.2亿人,约占全球HBV携带者的1/3;通过接种乙肝疫苗（HepB）,乙肝的流行情况有明显下降,2006年调查全国HBsAg 1~59岁人群HBsAg加权阳性率下降至7.18%,下降了2.57个百分点;其中1~4岁人群HBsAg阳性率从9.67%降到0.96%,下降89%,<5岁儿童HBsAg阳性率<1%的控制目标已经实现;5~9岁HBsAg阳性率从10.22%降到1.61%,下降84%;10~14岁HBsAg阳性率从11.27%降到3.37%,下降70%。乙肝表面抗体（抗–HBs）阳性率由1992年的27.42%上升至50.09%,提高20多个百分点。据此推算,减少HBsAg携带者2000万人,减少HBV感染者2亿人。按2006年调查HBsAg流行率7.18%推算,我国仍然有HBsAg携带者9300万人,乙肝感染流行率为34.28%,推算中国目前感染过HBV的有近5亿人。

为什么说我国儿童仍面临乙肝的挑战?

尽管我国乙肝防治取得很大成绩,但由于不同地区的工作差异,全国无HepB接种史的1~4岁人群HBsAg流行率为5.57%,估计全国1~4岁人群由于未接种HepB感染的人数约为20万人;5~14岁HBsAg流行率为5.54%,估计全国5~14岁人群由于未接种HepB而感染的人数约为345万人。另外,按新生儿接种HepB无或低应答率（抗–HBs在10~99mIU/ml）10%推算,每年大约有150万左右的新生儿免疫失败;在基础免疫成功后,抗–HBs阳性率及抗体滴度（GMT）有随着时间推移而下降的趋势,据以上数据估计,全国仍有约500万儿童面临感染HBV的危险。

为什么青少年和成人仍是乙肝的高发人群？

青少年和成人由于社会、经济活动活跃，社交活动多，预防意识差。有研究显示，在北京、上海、广州、成都、武汉5个城市对25~45岁常住户口、有工作的居民调查，只有12.5%的人接种过HepB。另外，由于为防乙肝歧视，取消婚检和招工体检等原因，青少年和成人感染HBV的机会相对增加，青少年和成人已成为HBV感染高危人群之一。据调查，全国大学生HBsAg平均携带率为8.4%，我国15~49岁育龄妇女HBsAg流行率为6.61%，抗-HBs阳性率为47.33%。在HBsAg阳性育龄期妇女中，乙肝e抗原（HBeAg）流行率为23.51%，乙肝e抗体（抗-HBe）流行率为75.54%。按照我国育龄期妇女HBsAg流行率6.61%估算，我国每年有100万HBsAg阳性的母亲。如不预防，这100万名新生儿中将有约30万人通过母婴传播感染HBV。

感染乙肝病毒对人体有什么危害？

婴儿期感染HBV，85%~95%可变慢性HBV感染，并进一步发展为慢性乙型肝炎，经5年时间，12%~25%的人发生肝硬化；再经5年时间，6%~15%感染者可发展为肝癌。如成年期感染HBV后，5%~10%的感染者可发展为慢性肝炎、肝硬化，经5年其中20%~23%的感染者可发展为肝功能衰竭或需要进行肝移植。

乙型肝炎是通过什么途径传播的？

乙肝是血源传播性疾病，主要经血（输血和血制品、破损的皮肤和黏膜）、母婴及性接触传播。经破损的皮肤黏膜传播主要是由于使用未经严格消毒的医疗器械、侵入性诊疗操作和手术，不安全注射（特别是注射毒品）等；其他如修足、文身、扎耳环孔、医务人员工作中的意外暴露、共用剃须刀和牙刷等也可传播。母婴传播主要发生在围生（产）期，多在分娩时接触已感染HBV阳性母亲的血液和体液传播，这也是我国婴幼儿HBV感染的主要形式。

为什么说我国报告的乙肝病例数存在虚高现象？

2014年全国报告乙肝935702例，占甲、乙类法定报告传染病的1/3以上，仍处于高发状态。经中国CDC调查发现，乡级卫生院和县级医院是报告乙肝的主体，县、乡级医院一般不开展乙肝核心抗体（抗-HBc）IgM和抗-HBV IgM检测，不能对急性乙肝进行实验室确诊，主要以临床诊断为主；另外，慢性病例重复报告和将 HBsAg 携带者作为病例报告，以及监测系统敏感性的提高，是导致中国乙肝报告发病率上升的原因。经对监测点报告的乙肝病例复核，急性乙肝发病率水平仅为乙肝总发病率的 8.70% ~ 9.96%。因此，乙肝报告的病例数存在虚高现象。

急性乙肝有哪些临床表现？

乙肝的潜伏期为 60 ~ 150 天（平均 90 天）。乙肝急性感染的临床过程与其他类型的病毒性肝炎难以区分。婴儿和儿童感染通常无症状，约 50% 的成人感染者有症状和体征。前驱期通常持续 3 ~ 10 天，表现为逐渐加剧的全身不适、食欲缺乏、恶心、呕吐、右上腹疼痛、发热、头痛、肌痛、皮疹、关节痛、关节炎和深色尿。伴有黄疸的病例，黄疸症状通常出现在发病后的 1 ~ 2 周内，通常持续 1 ~ 3 周。表现为黄疸、转氨酶升高、大便呈浅色或灰色、肝压痛和肝大，脾大较为少见，在恢复期黄疸、食欲缺乏及其他症状消失，但全身不适和乏力可持续数周或数月。

慢性乙肝有哪些临床表现？

大部分 HBV 感染者在急性感染后可完全恢复，血液中 HBsAg 消失并能产生抗 – HBs（针对 HBsAg 的抗体），从而产生持久的免疫力。然而，在急性感染后，病情未愈而病期超过半年，目前仍有肝炎症状、体征及肝功能异常者称为慢性肝炎。根据实验室检测有两种慢性乙肝，一种是 HBeAg 阳性的慢性乙肝：表现为血清 HBsAg、HBeAg、HBV DNA 阳性、抗 – HBe 阴性、ALT 持续或反复升高，或肝组织学检查有肝炎病变；另一种是 HBeAg 阴性慢性乙肝，血清 HBsAg、HBV DNA 阳性，HBeAg 持续阴性，抗 – HBe 阳性或阴性，ALT 持续或反复异常或肝组织学检查有肝炎病变。

什么是乙肝病毒宫内感染和宫内传播？

宫内感染和宫内传播是两个不同的概念。宫内感染是指 HBV 在胎儿体内定位并复制，新生儿成为慢性 HBV 感染者；宫内传播是指 HBV 在宫内通过胎盘进入到胎儿体内，新生儿出生后，在血液循环中可以检测到 HBV DNA 及其相应的抗原和抗体，通常病毒仅在新生儿的血液循环内存在 3 个月左右，一般不能造成慢性 HBV 感染。

乙肝病毒的母婴传播和父婴传播指的是什么？

乙肝病毒的母婴传播和父婴传播又叫垂直传播，母婴传播是指孕妇患有乙肝或携带乙肝病毒，乙肝病毒通过胎盘、羊水及阴道等分泌物传给胎儿及新生儿，使胎儿及新生儿感染病毒而致病。最近有研究认为，乙肝病毒亦可父婴传播，在患有乙型肝炎的男性精子中可检出乙肝病毒 DNA，该病毒存在于精子头部细胞浆中，受精时进入卵细胞，尽管母亲无乙肝，但这种受精卵在形成胚胎的过程中，乙肝病毒也在不断地增殖，其所形成的子代就会成为乙肝患者或病毒携带者，这种乙肝病毒的传播方式就叫父婴传播。母婴传播是乙肝病毒家庭内传播的主要因素，也是我国乙肝病毒传播的主要方式。凡 HBsAg、HBeAg 双阳性的母亲，如对新生儿不采取预防措施，都可能感染乙肝病毒。

感染乙肝病毒后是否都会发病？

感染与发病是两个概念，感染指病毒进入体内并在体内复制，但未引起临床症状或体征。机体感染 HBV 后，在免疫系统的作用下，可以中止复制并产生免疫反应以抵抗病毒的再次入侵，如果病毒进入量大且免疫系统功能不足以抗衡病毒，病毒在体内大量复制，就可引起严重的病理反应而发病。

感染时的年龄是影响慢性化的最主要因素。在围生（产）期和婴幼儿时期感染 HBV 者中，分别有 90% 和 25%～30% 将发展成慢性感染，而 5 岁以后感染者仅有 5%～10% 发展为慢性感染。

什么是隐匿性乙肝病毒感染？

隐匿性慢性乙肝是指血清 HBsAg 阴性，但血清和（或）肝组织中 HBV DNA 阳性并有慢性乙肝的临床表现。除 HBV DNA 阳性外，患者可有血清抗 - HBs、抗 - HBe 和（或）抗 - HBc 阳性，但约有 20% 隐匿性慢性乙肝患者的血清学标志均为阴性。这些已感染 HBV 者，机体呈免疫耐受状态，对 HepB 不能产生免疫反应。目前认为，S 基因变异是导致隐匿性 HBV 感染的主要原因。诊断需排除其他病毒及非病毒因素引起的肝损伤。

进行乙肝血清学检查，"两对半"指的是什么？

乙肝"两对半"中的第一对是乙肝表面抗原（HBsAg）和乙肝表面抗体（抗 - HBs），第二对是乙肝 e 抗原（HBeAg）和乙肝 e 抗体（抗 - HBe），由于在肝细胞中，乙肝核心抗原已被全部装配成乙肝病毒，血清中没有游离的乙肝核心抗原，因此在周围血液中只能检测到第三对中的半对，即乙肝核心抗体（抗 - HBc），故称两对半。

什么是 HBsAg？

HBsAg 是机体急性感染 HBV 后最先出现的血清学指标，在发病前数周至病后数月甚至数年均可在血液中检出。HBsAg 阳性表明曾感染过 HBV，它几乎与 HBeAg 同时出现，但 HBeAg 比 HBsAg 消失早。HBeAg 阳性提示病毒在体内活跃复制，传染性强。在急性乙肝，如 HBeAg 持续阳性，提示预后不良，易转为慢性。

出现 HBsAg 有何意义？

人类感染 HBV 后，血清中首先出现乙肝病毒核酸（HBV DNA），约经 29 ~ 43 天出现 HBsAg 和 HBeAg。出现 HBsAg 后 1 ~ 7 周出现肝炎症状和肝功能异常，此时血清中 HBsAg 滴度达高峰，含量在 $5\mu g ~ 600\mu g/ml$。随着病情的逐渐好转，血清中 HBV DNA 和 HBeAg 转为阴性，HBsAg 滴度逐步降低乃至消失，出现抗 – HBs。

HBsAg 可见于急性乙肝患者的潜伏期末、急性期、慢性患者、无症状 HBsAg 携带者，也可见于部分肝硬化和肝癌患者的血清和受 HBV 感染的肝细胞浆中。HBsAg 是 HBV 感染的最早证据，但不是乙型肝炎诊断的依据。HBsAg 出现时间与感染剂量和传播途径有关。感染剂量大，潜伏期短；经注射途径感染潜伏期较经口感染为短。

自限性乙肝，HBsAg 一般持续 1 ~ 6 周后消失。但有 5% ~ 10% 的患者可发展为慢性 HBsAg 携带者。其原因可能是编码 HBsAg 的 HBV 的 S 区段和肝细胞 DNA 整合所致。在这种情况下，即使 HBV 已从人体内清除，但肝细胞仍能不断复制 HBsAg。曾有报道，有少数感染 HBV 者，检测 HBsAg 阴性，如暴发型乙肝、HBV 的 S 基因发生变异等。急性重症乙肝患者肝细胞中以合成 HBcAg 为主，很少合成或不合成 HBsAg，从而使外周血中无 HBsAg。

慢性 HBV 和非活动的 HBsAg 携带者是否有传染性？

HBsAg 携带者或 HBV 携带者实质上没有本质的区别。慢性 HBV 携带者指的是既往有乙肝病史或 HBsAg 阳性超过 6 个月，目前 HBsAg 和（或）HBV DNA 仍为阳性者，可诊断为慢性 HBV 感染。

对慢性 HBV 携带者及 HBsAg 携带者，除不能捐献血液、组织器官及从事国家明文规定的可能导致乙肝传播的职业或工种外，可照常工作和学习，但应定期进行医学随访。

什么是抗 – HBs？

抗 – HBs 是 HBsAg 刺激机体产生的特异性中和抗体，在急性发病后 4 ~ 5 个月内（HBsAg 消失后）阳转。可见于乙肝恢复期、HBV 既往感染者和接种 HepB 后，表明机体对 HBV 具有保护性免疫。HBsAg 转阴且抗 – HBs 转阳。称为 HBsAg 血清学转换。

感染 HBV 后，什么时间出现抗 –HBs，有何意义？

急性乙肝患者在恢复期，随着 HBsAg 的逐步消失，血清中出现抗 – HBs。抗 – HBs 是一种中和抗体，能在体内存在相当长的时间。绝大多数自限性乙肝患者，于 HBsAg 消失后一段时间才出现抗 – HBs，一般于感染后 4~5 个月出现，但滴度较低，持续约 6 个月至 3 年。

抗 – HBs 出现一般表示感染恢复，传染性消失，并表明对 HBV 感染有免疫力，其免疫力高低与抗 – HBs 滴度有关，滴度越高则免疫力越强，持续时间也越长。

为什么个别人会同时出现 HBsAg 和抗 –HBs？

一般情况下，血清中 HBsAg 和抗 – HBs 不可能同时存在，但有时发现 1 个人的血清中同时出现 HBsAg 和抗 – HBs。目前认为其发生的原因有以下几个解释。

（1）存在免疫逃逸株，接种乙肝疫苗成功后，虽产生抗 – HBs，却仍能感染 α 决定簇变异的免疫逃逸病毒株，从而与 HBsAg 并存。

（2）有不同亚型的 HBV 感染，某亚型 HBsAg 的 HBV 感染者成为携带状态后，在形成免疫应答的同时又感染另外亚型的 HBV。说明不同亚型间交叉免疫并不充分，多见于多次暴露 HBV 机会的患者，如血友病、多次输血、肾透析患者、静脉药瘾者及同性恋者，以及免疫功能衰退者，如携带 HBsAg 的结核病、酒精性胰腺炎、肝硬化和肝癌患者。

（3）由于 S 基因的变异，其编码的 HBsAg 抗原性改变，原型的抗 – HBs 不能清除 HBsAg。

（4）有资料表明，检测方法的敏感性也对检测结果有一定影响。

什么是 HBeAg？

HBeAg 是组成 HBV 核心的 1 种多肽，它伴随 HBcAg 阳性者的血清出现，并与 Dane 颗粒和 HBV DNA 有伴随性，是 HBV 活跃复制和有传染性的标志。血清 HBeAg 阳性说明传染性强，急性乙肝患者血清 HBeAg 阳性持续 3 个月以上则说明疾病有慢性化的倾向。

HBcAg 阳性有什么意义？

HBcAg 阳性常表示有 Dane 颗粒存在，具有传染性。HBcAg 与病毒内核有关，常在慢性活动性肝炎、肝硬化和无症状的 HBsAg 携带者被感染的肝细胞内检出。

什么是抗－HBc？

抗－HBc 是急性 HBV 感染最早出现的抗体，无保护作用。一般在 HBsAg 出现后 3～5 周阳转，通常在感染后 6 个月消失，因此检测抗－HBc IgM 可作为急性 HBV 感染的标志物。抗－HBc IgG 虽可与抗－HBc IgM 几乎同时出现，但多可持续终生。因此，只要感染过 HBV，无论病毒是否被清除，抗－HBc IgG 多为阳性。

出现抗－HBc 有什么意义？

目前已证实抗－HBc 对人类是一种非保护性抗体，仅在肝内有 HBV 复制时产生。一般于感染 HBV 后 12～20 周，患者临床症状发作时出现。随着病情的恢复，抗－HBc 很快消失，持续时间短。

高滴度的抗－HBc 是 HBV 复制的标志，可能具有传染性；低滴度抗－HBc 表示一过性既往感染，单项抗－HBc 阳性的无症状者，可能是无症状的 HBsAg 携带者，因 HBsAg 滴度低于检测水平或机体受 HBV 感染，HBsAg 尚处于未转成抗－HBs 之前。

HBeAg 阳性有何意义？

HBeAg 在 HBV 感染后的出现略晚于 HBsAg 并较 HBsAg 消失早。主要存在于 HBsAg 持续阳性的各型肝脏患者血清中，仅在 HBsAg 阳性血清中可以检测到，检出率为 19%～50%。它与病毒 DNA 多聚酶的形成平行，它的存在反映病毒在活动性复制。

HBeAg 阳性血清者的 HBsAg 滴度较高，几乎所有 HBeAg 阳性血清内都可检出 HBV DNA 和较高活性的多聚酶（DNAp），具有较强的传染性。HBeAg 阳性孕妇分娩的婴儿，由母体感染 HBV 的机会为 70%～90%。在 HBV 感染早期，95% 以上患者血清内存在 HBeAg。

HBeAg 持续时间略短于 HBsAg，转为慢性病程时与 HBsAg 一样，长期出现阳性。在乙肝的恢复期，HBeAg 随着 HBsAg 的消失而消失。若急性乙肝发病 3～4 个月后 HBeAg 转阴，则表示预后良好。

什么是抗－HBe？

乙肝 e 抗体是由 HBeAg 刺激机体产生。一般在 HBeAg 消失后出现，它是由 HBeAg 诱导产生的非保护性抗体，是非活动性肝炎的标志（极少数例外），抗－HBe 阳性提示感染晚期，HBV 复制终止或减弱，传染性较弱，疾病可能向好的方面转化。

什么是"大三阳"？什么是"小三阳"？

"大三阳"和"小三阳"是指的进行乙肝"两对半"检查的两种不同结果。"大三阳"是指 HBsAg、HBeAg 和抗－HBc 均是阳性，"小三阳"是指 HBsAg 阳性、抗－HBe 阳性、抗－HBc 阳性。一般认为，"大三阳"者机体中病毒在不断复制繁殖，传染性相对较强。"大三阳"者通常有两种情况：一种是肝功能正常者，这些人虽然病毒在体内较活跃，但并没有引起严重的肝损害，可以正常工作和学习。但由于其病毒复制活跃，应经常检查肝功能，一旦发现异常及时治疗；另一种是肝功异常的患者，不但传染性强，而且容易演变成慢性乙肝。这些患者要积极治疗，注意休息。如不进行治疗，容易发展为肝硬化。同时，由于其传染性强，密切接触的亲属、配偶、子女也应注射乙肝疫苗。

我国乙肝"小三阳"患者非常多，约占乙肝总人数的 30% 左右。急性乙肝病毒感染在进入恢复期时多是"小三阳"，通常是由"大三阳"转变而来，是人体针对 e 抗原产生了一定程度的免疫力；同时表示病毒复制减弱，传染性相对比"大三阳"小，病情向好的方面转化。但"小三阳"患者的情况并不比大三阳简单；应根据具体情况进行综合分析，决定是否需要进一步治疗。

乙肝血清学标志及其临床意义如何？

乙肝血清学标志及其临床意义见表 6-1。

表 6-1 乙肝血清学标志及其临床意义

HBsAg	HBeAg	抗－HBc IgM	抗－HBc IgG	抗－HBe	抗－HBs	临床意义
+	+	－	－	－	－	急性乙肝潜伏期
+	+	+	－	－	－	急性乙肝早期
+	+／－	+	+	－	－	急性乙肝早期
+	+	－／+	+	－	－	慢性乙肝，有 HBV 复制
+	－	－	+	+	－	慢性乙肝，无或低度 HBV 复制
－	－	－	+	－	+	乙肝恢复期
－	－	－	+	－	－／+	既往 HBV 感染，已恢复
－	－	－	－	－	+	接种过 HepB

注："＋"表示阳性；"－"表示阴性。

患过甲肝后能否不再患乙肝?

甲肝病毒与乙肝病毒是两种不同的病毒,其形态不同,抗原性不同,相互间无交叉免疫。感染甲肝病毒后,机体产生甲肝特异性抗体,对甲肝病毒有免疫力的人,对乙肝病毒则无任何作用,反之亦然。因此,感染甲肝病毒后,还会感染HBV。我国健康成人中既往感染过甲、乙肝的比例都较高,各型肝炎混合感染、重叠感染常有发生。据某地调查,甲、乙肝双重感染者约占15%,其中:甲、乙肝混合感染占4.5%,抗 – HAV IgM、抗 – HBc IgM、HBsAg均呈阳性;重叠感染占95.5%。

乙型肝炎疫苗有哪几种?

我国于20世纪70年代开始研制乙肝血源疫苗,1986年正式批准生产。但由于该疫苗血源有限,影响疫苗产量;可能含其他致病因子;在血液采集、运输、保存及加工制备疫苗过程中,存在污染和感染生产人员的可能性;成本相对较高,以及对慢性HBsAg携带者多次大量取血可能影响健康,我国于1998年7月1日停止生产并于2000年1月1日起停止使用乙肝血源疫苗。目前我国使用的是基因工程乙肝疫苗,它具有纯度高、无致癌因子、无外源病毒、安全性好,可大量生产和降低成本的特点。目前我国应用的有酿酒酵母、甲基营养型酵母(汉逊酵母)和中国仓鼠卵巢细胞(CHO)制备的乙肝疫苗3种。3种疫苗各有特点,在选择疫苗时应注意以下问题:①快速、高效、持久的保护;②可为不同人群提供保护;③高纯度,良好的安全性。

酿酒酵母乙肝疫苗是如何制备的? 有什么特点?

酿酒酵母乙肝疫苗生产技术首先在美国取得生产许可,目前已实现工业化规模生产。电镜观察发现,重组酵母表达的HBsAg在没有化学处理的条件下,自发地构成平均直径为22 nm的球形颗粒。这些颗粒含有未糖基化的HBsAg多肽和主要由酵母特有的磷脂构成的脂基。对氨基酸的构成、羟基和氨基酸末端序列分析与质谱仪分析的肽谱表明,重组酵母忠实地表达和生产HBsAg。酵母生产的HBsAg在细胞内以颗粒形式存在,其中的亚单位通过非共价键不紧密地结合在一起,在细胞外转变成第2种形式,即单个多肽通过二硫键结合成二聚体,最后二聚体之间形成二硫键,得到二硫键交联的颗粒。它在表现、化学性质和免疫性等方面都与血源HBsAg类似,但不含任何防腐剂,有更好的免疫原性和热稳定性。

190

汉逊酵母乙肝疫苗是如何制备的？有什么特点？

汉逊酵母乙肝疫苗由德国莱茵生物工程公司开发，我国于 2000 年引进生产。使用甲基营养型酵母作为表达系统，多个 HBsAg 基因拷贝被整合到染色体中，具有良好的遗传稳定性。发酵过程中不产生乙醇，黏度小，可实现高水平表达 HBsAg 和仅有未糖基化的 S 蛋白，产生更高浓度具有免疫原性的病毒样颗粒（VLP），适于大规模发酵生产。

CHO 乙肝疫苗是如何制备的？有什么特点？

CHO 细胞乙肝疫苗由前中国预防医学科学院病毒所和长春生物制品研究所合作研制，将 HBsAg 基因插入到 SV_{40} 启动子和二氢叶酸脱氢酶（dnfr）扩增基因的质粒中并转化 CHO 细胞，获得能表达 HBsAg 的重组 CHO 细胞。培养重组体，表达的 HBsAg 分泌到细胞培养液，收集培养液，分离纯化 HBsAg，经加工后即制成重组 CHO 细胞 HepB。具有免疫力持久，抗体维持时间长，产品稳定性好的特点。含硫柳汞防腐剂。

我国乙肝疫苗的免疫策略是什么？

目前我国接种乙肝疫苗策略总的要求是，在做好新生儿接种的基础上，结合本地实际情况，有计划、有步骤地开展新生儿以外人群的 HepB 接种工作。

（1）新生儿免疫：对新生儿接种 HepB 是根本，应确保提高和维持首针及时接种率和全程接种率。

（2）开展婴幼儿、少年儿童查漏补种：目前已对 1994~2001 年出生未免疫的人群（即 <15 岁儿童）实施补种；逐步实施新生儿以外人群的 HepB 免疫预防。

（3）青少年、成人免疫。

为什么新生儿一定要接种乙肝疫苗？

（1）母婴传播是我国乙肝最主要的传播途径，如不对新生儿采取干预措施，80%~90% 的新生儿可能发生感染，对新生儿接种 HepB 是阻断母婴传播的有效措施。

（2）新生儿免疫系统发育不完善，一旦感染 HBV 容易发展成慢性病毒携带者，年龄越小，危险性越大，可能会发展为慢性肝炎、肝硬化，甚至肝癌。

新生儿接种乙肝疫苗的免疫程序是什么？

目前我国采取 0、1、6 月 3 针免疫程序。"0、1、6"免疫程序对新生儿而言，"0"指出生后 24 小时内接种第 1 剂。"1"为间隔 1 个月接种第 2 剂，"6"指第 1 针接种后的 6 个月接种第 3 剂。如果不能按照此程序接种，第 1 剂和第 2 剂间隔应≥28 天，第 2 剂和第 3 剂的间隔应≥60 天。

对处于 HBV 感染不同状态的孕妇所生的新生儿如何接种乙肝疫苗？

对处于 HBV 感染不同状态孕妇所生的新生儿可以按照以下要求接种 HepB。

（1）孕妇 HBsAg 阴性时，足月新生儿按 0、1、6 个月方案接种乙肝疫苗，不必使用乙肝免疫球蛋白。

（2）孕妇 HBsAg 阳性时，足月新生儿按 0、1、6 个月方案接种乙肝疫苗，还需在出生后 12 小时内注射乙肝免疫球蛋白。

（3）如果孕妇 HBsAg 不明，有条件者建议新生儿注射乙肝免疫球蛋白。

最近国家卫生计生委印发的《国家免疫规划儿童免疫程序及说明（2016年版）》建议对 HBsAg 阳性母亲所生儿童接种第 3 剂乙肝疫苗 1～2 个月后进行 HBsAg 和抗－HBs 检测。若发现 HBsAg 阴性、抗－HBs ＜10mIU/ml，可按照 0、1、6 月免疫程序再接种 3 剂乙肝疫苗。

为什么要提高乙肝疫苗首针及时接种率？

母婴传播是我国乙肝最主要的传播途径。有人调查，新生儿宫内感染率约为 15%，分娩时新生儿通过产道而吸入母体血液、阴道分泌物、羊水而被感染的感染率约为 80%，如不对新生儿采取干预措施容易感染 HBV。HBsAg、HBeAg 双阳性和 HBsAg 阳性母亲所生婴儿感染 HBV 后，分别有 90%和 25%～30%将发展成慢性感染，并可能发展为肝硬化、肝癌。为及时使新生儿得到免疫保护，必须在出生后 24 小时及时接种 HepB，以阻断母婴传播。

乙肝疫苗首针及时接种对预防 HBV 感染效果有什么影响？

首针乙肝疫苗及时接种对预防 HBV 感染有显著的效果。我国有人以分层随机抽样调查方法，在幼儿园、小学、中学各抽 2 所学校对完成 3 针以上免疫者作为观察对象，观察在出生后不同时间接种 HepB 与感染 HBV 的关系。结果表明，出生后 24 小时内接种者 HBsAg 阳性率为 0.09%，出生后 1

~12 月接种者为 10.87%，出生 12 月后接种者为 7.78%，各组差异在统计学上有显著意义。另有对母亲已感染 HBV 所生婴儿不同时间接种 HepB 的效果观察显示，出生 24 小时内接种者 HBsAg 阳性率为 14.67%；出生 24 小时后接种者阳性率为 29.55%；出生 1 个月后接种者阳性率为 38.71%；出生 6 个月后接种者阳性率为 62.50%，各组间有明显差异。

为什么乙肝疫苗必须注射 3 针？

HepB 是灭活疫苗，不能在体内复制，必须经多次注射才能刺激机体产生足够的抗体，使受种者得到保护。经观察证实，接种 1 剂 HepB 只有 50% 的人产生保护性抗体，如果感染 HBV 量大仍可以发生感染。接种 2 剂抗体阳转率可≥80%，接种 3 剂才能达到 95% 以上。

使用乙肝疫苗进行基础免疫过程中，前后 3 针疫苗的生产厂家或疫苗类型不一样，会有哪些问题？有效吗？

不同生产厂家或不同类型的 HepB，只要经过国家药品检定部门检验合格，并获得批签发合格证后，可以互换使用，一般情况下效果不受影响。但是，为保证操作的规范性，避免发生不良反应后纠缠不清，最好使用同一厂家、同一类型的乙肝疫苗。

为什么乙肝疫苗第 2 剂注射最好在出生后 1 个月进行？

在泰国的调查发现，HBeAg 阳性母亲所生的婴儿，如首剂和第 2 剂间隔 >10 周，慢性感染的危险性是严格按照免疫程序接种婴儿的 3.74 倍（95% CI：0.97~14.39）。因此，必须按时接种第 2 剂 HepB。

第 1、2 剂乙肝疫苗均按免疫程序及时接种，由于某种原因第 3 剂延迟至 12 个月及以后才接种，是否需要重新开始按免疫程序再接种 3 剂？

在实际工作中，经常会碰到有些人因某种原因不能按免疫程序接种第 3 剂 HepB，这种情况不需要重新开始免疫程序。目前认为接种第 1、2 剂 HepB 后，机体在产生免疫应答的同时，会产生免疫回忆反应，当再次接种 HepB（抗原）后，免疫记忆细胞发生作用，抗体会迅速升高。有人观察延长第 2 剂与第 3 剂的间隔时间可增加最终抗 – HBs 滴度，但不能提高血清阳转率。曾有人报道，第 3 剂接种延迟至 2 年，接种后 1 个月内 99.1% 的受种者出现抗体应答，其中高水平（>1000IU/L）占 89.9%。江苏省对第 3 针延迟接种儿童的效果进行追踪观察，发现第 2、3 剂的接种间隔延迟至出生后 14 ~ 36 月时接种（平均延迟 15 个月），与常规接种组比较，HBsAg 阳性率、保护率和抗 - HBs 阳性率均无显著性差异。因此，第 3 剂未按时接种的儿童，无须重新开始免疫程序，只需完成未接种的剂次。

哪些成年人需要接种乙肝疫苗？

2010 年版《慢性乙肝防治指南》指出，HepB 接种对象主要是新生儿，其次为婴幼儿及 15 岁以下未免疫人群，特别是一些容易感染 HBV 的高危人群，应该接种 HepB。《慢性乙肝防治指南》推荐以下 10 种人属于高危人群：①医务人员；②经常接触血液的人员；③托幼机构工作人员；④器官移植患者；⑤经常接受输血或血液制品的人员；⑥免疫功能低下者（如长期服用免疫抑制药物者）；⑦容易发生外伤的人员；⑧男男同性恋人员或有多个性伴侣者；⑨HBsAg 阳性者的家庭成员；⑩静脉内注射毒品者。

为什么要对青少年和成人接种乙肝疫苗？

随着新生儿普遍接种 HepB，很多地区尤其城市中儿童 HBsAg 携带率明显下降，但全人群 HBsAg 携带率下降幅度不大，2006 年调查 1 ~ 59 岁人群 HBsAg 加权流行率由 1992 年的 9.75% 下降至 7.18%，远低于 < 5 岁儿童的下降幅度。提示单独实施新生儿接种 HepB 免疫策略，不能较快控制 HBV 在人群中传播。为加快我国控制乙肝的步伐，应结合本地实际情况，有计划、有步骤地开展新生儿以外人群 HepB 的预防接种，如对医护人员、大学生、新婚夫妇等高危人群进行接种。

对新生儿以外的人群接种 HepB 对降低乙肝发病有明显效果。有人对 1994 ~ 2004 年国内外发表的非新生儿接种 HepB 的 46 篇相关文献，采用Meta方法进行统计分析结果表明，非新生儿人群接种 HepB 对乙肝的发病有明显的阻抑作用，历经 4 年以上能控制乙肝在人群中的传播，可以明显降低乙肝的发病率。

老年人是否需要接种乙肝疫苗？

老年人经常在家给子女带孩子，孩子是 HBV 易感者，一些老年人怕感染孩子而要求接种 HepB。其实，老年人接种 HepB 的实际意义并不大。这是因为：①免疫成功率低；②老年人感染 HBV 的概率较低，≥65 岁老年人急性感染很少见；③老年人可能已感染 HBV 或者获得免疫，无须再接种 HepB；④如果老年人想通过接种 HepB 来预防肝癌，也没有更大的价值。因为老年人感染 HBV 后，若发生癌变，也常常在 20 ~ 30 年之后。成年人感染 HBV 后，95% 为急性，仅约 5% 可能转变为慢性乙肝。急性乙肝一般不会发生肝硬化或癌变。

但是，如果老年人确实是 HBV 的易感者（从来没有感染过 HBV），家中和周围有 HBV 感染者，老年人和他们密切接触，接种 HepB 也是有一定好处的，毕竟还有极少数可能发生 HBV 的急性感染。但接种后一定要监测应答情况，看是否免疫成功。

注射乙肝疫苗为什么要采取上臂三角肌肌内注射，而不选用其他接种部位注射？

肌内注射是 HepB 最佳免疫途径，上臂三角肌肌肉发达，血管少，皮下脂肪层薄，接种疫苗后能很快被吸收是接种 HepB 的最佳途径。臀部皮下脂肪厚，易将疫苗注射于脂肪层内，脂肪层的血液循环较差，减少了吞噬细胞与抗原接触，使疫苗吸收较慢，影响将处理后的抗原转移给免疫活性细胞，对疫苗的免疫效果有一定的影响，同时容易损伤神经。

接种乙肝疫苗是否剂量越大越容易产生抗体？

目前国内使用的 HepB 规格主要有酵母重组 HepB $10\mu g$ 和 $20\mu g$、CHO HepB $10\mu g$ 和 $20\mu g$。一般情况下，接种剂量与免疫效果有一定的关系，对婴儿接种不同剂量 HepB 阻断母婴传播效果的研究表明，接种 $10\mu g$ 的效果优于 $5\mu g$。庄辉等专家建议，应进一步优化我国新生儿 HepB 免疫策略，应将对新生儿接种 HepB 的剂量由原来的 $5\mu g$ 增加至 $10\mu g$。目前我国对新生儿的接种剂量已全部改为 $10\mu g$。

成人接种剂量，一般健康人群接种 CHO 或酵母 HepB 的剂量为 $10\mu g$ 或 $20\mu g$；高危人群为 $20\mu g$。因此按照规定的剂量接种就可以，不需要增加接种剂量。如果使用过大剂量，不仅没有必要，还可能有发生免疫麻痹的危险。因此，有些人认为接种 HepB 剂量越大越好的观点是不正确的。

早产儿能不能接种乙肝疫苗？

目前有些接种单位把早产儿作为接种 HepB 的禁忌证，已成为影响 HepB 首针及时率的主要因素。不对早产儿接种 HepB 是不对的。早产儿应与足月儿一样在出生后立即接种 HepB，但低体重早产儿（＜2000g）接种 HepB 的血清阳转率较低。但早产儿到 1 月龄时，不管出生时体重和孕期如何，几乎都和正常婴儿一样对疫苗有足够的免疫反应。2016 年 12 月国家卫生计生委印发的《国家免疫规划儿童免疫程序及说明（2016 年版）》要求：HBsAg 阳性或不详母亲所生早产儿、低体重儿也应在出生后 24 小时内尽早接种第 1 剂乙肝疫苗，并在不同（肢体）部位肌内注射 100 国际单位乙肝免疫球蛋白

（HBIG），待该早产儿或低体重儿满 1 月龄后，再按 0、1、6 月程序完成 3 剂次乙肝疫苗免疫。对于危重症新生儿，如极低出生体重儿、严重出生缺陷、重度窒息、呼吸窘迫综合征等，应在生命体征平稳后尽早接种第 1 剂乙肝疫苗。美国 ACIP 对出生时体重 < 2000g 的早产儿接种 HepB 要求见表 6 - 2。

表 6 - 2　美国对出生时 < 2000g 的早产儿接种 HepB 的建议

母亲 HBsAg	建　　议
阳性	出生 ≤ 12 小时内接种 HBIG + HepB
	1 ~ 2 月龄后再接种 3 剂 HepB（出生时 1 针除外）
	9 ~ 18 月龄时检测 HBsAg 和抗 - HBs
不详	出生 ≤ 12 小时内接种 HBIG + HepB
	检测母亲 HBsAg
	1 ~ 2 月龄时根据母亲 HBsAg 情况，接种 HepB（出生时 1 剂除外）
阴性	1 月龄或出院时接种 HepB
	完成全程 HepB 免疫

孕妇能否注射乙肝疫苗？

孕期和哺乳期并不是接种 HepB 的禁忌证。现已证明抗 - HBs 是 Ts 免疫球蛋白，可通过胎盘转运给胎儿。有人观察对孕妇在妊娠后期接种 HepB 有较好的免疫原性，对胎儿也安全，未见出生缺陷，并推测胎儿在宫内也有可能获得主动免疫，从而可以保护新生儿在分娩时的感染。国外有报道，对孕妇在妊娠后期接种 HepB，84% 的孕期抗 - HBs 阳性，有免疫反应者所娩出的 61 名新生儿，59% 在出生时抗 - HBs 阳性，尽管抗体迅速消失，到出生 3 月龄时仅 23% 婴儿能测出抗体，但可对新生儿提供短期保护。

母亲注射乙肝疫苗后对新生儿接种乙肝疫苗有何影响？

根据生物学原理，亲代的机体遗传特征能影响子代的免疫应答反应。母亲成功接种 HepB 后，对新生儿接种 HepB 的应答有增强作用。这可能是婴儿来自母体的抗体，使部分淋巴细胞产生抗 - 抗 - HBs 影响抗体，这种抗体可变区的抗原性质与 HBsAg 相似，使婴儿免疫系统在 HepB 接种前即获得了抗原信息，对注射 HepB 起激发反应；在接种后，可起到聚合 HBsAg 作用，增强其免疫原性。反之，母亲注射 HepB 无免疫应答者，其婴儿也不会获得良好的免疫应答反应，可能造成婴儿接种失败。

乙肝"大三阳"的孕妇,应采取何种措施避免传染给下一代?

对 HBsAg 和 HBeAg 双阳性孕妇所生新生儿,极易在产时及产后的密切接触中感染 HBV,尤其是高病毒载量孕妇所生新生儿感染 HBV 的危险性更高。有研究显示,在 HBV DNA 大于 10^9 拷贝/毫升的孕妇,自妊娠 32 周开始给孕妇应用拉米夫啶抗病毒治疗至出生 1 个月,可以减少母婴传播的风险。同时,对新生儿在出生后 12 小时内注射 ≥100IU HBIG,同时在不同部位接种 10μg 重组酵母或 20μg CHO HepB,可显著提高阻断母婴传播的效果。

母亲 HBsAg 阳性,新生儿接种乙肝疫苗后,能够完全保证不感染 HBV 吗?

任何疫苗的预防效果都不是 100% 的,因此,对 HBsAg 阳性母亲的新生儿在接种 HepB 后也不能保证百分之百地预防。如果新生儿规范地使用 HepB 和乙肝免疫球蛋白,至少绝大部分新生儿可免受 HBV 感染。有研究表明,对 HBsAg、HBeAg 双阳性和 HBsAg 单阳性母亲所生的新生儿同时使用 HepB + HBIG 比单独使用 HepB 的效果好(表 6-3)。

表 6-3 母亲不同 HBV 感染状况小剂量(5μg×3)HepB 与 HBIG 联合免疫的母婴阻断效果

与 HBIG 联合免疫	母亲双阳性			母亲单阳性		
	调查人数	儿童 HBsAg 阳性人数	儿童 HBsAg 阳性率(%)	调查人数	儿童 HBsAg 阳性人数	儿童 HBsAg 阳性率(%)
是	34	3	8.82	83	7	8.43
否	50	17	34.00	246	32	13.01
合计	84	20	42.82	329	39	21.44

脐带血或新生儿血中 HBsAg 阳性时,再接种乙肝疫苗还有用吗?

一般认为对 HBsAg 阳性者不必再接种 HepB,因为这些人已经感染 HBV,对新生儿也是如此,常常表示胎儿已经宫内感染。但近年来发现,脐带血或新生儿血中的 HBsAg 有时并不是来源于新生儿本身,而是分娩的过程中,由于子宫的强烈收缩,将一小部分 HBsAg 阳性的母血挤压到脐带血或新生儿血中所致。在这种情况下,对新生儿进行预防接种,特别是加用 HBIG,还是有很好的效果。因此,对于这部分新生儿还是应当预防接种。

妊娠期妇女接种 HBIG 是否可以预防新生儿宫内感染?

HBV 病毒颗粒仅有 42nm,可自由通过胎盘,造成 HBV 的宫内传播,但宫内传播不一定导致宫内感染，这是两个不同的概念。绝大多数 HBV 阳性孕妇在妊娠期间所致的多为宫内传播，而非宫内感染，因此在分娩后使用疫苗和 HBIG 联合免疫阻断母婴传播成为可能。

在孕妇妊娠后期注射 HBIG 是否可以阻断宫内感染？近年来，有些医院在孕妇妊娠的最后 3 ~ 4 个月，每月 1 次用 ≥200IU/ml 的 HBIG 给孕妇注射，试图增加母体的抗体量传递给胎儿，以预防胎儿宫内感染。但至今无规范的接种方法，也没有说服力的科研资料能够证明对孕妇的利弊，包括 S 区变异株的出现和免疫复合物病的发生等，对其效果也难以评价。另外，妊娠妇女即使应用 HBIG 是否可以中和病毒？是否会导致产生 HBV 免疫逃逸株？如果产生免疫逃逸株并在人群中传播，现在的 HepB 就无法发挥预防作用。因此，目前大多数学者都不建议孕妇注射 HBIG 来阻断胎儿宫内感染。2009 年欧洲肝病学会建议，对妊娠终末期 HBsAg（+），HBV DNA 为 10^7IU/ml 的孕妇，可采用拉米夫定联合使用 HBIG 和 HepB，降低宫内和围生期 HBV 感染。

家庭中有乙肝患者或乙肝表面抗原携带者，其他成员如何预防乙肝？

家中有乙肝患者或有 HBsAg 携带者，从流行病学角度来讲，家庭其他成员就是密切接触者，是感染 HBV 的高危人群，尤以母婴、夫妻间最易传播。因此家庭成员中（尤其是母亲）如有乙肝患者或 HBsAg 携带者，所有家庭成员最好检测"两对半"，如未感染则应尽快接种乙肝疫苗。

暴露乙肝病毒后如何进行乙肝疫苗的预防接种？

对经皮肤（针刺、咬伤、裂伤）或黏膜（眼结膜或黏膜）接触乙肝患者血液的意外事故，应立即检测 HBV DNA、HBsAg、抗 – HBs、HBeAg、抗 – HBe、ALT 和 AST，并在 3 个月和 6 个月内复查。根据暴露者的不同情况，采取不同的处理措施。

（1）对未接种 HepB 的暴露者，在暴露后 12 小时内注射 HBIG 200 ~ 400IU，注射越早越好，同时在不同部位接种第 1 剂 HepB，间隔 1 个月和 6 个月后接种第 2、3 剂 HepB。如既往曾经检测过乙肝感染指标，HBsAg 阳性者可不必接种。

（2）对已接种 HepB，但未完成全程免疫的暴露者，应注射 HBIG，并按免疫程序完成接种。

（3）对已接种 HepB，并已产生抗 – HBs 的暴露者，应根据其抗体水平而定。如果抗 – HBs 水平 ≥10mIU/ml，可不必处理；＜10mIU/ml 或抗 – HBs 水平不详，应立即注射 HBIG 200 ~ 400 IU，并同时在不同部位接种 1 针 HepB

（20μg），于 1 个月和 6 个月后分别接种第 2 针和第 3 针 HepB（各 20μg）。

乙肝患者痊愈后还有必要注射乙肝疫苗吗？

乙肝患者痊愈，一般不需要注射 HepB。因为乙肝患者感染 HBV 后，产生病后免疫，体内已产生了抗 – HBs，抗 – HBs 是一种保护性抗体，可以中和以后再进入体内的病毒，阻止 HBV 的再感染。

乙肝表面抗原阳性者是否还需要接种乙肝疫苗？

HBsAg 阳性者接种 HepB 无利也无弊。HBsAg 阳性者提示已感染 HBV，没有必要再接种 HepB；但如果接种也不会对身体造成危害。

我国有不少人的血液中只是"抗 – HBc"阳性，是否可以接种乙肝疫苗？

根据《美国慢性乙肝治疗指南》意见，单项抗 – HBc 阳性，可按"0、1、6 方案"全程接种 HepB。所谓单项抗 – HBc 阳性，就是除了核心抗体外，其他的 HBV 标记物，包括 HBV DNA 均为阴性。对于单项抗 – HBc"假阳性"者，接种疫苗有可能会刺激免疫系统，产生抗 – HBs。

新生儿有维生素 K 缺乏症能不能接种乙肝疫苗？

晚发性维生素缺乏症多见于 2 周龄~3 月龄新生儿，尤其多见于 1 月龄左右的母乳喂养儿。新生儿出生后 1 个月正好是接种 HepB 第 2 剂，若对有维生素 K 缺乏症的婴儿接种 HepB，常会出现注射部位出血不止，最后可能出现颅内出血，治疗不及时会造成婴儿死亡。因此，对有维生素 K 缺乏症的婴儿不能接种 HepB。

为了预防新生儿维生素 K 缺乏症，新生儿出生后对无维生素 K 使（服）用史者，如有缺乏，应及时补充后，再行疫苗接种。

对免疫缺陷症患者能否接种乙肝疫苗？

患有免疫缺陷症的患者，容易感染 HBV，因此需要接种 HepB。由于其免疫功能低下或缺陷，接种 HepB 后，不能产生良好的免疫应答。因此常需较大剂量和多次注射，接种后应定期检测抗 – HBs 水平，如 < 10mIU/ml，应及时进行加强免疫。

有慢性病者能接种乙肝疫苗吗？

有慢性病的患者，往往容易感染 HBV，感染后常会引起严重后果，因此一般情况下，如果慢性病患者病情稳定，应及时进行乙肝疫苗接种。由于某些慢性病还会影响免疫功能，进而影响疫苗效果的持久性，因此还应定期监测乙肝表面抗体滴度，及时加强接种。

接种乙肝疫苗后保护期限有多长？

对 HepB 的免疫持久性我国有大量研究资料。曾有人汇总河北、湖南、广东、广西 4 省的资料，新生儿免疫后 1~2 年和 15 年的结果表明，HBV 携带率分别为 1.7% 和 1.6%，HBV 感染率分别为 3.9% 和 3.3%，疫苗保护率分别为 89.6% 和 89.7%，均无显著性差异。另有人研究表明，免疫后 10~12 年的抗 - HBs 阳性率分别为 71.0%、72.1%、68.2%，平均 70.3%；抗 - HBs 的几何平均浓度（GMC）分别为 197.9mIU/ml、296.0mIU/ml、158.0mIU/ml，平均 207.9mIU/ml；HBsAg 阳性率为 0.50%，抗 - HBc 阳性率为 2.26%。证实接种 HepB 10~12 年仍有较好的效果。《慢性乙型肝炎防治指南》中指出，接种 HepB 后有抗体应答者的保护效果一般至少可持续12 年。

接种乙肝疫苗是否需要加强注射？

完成 HepB 3 针免疫后是否需要进行加强免疫目前仍有不同意见。一种意见认为不需要进行加强免疫。其理由是完成 HepB 基础免疫的人群暴露于 HBV 后，大部分人可产生免疫记忆反应，即使暴露时体内已检测不到抗 - HBs 也依然具有免疫记忆；同时，接种后除有体液免疫外还有细胞免疫，细胞免疫在人体清除 HBV 过程中发挥着决定性作用，其中 Th1 型淋巴细胞可分泌特异性细胞因子 IFN - γ，抑制 HBV 基因表达、复制和清除细胞内感染等，Th2 型淋巴细胞可通过活化体液免疫应答，清除释放外周血中的HBV，因此认为不需要进行加强免疫。

另一种意见认为需要进行加强免疫。完成 HepB 全程免疫的人群，抗 - HBs 水平随免疫年限的增加而下降，免疫后第 1 年下降最快，其后则逐渐降低。有人报道，接种 HepB 后 1 年抗 - HBs 阳性率和 GMC 分别为92.44% 和 92.61mIU/ml，接种后 12 年则下降至 32.19% 和 55.52mIU/ml。另有研究显示，接种 3 针 HepB 后，部分受种者不能产生足够的抗体，有 5%~10% 的人无应答，10%~27% 为低应答和无应答者，这部分人仍是 HBV 的易感者。同时接种血源疫苗已有 30 多年历史，17.6% 的人已经无免疫记忆，这部分人已大于 16 岁，需要加强免疫。台湾省也报告，1833 名 15~18 岁青少年出生后曾接种 3 针 HepB，15~18 岁时检测发现，1.47% 的人 HBsAg 阳性。虽有 98.53% HBsAg 阴性，但其中 67% 的人抗 - HBs 消失。在抗 - HBs

消失者中，有 29% 的人免疫记忆也消失。因此，考虑应对 15～18 岁人群进行 HepB 加强免疫。

有关细胞免疫的问题，最新研究发现抗 - HBs 衰减人群的外周血淋巴细胞经 HBsAg 标准品刺激后，Th1 型淋巴细胞因子 IFN - γ、阳性细胞百分比和 Th2 型淋巴细胞因子 IL - 4 阳性细胞百分比均明显低于阳性对照组，提示抗 - HBs 衰减者清除 HBV 的特异性细胞免疫可能和体液免疫一样都已处于弱化状态。动物实验也发现，增加 HepB 免疫次数可增加机体的特异性细胞免疫应答时间。

目前全国对 HepB 加强免疫尚未统一规定，多数人认为对一般人群不需要进行抗 - HBs 监测或加强免疫。但对高危人群可进行抗 - HBs 监测，如抗 - HBs < 10mU/ml，可给予加强免疫。

乙肝疫苗可以和其他疫苗同时接种吗？

目前儿童接种疫苗的种类越来越多，有时几种疫苗需同时接种。相关研究证实，HepB 可与儿童期的其他疫苗同时接种，既不会影响免疫效果，也不增加接种后的不良反应，但应在不同部位接种。如右臂接种 HepB，左臂接种百白破混合制剂等。

乙肝基因工程疫苗免疫效果如何？

接种 HepB 的保护效果与抗 - HBs 的产生有关，也与记忆 T 细胞的诱导有关。完成 3 剂免疫程序后 1～3 个月检测抗 - HBs 浓度 ≥ 10mIU/ml 是对感染有防御作用的可靠标志。完成 3 剂疫苗接种后可在 > 95% 的健康婴儿、儿童和青少年中诱生保护性抗体浓度，≥ 40 岁人群机体应答率随年龄增长逐渐下降。最近对出生时接种 HepB 的随机对照试验的研究分析发现，母亲感染 HBV 所生的婴儿接种 HepB 后，婴儿感染 HBV 的可能性降低 3.5 倍。

为什么说乙肝疫苗是世界上第一个防癌疫苗？

人感染 HBV 后，25% 左右的感染者最终将发展成慢性感染状态，特别是新生儿感染 HBV 后，有 85% 以上转变成为慢性携带者，并最终发展为肝硬化和肝癌。

接种 HepB 对降低肝细胞癌发病也有一定的效果。有人收集台湾省 142 家医院和 17 个临床医学中心的儿童肝癌发病数据，结果表明，通过开展 HepB 免疫接种后，6～9 岁儿童肝癌年均发病率从 HepB 接种前的 0.52/10 万下降到接种后的 0.13/10 万，6～14 岁儿童肝癌年均发病率从 1981～1986 年的 0.7/10 万下降到 1990～1994 年的 0.36/10 万。李荣成等在广西隆安县采用出生队列调查、横断面血清流行病学调查以及乙肝发病和肝癌死亡监测，对 HepB 的预防效果进行评价。结果显示，婴儿普种 HepB 后 14 年，接种人群 HBsAg 阳性率为 0.7% ~ 2.9%（平均为 1.50%），保护率为 83.5% ~ 96.6%；HBV 感染率为 1.1% ~ 5.1%（平均为 2.2%），保护率为 93.50% ~ 98.4%。HepB 普种后 15 年，1 ~ 14 岁年龄组乙肝发病率为 1.4/10 万，下降 92.4%；0 ~ 19 岁组肝癌死亡率为 0.17/10 万，下降 19.23 倍。

为什么有些人接种乙肝疫苗后还会出现 HBsAg 阳性？

首先要明确接种 HepB 不会出现 HBsAg 阳性，因为 HepB 中所含的 HBsAg 本身不具有传染性，仅具有抗原性，HepB 绝对安全。造成这种情况的原因：一是注射 HepB 前，未进行 HBsAg 检测，不了解自己 HBsAg 的实际情况，注射疫苗后检测发现HBsAg阳性；二是接种疫苗前进行 HBsAg 检测的方法不敏感，接种后采用敏感方法检测发现 HBsAg 阳性；三是接种疫苗不成功，未产生保护性抗体，从而感染 HBV。

为什么有些人接种乙肝疫苗后没有产生抗体？

接种 HepB 后无抗 – HBs 产生称为无应答，低应答是指抗 – HBs < 10mIU/ml。目前对无/低应答的形成机制尚未完全清楚。近几年有关这方面的研究主要集中在遗传因素和免疫功能这两个方面。

（1）遗传：接种 HepB 后无/低应答与个体的遗传背景有关，遗传因素可通过特定的免疫机制影响免疫反应。研究发现接种 HepB 的抗体应答与人类白细胞抗原（HLA）有关，HLA – DR7、HLA – DR3 及 T 淋巴细胞缺陷，均可导致接种疫苗后无/低应答。

（2）机体免疫功能：有些学者认为，对 HepB 应答较弱可能与 T 细胞功能有关。机体受病毒感染后，能够使 T 细胞活化，如 T 细胞数量减少和功能下降会使 IFN – γ 和 IL – 2 分泌减少，从而会导致对 HepB 无应答。

（3）HBV 发生变异：HBV 容易发生变异，常见的是 HBsAg "a" 决定簇中的 145 位氨基酸由精氨酸取代甘氨酸。变异后的病毒其生物特性有了新的变化，从而使 HBV 抗原性减弱而发生免疫逃逸。此时接种 HepB，可能对疫苗应答产生影响，使 HepB 无法发挥作用。

（4）已发生隐匿性感染：少数隐匿性 HBV 感染者实际上已感染 HBV，但其HBsAg产量低，用现有的检测方法查不出抗 – HBs。这些已感染 HBV 者，机体呈免疫耐受状态，对 HepB 不能产生免疫反应。

（5）检测方法不敏感：目前检测 HBV 标志物多采用 ELISA 法，由于检测试剂和方法不统一、不规范或不精确，实际上已产生抗体而检测出阴性结果。

（6）其他：对无应答者的多因素分析表明，年龄、接种部位、吸烟、饮酒、母亲血清中病毒含量，以及使用的疫苗和接种剂量均与无/低应答有关。此外，艾滋病、器官移植、血液透析、糖尿病、恶性肿瘤、营养不良等患者导致受种者免疫功能障碍，也可引起机体对 HepB 应答降低。

对接种乙肝疫苗后无/低应答者如何处理？

（1）更换疫苗：目前已在酵母中表达出 HBsAg 的中蛋白（前 S2 + S）和大蛋白（前 S1 + 前 S2 + S）。人体研究表明，含前 S1 + 前 S2 + S 的疫苗耐受性良好，有较强的刺激 T、B 淋巴细胞反应的免疫原性，并可诱生较高的血清阳转率。目前我国使用的有酿酒酵母、汉逊酵母和 CHO 3 种疫苗，如接种某一种疫苗无/低应答时，可更换接种另一种疫苗。

（2）增加免疫次数：对初免无应答者再接种 1 剂后，有 15% ~ 25% 的人可产生保护性抗体；如再接种 3 剂，大部分人均可产生保护性抗体。

对于经第 2 次完成 3 剂全程免疫仍不产生抗 – HBs 者，世界胃肠病组织（OMGE）和美国 ACIP 均建议，在两次全程疫苗接种后（6 剂），不推荐对仍无应答者再次进行接种。这是因为由于遗传、HBV 变异、隐匿性感染等因素所致的无/低应答，尽管再进行接种仍可能无抗体产生。

（3）其他：可以采取增加接种剂量，或与低剂量白细胞介素 – 2（IL – 2）、口服牛磺酸佐剂、合成五肽（TP – 5）、粒细胞巨噬细胞克隆刺激因子同时使用。

哪些因素可影响乙肝疫苗的接种效果？

（1）接种部位：采取上臂三角肌注射产生免疫应答明显高于臀部注射者，其原因是臀部脂肪层厚，疫苗在脂肪层中未能或延缓进入血液循环，影响了与巨噬细胞的接触，不能将抗原提呈给免疫活性细胞，降低了免疫效果。因此注射部位最好采用上臂三角肌。

（2）年龄因素：婴儿对疫苗产生免疫应答的效果比成人强而迅速，年轻人比老年人的接种效果好。

（3）性别：有观察发现，接种相同疫苗，女性产生的抗 – HBs 水平要高于男性。

（4）机体状况：慢性疾病、免疫功能低下或缺陷、肿瘤等都会影响疫苗的免疫应答。

（5）嗜烟、肥胖亦可降低 HepB 免疫的作用。

（6）乙肝病毒变异和宫内感染等也影响疫苗免疫效果。

感染 HBV 的产妇是否可以母乳喂养？

感染 HBV 的产妇能否进行母乳喂养，以及母乳喂养婴儿能否进行接种 HepB，在早期是一个有争论的问题。一种意见认为，目前使用 PCR 法检测已证实母乳中也含有 HBsAg、HBeAg 和 HBV DNA，感染 HBV 的产妇进行母乳喂养，理论上推测病毒可能通过婴儿破损的口腔或消化道黏膜进入体内，从而可能引起新生儿感染，认为不能进行母乳喂养。另一种意见认为，HBV 的母婴传播主要发生在分娩时，部分是宫内感染，母乳感染并不是主要途径。一些学者发现母血中 HBV 的含量远高于母乳（包括初乳中病毒的含量），婴儿在宫内或分娩时接触病毒的概率和病毒量也远高于母乳。婴儿如果在宫内或分娩时未感染，通过母乳获得感染的机会更小。同时，人类肠黏膜存在HBsAg的抑制物，使进入十二指肠的 HBsAg 失去活性，只有在新生儿或婴儿的消化道黏膜，因炎症导致肠道通透性增加或黏膜直接损伤时，含有 HBV DNA 的乳汁才可通过黏膜进入血液，引起婴儿感染 HBV。同时，随着小儿生长发育成熟，免疫功能日趋完善，此时即使母乳喂养儿接触母乳中的少量病毒，发生慢性感染的可能性也很小。而且目前对感染 HBV 母亲所生的婴儿使用 HBIG 和 HepB 联合免疫，可阻断大部分分娩时和产后传播。由于母乳中含有多种营养成分和抗病毒物质，经母乳传播 HBV 的可能性几乎不存在，感染 HBV 的母亲对新生儿进行母乳喂养仍应提倡。《慢性乙型肝炎防治指南（2010 年版）》建议：经过规范的联合免疫后，感染 HBV 的产妇可以母乳喂养。WHO 也提出所有婴儿（母亲 HIV 感染时除外）都应该母乳喂养，包括对慢性 HBV 感染母亲的婴儿。

母乳喂养是否会影响 HepB 阻断母婴传播效果？

国内外的大量研究均未发现母乳喂养会影响婴儿接种 HepB 的效果。有人比较母乳喂养和人工喂养儿接种 HepB 或接种 HepB + HBIG 的效果，母乳哺养儿和人工哺养儿单独接种 HepB 的抗 - HBs 阳性率分别为 80.9% 和 73.2%；采取 HepB + HBIG 同时接种抗 - HBs 阳性率分别为 90.9% 和 90.4%。单用疫苗时，母乳喂养组 1 例、人工喂养组 3 例免疫失败；同时接种时，母乳喂养组无 1 例免疫失败，人工喂养组 4 例免疫失败；母乳喂养儿和人工喂养儿比较表明，差异均无显著性，证实母乳喂养不影响婴儿抗 - HBs产生，也不增加免疫失败的发生？

接种乙肝疫苗有哪些禁忌证？

（1）对疫苗组分有严重过敏反应或以前接种后发生严重过敏反应者。

（2）中、重度急性疾病者需要在疾病恢复后才能接种疫苗。

（3）妊娠和哺乳都不是使用疫苗的禁忌证，早产儿和 HIV 阳性者均能接种疫苗。

接种乙肝疫苗后有什么反应？

HepB 是非常安全的疫苗，接种后全身反应和局部反应都很轻微，个别人可有低热、头痛、全身不适，注射部位红晕、硬结、疼痛等，一般不需任何处理，2～3 日后即可自行消退。极少数人可能会出现荨麻疹等过敏反应，但发生率极低。

曾有报道接种 HepB 后发生多发性硬化症、急性白血病、Guillain - Barre 综合征、慢性疲劳综合征、关节炎、自身免疫病、哮喘、婴儿猝死综合征和糖尿病等，但这些疾病与接种疫苗之间缺乏必要的流行病学联系，也无因果关联，目前已否定。

接种 HepB 偶合维生素 K 缺乏是引起死亡的最常见原因，多发生在接种第 2 剂乙肝疫苗的 1 月龄婴儿，主要临床表现为注射部位出血不止、面色苍白、颅内高压，因颅内出血死亡。

接种乙肝疫苗应注意哪些问题？

（1）单价 HepB 应在 2～8℃下运输和贮存，避免冰冻。冰冻会使抗原与铝佐剂分离，疫苗效价下降。

（2）鉴于生产工艺不同，每剂疫苗中诱生保护性免疫应答的 HBsAg 蛋白量在各疫苗间有差异，在使用时应予以注意。

（3）在进行 3 剂 HepB 接种时，短于各剂次最短时间间隔的接种，不能作为免疫程序的一部分。如间隔时间延长，则不必重新开始全程接种或增加接种剂次。

（4）HepB 可与其他疫苗（包括 DTP、Hib、HepA – I 和 IPV）在不同部位同时接种，同时接种的免疫应答和安全性与这些疫苗单独接种时观察到的相仿。

（5）在出生时接种 HepB 可与已批准的同类疫苗交换使用。

（6）HepB 可用于免疫缺陷者，但产生的免疫应答可能不理想。

接种乙肝疫苗前、后是否需要进行血清学检测？

接种 HepB 前是否需要进行血清学试验，必须考虑接种疫苗的安全性、有效性，以及费用效益。目前认为接种 HepB 前不进行血清学检测是安全的。这是因为，HepB 的成分主要是 HBsAg，进入机体后，HBsAg 被抗原呈递细胞加工处理形成相应的肽段，并与 MHC Ⅰ类或 MHC Ⅱ类分子结合形成

抗原 – MHC 分子复合物，从而活化 T 淋巴细胞和 B 淋巴细胞，诱导产生相应的特异性体液免疫或细胞免疫应答，使受种者获得保护，但对机体不会引起感染，对感染和未感染过 HBV 者接种 HepB 均是安全的，即使对 HBV 感染者接种也是安全的，所以目前不推荐常规开展疫苗接种前血清学检测。

常规接种疫苗后也无须进行血清学检测，但推荐对高危人群进行检测，因为随后的临床管理取决于对其免疫状况的了解。下列人群应考虑进行接种疫苗后检测：①职业具有感染危险的人群；②HBsAg 阳性母亲所生的婴儿；③长期血液透析患者、HIV 感染者和其他免疫损害者；④HBsAg 阳性者的性伙伴或共用针头伙伴。欧洲乙肝免疫共识小组建议，对于免疫损害者应每年检测抗 – HBs 浓度，初免后抗 – HBs 浓度 <10mIU/ml 者应复种。

什么是乙肝免疫球蛋白？哪些人应该接种？

乙肝免疫球蛋白（HBIG）是用 HepB 对健康人免疫后采集的高效价血浆或血清，经低温乙醇法分离提取制备的含有抗 – HBs 的免疫球蛋白，液体制剂接近无色，可略带乳光，含硫柳汞防腐剂。冻干制剂为白色或灰白色的疏松体，丙种球蛋白占总蛋白质 90% 以上，每支含抗 – HBs 效价不低于100IU，每毫升含 200IU 以上称为高效价 HBIG。主要用于暴露 HBV 后和HBsAg 阳性或 HBsAg、HBeAg 双阳性孕妇所生的新生儿免疫，受种者可以被动地获得抗 – HBs，在短期内保护其免受 HBV 的危害，不仅能延长潜伏期，还可降低发病率，减轻临床症状。

研究发现，人体肝细胞感染 HBV 后 3 天，就能在细胞核内检出抗 – HBc。接种 HepB 诱导抗 – HBs 产生需一段时间。因此在人工自动免疫建立之前，使用 HBIG 保护作用迅速，一般在接种后 2 小时血液中可检出抗 – HBs，在血液和细胞外液与 HBV 起中和作用，并逐渐清除病毒。HBIG不能进入肝细胞，所以应在 HBV 尚未进入细胞时尽早使用。最好在暴露后 6小时内使用，48 小时后作用明显减弱，超过 7 天则无效。

怎样应用乙肝免疫球蛋白？

HBIG 只限于肌内注射，冻干制剂需用灭菌注射用水溶解，一般根据瓶签所载的单位（IU）加入适量液体溶解，使之成为 100IU/ml。

用于乙肝的预防，儿童每次 100IU，成人每次 200IU，必要时在 3~4 周后再注射 1 次；如用于乙肝母婴传播阻断，婴儿在出生后 24 小时内（最好12 小时内）注射 100IU，同时注射 1 剂乙肝疫苗。

七 卡介苗

什么叫结核病?

结核病（tuberculosis，TB）是一个古老的疾病，它是由结核杆菌感染所致的传染病。历史上 TB 曾经肆无忌惮地残害着人民的健康，16、17 世纪在欧洲流行，死亡人数占总人口的 1/7。抗结核药物发现后，TB 发病大幅度减少。20 世纪 70 年代，由于出现耐多药结核（MDR－TB）结核菌/艾滋病病毒双重感染，TB 发病明显上升，1990 年全球发现 750 万名患者，1993 年 WHO 发布《全球结核病紧急状态宣言》。WHO 估计，全球大约有 1/3 人口，约 20 亿人感染结核杆菌。2011 年，全球新增 TB 患者 870 万人，死于 TB 的人数 140 万人；在新增 TB 患者中有 3.7% 患有耐多药结核病。据推算2013～2015 年，全球结核病防治费用需 30 亿美元。因此，迅速发现病例且有效治疗和管理，以及实施卡介苗（BCG）接种是控制 TB 的有效手段。

常见的结核病有哪些?

结核杆菌能通过呼吸道、消化道及破损的皮肤黏膜进入机体，可侵犯全身各个器官，引起相应的结核病。常见的有肺结核、肠结核、骨结核、结核性脑膜炎等，其中以肺结核最为多见。

结核病在我国危害情况怎么样?

建国初期，我国结核病的患病率和死亡率分别高达 1750/10 万和 200/10 万。通过多年的努力，结核病疫情较建国初期有了大幅度下降，2010 年≥15 岁人群活动性肺结核患病率下降到 459/10 万，其中涂阳肺结核患病率为 66/10 万，结核病死亡率下降至 4.1/10 万。但是，目前结核病仍是我国严重危害人民健康的传染病之一。国务院下发的《全国结核病防治规划（2011～2015 年)》指出，我国是全球 22 个 TB 高负担国家之一。WHO 评估，目前我国 TB 年发患者数约为 130 万，占全球年发病患者数的 14%，仅次于印度，居全球第 2 位。近年来，我国每年报告肺结核患者数约 100 万，始终位居全国甲乙类传染病的前列。

结核杆菌有什么特点?

结核杆菌（Mtb）属于分枝杆菌属，其特点是不能运动的细长杆菌，具有抗酸性乙醇脱色特性，故又称抗酸杆菌。因其细胞壁中含有脂质，故对乙醇敏感，在75%乙醇中2分钟死亡。脂质可防止菌体水分丢失，故对干燥的抵抗力特别强，黏附在尘埃上可保持传染性8～10天，在干燥痰内可存活6～8个月。对湿热敏感，在液体中加热到62～63℃ 15分钟或煮沸即被杀死。对紫外线也敏感，日光直接照射数小时即可被杀死。变异性是结核分枝杆菌的另一特性，可发生形态、菌落、毒力、免疫原性和耐药性等变异。

结核病的临床表现有哪些?

机体感染Mtb后潜伏期较长，可从数周到终生。肺结核患者早期症状较轻微，发热是早期症状之一，多为午后低热，伴乏力，夜间盗汗等，常不引起注意，有的被误认为是"感冒""气管炎"。随着疾病的发展，患者有慢性干咳或伴少量黏液痰，约1/3～1/2患者有咯血，表现为痰中带血乃至中等量或大量咯血，女性患者常有月经失调现象，在幼儿和儿童还可出现结节性红斑，疱疹性结膜炎等过敏性反应，老年肺结核患者的症状容易被慢性支气管炎症状所掩盖。

大约10%的初发感染最终会发展为活动性疾病，在婴儿中更为常见，疾病经常扩散（如粟粒性的）或者累及脑膜（结核性脑膜炎），肺结核病可因再次感染或者体内初发亚临床感染潜在病灶的活化而发病。如果不治疗，大约65%的痰涂片阳性肺结核患者将在5年内死亡。

如何诊断结核病?

（1）痰液细菌学检验：痰标本涂片镜检抗酸杆菌阳性或分离培养分枝杆菌阳性，提示具有高传染性，是诊断肺结核的标准。

（2）胸部X线摄片：胸部放射线照片检查可见肺浸润和空洞，继而出现纤维化伴体积缩小，多见于肺叶上部。

（3）结核菌素纯蛋白衍生物（TB－PPD）试验：PPD试验的结果受很多因素的影响，诊断价值有限，只能作为诊断的辅助手段之一。

结核病的主要传染源是什么?

传染性肺结核患者是本病的主要传染源。判断患者是否有传染性的最简便和可靠的方法是对患者的痰液进行检查，如果涂片检查发现抗酸杆菌（一般叫"涂阳患者"），说明该患者具有很强的传染性。

结核杆菌是通过什么途径传播的？

肺结核是呼吸道传染病，主要通过呼吸道传播。当患者咳嗽、打喷嚏、大声说话等喷出带 Mtb 的飞沫，健康人吸入后可能被传染。

哪些人容易感染结核杆菌？

人类对 Mtb 普遍易感，未受过 Mtb 感染的人是本病的易感者，大多数是儿童。健康人感染 Mtb 后是否患病，主要取决于两个方面的因素，一方面取决于感染 Mtb 侵入人体的数量及其毒力，因结核病的传播途径主要是经呼吸道飞沫传播，故与排菌者与外界接触机会多少有关；另一方面取决于机体免疫力的强弱和变态反应的高低。当前者处于强势，而后者处于弱势时，受感染的机体即会患病。

我国结核病流行有哪些特点？

（1）高感染率：全国人口 44.5% 的人感染过结核杆菌，感染人数达 5.5 亿人，如不采取有效的控制措施，按感染者中 10% 左右的人发病，未来患结核病的人数将不少于 5000 万。

（2）高患病率：2012 年调查全国活动性肺结核患病率为 367/10 万，涂阳肺结核患病率为 122/10 万，推算全国有 451 万活动性肺结核患者，其中 150 多万为涂阳肺结核患者，即结核病传染源。

（3）高死亡率：中国结核病死亡居各种死因顺位的第 9 位，全国结核病死亡率为 9.8/10 万，即每年有 15 万人左右死于结核病，相当于其他各种传染病和寄生虫病死亡总和的两倍。

（4）发病率缓慢降低：中国分别于 1979、1990 和 2000 年进行了 3 次全国性的抽样调查，1979～1990 年、1990～2000 年和 1979～2000 年间，活动性肺结核的患病率分别下降 3.7%、5.4% 和 4.5%，涂阳肺结核患病率分别下降 4.3%、3.2% 和 3.8%。但由于我国人口的迅速增长，结核病的病例数仍然增长较大。

（5）高耐药率：我国结核病的总耐药率达 27.8%（其中初始耐药率为 18.6%，继发耐药率为 46.5%），耐多药率为 10.7%（其中初始耐药率为 7.6%，继发耐药率为 17.1%），远远高于世界其他地区的平均数（总耐药率和耐多药率分别为 10.4% 和 1.7%）。

（6）结核病疫情农村高于城镇，城镇高于城市，西部地区高于东部地区。我国农村、城镇和城市人群结核病的感染率分别为 59.4%、55.1% 和 35.9%。西部地区活动性肺结核患病率高达 451.0/10 万，涂阳肺结核患病率为 137.0/10 万，均高于全国平均水平，分别是东部沿海地区的 1.8 倍和 1.5 倍。

(7) 青壮年发病较高：15～29 岁其活动性、涂阳和菌阳肺结核病例占各类病例人数的 53.0%、61.6% 和 56.0%，严重影响劳动生产力，以致影响社会经济的发展。

卡介苗有什么作用？

卡介苗又称为结核菌苗，它是一种对人体没有致病性而具有免疫原性的活疫苗。接种人体后，使机体产生对结核病的特异性免疫力。当再次受到外来结核杆菌感染时，可使侵入的结核菌局限化，使 Mtb 不能繁殖及自行扩散，从而减少了结核病的发生机会。

卡介苗是如何发现的？

1902 年法国 Nocard 从牛的乳痈脓内分离出 1 株牛型结核菌，毒力甚强。1907 年法国医学家卡美特（Calmette）和兽医学家介云（C·Guerin）用该菌株进行动物实验，将有毒的牛型 Mtb 接种土豆 - 甘油培养基上，结果生长物呈密集颗粒状，在培养基中加入小牛胆汁使其分散，历时 13 年经过 230 次连续传代分离出卡介菌（bacilli Calmette - Guerin），用它制造的疫苗称为"卡介苗"（BCG）。将其对小牛或豚鼠注射不致病。遂于 1912 年开始在法国北部牛群患 TB 多的牧场，用该菌液接种小牛预防 Mtb 感染，结果良好。1921 年在巴黎的医院中，有 1 名产妇患有肺结核，产后死亡，儿科医师 Weil - Halle 征得 Calmette 同意，用口服法将卡介菌苗给其新生儿服用，1 年后婴儿发育正常，无任何异常反应。1924 年公布于世，以后即在各国推广使用。

我国使用的卡介苗有哪些规格？

目前我国生产的 BCG 有 1ml（10 次人用剂量）和 0.5ml（5 次人用剂量），两者分别含卡介菌 0.5mg 和 0.25mg，每 1mg 卡介菌含活菌数应不低于 $1.0 \times 10^{6} CFU$。

WHO 推荐的卡介苗免疫策略是什么？

1974 年，WHO 把 BCG 纳入 EPI 的婴儿免疫程序。尽管 BCG 预防 TB 的作用有限，但因为无更成熟的 BCG 替代品，除一些 TB 低发的西方国家只推荐给特定人群接种外，世界上大多数国家仍推荐给健康婴儿常规接种。WHO 建议，在 TB 流行和高发国家，应在婴儿出生后尽早接种 BCG，无论如何，应在出生第 1 年内接种

目前世界各国接种卡介苗都有哪些免疫策略？

目前各国对 BCG 的免疫政策差别很大，大致可分成 4 类：①仅在出生时（或首次与公共医疗机构接触时）接种；②儿童期接种 1 剂 BCG；③复种或加强接种 BCG；④不常规接种 BCG。

我国卡介苗的免疫策略是什么？

新中国成立初期，原卫生部成立卡介苗接种推广委员会，在全国开始 BCG 接种工作。1954 年原卫生部下发《接种卡介苗暂行办法》，规定对 < 2 月龄婴儿用口服法，2 月龄 ~ 15 岁儿童用皮内注射法接种 BCG。1957 年，原卫生部下发《卡介苗接种工作方案》规定，以新生儿和 < 1 岁的婴儿为主要接种对象，可分别采用口服法、皮上划痕法和皮内注射法接种。1978 年，将 BCG 纳入计划免疫。1982 年，原卫生部下发《卡介苗接种工作方案》规定，对新生儿初种，对小学一年级、初中一年级学生进行复种。如必要和可能，也可根据结核病流行情况给其他年龄复种。1997 年，原卫生部下发文件取消复种。目前的免疫策略是对新生儿于出生时接种。

为什么不再对儿童复种卡介苗？

WHO 指出，在采用 PPD 试验以决定 BCG 复种的地区，应停止这种做法。对已接种 BCG 者，不推荐复种，因为没有科学证据证明 BCG 复种可增加抗结核病的保护作用，任何人都没有多次复种的必要。我国已于 1997 年停止复种。

停止接种卡介苗需要具备哪些条件？

由于接种 BCG 预防 TB 的作用有限，一些工业化国家已停止接种 BCG。在考虑 1 个国家是否应该停止或修改 BCG 免疫策略前，必须具备一定的基本条件：①有运行良好的结核病控制规划；②前 5 年或更长一段时间有可靠的报告系统，能根据年龄或高危组估算活动性结核年发病率，特别是结脑和涂片阳性肺结核的发病率；③考虑对 HIV 感染引起结核病发病率增加的可能性。

国际预防结核病和肺病联合会（IUATLD）提出，1 个国家由常规接种 BCG 改为对高危人群选择性接种时，必须具备以下标准，才可停止对新生儿常规接种 BCG：①有效报告系统到位；②涂片阳性肺结核的平均年报告率 < 5/10 万；③在过去 5 年内，5 岁以下儿童结核性脑膜炎的平均年报告率 < 1/1000 万；③结核感染的平均年危险度 < 0.1%。

除上述标准外，还应考虑以下因素：①费用，计算通过继续接种 BCG 所能预防的病例数，由此估算节省的治疗费用。②BCG 反应，提供该地区接种 BCG 不良反应的资料。活动性结核的低发病率与不良反应的高发生率相比，势必增强停止或修正 BCG 接种规划的决心。

为什么新生儿出生后要及时接种卡介苗？

我国免疫程序规定，新生儿出生后要及时接种卡介苗，这是依据因为新生儿对结核病没有胎传的被动抗体，出生后就很容易感染 Mtb，患病后病情较重，如急性粟粒性结核等，尤以结核性脑膜炎最为严重，对儿童健康的危害最大。

因此，及时对新生儿接种卡介苗，可使新生儿尽早获得对结核病的抵抗力，降低感染 Mtb 风险，免患结核病，尤其是可以大大降低粟粒性结核和结核性脑膜炎的发病。

新生儿是否必须在出生 24 小时内接种卡介苗？

早期曾要求新生儿应在出生 24 小时内接种 BCG。目前认为接种时间对 BCG 的免疫效果影响不大。有人进行了不同时间接种 BCG 的免疫效果对比观察，A 组 154 例，于出生后 3 天内接种 BCG；B 组 148 例，于出生后 3 个月末（90±3 天）接种 BCG。经 PPD 试验复查，卡疤直径在 3～10mm 者，A 组和 B 组的阳性率分别为 81.2% 和 93.9%；发生淋巴结反应者（>10mm）分别为 13.6% 和 2.03%；发生脓肿或瘘管者分别为 5.2% 和 6.08%，提示接种时间推迟并不影响效果，且不良反应发生率较低。

如何接种卡介苗？

新生儿于上臂外侧三角肌中部略下处皮内接种 0.1ml，在注射处可见一带汗毛孔的圆凸丘疱。近年来，国内许多基层接种工作人员对皮内注射时改进进针方法，以左手大拇指与食指提捏起三角肌，借助肌肉的作用使该处皮肤绷紧，右手持注射器，进针方向与上臂横轴平行，顺着皮肤横纹与皮肤呈 50°角，轻轻刺入皮内 0.1ml 后，针尖在皮内滞留 3～5 秒，迅速将针尖下压并退出针头。经观察，改良组与传统组 PPD 试验阳性率分别为 100% 和 90%，注射成功率分别为 98.3% 和 85%。还有人对皮内注射 BCG 时的拔针方法进行改进，注射完毕后沿针管顺时针方向旋转 180°后迅速拔针。经与常规拔针法比较药液足量注入率，常规组和改良组分别为 83.33% 和 72%，卡疤率分别为 100% 和 92%。

接种卡介苗有哪些禁忌证?

（1）已知对疫苗中任何成分过敏者。
（2）免疫缺陷病、免疫功能低下或正在使用免疫抑制剂治疗者。
（3）妊娠期妇女。
（4）患湿疹或其他皮肤病患者。
（5）体重在 2.5kg 以下、早产儿和未成熟儿。

接种卡介苗后多长时间机体才能产生抗体?

从接种卡介苗到体内产生抗结核病的免疫力需要 2 个月左右的时间，因此出生后 2~3 个月的小儿，即使是接种了卡介苗，也不能与结核患者接触，乳母患结核病者更应进行隔离。

接种卡介苗有什么作用?

接种 BCG 可阻止 Mtb 血液播散，但不能阻止感染发生，对预防 Mtb 的原发感染无效，不能降低 TB 的发病率，它的主要作用是预防婴幼儿 TB 脑膜炎和播散性疾病，如果不予治疗，这两种情况通常致死。多年来，通过 BCG 接种已挽救了成千上万的生命。因此，接种 BCG 是国家结核病控制规划的一个辅助手段。迅速发现病例和有效治疗仍然是控制 TB 的重点。

接种卡介苗对预防结核性脑膜炎和播散性感染的效果如何?

BCG 是目前使用最老的疫苗之一，也是目前唯一预防结核病的疫苗，在世界各地观察的保护率为 0~80%，保护效果的资料互相矛盾，争论较大。为了客观评价 BCG 的效果，20 世纪 80 年代，WHO 发起了一项全球性研究，利用标准化的病例接触试验设计，评估通过家庭接触感染 Mtb 的儿童接种 BCG 的效果。结果证实预防 TB 脑膜炎和播散性疾病的平均有效率为 86%，病例对照研究的相应结果为 75%，预防 TB 相关死亡的有效率为 65%。另经过前瞻性观察表明，预防 TB 脑膜炎的有效率为 64%，预防播散性 TB 的有效率为 78%。国外有研究显示：BCG 对结脑的保护率为 52.00%~86.54%。我国有人严格采用病例 - 对照研究方法评价 BCG 对预防结脑的效果，证实接种 BCG 与儿童结脑发病有统计学关联，BCG 预防结脑的保护率为 89.42% （95% CI: 69%~97%）。

影响卡介苗效果的因素有哪些?

BCG 在不同地区效果有所不同。寒带地区，如北美和北欧保护率较高，可达60%～80%；而在热带地区观察，保护率通常很低甚至无保护作用。20世纪80年代，在印度钦格尔普特进行的大规模试验中，有20多万人参加，其试验结果保护率为0，经分析，主要原因是环境分枝杆菌的影响。研究证实生活在热带与生活在寒带的保护率的差异与接触的环境分枝杆菌有关。接触环境分枝杆菌可获得不同水平的抗Mtb感染的保护作用，但不足以控制以后毒力更强的Mtb攻击，并可以阻断由BCG提供的抗Mtb攻击的保护。另一种解释是抗环境分枝杆菌的先存免疫力可干扰宿主中BCG的存活力，因而减弱对疫苗的免疫应答。另外，也与试验设计的差异和试验方法不同，以及与不同疫苗株的免疫原性或个别菌株遗传不一致有关。

卡介苗的免疫持久性怎么样？

由于没有血清学方法检测结核病免疫或BCG接种后的免疫应答，接种BCG后的免疫持续时间较难确定。有人对新生儿接种BCG的有效性进行20多年的观察，研究发现<15岁儿童的保护率为82%，15～24岁为67%，25～34岁为20%。因此，基于来自临床试验和病例-对照研究的数据，大多数专家推测保护力随着时间的推移而减弱，并且在接种10～20年后可能不存在保护力。

接种过卡介苗就不会得结核病了吗？

随着卡介苗的广泛应用，有效形成人群免疫屏障，从而降低了结脑和播散性结核病的发病率和死亡率，但是并不是所有人接种后都会成功，仍有极少受种者未能获得成功接种；另一方面即使接种成功，随着时间的推移，免疫力也会下降，在抵御反复大量毒性强的结核杆菌感染时仍有可能感染Mtb，因此婴儿即使接种了卡介苗，也不能认为一劳永逸，还应尽量避免与有传染性的结核患者接触。

接种卡介苗后会有哪些"正常"反应？

接种卡介苗后，接种局部有与自然感染同样的病理变化，如充血、浆液性渗出和细胞浸润，以后发生坏死和液化。接种后接种局部皮肤及局部淋巴结发生反应是正常现象，正常反应的程度与接种方法及个体差异皆有密切关系。皮内接种后，在接种处皮肤略有红肿，可隆起一凸痕，约半小时后便可消失，此为非特异性反应。2～3周后出现特异性反应，局部发生红肿的丘疹状浸润硬块，逐渐软化形成白色脓疱，可自行破溃并结痂，2～3个月后大部分可愈合，痂脱落后局部留下永久性凹陷的疤痕，称为卡疤（或卡痕）。

接种卡介苗出现"正常"反应如何处理?

接种卡介苗出现"正常"反应一般不需处理,但要注意护理。接种当天,注射部位不要用水洗,保持干燥;在出现白色小脓疱期间,洗澡时用干净手帕或消毒纱布包扎局部以免水溅入,也不要经常用手去触摸。给新生儿勤剪指甲,勤换内衣,以保持局部清洁,避免其他细菌感染。BCG 的局部反应不能热敷。

卡介苗接种为什么会出现加重反应?

卡介苗接种发生加重反应的主要原因有以下几点。

(1)疫苗活力:疫苗活力主要与活菌数有关。目前规定卡介苗每 1mg 卡介菌含活菌数应不低于 1.0×10^6 CFU,若疫苗内所含活菌苗数太多可引起加重反应。疫苗的活力还与制造疫苗的菌株有关,目前认为丹麦 II 株比丹麦 I 株易出现反应。

(2)疫苗剂量:注入机体内的疫苗剂量超过规定量,或注射前疫苗未摇匀以致大量活菌进入体内出现加重反应。

(3)注射技术:皮内注射过深,注入皮下或肌内,局部反应会加重。

(4)接种部位:有观察显示,如将卡介苗接种在肩上或三角肌上面,则容易形成凸起的疤痕,而接种在三角肌外下缘,则反应较轻微。

(5)继发感染:在接种过程中由于注射器、针头消毒不严,或在炎症阶段洗澡,接种局部用手搔抓感染,可加重反应。

(6)个体因素:受种者的免疫状态和年龄等因素可影响反应的强度。一般认为结核菌素试验强阳性者,接种卡介苗后的反应较重;接种时年龄愈小,反应愈重。

(7)卡介苗本身含有一种腊质,附着力较强,故注射该种菌苗的注射器若不经特殊处理,很难洗净,若用此种注射器注射其他生物制品至皮下,较易引起局部脓肿。

(8)注射了卡介苗,没有经过一定间隔时间又在同臂同一部位注射了白喉类毒素等生物制品,其中吸附剂与原来注射局部尚存的卡介苗结合在一起,形成硬结,长期不能吸收造成较多的局部化脓。

卡介苗的异常反应有哪些?

凡接种局部溃疡直径 > 10mm 或 ≥12 周不愈者,或者腋下淋巴结肿大 ≥10mm 者,甚至出现化脓、破溃者均为接种卡介苗的局部异常反应。严重罕见的全身异常反应有 BCG 骨髓炎和播散性 BCG 感染。此外,接种 BCG 后还有发生过敏性皮疹、过敏性紫癜等的报道。

接种 BCG 后的异常反应是极罕见的。2005～2009 年我国 AEFI 监测资料显示，BCG 淋巴结炎的发生率为 17.7/100 万剂～54.43/100 万剂。2011 年全国 AEFI 监测系统报告的异常反应主要是淋巴结炎，发生率为 4.53/10 万，其他有无菌性脓肿（0.16/10 万）、过敏性皮疹（0.16/10 万）、局部脓肿（0.13/10 万）、播散性 BCG 感染（0.06/10 万），过敏性休克、血小板减少性紫癜、喉头水肿均分别报告 1 例。

接种卡介苗容易发生哪些接种事故？

（1）卡介苗误入眼内：是卡介苗接种常见的事故之一，如发生此种情况应立即用硼酸水或蒸馏水、自来水冲洗，不可揉擦，如有玻璃碎屑，应立即取出，必要时请眼科会诊处理。

（2）卡介苗误用：如将卡介苗误做结核菌素、其他疫苗或药物使用；卡介苗超剂量注射；误将皮内注射卡介苗注入皮下或肌内。发生以上情况后，受害个体接种局部在 2～5 天内出现红肿，以后发生硬结，发展成中心软化、破溃而成脓肿，甚至在肌肉深部形成寒性脓肿，接种部位同侧腋窝、锁骨下可伴有淋巴结肿大，持续时间较长，一般经过几个月，个别可长达半年，甚至 1 年以上，严重者可有体温升高，伴有乏力、烦躁、食欲减退，个别儿童肺部可闻及干性或湿性啰音等全身症状。

发生卡介苗接种事故后如何处理？

（1）如在接种后 12 小时内发现误种，应立即用异烟肼 50mg 加于 0.5% 普鲁卡因溶液中，作局部环形封闭，每日 1 次，连续 3 天后改为每 3 天 1 次，共计 8～10 次。

（2）已发生溃疡者，在用异烟肼液冲洗后，再用异烟肼粉撒于溃疡面。如局部已发生感染者，可加用利福平，利福平有广谱抗菌作用。

（3）如溃疡面较重或有脓肿时，可试用粗针头抽脓，并用 5% 异烟肼液 2～4ml 冲洗，再撒布异烟肼粉或利福平于溃疡面上。如脓肿处皮肤变薄或伴继发感染时，应做切开引流，以凡士林纱布条蘸链霉素粉或异烟肼粉引流，每日或隔日换药一次。

（4）出现全身症状时可口服异烟肼 3～6 个月，剂量为 8mg/kg 体重，每日 1 次。如有发热等症状，可肌内注射链霉素（20mg/kg 体重，分二次注射），连续 1 个月，如全身反应强烈，可酌情加用激素。

卡介苗接种后要注意哪些问题？

（1）接种 BCG 的注射器应专用，严禁用作其他注射，以防止发生化脓反应。

（2）BCG 接种工作应由经过培训的专门人员承担，以免误注入皮下或肌内。

（3）BCG 应避光保存，严禁冻结。

（4）接种含麻疹成分（MCV）的疫苗可能会短暂抑制 PPD 反应，接种时可以和 PPD 皮试在同一天进行，如果 PPD 皮试和接种 MCV 不能在同一天进行，皮试应该推迟到疫苗接种后 4 周。如果确实急需，也可以做皮试，但可能会抑制 PPD 反应。

为什么说 PPD 试验结果不能作为评价 BCG 效果的标准？

BCG 接种疤痕常用来作为 BCG 是否接种或有效接种的替代标志。目前认为接种 BCG 后的 PPD 试验和反应大小都不能可靠地预测 BCG 提供保护的程度。动物研究未发现皮试反应大小与提供的抵抗程度之间有直接关系，一些接种 BCG 的动物，PPD 皮试结果阴性但有保护。对出生即接种 BCG 的新生儿研究发现，2 ~ 4.5 月龄时，在接种婴儿中未发现 PPD 试验敏感性和 IFN - γ 的产生有相关性，提示 IFN - γ 可能是疫苗诱导免疫更好的标志。因此，PPD 试验的阳转率或硬结大小与保护性免疫力之间缺乏联系，不能作为评价接种 BCG 效果的依据。

为什么说卡痕率不等于接种率？

BCG 接种后并非每个人都会留下疤痕，据北京结核病中心对 318 名新生儿时期接种过 BCG 婴儿的观察，在接种 BCG 3 个月时经 PPD 试验全部阳性，但在接种后第 3 年观察，接种局部发现无疤痕的有 19 人（6%），疤痕直径为 1 ~ 2mm；疤痕无法辨认的有 22 人（7%）。提示在利用卡疤作为接种 BCG 凭证时，应注意到至少有 10% 左右的接种儿童的卡疤可能找不到或难以辨认。因此，不宜将卡疤率和接种率等同。

为什么说卡疤的有无及大小与 PPD 试验阳转无关？

在实践中发现接种 BCG 后，PPD 试验已阳转者（接种成功）中仍有一部分人可无卡疤，同时接种死卡介苗治疗时亦可同样产生卡疤，但并无对 TB 的免疫保护作用。动物实验已证明，同剂量的活菌或死菌接种，其接种局部反应与卡疤相同，但变态反应与免疫力死菌要比活菌小。因此，采用卡疤率与卡疤大小来替代接种后的 PPD 试验测定接种是否成功，既不准确也缺少依据。

检查卡疤在实际工作中有什么作用？

进行动物实验发现，接种 BCG 的局部病变（卡疤）、变态反应（PPD 试验阳转）和免疫力三者之间的关系如下：①无论死疫苗或活疫苗，接种剂量越大，局部病变也越大；但死疫苗的变态反应明显低于活疫苗。②活疫苗的免疫力与活菌量呈正比。③死疫苗与活疫苗比较，同样剂量的局部病变一样，但前者变态反应与免疫力显著低于后者。④局部反应与变态反应、免疫力是不平行的。⑤典型疤痕的存在可用作以往接种过 BCG（包括治疗用的死卡介苗）的标志，但不是对 TB 有保护作用的标志。在高 TB 负荷国家儿童没有疤痕时，需要接种 BCG。

根据以上研究结果，当发现某地接种 BCG 后 PPD 试验阳转率低，反应的平均直径小（说明接种质量差），则通过卡疤检查可以找出接种质量差的原因，从而有针对性地加以改进：①PPD 试验阳转率 <80%，反应平均直径 <8mm，说明接种了 BCG 已灭活，最常见的原因是疫苗未在规定的温度下保存；②PPD 试验阳转率 <80%，卡疤小（平均直径 3～4mm），说明接种剂量不足，最常见的原因是注射剂量不足 0.1ml，注射时漏液，针眼渗液等；③卡疤大小呈 2 个极端（同一接种人群有的很小，有的特大），说明接种前 BCG 未摇匀，造成部分人接种了溶解液，而另一部分人接种了过浓疫苗。另一个原因是接种技术，皮内注射时深时浅。

什么是结核菌素？

结核菌素是结核杆菌的培养液，其主要成分是结核杆菌的菌体蛋白，以前称为旧结核菌素，目前已不再使用。目前有结核菌素纯蛋白衍生物（TB - PPD）和卡介菌纯蛋白衍生物（BCG - PPD）两种。TB - PPD 是用结核分枝杆菌经培养、杀菌、过滤除去菌体后纯化制成的纯蛋白衍生物，用于结核病的临床诊断、卡介苗接种对象的选择及卡介苗接种后机体免疫反应的监测；BCG - PPD 是用卡介菌经培养、杀菌、过滤除去菌体后纯化制成的纯蛋白衍生物，用于结核病的临床诊断、卡介苗接种对象的选择及卡介苗接种后机体免疫反应的监测。PPD 含 80% 结核蛋白，其他为多糖类，使用后不出现非特异性反应，进行 PPD 试验具有皮肤反应边缘清晰，平软并且较少出现水疱，冻干 PPD 易于保存和标准化，效价持久、稳定，运输方便，应用时可随时稀释等优点，目前已基本上取代了旧结核菌素试验（OT 试验）被广泛使用。

如何进行 PPD 试验？

国际通用的 PPD 试验方法是皮内法，用 0.1ml 内含 5IU 的 PPD 在左手前臂内侧中央皮内注射，注射后 48 ~ 72 小时进行观察反应，以 72 小时为准。量取局部硬结纵横 2 个直径的平均毫米数为 PPD 试验反应的大小（用横径 × 纵径的表示方法记录）。判断标准是：无硬结或硬结均径 1 ~ 4mm 为阴性；硬结 ≥5mm 为阳性；≥20mm 或不足 20mm 但出现水疱、丘疹、双圈、淋巴管炎等为强阳性；3 岁以下儿童 ≥15mm 为强阳性。

PPD 皮试反应的临床意义是什么？

（1）结核菌素反应阳性表明：①机体曾经有过结核菌感染。②接种过 BCG。③结核现症感染患者（但不能据此诊断为结核病），<3 岁幼儿，未经 BCG 接种而 PPD 试验反应呈阳性时，是机体感染了结核菌的标志；儿童及青少年呈强阳性者（≥20mm，儿童 ≥15mm），应定期检查，一般其结核病检出率较高。④在非结核分枝杆菌流行地区相当一部分人对 PPD 试验呈现交叉阳性反应，但硬结较小，所以诊断时宜进行鉴别。

（2）结核菌素反应阴性表明：①未受结核菌的感染（包括自然和人工感染）。②假阴性，不能排除结核病，因为发热、营养不良、病毒感染、严重结核病、人类免疫缺陷病毒感染（HIV）及近期接种减毒活疫苗（麻疹、水痘、腮腺炎等），PPD 反应可呈弱阳性或阴性。老年人因免疫反应减低对 5IU PPD 呈阴性反应时，可加大剂量到 10IU 重试。此外，PPD 质量问题、注射技术错误或判断错误，亦可造成假阴性结果。

在实际工作中，PPD 试验经常用于结核病的流行病学调查和监测，评价 BCG 接种质量，考核 BCG 接种效果，选择预防性治疗结核感染者，以及辅助结核病的诊断与鉴别诊断。

PPD 试验强反应如何处理？

PPD 试验发生局部反应一般不需要处理，但要避免抓破皮肤导致感染。当发生强反应时，要予以必要的处理。

（1）注射局部发生小水疱，可涂 1% 甲紫，晾干，不用纱布和敷料；如果水疱较大，可用无菌注射器吸出水疱中的渗液，再涂 1% 的甲紫，必要时可用无菌敷料进行包扎。

（2）出现溃疡时可用 1% 甲紫或 10% 磺胺软膏涂敷，隔日换药 1 次，防止继发感染。

（3）如发生淋巴管炎时，可见淋巴管的皮肤处有一红线，可沿红线涂

2% ~3% 碘伏，并减少前臂的活动。

（4）少数儿童有低热出现，休息 1 ~ 2 天即可消退。体温较高者需服退热药。

（5）PPD 试验呈强阳性反应者，常提示有活动性结核存在的可能，应尽可能进一步做 X 线胸透或摄片检查，如未见异常，以后应定期检查，以便早期发现患者并予以治疗。

进行 PPD 试验的婴儿能不能接种疫苗？

大多数疫苗的接种对 PPD 试验没有任何时间限制，进行 PPD 皮试的儿童能够接种所有疫苗。但接种 MMR 时应与 PPD 皮试同时进行，这并不妨碍 48 ~ 72 小时后观察 PPD 的结果；如不同时进行，先接种 MMR 再进行 PPD 皮试，将降低 PPD 皮试反应结果，对一些实际感染结核的患者造成假阴性反应。因此，如果 MMR 已接种 1 天以上，一般情况下等 4 ~ 6 周后再进行 PPD 皮试；如已先进行 PPD 试验，应在观察 PPD 试验结果后再接种 MMR。目前尚缺乏水痘疫苗对 PPD 皮试影响的资料。

八 脊髓灰质炎疫苗

脊髓灰质炎是一种什么疾病？

脊髓灰质炎（以下称脊灰），是由脊灰病毒引起的一种肠道传染病。脊灰是一种古老的疾病，早在公元前 3700 年，医书上就有此病的记载。20 世纪初期，在世界各地大多呈散在发病，罕见流行。第二次世界大战后，欧美国家常有流行，直到 20 世纪 50 年代末研制疫苗成功后，此病才逐渐得到控制。我国在使用疫苗前，此病呈散在发病，时有暴发或小流行。20 世纪 60 年代我国制成脊灰糖丸疫苗后，在儿童中普遍推广使用，脊灰发病率逐年下降，1994 年我国发生最后一例野病毒病例后，虽然有数次输入病例发生，但及时控制未造成传播，目前我国仍保持无脊灰区的目标。

什么是脊灰病毒？

脊灰病毒属于小核糖核酸病毒科、肠道病毒属，直径 27 ~ 30 nm，无包膜，属单股正链 RNA。按其抗原性可分为 Ⅰ、Ⅱ、Ⅲ 3 个血清型。3 个血清型间极少交叉免疫，分别可用相应的免疫血清做中和试验定型。

脊灰病毒最早在何时由何人发现？

最早在 1908 年 Landsteiner 和 Popper 报道，用脊灰死亡患者脑组织感染猴子成功，并发现 1 种"滤过物质"（病毒）可引起脊灰疾病。1931 年 Burnet 和 Macnamara 发现还有其他病毒株可引起脊灰，且针对不同病毒株的免疫没有交叉。1949 年 Enders、Weller 和 Robbins 证实脊灰病毒可以在非神经系统、人类胚胎组织中培养，并获得诺贝尔奖。1951 年证实脊灰病毒有 3 个血清型。

脊灰病毒有何特点？

脊灰病毒耐寒，-70℃ 可存活 8 年以上，在酸性环境中稳定，不易被胃酸和胆汁灭活，耐乙醚和乙醇，对热、干燥和紫外线敏感，加热 56℃ 30 分钟可灭活，煮沸和紫外线照射也可迅速将其杀死。

感染脊灰病毒后的临床表现有哪些?

脊灰的潜伏期约在 3～35 天，一般为 7～14 天。人体感染脊灰病毒后，病情轻重不一，差异较大，90%～95% 的感染者表现为隐性感染，无任何临床症状，但在一定时期内自咽部及粪便排出病毒，2～4 周后双份血清检测，有特异性中和抗体 4 倍增高，4%～8% 为顿挫型感染，可出现发热（2～3天）、头痛、乏力、咽痛、恶心、腹泻等消化道或类似感冒样症状。大约只有不到 1% 的感染者发生软瘫。瘫痪症状一般在前驱症状之后 1～10 天发生，并在 2～3 天内逐渐发展。在体温恢复正常后，麻痹进一步发展。前驱症状可能有两个阶段，儿童表现特别明显。最初的症状较轻微，持续 1～7 天。以后出现表浅反射丧失，深部腱反射增强，肢体和背部剧烈的肌肉疼痛和痉挛。随着病情的发展，出现不对称的软瘫，深部腱反射减弱。一些病例能完全康复，大多数病例的肌肉功能可有一定程度的恢复。在发病 12 个月之后仍存在肌无力或麻痹的病例常常会留下终身残疾。极个别严重者会因病变累及脑干或大脑而死亡。由于脊灰病毒最常侵犯脊髓前角灰白质区，在该处使运动神经细胞发生不可逆的炎性坏死，故又称脊髓前角灰白质炎。

脊灰的传染源主要有哪些?

脊灰患者及带毒者是唯一的传染源，轻型病例和无症状的隐性感染者因不易发现也是主要的传染源，患者自潜伏期末至整个病程中都有传染性。发病前 3～5 天到出现症状后 7 天内可从咽喉分离出病毒，但排毒量较粪便中少。粪便排毒从发病前 1 周即开始，发病后 1～2 周排毒率最高，69%～100% 的患者粪便中可分离到病毒，以后逐渐减少，至发病 4 周时仍有 30% 左右的患者排毒，个别患者通过粪便排毒可长达 4 个月以上。

脊灰的传播途径是什么?

脊灰主要通过粪－口途径传播。传播方式主要为日常生活接触，如通过接触感染者粪便污染的水、食物、手、玩具或衣物等经口传染；发病早期，患者和带毒者的咽部排毒可经飞沫传播，但为时短暂。

人群对脊灰的易感性如何?

人对脊灰普遍易感，在流行地区 >90% 的 5 岁以上儿童及成人可通过隐性感染获得免疫而免患本病，人感染后可获得对同型病毒株的持久免疫力。血清中最早出现特异型 IgM，以后出现 IgG（中和抗体），唾液及肠道产生分泌型 IgA。中和抗体在发病后 2～3 周达高峰，1～2 年内下降，但仍保持一定水平，不仅可保护患者免遭同型病毒感染，对异型病毒也具有较低的保护。

采集脊灰实验室检测标本的要求是什么？

脊灰在发病 1 周内咽部及粪便标本可分离出病毒，也可从血液或脑脊液中分离出病毒，多次送检可增加阳性率。要求在患者麻痹 14 天内间隔 ≥24 小时采集双份合格粪便标本。

脊灰的血清学诊断方法有哪些？

脊灰的血清学诊断方法有中和实验、补体结合试验及酶联免疫吸附试验等检测特异性抗体，中和试验最常用。在发病急性期从脑脊液或血清中检测到脊灰特异性 IgM 抗体阳性（1 个月内无脊灰疫苗服苗史），在恢复期血清中和抗体或特异性 IgG 抗体滴度比急性期有 ≥4 倍升高者可确诊。

什么是 AFP 病例？

AFP 病例是急性弛缓性麻痹病例的英文缩写，AFP 病例不是一个单一的疾病种类，而是以急性起病、肌张力减弱、肌力下降和腱反射减弱或消失为主要特征的一组综合征。常见的 AFP 病例包括以下疾病：

①脊灰；②吉兰 - 巴雷综合征（感染性多发性神经根神经炎，GBS）；③横贯性脊髓炎、脊髓炎、脑脊髓炎、急性神经根脊髓炎；④多神经病（药物性多神经病，有毒物质引起的多神经病、原因不明性多神经病）；⑤神经根炎；⑥外伤性神经炎（包括臀肌药物注射后引发的神经炎）；⑦单神经炎；⑧神经丛炎；⑨周期性麻痹（包括低钾性麻痹、高钾性麻痹、正常钾性麻痹）；⑩肌病（包括全身型重症肌无力、中毒性、原因不明性肌病）；⑪急性多发性肌炎；⑫肉毒中毒；⑬四肢瘫、截瘫和单瘫（原因不明）；⑭短暂性肢体麻痹。

年龄 <5 岁、接种 OPV 次数 <3 次或服苗史不详、未采集或未采集到合格大便标本的 AFP 病例、临床怀疑为脊灰的病例称为高危 AFP 病例。

脊灰的诊断标准是什么？

（1）确诊病例：脊灰野病毒检测阳性的 AFP 病例。

（2）排除病例：具备下列条件之一者。

①凡是采集到合格大便标本，脊灰野病毒和疫苗病毒检测均呈阴性的 AFP 病例；②脊灰疫苗病毒检测阳性的 AFP 病例，经省级专家诊断小组审查，排除脊灰诊断的病例；③采集到不合格大便标本，脊灰疫苗病毒检测阴

性或无大便标本，无论 60 天随访时有无残留麻痹/或死亡、失访，经省级专家诊断小组审查，排除脊灰诊断的病例。

（3）临床符合病例：无标本或无合格标本，脊灰野病毒和疫苗病毒检测阴性，无论 60 天随访时有无残留麻痹/或死亡、失访，经省级专家诊断小组审查，不能排除脊灰诊断的病例。

目前全球流行的脊灰野病毒（WPV）主要有几个型别？

目前世界各地流行的主要是 I 型 WPV，只有尼日利亚等非洲国家还有 Ⅲ 型 WPV 病例，1999 年印度发生最后 1 例 Ⅱ 型 WPV 的本土传播后，目前在全球已无 WPV Ⅱ 型引起的脊灰病例。

当前消灭脊灰主要面临哪些问题？

当前消灭脊灰主要面临以下几个问题。

（1）输入性 WPV：在无脊灰的国家面临输入 WPV 的风险。2003～2009 年，WHO 共记录在 29 个既往已实现"无脊灰"的国家发生了 133 起 WPV 输入事件，并在 25 个国家中引发了 60 起脊灰暴发（定义是出现 2 个基因学上存在关联的病例），共发生 2193 例脊灰病例。

（2）脊灰疫苗相关病例（VAPP）：在使用脊灰活疫苗的国家，在儿童服用 OPV 后或接触服苗儿童后发生疫苗相关的脊灰病例。服苗者 VAPP 的发生率以首剂服苗者多见。世界各地报告 VAPP 的发生率不同，根据 OPV 使用量，美国估计首剂服苗者的发生率为 1/52 万，再次服苗者为 1/1230 万，所有服苗者为 1/260 万；WHO 于 1980～1984 年在 13 个国家调查，接触者 VAPP 的发生率为 1/670 万。

我国各地报告的 VAPP 发生率不尽一致，北京市 1989～2002 年报告首剂发生率为 13.2/100 万，所有服苗者为 0.16/100 万；上海市 1980～1998 年报告首剂服苗者为 3.0/100 万，所有服苗者为 0.5/100 万；甘肃省 2001～2003 年调查，所有服苗者为 0.87/100 万，其中首次服苗后为 0.98/100 万，接触服苗者为 0.50/100 万；江苏省 1993～2000 年调查，估算 VAPP 发生率为 0.15/100 万，其中首次服苗后发生率为 1.19/100 万；陕西省 1999～2002 年服苗者和接触者 VAPP 发生率均为 0.16/100 万。

（3）脊灰疫苗衍生病毒（VDPV）病例：在无脊灰的国家，服用 OPV 发生 VDPV 已成为目前全球消灭脊灰的一个难点。VDPV 与原始疫苗株病毒相比，VP1 区全基因序列的差异介于 1%～15% 之间（有 ≥9 个碱基发生变异）。在服用 OPV 时，病毒在机体内复制过程中碱基发生变异，经多次繁殖后，导致神经毒力回升而成为 VDPV。VDPV 可导致一些未免疫者或未全程免疫者发病。

VDPV 有较强的致病性和较高的致麻痹性；可以在人与人之间传播，通常出现在低接种率地区；在实验室检测中表现出"非疫苗株相似性"；可以在 39.5℃ 下繁殖；VDPV 在生物学性状上很难与脊灰野病毒区分。VDPV 多发现于脊灰野病毒传播已被阻断的国家。

我国 2001～2013 年，APP 病例监测系统从 37 名儿童粪便标本中分离到 VDPV，来源于 12 个省，其中 AFP 病例 22 例，AFP 病例接触者 13 人，健康儿童 2 人。VDPV 多发生在脊灰疫苗接种率低的地区。贵州省对发生 VDPV 循环的贞丰县窑上村调查发现，59 名被调查儿童中，只有 1 名儿童有全程预防接种史，58 名儿童从未服过脊灰疫苗。

我国曾于何时何地发生脊灰 WPV 输入病例事件？

我国于 1994 年发生最后 1 例脊灰本土病例后，1995 年和 1996 年先后在云南发生 4 例由缅甸输入的 WPV 病例；1999 年在青海发现由境外输入的病例。2011 年在新疆发生源自巴基斯坦输入的 I 型 WPV 病例，并在局部地区流行，共报告 21 例病例，这是 WHO 西太平洋区自 1997 年以来报告的首次 WPV 病例暴发，表明无脊灰地区发生暴发的威胁将持续存在，直至所有地区阻断 WPV 流行。

VDPV 是如何分类的？

VDPV 是指分离到的病毒与原始疫苗株病毒相比，衣壳蛋白（VP1）编码区全基因序列变异 I、III 型 1%～15%，II ≥0.6。可分为以下几种。

（1）VDPV 病例：从粪便标本中分离出 VDPV，经省级 AFP 病例分类专家诊断小组审查，临床不能排除脊灰诊断的病例。

（2）循环的 VDPV（cVDPVs）：如发生 ≥2 例相关的 VDPV 病例，则视为 cVDPVs。

（3）免疫缺陷 VDPV（iVDPV）病例：如 VDPV 病例经体液免疫、细胞免疫功能测定证明存在免疫缺陷，则诊断为 iVDPV 病例。

（4）疫苗高变异 PV（VHPV）：病毒与原始疫苗株病毒相比，VP1 编码区全基因序列变异 0.5%～<1%（有 5～8 个碱基发生变异）。

我国目前已发现 4 例 iVDPV 病例。2005 年 10 月，在安徽省舒城县发现了我国首例免疫缺陷者 iVDPV 病例，2011 年在宁夏发现 1 例 iVDPV$_{III}$ 病例，2012 年在天津发现 1 例 iVDPV$_{II+III}$ 病例，2013 年在江西发现 1 例 iVDPV$_{III}$ 病例。以上 4 例病例经免疫功能检测均为免疫功能低下，其中 2 例诊断为先天性无丙种球蛋白血症。

目前 WHO 确定的消灭脊灰的目标是什么?

2012 年 5 月 26 日,世界卫生大会宣布消灭脊灰已成为"全球公共卫生规划的当务之急",并要求 WHO 总干事制定消灭脊灰最后阶段的战略计划。随后 WHO 制定了《2013 ~ 2018 年消灭脊髓灰质炎最后阶段战略计划》,在《战略计划》中提出以下几点。

(1) 2014 年全球阻断 WPV 传播。

(2) 到 2015 年所有国家应至少使用 1 剂 IPV。

(3) 到 2016 年 4 月全球停用 OPV 中 II 型部分,使用 I + III 型 OPV (bOPV)。

(4) 到 2018 年完成全球消灭脊灰行动的措施,消灭所有麻痹型脊灰,包括 WPV、VAPP 和 VDPV 病例,然后全球停用 OPV。

(5) 2019 ~ 2020 年全球停用 OPV。

目前全球使用的脊灰减毒活疫苗有几种?

20 世纪 50 年代初,Sabin 等用脊灰病毒减毒的 3 个血清型制备 OPV,并于 1961 年获得许可。目前 OPV 有 I 型单价 (mOPVl)、III 型单价 (mOPV3) 或 I 型和 III 型双价 OPV (bOPV 1 + 3),以及 I + II + III 3 价几个不同的品种,并有糖丸和液体两种剂型。

1991 年,WHO 推荐 OPV 使用的病毒量 ($lgCCID_{50}$ 或 PFU), I 型 10^6、II 型 10^5、III 型 $10^{5.8}$ $CCID_{50}$。

我国研制 OPV 的概况如何?

我国于 1959 年底研制成功 Sabin 减毒口服活疫苗,采用滚制中药药丸的工艺原理,用奶油、奶粉、葡萄糖、蔗糖等材料作赋形剂,将液体疫苗滚入糖丸中,然后供免疫者口服。于 1960 年开始正式生产。1969 年和 1974 年,我国分别选育出中 III_2 和中 II_{17} 减毒株,用于我国 OPV 疫苗的生产。目前我国生产 OPV 的细胞有猴肾细胞和人二倍体细胞两种,剂型有糖丸和液体疫苗。

目前全球使用的脊灰灭活疫苗有几种?

1952 年,Salk 开始利用猴肾组织培养方法研究甲醛灭活组织培养制备 IPV。经过 2 年大规模现场试验和改进,证实 IPV 对人体接种安全有效,能够产生较高的中和抗体,于 1955 年在美国获得批准上市。1978 年,法国开始研究改进 IPV,使用含有免疫佐剂的强效 IPV 研制成功,并于 1984 年上市使用。20 世纪 90 年代含有 IPV 成分的联合疫苗也上市使用。IPV 有以下几种。

（1）sIPV：日本首先研发，是基于减毒 Sabin 株的 IPV，目前已在我国开始使用。

（2）eIPV：1978 年法国研制成功强效 IPV（eIPV），目前广泛使用。

（3）IPV 与其他疫苗联合疫苗：IPV – DPaT – Hib、IPV – HepB 等。

OPV 与 IPV 比较各有哪些利弊？

OPV 具有使用方便（口服）、价格低廉，受种者依从性好，适用于强化免疫等群体接种；可产生肠道局部免疫等特点，WHO 推荐 OPV 作为消灭脊灰的首选疫苗。其缺点是可出现罕见的 VAPP 及腹泻、发热、呕吐等异常反应；对于免疫缺陷者可引起 VDPV，并有向周围传播的危险。

IPV 需皮下或肌内注射，价格昂贵，受种者依从性差，适用于常规接种；主要诱导产生血液中和抗体，不能诱导肠道免疫，降低病毒传播的效果低。其优点是无严重异常反应，能防止病毒潜在突变及毒力回升，可用于免疫功能缺陷者及其家庭成员免疫。

OPV 与 IPV 的比较见表 8 – 1。

表 8 – 1　OPV 与 IPV 的比较

	OPV	IPV
主要成分	减毒脊灰病毒（Sabin Ⅰ、Ⅱ、Ⅲ型）	福尔马林灭活脊灰疫苗株（Sabin Ⅰ、Ⅱ、Ⅲ型）或脊灰病毒抗原（来源于Ⅰ、Ⅱ、Ⅲ型野毒株）
疫苗接种		
接种方法	口服	皮下注射、肌内注射
接种成本	便宜	较昂贵
群体接种	适宜于强化免疫等群体接种	适用于常规预防接种
效果		
受种者	诱导肠道免疫及产生血液中和抗体	主要诱导产生血液中和抗体
接种地区	通过向接触者及社区传播获得群体免疫	受种疫苗者个体
控制病毒传播	通过诱导肠道免疫降低病毒传播效率	降低病毒传播的效果低

	OPV	IPV
异常反应（接种者/接触者）		
严重异常反应	罕见的 VAPP	无严重异常反应
其他异常反应	腹泻、发热、呕吐等	发红、硬结、压痛等（根据联合疫苗种类）
地区	通过 VDPV 传播造成有脊灰流行的危险	不传播
免疫缺陷患者	引起 VDPV 持续感染者发病及向周围传播的危险	无持续感染
使用地区		
全球	包括脊灰野毒株流行的所有发展中国家	多数欧美发达国家
WHO 西太区	日本、中国、越南等国家	新西兰、韩国、澳大利亚、中国香港等
其他特征	口服减毒活疫苗	可与其他抗原混合，DTaP 等的联合疫苗已在国内外应用
生产设备	因是减毒株，用比较简易的设备可生产	使用强毒株，需高度管理的生产设施

目前全球脊灰疫苗的免疫策略有哪些？

目前全球使用脊灰疫苗的免疫策略有：全部 OPV、全部 IPV、OPV‒IPV 序贯免疫程序、OPV 与 IPV 同时接种、IPV 联合疫苗。

在消灭脊灰阶段我国推荐的 OPV 的免疫策略有哪些？

在消灭脊灰阶段，我国使用 OPV 推荐的免疫策略有常规免疫、强化免疫、应急免疫和"扫荡式"免疫。常规免疫是保证易感人群获得免疫保护的主要策略，强化免疫、应急免疫和"扫荡式"免疫是对常规免疫的补充，目的是在人群中迅速建立免疫屏障，阻断可能存在的 WPV 的传播，以期尽快达到控制乃至消灭脊灰的目标。

对仍面临 WPV 威胁的国家，WHO 推荐的脊灰疫苗免疫策略是什么？

在仍面临 WPV 威胁的国家或地区，WHO 不推荐仅接种 OPV 的免疫程序。所有仅接种 OPV 的国家，应将≥1 剂 IPV 引入免疫程序。接种≥1 剂

IPV 的主要目的是在全球按计划停用 OPV Ⅱ，由 tOPV 转到 bOPV 的过程或之后的一段时间，能维持对 WPV Ⅱ 的免疫能力。WHO 同时建议，所有 WPV 地方性流行的国家和 WPV 从境外输入继而扩散风险较高的国家，采用 OPV 出生时接种 1 剂（0 剂），随后 3 剂 OPV 和 ≥1 剂 IPV 的基础免疫。引入 IPV 可降低 VAPP 风险。增加 ≥1 剂 IPV 将提高预防 Ⅰ 型和 Ⅲ 型病毒的体液免疫和黏膜免疫，可加速消灭 WPV 的进程。

何为 "0" 剂次免疫？其意义是什么？

在婴儿出生时接种 1 剂次 OPV（不作为常规免疫），即为 "0" 剂次免疫。其意义可显著提高后续剂次的血清阳转率和抗体 GMT 水平，并在其他肠道病毒干扰免疫应答前诱导黏膜免疫。

现用 OPV 的免疫程序是什么？

现用的每粒 OPV（糖丸）重 1g，每次服用 1 粒，含脊灰活病毒总量应不低于 $5.95 \ lgCCID_{50}$，其中 Ⅰ 型应不低于 $5.8 \ lgCCID_{50}$，Ⅱ 型应不低于 $4.8 \ lgCCID_{50}$，Ⅲ 型应不低于 $5.3 \ lgCCID_{50}$；液体疫苗每 1 人次剂量为 2 滴（0.1 ml），所含脊灰活病毒总量应不低于 $6.15 \ lgCCID_{50}$，其中 Ⅰ 型应不低于 $6.0 \ lgCCID_{50}$，Ⅱ 型应不低于 $5.0 \ lgCCID_{50}$，Ⅲ 型应不低于 $5.5 \ lgCCID_{50}$。两种剂型的疫苗均应于儿童 2、3 和 4 月龄时服用，间隔至少 4 周各服 1 次，并在 4 岁时加强 1 剂。

如 WPV 输入风险较高，则应在婴儿出生后给予零剂次免疫（不纳入常规免疫程序）。OPV 疫苗可以与国家免疫规划中的其他儿童疫苗同时接种。

为什么规定儿童在 1 周岁内必须连服 3 次脊灰减毒活疫苗呢？

脊灰病毒有 Ⅰ、Ⅱ、Ⅲ 3 个型别，三价脊灰减毒活疫苗 3 个型别疫苗株间存在着一定的型间干扰，尤其是 Ⅱ 型对 Ⅰ、Ⅲ 型的干扰更为明显，所以三价疫苗服用 1 次效果不佳。服用 1 次，中和抗体阳转率 Ⅰ 型仅为 65% ~ 84%，Ⅱ 型 75% ~ 88%，Ⅲ 型为 43% ~ 72%。服用 3 次疫苗后，中和抗体的阳转率和抗体几何平均滴度均较为满意，所以规定儿童在 1 周岁内必须连服 3 次 3 价脊灰减毒活疫苗。

服用脊灰疫苗后多长时间才可以喂母乳？

母乳中含有多种营养成分和多种抗体，对疫苗病毒有一定的中和作用，会影响疫苗的免疫效果。因此服用糖丸疫苗，应在停止哺乳 2 小时后进行；服用后，暂时停止 4 小时喂奶，可用牛奶或其他代乳品喂养，等疫苗病毒进入肠道后再哺乳，这样可使服苗效果更好。

为什么要停用Ⅱ型OPV？

1999年以来全球已无Ⅱ型WPV引起的病例，但每年因为服用OPV均发生主要由Ⅱ型OPV引起的VDPV病例。2002～2015年3月3日，全球共出现773例由VDPV病毒引起的脊灰病例，其中>90%的cVDPV病例都是由tOPV的Ⅱ型疫苗病毒组份引起。

为加速消灭脊灰进程，减少和消除VAPP或VDPV病例，针对继续使用口服OPV的国家，WHO建议全球统一开展脊灰疫苗转换工作，即在常规免疫程序中引入至少1剂次IPV，将目前的tOPV中的Ⅱ型疫苗株剔除，转换为Ⅰ+Ⅲ型二价OPV（bOPV）。WHO要求全球所有国家在2016年4月规定的2周内完成bOPV替代tOPV的转换，并在随后的2周内完成本国tOPV的销毁和审核，在随后的2周内完成全球对Ⅱ型脊灰材料适宜处理的审核。2016年5月，我国已与全球同步完成使用bOPV替代tOPV的转换。

WHO提出停用OPV的6项条件是什么？

WHO提出停用OPV必须满足6项先决条件：①确定已在全球范围内阻断了WPV的传播，对WPV采取了适当的生物封存措施；②保持全球的监测和通报能力；③健全全球性的单价OPV（mOPV）储备和全球性的应对机制；④在仍保留WPV用作研究和（或）疫苗生产的国家实施IPV免疫；⑤全球同步停用OPV；⑥对Sabin脊灰病毒采取适当的生物封存措施。另外建议，对于不保留脊灰病毒的国家，可以通过常规接种2剂IPV以维持免疫力。

IPV的免疫程序是什么？

IPV的基础免疫共3剂，通常分别在2、4和6～18月龄接种，每剂次0.5ml，肌内注射。第4剂在≥4岁接种，因此，如果第4剂在<4岁接种（例如，在2、4、6和15月龄接种DTaP－IPV/Hib－T疫苗的儿童就属于这种情况），则应在4～6岁时再接种1剂。在出生后头6个月，如果预期很有可能暴露于WPV（例如婴儿前往地方性流行区旅行），则应按最低年龄和最短间隔进行免疫接种。

WHO还建议，对疫苗接种率维持较高水平和WPV输入后传播风险最低的国家，可考虑采用只接种IPV的免疫程序。3剂基础免疫程序应从2月龄时开始接种。如果基础免疫启动较早（如采用6、10、14周龄的免疫程序），则应在间隔6个月后再加强1剂（4剂免疫程序）。IPV可作为联合疫苗的一个成分。

如果采用 IPV/OPV 序贯接种方案，WHO 建议，IPV 在 2 月龄时采用 IPV - OPV - OPV 接种方案或在 2 月龄和 3 ~ 4 月龄采用 IPV - IPV - OPV - OPV 接种方案。这 2 种接种方案均要求在完成接种 IPV 后，应至少再接种 2 剂次 OPV，均间隔 4 ~ 8 周。IPV 疫苗可以与国家免疫规划中的其他儿童疫苗同时接种。

什么是脊灰疫苗的序贯免疫程序？有什么意义？

OPV 与 IPV 交替使用称之为序贯免疫。美国 1979 年发生最后 1 例本土 WPV 病例，1979 年后，所有其他脊灰麻痹病例均系口服 OPV 所引起，每年发生 5 ~ 10 例 VAPP。为减少 VAPP 的发生，1997 年，美国免疫实施咨询委员会（ACIP）建议采用序贯免疫程序，即先接种 IPV 后再服用 OPV。序贯免疫程序可以减少 IPV 的使用剂次，从而更经济有效地使用有限的资源；同时，也有助于优化接种脊灰疫苗的体液免疫和黏膜免疫，可有效预防 WPV 和 VAPP 的发生。ACIP 在总结 2 年的使用经验后，为彻底消除 VAPP 的风险，1999 年 6 月建议美国儿童脊灰常规免疫全部使用 IPV。

已经采取全程 IPV 或序贯 IPV/OPV 程序的国家有多少？

截至 2013 年 7 月，在 194 个国家和地区中，50 个在免疫规划中全程使用 IPV，19 个采用 IPV/OPV 序贯程序接种；125 个国家在常规免疫中仅使用 OPV，其中 17 个国家对高危人群、免疫缺陷、免疫受损或感染 HIV 的人群接种 IPV。

大部分国家在 OPV 转换 IPV 期间，均采用了先接种 1 ~ 2 剂 IPV，再接种 ≥2 剂 OPV 的序贯接种程序。IPV 和 OPV 的序贯接种程序既可减少或预防 VAPP 和 VDPV，同时又能利用 OPV 保持较高的肠道黏膜免疫力。

是使用全部 IPV 还是序贯免疫程序好？

采用 3 剂 IPV 程序可获得较好的保护率，但与 OPV 全程、IPV - OPV 序贯程序相比，其抗体滴度水平明显偏低。无免疫史的个体中，IPV 诱导肠道黏膜免疫能力较 OPV 弱。接种 IPV 的儿童，OPV 攻击试验可被感染，从粪便中排出病毒。

2013 年，以色列 WPV 持续循环说明 OPV 和 IPV 降低 WPV 排出量的差异，在 IPV 接种率高且存在有利于传播因素（如卫生和居住条件差）的地区，WPV 可以维持循环数月而不被发现。

IPV - 0PV 序贯接种方案可减少或预防 VAPP，同时又能利用 OPV 保持较高的肠道黏膜免疫力。以色列、阿曼、巴基斯坦、英国已经使用或研究1~2剂 IPV 或≥2 剂 OPV 的序贯免疫程序。该程序可以减少 IPV 的使用剂次，在理论上有助于优化脊灰疫苗产生的体液免疫和黏膜免疫，可有效预防VAPP。

美国有报道，IPV 诱导黏膜免疫的能力似乎低于 OPV，因此 IPV 受种者更易发生野毒株的胃肠道感染。因此，接受过 IPV 免疫的人仍可能在地方性流行区获得感染，并在返回本土后继续排出病毒。

采取 IPV – IPV – OPV 还是 IPV – OPV – OPV 免疫程序好？

北京市对两种 IPV 与 OPV 序贯程序研究发现，如果采用 IPV – OPV – OPV 序贯程序，2 月龄婴儿接种第 1 剂 IPV 后，有 3.6% ~17.4% 的婴儿未获得保护性抗体，仍然对 WPV 易感，并有发生 VAPP 的可能。

采用 IPV – IPV – OPV 序贯程序，抗体保护率升至 99.1% 以上，抗体水平达到 177.03 ~321.86，第 3 剂使用 OPV 发生 VAPP 的可能性很小。塞内加尔的一项病例对照研究提示，2 剂 IPV 对 VAPP 的预防效力为 89%，1 剂 IPV 预防 VAPP 的效力为 36%。

WHO 指出，2 次 IPV 后 1 次 OPV，免疫反应类似于全程 IPV，对 3 种血清型都会产生充分的保护。18 个跨地域的研究证明，接种疫苗后 >85% 的婴儿 3 个血清型都受到保护，多数研究的血清抗体阳转率接近 100%。

目前我国对脊灰疫苗序贯免疫程序的使用有什么要求？

（1）IPV 接种剂量为每次 0.5ml，上臂三角肌或者大腿前外侧中部肌内注射。

（2）使用 bOPV（液体剂型）每 1 次接种剂量为 2 滴（相当于 0.1ml），使用糖丸剂型口服，每次接种剂量为 1 粒，接种要求同既往 tOPV 要求。

（3）脊灰疫苗可与其他国家免疫规划疫苗同时接种。IPV 与第二类疫苗应当间隔至少 2 周接种，与其他第一类疫苗接种间隔不做限制。

（4）若受种者监护人主动要求接种含 IPV 成分的第二类疫苗，应按照"自愿、自费"的原则实施接种，并可视为完成相应剂次的脊灰疫苗接种。但对无 OPV 接种史的儿童，如无 OPV 接种禁忌证，4 周岁时仍需建议接种 1 剂 OPV。

（5）当遇到无法使用同一厂家疫苗完成全程接种时，可使用不同厂家的同品种疫苗完成后续接种（含补种）。

WHO 对使用脊灰疫苗的立场是什么？

在疫苗接种率高（如 90%～95%）和输入风险低（周边国家和交往国家有类似高的疫苗接种率）的国家，如 VAPP 成为显著的问题时，可采用 IPV - OPV 序贯免疫程序。在采用 IPV - OPV 序贯免疫的地区，应先接种 1 剂或 2 剂 IPV，再接种 ≥2 剂 OPV，确保有效的肠道黏膜保护水平和降低 VAPP 疾病负担。

疫苗接种率维持较高水平和 WPV 输入后传播风险最低的国家，可考虑采用仅接种 IPV 的免疫程序。IPV 也可作为联合疫苗的一个成分。3 剂基础免疫程序应从 2 月龄时开始接种。如果基础免疫启动较早（如采用 6、10、14 周龄的免疫程序），则应在间隔 6 个月后再加强 1 剂（4 剂免疫程序）。

WPV 地方性流行的国家和输入高风险的国家，不应转换到 IPV - OPV 序贯免疫或仅接种 IPV 的免疫程序。应采纳目前建议的 3 剂 OPV 和 1 剂 IPV 的程序，继续开展 SIAs。

IPV - OPV 序贯免疫或仅接种 IPV 的免疫程序主要考虑使 VAPP 的风险最小化，但须在全面评估当地脊灰流行病学特征后才转换。

OPV 的接种禁忌证有哪些？

对疫苗任何成分（辅料、抗生素等）过敏者；发热、急性疾病、严重慢性疾病、慢性疾病的急性发作期；免疫缺陷、免疫功能低下或接受免疫抑制剂治疗者；妊娠期妇女；未控制的癫痫和其他进行性神经系统疾病者。

IPV 的接种禁忌证有哪些？

对 IPV 成分（新霉素、链霉素和多黏菌素 B）过敏者禁忌；发热者和急性期发病者暂缓；伴有发热或不伴有发热的轻微上呼吸道疾病，对疫苗的轻、中度局部反应，正在实施抗生素治疗和急性疾病的康复期都不是接种疫苗的禁忌证。

中度或重度急性疾病患者（疾病与疫苗反应难以鉴别）或妊娠（理论上疫苗对胎儿有危险性或免疫接种可引起出生缺陷），但尚未发现在妊娠期间接种 IPV 疫苗引起的任何有害影响，且接种灭活疫苗引起胎儿不良作用的危险性很低，应慎用。

OPV 的免疫效果如何？

接种 OPV 相当于 1 次亚临床感染，完成 3 剂初免后，>95% 受种者的 3 个血清型抗体均阳转；同时疫苗病毒可在肠道繁殖，局部产生分泌型 IgA （sIgA）抗体，可通过粪便排出病毒，感染接触者（"接触传播"或"间接接种"）有效阻断 WPV 的传播。OPV 免疫后血清中和抗体可维持达 5～6 年。大多数学者认为，即使 OPV 免疫后中和抗体滴度降至不能检测的水平，机体免疫记忆仍然稳定存在，在疫苗或感染再刺激的条件下，能够出现快速、高滴度抗体升高的反应，这种激发性的抗感染免疫反应足以快速抵抗 WPV 的侵犯。

单价 OPV 的保护效力已在不同的流行病学环境中进行过评价。例如，在中国台湾和阿曼开展的大规模病例对照研究表明，在接种 3 剂次 mOPV 后，现场效力可达 90% 以上。

我国自 20 世纪 60 年代起开始使用 OPV，通过常规免疫、强化免疫、应急接种和高质量监测，脊灰发病率大幅度下降，1994 年以后再未发现本土 WPV 病例，2000 年被 WHO 认证为无脊灰国家。

IPV 的免疫效果如何？

早期在美国进行的效果现场试验评价证实，预防麻痹型脊灰的有效率为 80%～90%。目前大多数的研究表明，1 岁内完成 2 剂或 3 剂 IPV 基础免疫后，血清阳转率分别可达 89%～100%（Ⅰ型）、92%～100%（Ⅱ型）、70%～100%（Ⅲ型）。接种 3 剂后产生免疫者 ≥99%，尤其是采取 2、4、6 月龄接种效果最佳，于 18 月龄进行 1 次加强免疫非常必要。研究证明，母传抗体对接种 IPV 抗体产生的影响大于 OPV，但 2 月龄起始接种 3 剂，或 1 岁后加强 1 剂可以校正这种影响。IPV 诱导黏膜免疫的能力似乎低于 OPV，因此 IPV 受种者更易发生 WPV 的胃肠道感染。感染者可获得保护而不发生麻痹性脊髓灰质炎，但是随粪便排出的野毒株仍可传给接触者。

IPV/OPV 序贯免疫的效果如何？

美国开展的一项随机对照试验表明，采用先接种 2 剂次 IPV 再接种 2 剂次 OPV 的方案，经检测有良好的血清阳转率，在接种最后 1 剂 3 个月后抗体阳性率，Ⅰ型为 96%～99%，Ⅱ型为 99%～100%，Ⅲ型为 81%～100%。

OPV 有哪些不良反应？

OPV 很少有不良反应发生。个别儿童在服苗后 1～2 天有轻度发热、恶心、呕吐、轻度腹泻和皮疹等一般反应，一般不需特殊处理，2～3 天可自愈，必要时可对症治疗。

曾有报道服用 OPV 可发生过敏性皮疹等异常反应，但极罕见。其他尚有血管性水肿、过敏性紫癜、血小板减少性紫癜等报道，但发生率均极低。

有人报道口服 OPV 可引起肠套叠，经研究证实两者不存在因果关系。

VAPP 是 OPV 的致命弱点，大多在首次服苗时发生，大约每 75 万首次服苗者发生 1 例。美国 1997～1999 年从单独使用 OPV 改为 IPV - OPV 序贯方案过渡期间，共报告 13 例 VAPP，均发生于全程接种 OPV 的人群；在采用 IPV - OPV 方案的人群，没有出现此类病例。

服用 OPV 发生 VAPP 的原因是什么？

（1）疫苗株病毒抗原漂移及毒力回升：OPV 是通过猴肾上皮细胞与组织培养而获得的，在传代过程中，其理化、生物学和血清学性质都发生改变；同时不管其减毒程度如何，都仍保留了在猴脊髓内繁殖和破坏猴脊髓神经细胞的特性，即在一定程度上保留了病毒的致病性。目前研究证实，服用活疫苗后，人的肠道对疫苗株而言是一个全新的环境，病毒在繁殖时面临很大的选择压力，因而使变异加速，毒力回升。同时，认为减毒疫苗株这些变异点所引起病毒毒力的改变是可逆的，在一定条件下，可出现毒力的返祖现象，从而引起 VAPP。

（2）基因重组：有的学者发现，OPV 各型疫苗株在人体肠道甚至实验室里可发现型内及各型间的基因重组。1997～1999 年，贵州、云南省 AFP 病例中发现的疫苗重组脊灰病毒（VRPV），多数为 Ⅱ 型和 Ⅲ 型的重组株，经转基因小鼠的毒力测定表明，其毒力比 Sabin Ⅱ 型有明显的回升，最高增强 200 倍左右。

（3）与机体免疫缺陷有关：免疫缺陷者脊灰病毒自然感染率和 VAPP 发生率均比正常人高。已有证据表明，无丙种球蛋白血症的儿童服苗后，肠道不能产生分泌型抗体，即缺乏循环抗体，病毒可长期在肠道内繁殖传代，以致发生抗原性变异，毒力回升，成为致病株，引起麻痹。美国 1961～1971 年间报告的 110 例 VAPP 患者中，约有 10% 是免疫缺陷者，其发病率几乎比正常人高 1 万倍。且 1 岁以内免疫缺陷者是发生 VAPP 最危险的人群。

如何诊断 VAPP？

（1）服苗者疫苗相关病例

①服用活疫苗（多见于首剂服苗）后 4～35 天发热，6～40 天出现急性弛缓性麻痹，无明显感觉丧失，符合脊灰的临床诊断。

②麻痹后未再接种 OPV，从粪便标本中只分离到脊灰疫苗株病毒者。

③如有血清学检测脊灰 IgM 抗体阳性，或中和抗体或 IgG 抗体 ≥4 倍增高并与分离到疫苗株病毒型别一致者，则诊断依据更为充分。

（2）服苗接触者疫苗相关病例（接触病例）

①与服活疫苗者在服苗的 35 天内有密切接触史，接触 6~60 天出现 AFP，符合脊灰的临床诊断。

②麻痹后未再接种 OPV，粪便标本中只分离到脊灰疫苗株病毒者。

③如有血清学特异性 IgM 抗体阳性，或 IgG 抗体或中和抗体≥4 倍增高并与分离到疫苗株病毒型别一致者，则诊断依据更为充分。

IPV 的不良反应情况如何？

常见不良反应为注射部位局部疼痛、红斑、硬结，一过性发热。罕见反应包括接种部位肿胀、淋巴结肿大、变态反应。

接种 OPV 和 IPV 有哪些注意事项？

（1）OPV 忌用热水送服，应使用 37℃ 以下温水送服。

（2）服用 OPV 当天大便次数 >4 次者暂缓服苗，服苗后 30 分钟内避免喝热饮（≥37℃）。

（3）OPV 均为 10 人份包装，疫苗开启后如未能立即用完，应置 2~8℃ 临时保存供当天使用，如未用完应置于 -20℃ 冷冻保存。

（4）注射免疫球蛋白者应至少间隔 3 个月以上服用 OPV，以免影响免疫效果。

（5）使用 IPV 时严禁血管内注射。

（6）哺乳期不影响婴儿使用 IPV，腹泻的儿童可以进行接种。

我国引入 IPV 的必要性如何？

我国于 1994 年后已无本土 WPV 病例，2000 年证实无脊灰地区，但由于 Sabin 疫苗株能在人类肠道中复制，并在接种后数周内排出病毒。在此期间，疫苗株病毒的毒力能迅速恢复并可能发生变异，导致发生 VAPP 和 VDPV 引起的病例，或造成具有传播性和神经毒性的 VDPV 循环（cVDPV）和免疫缺陷 VDPV（iVDPV）等问题。同时，VDPV 可获得 WPV 所具有的潜在神经毒力和传播特征，能在免疫水平较低的人群中循环并导致脊灰的暴发，对我国保持无脊灰状态构成严重威胁。WHO 也指出在全世界阻断 WPV 传播后，继续使用 OPV 可伴有以下危险：①每年发生 250~500 例 VAPP；②每年都会发生由 cVDPV 引起的脊灰暴发；③在 iVDPV 病例中形成新的长期排毒者，对周围人群构成威胁。因此考虑使用 IPV 替代 OPV 势在必行。

我国引入 IPV 的进展情况如何？

我国引入 IPV 的前提，首先是必须有国产 IPV 上市使用并能保证疫苗供应；其次，要进行成本 – 效益分析、成本 – 效果分析，保证国家经费投入；最后，要考虑实施条件的成熟。2015 年，我国已经在北京、天津、宁夏、吉林、湖北、广东（部分地区）使用 IPV – OPV 序贯免疫试点。2016 年 5 月我国已开始使用 1 剂 IPV、3 剂 OPV 序贯免疫策略。

我国引入 IPV 将会有哪些免疫策略？

我国引入 IPV 后可有全程 IPV 和序贯免疫策略两种选择。序贯免疫策略有三种可供选择的方案，分别是 IPV – OPV – OPV – OPV、IPV – IPV – OPV – OPV、IPV – IPV – IPV – OPV。考虑到免疫效果、经费投入、IPV 供应和其他国家的经验，最佳方案应为 IPV – IPV – OPV – OPV，其次为 IPV – IPV – IPV – OPV，再次为 IPV – OPV – OPV – OPV。由于国内 IPV 产能不能满足 2 剂 IPV 的需要，目前暂时采用 IPV – OPV – OPV 基础免疫方案。保持接种 4 剂次不变，即儿童 2 月龄接种 1 剂次 IPV，3 月龄、4 月龄和 4 周岁各接种 1 剂次 OPV。

国产 sIPV 所含成分及性状如何？

国产 sIPV 系采用 WPV I 型（Mahoney 株）、II 型（MEF – 1 株）、III 型（Saukett 株）分别接种于 Vero 细胞培养并收获病毒，经浓缩、纯化后用甲醛灭活，按比例混合后制成 3 价液体疫苗。外观为澄清、无色液体，主要活性成分为脊灰病毒 I 型（灭活）40DU、脊灰病毒 II 型（灭活）8DU、脊灰病毒 III 型（灭活）32DU。非活性物质有 2 – 苯氧乙醇、乙醇、甲醛、Hanks199 培养基、盐酸或氢氧化钠、痕量的抗生素。

国产 IPV 有何不良反应？

常见不良反应有注射部位疼痛、红斑（皮肤发红）、硬结及中度、一过性发热。非常罕见的不良反应有注射部位肿胀、淋巴结肿大、过敏反应、关节痛或肌痛、惊厥、兴奋、易激惹、广泛分布的皮疹等。

国产 IPV 有哪些禁忌证和慎用证？

对 IPV 疫苗中的活性物质、任何一种非活性或生产工艺中使用物质，如新霉素、链霉素和多黏菌素 B 过敏者，或以前接种本品时出现过敏者；发热或急性疾病期患者应推迟接种。

腹泻、轻微的上呼吸道感染伴或不伴发热、抗生素使用期间、急性疾病的恢复期不是 IPV 的接种禁忌。

IPV 和 OPV 如何衔接程序?

避免 IPV 和 OPV 频繁交替。可能情况包括以下几种。

(1) 接种过 OPV 和儿童,不再接种 IPV,用 OPV 补足全程。

(2) 接种过 1 剂次或 2 剂次 IPV 的儿童,用 OPV 补足 3 剂次基础免疫,4 岁接种 1 剂次 OPV 加强。

(3) 接种过 3 剂次 IPV 的儿童,可在 18 月龄加强 1 剂次 IPV,4 岁接种 1 剂次 OPV 加强。

(4) 接种过 4 剂次 IPV 的儿童,在 4 岁接种 1 剂次 OPV 加强。

对于 IPV 的推广应用还有哪些注意事项?

目前我国 IPV 产量有限,暂时不可能全部使用 IPV,部分受种者要求自费使用 IPV 时,应严格按照《疫苗流通和预防接种管理条例》和《预防接种工作规范》要求,科学宣传和正确使用 IPV。在受种者或其监护人充分理解和同意的情况下,签署《脊髓灰质炎疫苗预防接种知情同意书》存档备查。在接种完成后必须留观 30 分钟并严格按照相关要求做好接种卡 (证) 的记录和预防接种信息系统的录入工作。同时应积极做好 IPV 使用后的疑似预防接种异常反应监测工作。

九 百白破联合疫苗与相关疫苗

百日咳是一种什么疾病?

百日咳是由百日咳杆菌引起的急性呼吸道传染病,多发生于5岁以内的婴幼儿,免疫力缺乏的婴幼儿感染后病情尤为严重。本病由于病程长,并发症多,对患儿的健康危害较大。

据WHO报道,实施EPI前在81个发展中国家,每年约有300万儿童死于百日咳,是儿童最常见的疾病和主要死亡原因。实施EPI后,百日咳的发病率明显下降,全球减少8561.1万例病例发生与72.6万例死亡,目前每年仍有2000万~4000万人罹患百日咳,其中有2000万~4000万人因此死亡,主要见于发展中国家的未免疫儿童。但是近年来发病有上升趋势,并且成人发病增多。最近,WHO建议将百日咳发病率降至1/10万以下。

什么是百日咳杆菌?

1900年Bordet和Gengou在百日咳患者的痰内发现了疑似百日咳杆菌的革兰阴性杆菌,继而于1906年用马铃薯–甘油–血液琼脂培养基(B–G培养基),首先分离出百日咳杆菌。百日咳杆菌起初被归属于嗜血杆菌属,称之为百日咳嗜血杆菌。后来发现百日咳杆菌在初次分离培养后不需要血液中的X和V因子,产生单一的荚膜抗原,有一定的侵袭性,又将其归属于鲍特氏菌属,称为百日咳鲍特氏杆菌。

百日咳杆菌为微小、需氧的革兰阴性球杆菌和两端着色较深的短杆菌,需要特殊的培养基才能培养成功,具有亲呼吸道纤毛上皮的特性。

副百日咳杆菌和支气管败血性杆菌是与百日咳杆菌属中两种密切相关的病原体。前者引起人类的类百日咳综合征,通常没有百日咳严重。后者引起家畜的呼吸系统疾病。由于这两种病原体的DNA结构与百日咳杆菌基本一致,因此推测三种病原体实际是同种细菌的不同亚种。

百日咳杆菌中的致病物质主要有哪些?

百日咳杆菌致病物质主要包括两类:一类是毒素因子,如百日咳毒素(PT)、内毒素(LPS)、皮肤坏死毒素(DNT)、腺苷酸环化酶毒素(ACT)、气管细胞毒素（TCT）和不耐热毒素（HLT）；另一类是与细菌的黏附与定居有关的毒力因子，如丝状血凝素（FHA）、黏附素（PRN）和凝集原（Agg）等生物活性物质。

PT 是主要的毒力因子，它在发病机制上似乎起着主要作用。首先，它促进百日咳杆菌黏附于呼吸道纤毛上皮细胞；其次，它与细胞毒性有关；第三，它在感染后第 1 周通过抑制中性粒细胞迁移和聚集以及使病原体避开抗体介导的清除作用，从而加强了病原体在呼吸道的黏附能力。因此，PT 在引起急性感染、延长传染期具有重要作用。PT 也是一种强免疫原。抗 PT 抗体与百日咳的临床免疫力有关，很多研究者都认为这些抗体是最重要的（部分或唯一的）保护性抗体。

百日咳杆菌中的哪些物质有免疫原性？

百日咳杆菌的 PT、FHA、PRN、Agg 2/3 均有较高的免疫原性，并诱导宿主产生保护抗体；LPS、DNT、TCT、ACT 等只有毒性作用，无免疫保护作用，因此在制备疫苗时尽可能将它们去除。

百日咳杆菌是否有变异性？

已证实百日咳杆菌有变异性，常发生光滑型至粗糙型的变异，即 S－R 变异，称为相的变异。目前将百日咳杆菌分为Ⅰ、Ⅱ、Ⅲ、Ⅳ四种相变，这种相的变化是可逆的，可能是由于一种起作用的基因产物的密码调节所致。因此，百日咳杆菌Ⅰ相菌等于 S 型，菌落光滑，有溶血性，细菌形态典型，有荚膜和较强的毒力和免疫原性。Ⅱ相菌和Ⅲ相菌为过渡型，菌落形态和毒力介于Ⅰ～Ⅳ相菌之间。不同相的百日咳杆菌抗原性不同。一般在疾病急性期初次分离的菌为Ⅰ相，在疾病晚期或多次传代后可出现Ⅱ、Ⅲ、Ⅳ相变异。所以，在制备百日咳疫苗及凝集试验用菌液均应使用百日咳Ⅰ相菌。

百日咳杆菌对外界理化因素及生存条件如何？

百日咳杆菌对外界理化因素抵抗力弱，56℃ 30 分钟或干燥数小时可死亡，对紫外线抵抗力弱；对一般消毒剂敏感，一般消毒剂或加热至 56℃ 30 分钟，即可将其杀灭，但在 0～10℃条件下存活时间较长。

百日咳杆菌对多黏菌素、氯霉素、红霉素等敏感，对青霉素不敏感。

婴儿百日咳的临床表现是什么？

百日咳的潜伏期一般为 4～21 天，平均 7～10 天。典型病程分为卡他期、痉咳期和恢复期，持续 4～8 周，偶尔更长。起病初类似于感冒的卡他症状（卡他期），出现打喷嚏、咳嗽、低热等症状，1～2周后出现阵发性痉挛性咳嗽，随后出现带有特征性的鸡鸣样尾音（痉咳期）。典型表现是夜间咳嗽特别严重，咳后常伴有呕吐，咳嗽强有力会导致损伤，引起肋骨骨折，甚至有报告发生颈总动脉破裂，婴儿可引发呼吸暂停和发绀，一般不发热，持续4～6周。6～10周后症状逐渐消失（恢复期），俗称"百日咳"。并发症包括惊厥、肺炎、脑病，严重病例和死亡病例主要发生于出生后数周或数月的婴儿。

青少年和成人百日咳的临床表现如何？

非特异性的、经久不愈的咳嗽可能是青少年和成人唯一的临床表现，由于其病程常不典型，甚至没有症状，通常未被辨识为百日咳。

百日咳的实验室检查方法有哪些？

百日咳的实验室检查方法有细菌学检查、血清学检查、分子生物学检测、嘌呤环化酶（AC）活性检测4种。细菌学检查包括细菌培养、单克隆抗体菌落印迹试验、荧光抗体法等；血清学检查有血凝抑制试验、补体结合试验及酶联免疫吸附试验。

什么是百日咳的再现？其原因是什么？

通过实施DPT接种，有效地控制了百日咳的流行。但近年来在疫苗覆盖率高的国家仍有发病率上升和百日咳局部暴发的报道，国外将这种情况称之为百日咳的再现。如美国报告，通过接种DPwT后，1976年百日咳发病仅1000例左右。但是2012年，美国CDC统计发生患者数接近5万例，达到自1955年以来的最大值，且至少18人死亡，还有数百名入院就医的婴儿。一次罕见的百日咳疫情也在欧洲、澳大利亚、日本已接种疫苗的儿童中传播开来。

百日咳再现的主要因素有：一是DPaT所产生的免疫力正在缓慢地衰退。接种DPaT后第1年效果很稳定。但在超过5年后，保护作用逐渐减退，在未免疫儿童、高免疫人群发生暴发或流行；二是加强百日咳监测和百日咳诊断方法的改进。国外对有百日咳接触史，咳嗽≥2周或咳嗽≥1周、有痉咳或咳吐进行监测，并使用免疫荧光染色技术和血清学方法作为细菌培养技术的补充后，符合临床病例定义的百日咳病例增加；三是成人百日咳病例上升。现在已有证据表明，疫苗诱导或自然感染均不能诱导终身免疫。成人病例是婴儿百日咳的传染源。由此可见，青少年及成人百日咳是百日咳再现的另一重要因素。

我国疫苗时代百日咳的发病情况如何?

在使用疫苗前,百日咳是我国儿童最常见的疾病和死亡原因。我国自20世纪50年代逐步开始应用DPT以来,百日咳的发病率和死亡率大幅度下降。近几年全国报告发病率约在0.2/10万左右。但是,我国百日咳的实际发病情况可能被低估。究其原因:近些年来,在一些局部地区仍有百日咳暴发或疫情反弹;百日咳主动监测和实验室检测工作薄弱,疫情存在漏报情况。

国外调查,报告的百日咳病例仅是实际发病数的1/40~1/160。近期在上海、重庆、昆明及银川等地进行的一项多中心前瞻性研究结果表明,对1001名年龄≥6岁、持续咳嗽≥2周的儿童,使用实验室诊断的方法进行调查,百日咳感染率为11.3%。根据上海儿科医院的资料推算,每天约有2000例呼吸道感染患儿就诊,因慢性咳嗽就诊的约10%(200例),其中百日咳例数约为20多例,每年在该医院就诊的百日咳病例约为7000多例,超过全国每年报告的病例数,提示我国百日咳的发病情况被严重低估。

当前我国成人百日咳发病情况怎样?

随着疫苗的广泛应用,百日咳的流行模式已经由疫苗使用前婴幼儿之间传播转变为疫苗使用后在成人青少年之间传播,以及成人青少年向婴幼儿的传播,青少年和成人百日咳发病在国外已成为突出问题。我国对成人百日咳发病还未引起重视。据一些典型调查,成人百日咳发病也是一个值得关注的问题。在广州地区对平均年龄为21.16岁±1.25岁的1087名大学生进行咳嗽的流行病学调查,咳嗽的总患病率为10.9%,其中不乏百日咳病例。天津市对百日咳疑似病例进行鼻咽拭子和鼻咽抽吸液,使用PCR反应检测,阳性率分别为75.56%和92.11%。西安市对181例百日咳疑似病例检测,其中148例PCR检测阳性率为68.24%;108例PT-IgG检测阳性率为55.56%。这些调查表明成人百日咳发病应引起重视。

百日咳的传染源是什么?

人是百日咳杆菌的唯一已知宿主,无动物、昆虫宿主或媒介存在,传染是通过与百日咳患者的接触传播的,患者和隐性感染者为唯一传染源。从潜伏期末至发病后6周均有传染性,在卡他期和出现咳嗽前2周(约21天)传染性最强。近年的研究结果表明,在工业化国家,成人感染后传播给家庭内的婴儿是目前的主要传播方式,患者在卡他期和痉咳期早期传染性最强。百日咳传染性非常强,在家庭中易感者感染率约90%,学校接触感染率在

50% ~80% 之间。

百日咳是否存在慢性带菌状态尚未得到证实，可能与过去培养灵敏性较差有关。广泛应用抗原检测法用于百日咳诊断，尤其是高灵敏性的 PCR 法应用后，即使培养阴性，在暴发疫情中没有临床表现的百日咳感染者的标本中仍能检测出百日咳杆菌。

百日咳的传播途径是什么?

百日咳通过空气传播，传播的主要途径是通过吸入患者排出的飞沫或空气中的呼吸道分泌物，接触感染者污染的物品很少引起传染。由于百日咳杆菌对外界因素抵抗力很弱，且只能定植于呼吸道，一般认为不能经过传染媒介间接接触而传播，但有资料表明百日咳可通过个人接触快速传播。

百日咳的易感人群有哪些?

人群普遍易感，但主要是 5 岁以下儿童。该病在居住环境拥挤的易感人群中极易传播，尤其幼儿易感性最强。由于母体缺乏足够的保护性抗体传递给胎儿，所以 6 月龄以下婴儿发病率较高，新生儿亦可发病。

如果孕妇接种成人剂型的百日咳疫苗，产生的抗百日咳毒素和丝状血凝素抗体易于通过胎盘传递给婴儿，可能预防新生儿和婴儿百日咳的发生。但是胎传抗体的半衰期约 6 周，4 月龄时消失。因此只能预防婴儿在 4 月龄前感染的严重百日咳疾病。生态学研究显示母体抗体滴度的高低均未对婴儿接种无细胞百日咳疫苗后的抗体应答产生影响。2011 年，美国 ACIP 建议，对 >20 孕周的孕妇常规接种 Tdap 疫苗，希望母传抗体对年幼婴儿产生保护。

何为白喉杆菌其有何特性?

1883 年 Klebs 首次在白喉患者膜状物中发现白喉杆菌，1884 年培养白喉杆菌获得成功。

白喉杆菌为棒状杆菌，是一种需氧、无荚膜的多形性革兰阳性杆菌，在含有亚碲酸盐培养基上，菌落呈黑色。按细菌的形态、菌落、生化特性和对动物的致病力，白喉杆菌可分为重型、轻型、中间型，3 型均可产毒。一般重型和中间型产毒量高，毒力强，常引起麻痹症状，并可引起严重或致死性白喉。

白喉杆菌对外界环境及生存条件如何?

白喉杆菌对热的抵抗力比较弱，58℃ 10 分钟可灭活，但在低温及干燥环境下可存活较长时间；在分泌物中，尤其在阴暗处能存活 1 ~3 个月；普通消毒液如聚维碘酮、漂白粉等，在常用浓度下几分钟内可将其杀死。

白喉杆菌对磺胺类药物抵抗力较强，对许多抗生素如青霉素和红霉素等敏感。

白喉杆菌致病的主要因素是什么？

白喉杆菌的侵袭力较弱，但能产生强烈的外毒素，是致病的主要因素。该菌在上呼吸道黏膜和皮肤发生感染，分泌毒性强烈的外毒素，可灭活tRNA转运酶，在蛋白质合成过程中阻止氨基酸组装到刚合成的多肽链上。在呼吸道表面如喉部，坏死细胞、炎性渗出物、细菌和纤维蛋白形成黏附性假膜，局部毒性作用累及腭部和下咽部，远端的毒性作用累及肾、肝、心脏和神经系统。

白喉的临床表现有哪些？

白喉是由白喉杆菌引起的急性呼吸道传染病。潜伏期为 1~10 天，平均2~5 天。根据感染部位，有前鼻白喉、咽部和扁桃体白喉、喉白喉、皮肤白喉、眼部白喉、生殖道白喉等，最常见的是咽部和扁桃体白喉。咽白喉和扁桃体白喉发病隐匿，体温一般不高，常表现为渗出性咽炎，渗出物在2~3天内扩大，颈部淋巴结肿大，有压痛。可有发热、乏力、呕吐等全身中毒症状，严重的颈部明显变粗，形成所谓"牛颈"，全身中毒症状更加严重。喉白喉主要表现为喉部及声带受累以及喉部梗阻现象，特点是声嘶、犬吠样咳嗽，重者甚至失音，出现三凹症状。严重并发症包括大片假膜形成引起的上呼吸道阻塞、中毒性心肌炎和外周神经疾病。病死率高达10%，在年幼儿童和 >40 岁成人病死率更高。

白喉的实验室确诊方法是什么？

白喉可通过对患者假膜培养细菌确诊。在自然界中人们早已发现白喉杆菌存在着有可以产生外毒素的毒原菌和不产生外毒素的非毒原菌。研究发现从健康人中分离的菌株对豚鼠无毒性，而从患者中分离到的菌株则有毒性。这两种菌株在人群甚至在同一流行中可同时存在。目前证实只有携带产毒基因（tox）噬菌体的溶原菌株才具有合成毒素的能力，并能产生白喉外毒素，证明 tox 为毒素的结构基因，即毒原性菌株带有 tox，而非毒原性菌株不带有 tox。

全球白喉的发病情况如何？

在进行广泛预防接种前，白喉是一种周期性暴发的传染病，常引起大规模暴发。例如，1735～1740 年新英格兰地区发生暴发，某些地区 80% 的 10 岁以下儿童病死。自从 1947 年开始使用 DPT 以来，白喉的发病率明显下降，但是局部地区的暴发流行依然存在。1990 年莫斯科白喉暴发，迅速扩展到其他 14 个新独立共和国，至 1995 年报告病例超过 125000 例，死亡 1400 例，1994 年局部地区发病率高达 126/10 万。2011 年，全球共报告白喉 4880 例，主要集中在印度（3485 例）、印度尼西亚（806 例）、苏丹（193 例）、伊朗（132 例）和尼泊尔（94 例）等国家。

我国白喉发病情况如何？

白喉曾是我国儿童常见的呼吸道传染病。解放初期，1950 年全国部分省份报告白喉 15297 例，死亡 1591 例，以后明显出现两个高峰，即 1960 年全国报告 152125 例，死亡 10650 例；1964 年又出现第 2 个流行高峰，报告发病 117657 例，死亡 12940 例。1982 年我国开始全面实行计划免疫，1984 年后发病率逐年下降，自 2006 年报告 1 例病例后，已接近 10 年无病例报告。

白喉的传染源是什么？

白喉杆菌是严格寄生于人的细菌，因此患者和有毒菌株的带菌者是唯一的传染源。白喉患者在潜伏期末即可以从上呼吸道分泌物中排菌，具有传染性。不典型和轻型患者由于容易误诊，在传播白喉中的危险更大。带菌者又可分为恢复期带菌者和健康带菌者两种。一般认为白喉杆菌无毒株是不致病的，对无毒菌株的带菌者可以不隔离治疗。

白喉的传播途径是什么？

主要通过呼吸道飞沫传播。由于白喉杆菌在外界生活能力强，故可以通过玩具、衣物、用具、食具、文具等物品，经口鼻间接传播。曾有通过污染的牛奶和食物引起暴发流行的报道；外伤性感染者主要通过破损的皮肤或黏膜而感染。

白喉的易感人群有哪些？

人对白喉普遍易感，但不同年龄的差异很大。6 个月以下婴儿有来自母体的抗体，较少发病。抗体水平随年龄增长和免疫后时间延长而逐渐下降。据北京市 2007 年监测，全人群抗体阳性率为 60.26%，≥30 岁的人群抗体阳性率低于 30%。

破伤风是一种什么疾病？

破伤风是人畜共患的急性传染病，由于它并非空气传染，而是由伤口感染，而且多呈散发性发生。它也是一种非常古老的顽固性传染病，曾给人类健康带来严重威胁。我国古典医籍中记载为"金疮""脐带风""四日风""脐风""七日风""锁口风"等不同称谓。

破伤风在全球各地均有发病，以湿热地区发病较多。在没有特异性免疫预防之前，它曾是一种险恶的疾病。一旦染病，病死率极高（≥50%），尤以战争中的炮火致伤，发病率高于枪弹致伤，是战争致伤的主要死亡原因之一。目前据估计全球每年大约有 100 万人罹患破伤风，病死人数为 40 万左右，其中约 80% 是新生儿。

什么是新生儿破伤风？

新生儿破伤风（NT）是破伤风的一种类型，约占破伤风病例总数的80%，90% 的病例集中在婴儿出生半个月内发病。它是由于用不洁的器械切断脐带或用破伤风芽孢严重污染的敷料覆盖脐带蒂时感染脐带所致。

新生儿感染破伤风杆菌，一般在 3～14 天（平均 7 天）出现症状。首发症状常表现为不能吸吮、烦躁不安、啼哭不止，继而牙关紧闭、眉举额皱、口角上牵，颈部强直，进而发展为肌肉僵硬，全身抽搐。少数患儿可因频繁痉挛引起缺氧窒息，或因继发感染而死亡，是新生儿致死的主要原因，尤其在发展中国家是威胁儿童健康的严重公共卫生问题。

破伤风杆菌有哪些特性？

1884 年，NicoLaier 通过动物试验发现破伤风与泥土中的细菌有关；1889 年，Kitasato 分离到破伤风杆菌。它是一种严格厌氧的芽孢杆菌，无荚膜，革兰染色阳性。因末端有芽孢，革兰染色呈鼓槌状或球拍状。有繁殖体和芽孢两种形态。繁殖体对热敏感，在有氧环境下不能存活；芽孢对热和消毒剂有非常强的抵抗力，在泥土中可以存活数十年。

破伤风杆菌的致病机制是什么？

在皮肤创伤时，破伤风芽孢带入伤口。随着伤口内氧气的消耗，破伤风芽孢在坏死组织内转变成破伤风杆菌并产生破伤风痉挛毒素和溶血毒素，毒素经血流和淋巴管传播到远端部位，通过神经肌肉连接进入神经，沿神经逆行至中枢神经活动区域，而破坏神经的正常抑制性调节功能，以致肌肉痉挛、运动失调，造成破伤风特有的肌肉强直和阵发性痉挛的症状。最后可因窒息、心力衰竭死亡。

破伤风的临床表现是什么?

破伤风的潜伏期为 3~21 天,通常为 8 天。伤口部位离中枢神经系统越近,潜伏期越短,病情越严重。根据感染部位,有局部(不常见)、头面部(罕见)和全身性感染。最常见的是全身性感染,早期表现为牙关紧闭,继而 1 周内出现颈项强直、吞咽困难、腹肌强直和全身肌肉痉挛。严重痉挛可持续 3~4 周,外部刺激往往可加重痉挛,痉挛可频发,每次持续数分钟。完全恢复需要数月。重症者常因窒息、全身衰竭死亡,病死率约为 10%。

局部破伤风表现为感染伤口的附近部位肌肉痉挛。头部和颈部伤口感染致颅神经功能受损。局部和头部破伤风可发展为全身性破伤风。

破伤风的实验室检查确诊方法是什么?

破伤风的实验室诊断主要是病原学诊断,可采用直接镜检和分离培养细菌。目前尚无特征性的破伤风实验室检查方法,诊断完全根据典型的临床表现和创伤史,不依赖于细菌学确诊。

破伤风的发病情况怎么样?

世界各地虽都有破伤风病例发生,但在不同地区之间的发病率及病死率差别极大。自从 20 世纪 50 年代开始广泛使用 DPT 以来,破伤风的发病率明显下降。但在一些发展中国家破伤风仍是重要公共卫生问题。据 WHO 估计,全球每年有 18 万新生儿和 15 万~30 万的母亲因破伤风死亡。

我国未将破伤风列入疫情报告,据监测资料,2008、2009 年我国 NT 报告发病率分别为 0.10/1000 活产儿和 0.08/1000 活产儿,病死率分别为 10.7% 和 9.7%,2009 年 NT 发病率≥1‰的县有 32 个,分布于 10 个省(自治区),其中 75% 的县位于西部地区。2011 年,全国共报告病例 785 例,死亡 47 例,全国所有以市为单位 NT 发病率均 <1/1000 活产儿,已达到消除 NT 的要求。2012 年 10 月,经 WHO 现场评估,确认我国已消除孕产妇和新生儿破伤风。

破伤风的传染源是什么?

破伤风杆菌的芽孢广泛分布于土壤和马、羊、牛、狗、猫、鼠、鸡等动物及人的肠道和粪便中,使用粪便施肥的土壤中可含有大量芽孢。破伤风不会在人与人、人与动物之间传播,该病有感染性而无传染性。

破伤风的感染方式是什么？

破伤风感染方式主要有脐带感染和创伤感染两种。脐带感染是指新生儿出生时，使用不洁的器械或受污染的敷料处理脐带，使脐带伤口污染破伤风杆菌，并在脐带残根内繁殖产生外毒素，这是引起 NT 的主要原因。创伤感染是指破伤风杆菌通过污染的伤口（明显的和不明显的）而感染，特别在外伤时，伤口有较多的坏死组织或有化脓性细菌感染，造成局部缺氧容易感染破伤风杆菌，是战争年代感染破伤风的主要方式。此外，产道、手术后感染、拔牙、疖肿、慢性溃疡、烧伤、烫伤、注射药剂，甚至虫螫、鼠咬都有引起破伤风的报道。

破伤风的易感人群是什么？

人类对破伤风没有自然特异性免疫力，故人群普遍易感，但无人与人之间传播。破伤风患者恢复后不能产生病后免疫，因此有可能再次发生破伤风。

接受破伤风类毒素免疫母亲产生的破伤风 IgG 抗体，可以通过胎盘传递给胎儿。胎儿的 IgG 抗体水平从母亲妊娠的第 4 个月到分娩时逐渐升高。出生时，新生儿通常具有与母亲相同或稍高一点的破伤风抗体滴度，从而提供对新生儿短暂的破伤风被动保护。

含 DPT 成分的疫苗有哪些？

含 DPT 成分的疫苗有：吸附白喉疫苗（TD）、吸附破伤风疫苗（TT）、吸附白喉破伤风联合疫苗（DT）、成人及青少年用吸附白喉破伤风联合疫苗（Td）、减少抗原含量的白喉破伤风无细胞百日咳联合疫苗（Tdap）、吸附全细胞百白破联合疫苗（DPwT）、吸附无细胞百白破联合疫苗（DPaT）。此外以 DPT 为基础的联合疫苗有：DPwT – Hib、DPaT – IPV、DPwT – HepB、DPaT – Hib、DPwT – IPV – Hib、DPaT – IPV – Hib、DPwT – HepB – Hib、DPaT – IPV – HepB – Hib 等。

我国使用的 DPT 疫苗主要有哪几种？

我国使用的 DPT 疫苗主要是 DPwT、DPaT、吸附百日咳白喉联合疫苗。从 2007 年我国开始实施扩大国家免疫规划以来，DPaT 逐步替代了 DPwT。此外还有吸附白喉疫苗（TD）（成人和青少年使用）、吸附破伤风疫苗（TT）、吸附白喉破伤风联合疫苗（DT）和吸附白喉破伤风联合疫苗（成人及青少年使用，Td）。

我国生产的 DPwT 和 DPaT 的有效成分和规格有哪些?

DPT 是由全或无细胞百日咳疫苗原液、白喉类毒素原液及破伤风类毒素原液加氢氧化铝佐剂制成。为乳白色悬液，放置后佐剂下沉，摇动后即成均匀悬液，含防腐剂。我国生产的 DPwT 的有效成分有灭活的百日咳杆菌全菌体、白喉类毒素及破伤风类毒素，DPaT 有百日咳杆菌有效组分（百日咳毒素、丝状血凝素）、白喉类毒素及破伤风类毒素，2 种疫苗均有 0.5ml、1.0ml、2.0ml、5.0ml 4 种规格，要求每 1 次人用剂量 0.5ml，含百日咳疫苗效价应不低于 4.0 IU，白喉不低于 30 IU，破伤风不低于 40 IU（豚鼠法）或 60 IU（小鼠法）。

DT 与 Td 有什么不同?

DT 和 Td 均是采用白喉类毒素（TD）原液和破伤风类毒素（TT）原液加入氢氧化铝佐剂制成，每 1 次人用剂量均为 0.5ml，两者含 TT 的效价均应不低于 40 IU，但两者含 TD 的效价不同，DT 含 TD 效价应不低于 30 IU，Td 含 TD 效价应不低于 2 IU，前者用于 <12 岁儿童，后者用于 ≥12 岁人群加强免疫使用。

WHO 和 ACIP 建议婴儿接种 DPT 的免疫程序是什么?

WHO 建议婴儿初免 3 剂 DPT，6 周龄接种第 1 剂，第 2、3 剂分别在 10 ~ 14 周龄和 14 ~ 18 周龄接种，接种间隔为 4 ~ 8 周。ACIP 建议初免的程序与上述相同，但要求最后 1 剂应于 6 月龄前完成，在末剂接种 ≥6 个月进行 1 剂加强接种。疫苗接种程序中断的儿童应再继续以后的免疫程序，不必重复以前的接种剂次。以前未免疫的 1 ~ 7 岁或较大儿童应接种 3 剂 DPwT 或 DPaT，第 1 剂与第 2 剂间的接种间隔为 2 个月，第 2 剂与第 3 剂的接种间隔应为 6 ~ 12 个月。

我国儿童 DPT 的常规免疫程序和接种要求是什么?

我国现行的儿童常规免疫程序是：婴儿出生后于 3、4、5 月龄各接种 1 剂 DPaT，18 ~ 24 月龄时加强接种 1 剂 DPaT，在 6 岁时再用 DT 加强接种 1 剂，每次接种剂量为 0.5ml，采用肌内注射。

美国 ACIP 对接种 DPT 疫苗有什么规定?

美国 ACIP 对 0 ~ 18 岁的儿童（青少年）推荐接种 6 剂 DPT 疫苗，即 2、4、6 月龄各接种 1 剂（首剂可提前至 6 周龄接种），15 ~ 18 月龄接种第 4

剂，4~6 岁接种第 5 剂，11~12 岁接种 1 剂 Tdap。如与第 3 剂已经间隔了 6 个月，第 4 剂可在 12 月龄时尽早接种。如第 4 剂与第 3 剂间隔少于 4 个月，则第 4 剂视为有效，无须重复接种。如≥4 岁时接种第 4 剂，则不需要接种第 5 剂。

为什么要对成人和青少年接种百白破疫苗？

在过去 20 年中，由于青少年和成人百日咳病例增多，并可作为传染源传播给家庭内的婴儿，引起全球广泛关注。2002 年，加拿大、美国、瑞典、德国、法国、芬兰、英国、澳大利亚的百日咳专家，就百日咳诊断、监测以及免疫策略等内容进行讨论并达成共识，认为青少年是发病率最高的人群，保护青少年和成人免于感染百日咳杆菌是一个有价值的目标，需要对青少年加强接种百日咳疫苗，可使这些人群本身获益，其婴幼儿也能得到间接保护。21 世纪初，澳大利亚、加拿大、美国、法国、德国等均建议对青少年和成人加强 1 剂 Tdap。

美国对成人和青少年推荐常规接种 Tdap 的程序是什么？

2006 年，美国 ACIP 根据循证医学证据，推荐青少年常规接种 Tdap 疫苗。

（1）完成儿童期初免的 11~18 岁青少年和之前未接种 Tdap 的 19~64 岁成人应接种 1 剂 Tdap，可减少青少年百日咳的发生率。

（2）完成儿童期初免且加强接种 Td 的 11~18 岁青少年，鼓励再接种 1 剂 Tdap。接种 Tdap 与 Td 的间隔至少 5 年。

（3）11~18 岁青少年可以同时接种 Tdap 和 4 价脑膜炎球菌结合疫苗 MCV4。

什么是接种 Tdap 的"蚕茧策略"？

"蚕茧策略"是指对产妇和其他所有与<12 月龄婴儿有密切接触的人接种 Tdap，以降低将百日咳传染给婴儿的风险，为婴儿提供间接保护的接种策略。2011 年 6 月 ACIP 提出《关于孕妇和与<12 月龄婴儿有（或可能有）密切接触的人使用破伤风类毒素减少抗原含量的白喉类毒素和无细胞百日咳联合疫苗的最新建议》如下：

（1）孕期接种：孕期接种百日咳疫苗可能在孕妇分娩时对新生儿提供保护，接种 Tdap 后，百日咳特异的抗体水平在几周后达到峰值，之后几个月下降。为优化传给胎儿母传抗体浓度，孕妇应接种 Tdap，最好在孕期第 3 阶段或后 2 个阶段（孕期≥20 周）接种。如孕期不接种 Tdap，应在产后立即接种。从未接种过 TT 的孕妇应接种 3 剂含 Td 的疫苗。推荐的程序是 0 周、4 周和 6～12 个月，接种 Tdap 应代替 1 剂 Td。

（2）与 <12 月龄婴儿有（或可能有）密切接触的青少年和成人（如父母、兄弟姐妹、祖父母、儿童护理人员和卫生保健人员），若之前未接种 Tdap，应接种 1 剂 Tdap 预防百日咳。理想的情况是，这些青少年和成人在接触婴儿前 ≥2 周接种 Tdap。

母传百日咳抗体对于所生婴儿接种 DPT 后百日咳抗体是否有影响？

一些研究表明，母传百日咳抗体能抑制孕期接种 Tdap 的母亲所生婴儿接种 DPT 后百日咳抗体的产生，但有证据表明这种削弱是短暂的，同时母传百日咳抗体能降低 <3 月龄婴儿的发病和死亡风险，因此新生儿获得母传抗体的潜在收益，大于婴儿期疾病负担的潜在风险，这种对婴儿的短暂影响可以不予考虑。

父母接种 Tdap 对预防婴儿百日咳有何意义？

父母接种 Tdap 对预防婴儿百日咳住院有潜在效果。美国研究显示，如果父母双方均在母亲孕前或母亲产前 2 周接种 Tdap，可减少 2694～9314 例 0～4 月龄婴儿因百日咳住院；如果仅母亲接种，可预防 1347～6909 例婴儿因百日咳住院。

对卫生保健工作者和保育员进行选择性接种 DPT 的意义是什么？

由于许多百日咳暴发的源头来自托儿所或学校的保育保健人员，说明卫生保健工作者和保育员接种疫苗对于控制百日咳的暴发流行有重要的意义。目前欧盟成员国要求传染科医护人员都要接种疫苗，德国要求儿科和传染病科医护人员必须常规加强免疫百日咳疫苗。

为什么提出百日咳疫苗"加强免疫常规化"？它的依据是什么？

由于人群接种 DPT 免疫成功后经一段时间保护力下降，又再次成为易感者，导致百日咳可在任何年龄发病。故有人提出定期对百日咳疫苗加强免疫，以保持高度免疫水平，预防百日咳的发生。"加强免疫常规化"并伴随终身的建议就是在这一背景下提出的。

用 Tdap 加强免疫的时间以何时为宜？

加强免疫的时间以 12 岁左右的青少年为宜。加拿大的研究显示，以 Tdap 替代 Td 给 12 岁少年加强免疫，10 年可预防 4400 例百日咳。

美国 ACIP 提出对 ≥65 岁的人群接种 TdaP 的依据是什么？

2012 年，美国 ACIP 根据 2000 ~ 2010 年美国法定传染病监测系统（NNDSS）平均每年报告 318 例（71 ~ 719 例）≥65 岁成人百日咳病例的情况，经对 ≥65 岁成人使用 Tdap 的流行病学和经济学影响评估显示，接种 1 剂 Tdap 后，百日咳病例数和结局（如门诊次数、住院和死亡数）有所下降，表明接种 Tdap 可能是一个具有成本 – 效益的干预；并且疫苗不良反应事件报告系统（VAERS）对于疫苗上市后安全性监测数据表明，≥65 岁成人和 <65 岁人群接种后的不良反应发生率和严重性均相似。与接种 TT 和 Td 相比，接种 Tdap 未增加局部或全身不良反应，未发生与疫苗相关的严重不良反应，建议 ≥65 岁未接种过 Tdap 且与婴儿有密切接触的成人，应接种 Tdap，其他 ≥65 岁成人也可以接种 Tdap。接种时，无须考虑与最近接种 1 剂含 TT 或 Td 成分疫苗的时间间隔。

我国 DPT 的免疫程序有哪些方面需要改进？

我国 DPT 的免疫程序是于 3、4、5 月龄接种 3 剂，18 ~ 24 月龄加强 1 剂，6 岁时使用 DT，即 24 月龄以后不再使用含有百日咳成分的疫苗，这种规定与国际上的做法截然不同，全球许多国家根据成人和青少年百日咳发病增多，并成为传染源传播给家庭内婴儿的现状，均要求对成人和青少年加强接种含有百日咳成分的疫苗。目前我国缺少对青少年接种 DPT 的要求，应加强对学龄前儿童及青少年百日咳流行病学监测及疾病负担和疫苗保护效力的研究，完善我国 DPT 的免疫程序，考虑 4 ~ 6 岁的儿童及青少年、成人的加强免疫问题。

DPaT 可以与其他疫苗同时接种吗？

DPaT 可以与 OPV/IPV、Hib、PPV/PCV、HepB、MMR 和 VarV 同时接种，但偶尔会出现百日咳抗原免疫原性略有降低的情况，但无资料显示同时接种会降低百日咳疫苗的效力。同时接种时，要使用不同注射器在不同部位进行接种。

接种 DPT 疫苗的禁忌证是什么？

（1）对疫苗任何成分过敏者，以及患癫痫、脑病、神经系统疾病者。

（2）接种第 1 剂或第 2 剂疫苗后出现严重反应（休克、高热、尖叫、抽搐等）者，应停止以后剂次的接种。

（3）接种含百日咳组分疫苗后 7 天内发生脑病者（有再次发生脑病的

危险性疾病与疫苗反应难以鉴别）。

接种 DPT 的慎用证是什么？

（1）中度或重度急性疾病（疾病与疫苗反应难以鉴别）。

（2）进行性神经系统疾病，包括婴儿痉挛、未控制的癫痫、进行性脑病（有发生神经功能恶化的危险性）。

（3）接种 DPaT 疫苗后出现下列任何一种情况：①48 小时内出现不明原因的发热（≥40.5℃）；②48 小时内出现虚脱或休克样状态（低张力低反应发作）；③48 小时内出现持续性无法安抚的哭闹≥3 小时；④3 天内出现伴有或不伴有发热的惊厥（有再次发生惊厥的危险性）；

（4）接种含破伤风类毒素组分疫苗后 6 周内曾有发生吉兰 - 巴雷综合征（GBS）者。

（5）在最近 10 年内接种含破伤风和（或）白喉类毒素组分疫苗［包括脑膜炎奈瑟菌结合疫苗（MCV4 - D）］曾出现严重局部反应者（Arthus 型反应）。

有中枢神经系统疾病或脑病史者是否可以接种百白破疫苗？

既往有中枢神经系统疾病或有脑病史的儿童，在接种 DPT 后 2～3 天内，有增加出现潜在神经系统疾病的风险，尽管目前尚没有确切证据表明会延长病程、加重病情或恶化病情。但对有进行性神经系统疾病（如不受控制的癫痫、婴儿痉挛、进行性脑病），有疾病发作史但没有确诊，或接种 DPT 期间发生神经系统疾病者，应推迟接种 DPT，直到该儿童被确诊和治疗，并且病情稳定。

有神经系统疾病家族史、稳定或可控制的神经系统病症（如受控制的癫痫、大脑麻痹、进行性脑呆）均不是接种百日咳疫苗的禁忌证。可以在接种 DTP 疫苗的同时或 24 小时内让这些儿童服用对氨基酚或布洛芬等药物，以预防接种后可能出现的发热。

早产儿能不能接种百白破疫苗？

Bernbaum 曾观察 25 名早产儿，平均体重 1320 ± 310g，胎龄 31.6 ± 1.6 周，出生后 8、16、24 周接种 3 次 DPT，每次 0.5ml，经与对照的足月婴儿组比较，早产儿与足月婴儿接种 DPT 的抗体应答和不良反应的发生无差异。

接种 DPT 的一般反应情况如何？

接种 DPwT 的反应较重，改用 DPaT 后接种反应大为减少。常见的局部反应有红肿、发热和烦躁不安。局部反应往往随年龄增长和接种次数增多而增加。据报告,在接种第 4 剂和第 5 剂 DPaT 后,一过性肢体良性肿胀发生率达 2.7%,但在大多数研究中,此种并发症很罕见（<1%）。肿胀通常为无痛性,有时涉及整个肢体,可自行消退,没有任何后遗症。

接种 DPaT－IPV－Hib 等联合疫苗不会发生其组成成分未引起过的不良反应。有评价发现,使用联合疫苗不会使严重不良反应发生率明显增加。

为什么注射百白破疫苗后,会在注射局部出现硬结?如何预防?

为了提高百白破疫苗的免疫效果,目前在百白破疫苗中加入氢氧化铝的吸附剂。氢氧化铝是一种大分子的物质,注射后在局部不易吸收,故常在少数受种者局部形成硬结。为了防止硬结的发生,在注射百白破疫苗时要注意:一是用前要将疫苗充分摇匀,以免疫苗中的吸附剂集中注射到 1 个儿童身上;二是进行肌内注射;三是第 1 针应注射在左侧臀大肌部位,第 2 针注射在右侧臀大肌部位。

接种 DPT 有哪些异常反应?

接种 DPT 的异常反应主要有高热惊厥、无菌性脓肿、过敏性皮疹、过敏性紫癜、过敏性休克、低张力低应答反应（又称休克样综合征）、血管性水肿等,但均极其罕见。

曾有报道接种 DPwT 后发生脑病。此后的流行病学研究未证实脑病的发生与接种 DPwT 有因果关系。WHO 于 1999 年指出,脑病虽列入罕见反应,但不能肯定这一结论,其危险性可能等于零。

最近研究证实,既往大多接种 DPT 后被认定为"疫苗性癫痫或脑病"的异常反应,与病因已基本明确的婴儿严重肌阵挛癫痫（SMEI,又称 Dravet 综合征）十分相似。2006 年澳大利亚学者 Berkovic 等对 14 名于 1 岁前接种百日咳疫苗,但接种后 72 小时内发病的所谓疫苗性脑病患者进行 SMEI 回顾性基因学检测,结果其中 11 例被证实存在该病特有的细胞膜电压依赖性钠离子通道 α1 亚单位基因（SCNIA）突变,因而认定该 11 例从一开始就患的是 SMEI 而非原来诊断的疫苗相关性脑病。其余 3 例虽未发现 SCNIA 基因突变,但仍不能排除用当前 SCNIA 基因检测方法难以发现的相关基因缺失或拷贝数异常,甚至是 GABA 受体 γ 亚单位等其他基因突变。

DPT 的免疫效果如何?

世界各国使用 DPT 近 60 年的实践证明,接种 DPT 显著降低了其中 3 种疾病的发病率。在实行计划免疫前的 1978 年我国报告百日咳和白喉发病分别为 1202922 例和 20047 例，死亡 1351 例和 1698 例；实行计划免疫后，2014 年全国仅报告百日咳发病 2183 例，死亡 2 例，发病与死亡均比 1978 年下降 99% 以上，2006 年以后我国已无白喉病例报告。

大量观察证实，接种 DPwT 和 DPaT 对预防百日咳的效果无明显差异，接种后可保护 85% 的受种者免患临床疾病。日本自 1981 年使用 DPaT 以来，按照推荐的免疫程序（3～6 月龄、4～8 月龄、5～10 月龄各接种 1 剂，12～18 月龄加强 1 剂）接种，保护率为 93.5%，其效力与 DPwT 相同。

接种 DPwT 对百日咳的免疫持久性如何？

国内外的研究表明，接种 DPwT 对百日咳的免疫持久性不够理想。国外一项前瞻性研究对 1000 多名 0～7 岁儿童连续观察 10 年，显示婴幼儿接种DPwT 后，对百日咳的保护率从接种后的 100% 逐渐衰减，到四五岁时保护率下降至 50% 左右。

刁连东等在 20 世纪 80 年代初研究，基础免疫 2 剂 DPwT，1 年后加强 1剂 DPwT，经 8 年观察证实，百日咳的保护效果可保持 3 年，破伤风 5 年，白喉 8 年。王振海等报道完成 DPwT 4 针免疫 5 年后，百日咳抗体阳性率为40.4%，抗体 GMT 为 1∶154.3。目前一般认为接种 DPwT 对保护百日咳的免疫持久性为 5 年左右。

接种 DPaT 对百日咳的免疫持久性怎么样？

瑞典有人对 3、5 月龄和 12 月龄儿童接种 DPaT 的长期效果进行观察，自1997 年 10 月开始实施，结果百日咳总发病率从 1992～1995 年的 113/10 万～150/10 万下降到 2001～2004 年的 11/10 万～16/10 万。在瑞典，初免 2 剂DPaT 疫苗，于 12 月龄加强 1 剂，可预防百日咳约 5 年。

不同组分的 DPaT 免疫效果有什么差异吗？

不同组分 DPaT 的效果有所不同。1991～1995 年由美国国立变态反应传染病研究所主持，在不同的国家对不同厂家生产的含不同百日咳抗原组分的DPaT 进行临床保护效果考核。结果表明，含 PT、FHA 两组分的 DPaT 保护效果为 58.9%～86%；含 PT、FHA、PRN 三组分的 DPaT 其保护效果为 84%～88.7%；含 PT、FHA、PRN、Agg2/3 多组分的 DPaT 为 83.9%～85.2%；只含 PT 的 DPaT 保护效果为 71%。全球进行的 49 项随机对照试验和 3 项队列研究的系统评述结论是，单组分和两组分 DPaT 疫苗的绝对有效率低于三组分及三组分以上的 DPaT 疫苗的有效率（分别为 67%～70% 和 80%～84%）。

接种 DPaT 剂次不同的效果有差异吗？

接种 DPaT 剂次不同效果亦有差异。2001～2004 年瑞典国家百日咳监测计划资料显示，未接种疫苗的 0～2 月龄婴儿的发病率为 225/10 万；接种第 1 剂 DPaT 后（3 月龄时）的发病率为 212/10 万；接种第 2 剂后（5 月龄时）的发病率为 31/10 万，接种第 3 剂 1 年内百日咳的发病率仅为 8/10 万。

用 Tdap 对青少年和成人加强免疫的效果如何？

自 Tdap 上市后，多项研究证实使用 Tdap 对青少年和成人进行加强免疫有良好的效果。有专家于 2005 年对 Tdap 加强接种后的保护作用进行前瞻性研究。研究显示接种 Tdap 的 1388 人中仅 1 人发生咳嗽 >5 天，但未出现咳嗽 >21 天的重症百日咳病例；未使用 Tdap 加强接种而使用对照疫苗接种的人中，有 9 例咳嗽 >5 天，是使用 Tdap 加强接种组的 9 倍，并出现多例重症百日咳。据此计算，保护率达到 90% 左右。

不同剂型的 DPT 可交替使用吗？

目前 DPT 剂型较多，有时可能会出现疫苗供应中断或其他原因，致使同一受种者不能用同一剂型的 DPT 完成免疫程序的问题。因此不同剂型疫苗是否能互换使用是在实际工作中经常会碰到的问题。WHO 指出，现有的有限资料并不提示 DPwT 和 DPaT 之间进行更换会影响疫苗的安全性或免疫原性。如不知道以前所用接种疫苗的类型，或该类型的疫苗不能获得，可以接种任何类型的 DPT 作为后续剂次。

美国 ACIP 建议，最好使用同一企业疫苗来完成免疫程序。然而，如果受种者不知道前 1 剂接种何种类型的疫苗，或者目前没有前种类型的疫苗，所有 DPaT 疫苗均可作为后续剂次完成免疫程序。并指出，通常情况下，疫苗接种不可因之前接种疫苗种类未知而延迟接种。

对孕妇接种 DPT 和 TT 有哪些要求？

（1）如果之前未接种 Tdap 的妇女，在孕期需进行 Td 加强免疫（如自上次接种 Td 后 >10 年）。若孕期接种 Tdap，最好在孕 20 周后接种。

（2）作为预防破伤风标准伤口护理的一部分，如孕妇距上次接种 Td≥5 年，则应推荐接种 Tdap 疫苗；若以前未接种 Tdap 的孕妇需要进行 TT 加强免疫或使用 Tdap。

（3）从未接种 TT 的孕妇，应接种 2 针 TT，第一针在妊娠 4 个月后接种，第二针应在分娩前 4 周接种，2 针间隔不少于 4 周。

对育龄期妇女如何接种 TT?

对育龄期（18~35 岁）妇女接种 TT，提高育龄期妇女尤其是孕妇的免疫水平，可以大幅度降低 NT 的发病率和死亡率，是预防 NT 的有效方法。对育龄期妇女的免疫策略应根据其免疫史采取不同的免疫方案。

（1）对从未接种过 TT 的育龄期妇女，第八次国际破伤风会议上推荐 5 针免疫方案（表 9-1）。在免疫实施中，对 NT 高危县育龄期妇女进行突击接种，以后，对每年进入育龄期的妇女进行接种。

表 9-1　从未接种过 TT 的育龄期妇女免疫方案

针次	时间	保护期
第 1 针	与育龄期妇女第 1 次接触	无
第 2 针	第 1 针后至少 4 周	1~3 年
第 3 针	第 2 针后至少 6 周（第 1 针后 6 个月）	5 年
第 4 针	第 3 针后不少于 1 年	10 年
第 5 针	第 4 针后不少于 1 年	20 年

（2）对有 TT 接种史的育龄期妇女和孕妇，在婴儿期完成 DPT 基础免疫和使用 DT 加强者，在首次妊娠后 4 个月至分娩前 4 周注射 1 针 TT 即可。WHO 推荐给有免疫史育龄期妇女接种 TT 的免疫方案如表 9-2。

表 9-2　有免疫史育龄期妇女接种 TT 的免疫方案

最后 1 针免疫时的年龄	免疫史	推荐的免疫方案	
		目前（或孕期）	接种加强至少间隔（年）
婴幼儿期	3 剂 DPT	2 剂 TT	1
儿童期	4 剂 DPT	1 剂 TT	1
学龄期	3 剂 DPT + 1 剂 DT 或 Td	1 剂 TT	1
学龄期	4 剂 DPT + 1 剂 DT 或 Td		
青春期	4~6 岁接种 4 剂 DPT + 1 剂 DT 并在 14~16 岁时加强 1 剂 TT 或 Td		

（3）怀孕 3 个月以内及分娩后 1 个月以内的妇女一般不接种 TT，怀孕 3 个月以后至分娩前可以接种 TT。

美国 ACIP 对发生创伤时如何接种 TT?

美国 ACIP 推荐发生创伤时接种 TT 的方法见表 9 – 3。

表 9 – 3　发生创伤时接种 TT 的方案

破伤风疫苗	年龄（岁）	末次接种	清洁的轻微伤		易发生破伤风的伤口[a]	
			破伤风疫苗	TIG[b]	破伤风疫苗	TIG[b]
全程免疫[c]	≤6 岁[d]	<5 年	无	否	无	否
		≥5 年	DPaT[e,f]	否	DPaT[e,f]	否
	7～10 岁	<5 年	无[g]	否	无[g]	否
		≥5 年	无[g]	否	Tdap 或 Td[h]	否
	≥11 岁	<5 年	无[g]	否	无[g]	否
		≥5 年	无[g]	否	Tdap 或 Td[g]	否
未免疫、不详或未全程接种	≤6 岁[d]	无关	DPaT[e,f]	否	DPaT[f]	是
	7～10 岁		Tdap 或 Td[h]	否	Tdap 或 Td[h]	是
	≥11 岁		Tdap 或 Td[g]	否	Tdap 或 Td[g]	是

说明：a. 包括穿刺伤、撕脱伤，挤压伤、伤口坏死和烧伤；冻伤；被污物、粪便、土壤或唾液污染的伤口。

应对伤口进行清洁，除坏死组织和去除异物。

b. TIG 250U 肌内注射。如果 TIG 难以获得，可用静脉注射免疫球蛋白，在美国不用马破伤风抗毒素，疫苗与 TIG 应在不同部位接种。

c. 如果患者接种了 ≥3 剂吸附（非液体）破伤风类毒素，就认为完成了基础免疫。HIV 感染者即使接种了疫苗也应视为无免疫力，一旦有易发生破伤风的外伤，不管有无免疫史，都应接种疫苗和 TIG。

d. 对于未接种 3 剂基础免疫的 <6 月龄婴儿，应根据母亲疫苗接种史决定是否接种 TIG，如一名 4 月龄婴儿有易发生破伤风的伤口，其母亲已完成基础免疫，并在上一年完成加强免疫，则该婴儿不需接种 TIG，但该婴儿可常规接种 DPaT。

e. 所有 4～6 岁儿童应常规加强接种 DPaT，因此，对未常规加强接种的儿童，即使有清洁的轻微伤口，也应接种疫苗（此时疫苗接种为初始强化免疫，而非伤口处理）。

f. 如果百日咳疫苗接种有禁忌证，可使用 DT。

g. 在伤口处理不需使用破伤风疫苗的情况下，如另有指征应尽量接种 Tdap。例如，一名 7～10 岁未全程接种百日咳疫苗的儿童，即使不是破伤风疫苗的适应证也应接种 Tdap。再举一个有关未接种 Tdap 的青少年或成人的例子。对一名 ≥11 岁患者伤口处理时需使用破伤风疫苗，但从未接种过 Tdap，则应使用 Tdap 替代 Td；如果以前接种过 Tdap，或为百日咳疫苗接种的禁忌证，应使用 Td（如果 Td 不能获得，可使用 TT）。如果 ≥65 岁老年人以前未接种过 Tdap，也可使用 Tdap（Adacel 的标识外建议）。

h. 如果 7～10 岁儿童未全程接种百日咳疫苗，则应接种 Tdap（除 10 岁儿童接种 Boostrix 疫苗外，该建议为标识外使用）。否则，应优先使用 Td，但 TT 也可使用；仅吸附疫苗可以使用。

我国对发生创伤后接种 TT 有什么规定?

经过全程免疫和加强免疫的人群，自最后 1 次免疫后 ≤3 年受伤时，不需要再注射；若 >3 年应进行加强免疫。严重污染的创伤或受伤前未经全程免疫者，除注射 1 针 TT 外，可酌情在另一部位注射破伤风抗毒素（TAT）。

已用含有 TT 制剂进行全程免疫者，以后每隔 10 年再加强 1 次即可获持久的免疫力。但不能进行频繁的注射。有报道，频繁的加强注射可引起局部反应增多和症状加重。

由于少量的毒素可以导致疾病，患破伤风后不能获得免疫力，患破伤风且痊愈的人应该在康复期间开始接种 TT。

无 TT（包括含破伤风疫苗的制剂）接种史者按表 9 – 4 的方法进行免疫。

表 9 – 4　无 TT（包括含破伤风疫苗的制剂）接种史者的免疫方案

免疫史	针次	剂量（ml）
全程免疫	第 1 年	
	第 1 针（间隔 4 ~ 8 周）	0.5
	第 2 针	0.5
	第 2 年　注射 1 针	0.5
加强免疫	以后一般每 10 年注射 1 针，如遇特殊情况也可 5 年加强 1 针	0.5

接种 DPT 的注意事项是什么？

（1）疫苗使用时应充分摇匀，如出现摇不散的凝块，有异物，安瓿有裂纹，疫苗曾经冻结，标签不清和过期失效，不可使用。

（2）注射后局部可能有硬结，可用热敷逐步吸收。注射第二剂时应更换另一侧部位。

（3）对 DPwT 有明确禁忌的儿童，不能用 DPaT 替代，应用 Td 或 Tdap 代替免疫程序中剩余的剂次。

什么是精制破伤风抗毒素？

精制破伤风抗毒素是用破伤风类毒素免疫马后，获得免疫血清，然后经一系列复杂的方法制备的，供预防或治疗破伤风的被动免疫制剂。

注射破伤风抗毒素为什么能预防破伤风？

在日常生活中不慎发生意外创伤时，为预防破伤风，常需要注射破伤风抗毒素（TAT）。注射 TAT 的目的是中和破伤风杆菌可能产生的外毒素。

曾经有人做过一个试验。对 2 只小白鼠在 24 小时前均在左后肢肌内注射 0.2ml 破伤风毒素稀释液，但是 1 号鼠在注射毒素前 30 分钟，在腹腔内注射了一定量的 TAT，而 2 号鼠则未注射。当注射毒素后，2 号鼠后肢发生强直性痉挛，不停地抽动的时候，1 号鼠却安然无恙。破伤风杆菌的致病作用在于它能产生强烈的外毒素，由于 1 号鼠注射了 TAT，TAT 中和了外毒素显现出来的保护作用。因此，破伤风患者或疑似病例，以及当受外伤尤其创口深、污染严重有感染破伤风危险的人应使用 TAT。

怎样使用精制破伤风抗毒素？

如果以前曾接受过破伤风类毒素免疫者，应在受伤后注射 1 针破伤风类毒素，不必注射破伤风抗毒素；未接受过破伤风类毒素免疫者，在严重受伤后或患病后应注射破伤风抗毒素。注射部位为上臂三角肌皮下注射，也可在上臂三角肌中部或臀大肌外上 1/4 处肌内注射。只有经过皮下或肌内注射未发生异常反应者，方可进行静脉注射，使用的剂量如下。

（1）用于预防：一次皮下或肌内注射 1500～3000 国际单位，儿童与成人剂量相同。伤势严重者可增加用量 1～2 倍。经 1 周后，如破伤风的危险仍未消除，可重复注射。

（2）用于治疗：第 1 次肌肉或静脉注射 5000～20000 国际单位，儿童与成人剂量相同。以后视病情决定注射剂量和间隔时间。还可将适量破伤风抗毒素注射于伤口周围的组织中。

何谓锡克试验？如何判断结果？

锡克试验是用来测定人体对白喉有无免疫力的一种古老而简便的方法。具体是在被测定对象的前臂掌侧中下 1/3 处皮内注射 0.1ml 锡克试验液（主要含白喉外毒素），注射后 96 小时判定结果，注射部位皮肤出现 ≥10mm × 10mm 的红色浸润判为阳性，表示体内对白喉无免疫力，必须重新注射精白类或百白破疫苗，人群中如锡克试验有 70% 以上阴性，一般不会发生白喉流行。

如何正确使用白喉抗毒素？

白喉外毒素是白喉杆菌致病的最主要因素，因此应用抗毒素是治疗白喉的特异性方法。因为抗毒素只能中和血中游离的外毒素，对已与细胞结合的外毒素无效，更不能消除外毒素造成的损害，故应早期应用，一次足量，对疑似患者也要及时给予治疗，以免延误治疗时机。

抗毒素的用量主要与局部病变部位的大小、中毒症状的轻重、治疗开始的早晚有关，与年龄大小无关。局部病变部位越大、中毒症状越重、治疗开始越晚，其剂量越大。早期轻、中型患者可用 3 万～5 万单位，晚期重症患者可用 6 万～10 万单位，早期轻型患者可肌内注射，重症患者则最好将抗毒素稀释于 100~200ml 葡萄糖液中于 30~60 分钟内由静脉缓慢滴入，静脉注射可使血清中的抗毒素浓度在 30 分钟内达到最高，可使抗毒素迅速到达病灶部位及全身器官组织，不但可迅速中和血中的外毒素，且能中和局部的外毒素使之不再吸收，故疗效较好。注射白喉抗毒素后 12 小时，可见假膜停止蔓延、边缘退缩、变薄、脱落、体温下降，病情好转，如 24 小时后假膜仍有发展，应重复注射抗毒素一次。白喉抗毒素是马血清制剂，属异种蛋白，故注射前应询问过敏史，并作皮肤过敏试验，试验阴性者方可应用，阳性者应作脱敏注射。

含麻疹成分的疫苗

含麻疹成分的疫苗有哪些？

含麻疹成分疫苗（MCV）有单价麻疹疫苗（MV）、麻疹－风疹联合减毒活疫苗（MR）、麻疹－流行性腮腺炎联合减毒活疫苗（MM）、麻疹－流行性腮腺炎－风疹联合减毒活疫苗（MMR）、麻疹－风疹－腮腺炎－水痘联合疫苗（MMRV）。目前应用最广泛的是 MMR，可同时预防麻疹、腮腺炎和风疹 3 种疾病。

什么是麻疹？

麻疹是一种古老的由麻疹病毒引起的发疹性急性呼吸道传染病，在我国古代医籍中就有类似麻疹临床表现的记载，1675 年确认麻疹是一种独立的疾病。在使用疫苗前，麻疹在世界各地广泛流行，每年发生 3000 万 ~4000 万病例，大约有 80 万人死亡。估计在过去的 150 年，麻疹造成 2 亿人死亡，居于所有疫苗可预防疾病的首位。实施 EPI 后，麻疹的发病与死亡明显减少。1989 年的世界卫生大会以及 1990 年世界儿童问题首脑会议提出了减少麻疹发病率及死亡率的目标，通过开展消除麻疹活动，目前全球麻疹的死亡人数从 2000 年的 54.2 万例降到 2011 年的 15.8 万例，下降了 71%。但是由于维生素 A 缺乏，有将近 98% 的麻疹死亡病例发生在发展中国家的 <5 岁儿童，仍是一个严重的公共卫生问题。

麻疹病毒有什么特点？

1954 年，Enders 和 Peebles 分离麻疹病毒成功。1957 年，我国汤飞凡、吴绍源等亦分离到麻疹病毒"麻 9"株。麻疹病毒属副黏病毒科麻疹病毒属。它是 1 种有包膜的单链 RNA 病毒，直径为 120 ~125nm。通过基因编码序列分析，麻疹病毒有 6 个主要结构蛋白，其中血凝素蛋白（H）、融合糖蛋白（F）和核衣壳蛋白（N）是麻疹病毒的主要抗原，可产生血凝抑制（HI）抗体、血溶抑制（HL）抗体和中和（Nt）抗体。麻疹病毒只有 1 个血清型，20 世纪 70 年代初曾有人发现麻疹病毒出现变异，但这种变异并未观察到对疫苗效果的影响，因此没有流行病学意义。2003 年，WHO 建立全球麻疹和风疹网络实验室，标化了病例确诊和病毒鉴定程序。通过对麻疹病毒基因组测序迄今已发现 23 种不同的基因型，可用于追踪麻疹的传播。

麻疹病毒可以很快地被热、光、酸性环境、乙醚、胰蛋白酶灭活，但可短暂存活（<2 小时）于空气或物体表面。

麻疹的临床表现有哪些？

麻疹的潜伏期约 10 天（7～21 天）。在潜伏期末，患者出现高热、咳嗽、鼻炎和结膜炎等前驱症状，发热可达 39～40℃，2～3 天后口颊黏膜上产生灰白色小点，称柯氏斑（Koplik 斑），是早期诊断麻疹的标志。发热2～5天后，患者可出现典型的斑丘疹，先见于耳后、发际、前额、面、颈部，并自上而下波及躯干和四肢、手掌足底，疹间有正常皮肤。出疹时体温达到高峰，全身症状加重。皮疹出齐后体温开始下降，皮疹也依出疹顺序逐渐隐退。皮疹一般 3 天出齐，4 天出透，5 天退疹，7 天退净，疹后有褐色素沉着和糠皮样脱屑，经 2～3 周完全消失，无并发症的麻疹病程为 10～14 天。

麻疹的严重程度差异很大，取决于宿主和环境等许多因素。严重或致死性麻疹的高危因素包括：年龄在 5 岁以下；生活在过度拥挤的环境；营养不良（通常是维生素 A 缺乏）；免疫系统疾病等。常见的并发症有肺炎、脑炎、中耳炎等，以肺炎最多见。

对疑似麻疹患者，可用 ELISA 法检测麻疹 IgM 抗体阳性或鼻咽拭子中分离到麻疹病毒进行实验室诊断。

什么是风疹？

风疹是由风疹病毒（RV）引起的一种常见的急性呼吸道传染病，它是18 世纪末被发现的，最初考虑是麻疹或猩红热的一种变异，并称为"第三种病"，直到 1814 年一位德国医生首次把该病与其他出疹性疾病区分，认为此病是一个独立的疾病，称为德国麻疹（German Measles）。1941 年，澳大利亚眼科医生 Norman Gregg 发现患先天性白内障的新生儿，母亲在妊娠 3 个月时曾感染 RV，证实风疹可引起先天性风疹综合征（CRS），造成婴儿出生缺陷，才引起世界的广泛关注。2009 年，167 个 WHO 成员国报告了 121344例风疹，比 2000 年 102 个成员国报告的 670894 例，减少 82%。目前发展中国家每年约有 11 万婴儿患有 CRS。

风疹病毒有什么特点？

1962 年 Weller、Neva 和 Parkman 等成功地从非洲绿猴肾细胞中分离出

RV，同年 Weller 及 Neva 也成功地在人羊膜细胞中分离出 RV。RV 多呈球形，是中等大小（60~70nm）的脂质包膜 RNA 病毒，属被膜病毒科风疹病毒属。病毒主要含有 3 个结构蛋白，即核心蛋白 C 及 2 个外膜糖蛋白 E1、E2。RV 的抗原结构相当稳定，现知只有 1 种血清型，有 2 个亚型，至少包含 7 个基因型。RV 可在胎盘或胎儿体内生存增殖，产生长期、多系统的慢性进行性感染。

RV 在体外的存活力弱，对紫外线、乙醚、氯化铯、去氧胆酸等均敏感。pH<3.0 可将其灭活。不耐热，56℃ 30 分钟，37℃ 1.5 小时均可将其杀死，4℃保存不稳定，在 −60~−70℃可保持活力 3 个月，干燥冰冻下可保存 9 个月。

风疹有哪些临床表现？

风疹的潜伏期为 14~21 天。前驱期有低热和类似感冒的症状，常因症状轻微或时间短暂而被忽略。发病时以发热、皮疹、淋巴结肿大（耳后、枕下及颈部常见）和疼痛为特征，淋巴结肿大通常发生在出疹前 1 周，持续 1 周左右。皮疹在淋巴结肿大后 24 小时出现，首先在面部出现浅红色斑丘疹，24 小时内遍及颈、躯干、手臂，最后至足部。常是面部皮疹消退而下肢皮疹方现，一般历时 3 天，出疹后脱皮极少。风疹的皮疹比麻疹轻微且不融合，典型风疹的皮疹呈粉红色斑点样皮疹，易与斑块样暗红色斑丘疹样的麻疹相区别。在前驱期末和出疹早期软腭处可见红色点状黏膜疹，与其他病毒感染所致黏膜疹相似，无特异性。出疹时可伴低热，持续 1~3 天，轻度脾肿大常见。

并发症极少见，一般成人比儿童多见。可出现关节痛和关节炎、血小板减少性紫癜、睾丸炎、神经炎等并发症，预后均良好。

可进行血清学检测风疹特异性 IgM 抗体阳性，以及从风疹或 CRS 患者的鼻咽、血液、咽喉、尿和脑脊液标本中分离到风疹病毒进行实验室诊断。

什么是先天性风疹综合征？

风疹病毒可以通过胎盘传递引起胎儿感染，发生先天畸形。胎儿致畸危险与妊娠感染风疹病毒的月份密切有关。据美国儿科学会（AAP）调查，母亲妊娠 1 个月感染风疹病毒，胎儿致畸率为 93.3%，妊娠 2 个月为 95.2%，妊娠 3 个月为 78.0%，妊娠 4 个月为 51.1%，妊娠 >4 个月为 6.3%。因此在孕妇妊娠早期（孕期 4 个月内）感染风疹病毒最危险，可发生"CRS 三联征"（失明、耳聋、先心病）和小头畸形等，甚至引起早产、死产。以上有些症状表现为迟发，可在生后 2 月至 20 年内发生。主要并发症有脑炎、心肌炎、关节炎、出血倾向等，但均极其罕见。

什么是腮腺炎？

腮腺炎是由腮腺炎病毒引起的以腮腺肿大为特征的急性传染病，也可侵犯睾丸、卵巢、中枢神经系统，发生严重并发症，是脑膜炎和脑炎的主要致病因素之一。在疫苗使用前，腮腺炎在全球范围内是一种常见传染病，发病率大约为0.1% ～ 1%，在某些人群中可达到6%，并经常在人群中出现暴发。

一些典型调查资料表明，腮腺炎在我国，尤其在城市和学龄前儿童中广泛流行，并经常在学校、托幼机构出现暴发，是我国突发公共卫生事件的重要原因之一。

腮腺炎病毒有什么特点？

腮腺炎病毒属于副黏病毒科副黏病毒属的单股RNA病毒，呈球形，大小悬殊，直径在100～200nm之间。抗原结构稳定，只有1个血清型，有A～J 10个基因型和核蛋白（NP）、多聚酶蛋白（P）、L蛋白、血凝素（HA）、神经氨酸酶（HN）和血溶－细胞融合（F）糖蛋白6种主要蛋白。HN和F两种表面糖蛋白分别在病毒吸附、病毒包膜与宿主细胞膜融合过程中起作用，P和L具有RNA转录酶的活性。

人是腮腺炎病毒唯一的宿主。在体外实验中，腮腺炎病毒可在许多哺乳动物细胞和鸡胚中培养生长。腮腺炎病毒抵抗力低，紫外线、甲醛和56℃温度均可灭活，但4℃时能存活数天。

腮腺炎有哪些临床表现？

腮腺炎的潜伏期为14～25天，平均18天。多数患者无前驱期症状，少数病例在前驱期可出现倦怠、肌肉酸痛、眼结膜炎、咽炎，偶尔出现脑膜刺激症状。发病后，多数病例起病急，发病1～2天后出现颧骨弓或耳后疼痛，然后唾液腺肿大，体温上升可达40℃。腮腺最常受累，通常一侧腮腺肿胀后2～4天累及对侧，双侧腮腺肿胀者约占75%。腮腺肿痛明显，有轻度触痛及感觉过敏，表面灼热，但多不发红。因唾液腺管阻塞，当进食酸性食物促使唾液分泌时疼痛加剧。腮腺肿大2～3天达高峰，持续4～5天后逐渐消退，有时颌下腺或舌下腺可以同时受累。颌下腺肿大时颈前下颌处明显肿胀，可触及椭圆形腺体；舌下腺肿大时，可见舌下及颈前下颌肿胀，并出现吞咽困难。

并发症以脑膜炎及睾丸炎最常见，约15%患者可发生无菌性脑膜炎，

20%～50%青春期男性发生睾丸炎，亦可引起耳聋、卵巢炎、乳腺炎和胰腺炎、流产等，个别患者因偶合睾丸或卵巢发炎而造成不育症，但均极少见。

血清学检查特异性 IgM 抗体阳性或在唾液、尿液、脑脊液、血液中分离到腮腺炎病毒可以确诊。

麻疹、腮腺炎和风疹的共同流行病学特征有哪些？

麻疹、风疹、腮腺炎均是经呼吸道传播的人类疾病，没有动物宿主，多在冬春季节流行，具有高度传染性，易感人群均是儿童。

麻疹传染源是患者，患者在出疹前 4 天至出疹后 4 天均具有传染性；风疹的传染源主要有临床患者、CRS 患儿及亚临床感染的儿童，儿童感染后25%～50%不表现临床症状，但能从其鼻咽部分离到病毒。妊娠期妇女患病后，不论是显性还是隐性感染，均可使胎儿受感染，导致发生 CRS；早期腮腺炎患者和隐性感染者均是传染源。患者自腮腺出现肿大前 6 天至肿大后 9 天，可从唾液中分离到病毒，此期有高度的传染性。隐性感染者在流行期内可占 30%～50%，也是重要传染源。

在实施接种疫苗前，人类对麻疹、腮腺炎、风疹普遍易感，每个人在进入青少年时期前，几乎均患过麻疹和腮腺炎，儿童和青少年感染风疹病毒者也较普遍。感染麻疹、风疹、腮腺炎病毒后，可获得持久的免疫力。

疫苗时代麻疹、腮腺炎、风疹有什么流行病学特点？

广泛使用疫苗后，麻疹、风疹、腮腺炎有相似的流行特征。

（1）发病率大幅度下降，不同地区发病率悬殊极大：在疫苗使用前，麻疹、风疹、腮腺炎发病率极高。随着疫苗的广泛使用，三种疾病的发病均得到控制。但是，不同地区的发病率有很大的差异。以麻疹为例，2011 年，发病数以新疆最多，占全国病例总数的 19.06%；其次为四川、浙江、陕西、甘肃，5 个省的麻疹病例数占全国病例总数的 57.61%。全国 30 个县报告麻疹 2 961 例，占全国病例总数的 29.78%。

（2）发病年龄出现"双相移位"现象，婴幼儿和成人发病增多：在使用疫苗前，发病婴幼儿为主，由于青少年和成人在儿童时期已感染，青少年和成人发病较少。疫苗时代，发病虽仍以婴幼儿为主，但青少年和成人发病明显增多，尤其是麻疹最为明显。2011 年，全国≤1 岁和≥15 岁的麻疹病例数分别占 53.90%和 27.58%；在＜1 岁病例中＜8 月龄者占 49.57%，占全部病例的 27.11%。风疹的发病年龄也出现后移。山东省调查 1999～2004 年期间，风疹发病年龄的中位数已从 1999 年的 10.37 岁上升至 2004 年的 13.96 岁。

（3）暴发是当前影响疫情的主要因素：虽然近几年来，麻疹、风疹、腮腺炎病例报告数有所下降，流行范围不断缩小，但是暴发点（村或乡或县）的疫情往往左右着整个地区（县或市或省）的流行面貌。

（4）发病者大多无免疫接种史：2011 年，我国 8 月龄～14 岁的 4892 例麻疹病例中，有 MCV 免疫史 ≥2 剂、1 剂、0 剂和不详的比例分别为 7.93%、19.83%、59.26% 和 12.98%，免疫史不详或未免疫者占 72.24%。

（5）流动人口发病增多：经济发达地区由于经济快速发展，人口流动频繁，麻疹发病增多，流动人口已成为这些地区发病的主要人群。2005～2007 年全国流动人口中的麻疹病例占全部病例的 23.6%～37.0%。

成人麻疹、腮腺炎、风疹发病增多的原因是什么？

成人麻疹、风疹、腮腺炎发病增多已成为较普遍的趋势。其原因：一是有一部分成人以前未接种麻疹、腮腺炎、风疹疫苗，是疾病的易感者；二是有些成人在幼年时期曾接种过疫苗，但随着年龄的增长，免疫力下降或消失；三是疾病发病减少，缺少通过隐性感染的机会而获得免疫力。

我国麻疹疫苗是如何研制成功的？有什么特点？

1957 年我国汤非凡等用 2～7 个月龄胎儿的肾脏组织（<3 个月用全肾，>3 个月仅用肾皮层组织）和猴肾单层细胞组织培养，成功分离麻疹病毒。1958 年开始研制灭活麻疹疫苗（MV），1959 年初试用于小量人群，因效果不佳而终止研究。1960 年上海生物制品研究所分离培育出沪 191 麻疹病毒减毒株，北京生物制品研究所及长春生物制品研究所相继用 L4 株进一步传代而获得的长 47、京 55 株麻疹病毒减毒株。1965 年卫生部批准这 3 株减毒株用于生产疫苗。1982 年，因京 55 株免疫原性较弱，免疫持久性较短，而改用沪 191 株，此后国内只有长 47 和沪 191 两个毒株用于生产疫苗。MV 初期均为液体剂型，20 世纪 80 年代中期全部改为冻干剂型。

国产 MV 是将麻疹病毒减毒株接种原代鸡胚细胞，经培养、收获病毒液，加入适宜稳定剂冻干制成，为乳白色疏松体，复溶后为橘红色或淡粉红色澄明液体。主要成分为减毒的麻疹活病毒抗原，辅料包括精氨酸、味精、尿素、明胶、蔗糖、人血白蛋白。所附 MV 稀释液为灭菌注射用水。复溶后每 1 次人用剂量含麻疹活病毒应不低于 $3.0 \lg CCID_{50}$。

麻疹疫苗的主要成分是蛋白质，因此遇热或光照后蛋白质会发生变性，病毒失活，直接影响疫苗的效价。因此在疫苗的运输、保存、使用时都必须在 2～8℃ 的避光条件下进行。

我国腮腺炎疫苗是如何研制成功的？有什么特点？

我国于 20 世纪 50 年代开始进行腮腺疫苗（MuV）的研制。1956 年，从典型患者的咽部分离到腮腺炎病毒，并经鸡胚尿囊腔传代减毒培育建立了 M56－1 株。1976 年 ME 株减毒活疫苗被批准使用。1979 年上海生物制品研究所利用 JL 株经鸡胚细胞培养建立了 S79 株，其性能与 JL 株疫苗相似，1991 年北京生物制品研究所使用 S79 株制备减毒活疫苗，1997 年 S79 株减毒活疫苗获正式生产文号，现在国内广泛应用。此外，1984 年武汉生物制品研究所建立了 Wm84 株并制备成减毒活疫苗。

国产腮腺炎疫苗系用腮腺炎病毒减毒株接种原代鸡胚细胞，经培养、收获病毒液后，加适宜稳定剂冻干制成。复溶后，每 1 次人用剂量含腮腺炎活病毒应不低于 $3.7 \lg CCID_{50}$。应保存于 8℃ 以下。运输应在冷藏条件下进行。疫苗自病毒滴定合格之日起有效期为 1 年半。

我国风疹疫苗是如何研制成功的？有什么特点？

我国于 1979 年开始从事 RV 的分离与鉴定研究。1980 年，对分离的 BR－1 病毒株进行系统鉴定并进行减毒。1984 年，选育成功适宜用于制造疫苗的 BRD－Ⅱ株，试制少量疫苗进行临床试验，证明此株适用于制备疫苗。1988 年用 BRD－Ⅱ株制备批量疫苗，经实验室及人群现场考核，证明疫苗安全有效。1998 年获国家批准生产文号，投入大量生产，经市场使用证明安全有效。

国产风疹疫苗系用 RV 减毒株接种人二倍体或兔肾细胞，经培养、收获病毒液，加适宜稳定剂冻干制成。为乳酪色疏松体，复溶后应为橘红色澄明液体。复溶后，每 1 次人用剂量，含风疹活病毒应不低于 $3.2 \lg CCID_{50}$。

研制麻风腮联合疫苗的基础有哪些？规格要求是什么？

含 MCV 的联合疫苗种类较多，由于麻疹、风疹、腮腺炎均仅只有 1 个血清型，抗原性稳定，可以研制减毒活疫苗；三种疾病的保护性抗原均是血溶抗原，生产及检定方法相似；3 种疾病均为急性呼吸道传染病，无中间宿主及昆虫媒介，以显性感染为主，感染后可获得较持久的免疫，因此具有制备联合疫苗的免疫学、生物学和流行病学基础。联合疫苗不影响免疫应答，不增加不良反应；同时，具有减少针次，父母易于接受，减少费用，简化免疫程序，可同时预防 2 种或 3 种疾病的优点，因此已制备多种联合疫苗，如麻疹－风疹联合疫苗（MR）、麻疹－腮腺炎联合疫苗（MM）、麻疹－腮腺炎－风疹联合疫苗（MMR），目前国内外应用最广泛的是 MMR。

1971 年，MMR 在美国获得审批；1978 年，风疹病毒的 RA27/3 株代替 HPV – 77DE – 5 株，成为 MMR 中的风疹病毒成分，MMR Ⅱ获得审批。我国于 1996 年开始研发 MMR，2002 年底批准生产，目前有北京、上海生物制品研究所负责生产。

国产 MMR 是用麻疹病毒减毒株和腮腺炎病毒减毒株分别接种原代鸡胚细胞、风疹病毒减毒株接种人二倍体细胞，经培养、收获病毒液，按比例混合配制，加入适宜稳定剂冻干制成。为乳酪色疏松体，复溶后为橘红色澄明液体。每 1 次人用剂量为 0.5ml，含麻疹和风疹活病毒均应不低于 3.0lgCCID$_{50}$，含腮腺炎活病毒应不低于 3.7lgCCID$_{50}$。

WHO 对消除麻疹、风疹有什么要求？

2012 年 4 月，WHO 发起了一个新的 2012 – 2020 年全球消除麻疹和风疹战略计划。

要求到 2015 年底，在 2000 年基础上，将全球麻疹死亡数至少减少 95%；实现区域性麻疹和风疹/先天性风疹综合征（CRS）消除目标。

到 2020 年底，至少在 WHO 的五个区域消除麻疹和风疹。

全球消除麻疹和风疹战略计划的主要措施是什么？

（1）实现两剂含麻疹和风疹疫苗的免疫接种高覆盖率并加以维持。

（2）利用有效的监督方法对疾病实施监测，并评估规划工作，确保免疫工作取得进展并带来积极影响。

（3）建立并保持疫情防备、疫情快速应对并且对病例实施有效治疗。

（4）沟通与参与，建立公众信心和免疫需求。

（5）作为麻疹和风疹行动的创始成员之一，WHO 向各国政府和社区提供技术支持，改善常规免疫规划，并开展有针对性的疫苗接种活动。此外，WHO 全球麻疹和风疹实验室网络支持风疹和先天性风疹综合征病例的诊断和跟踪风疹病毒的蔓延状况。

WHO 推荐在消除麻疹阶段，麻疹疫苗的免疫策略是什么？

消除麻疹可分为三个阶段，不同阶段有不同的策略。

（1）控制阶段：指将疾病的发病或流行控制在较低的水平，仍需要采取持续的控制措施。此阶段的策略，主要是通过婴儿达到较高的 1 剂次 MCV 常规接种率（如 MCV$_1$ > 95%），以降低麻疹发病和死亡。对一些有大量未免疫儿童和死亡病例的地区，可针对 9 月龄至 3~5 岁儿童开展群体性接种。

（2）预防暴发阶段：当麻疹发病持续减少时，应采取积极的接种策略来提前预防暴发的发生或者完全阻断麻疹病毒传播，要求常规接种第 2 剂次 MCV。WHO 和 UNICEF 建议，凡是全国连续 3 年 MCV_1 接种率≥80％的国家或地区，都应将 MCV_2 列入常规免疫程序。

（3）消除阶段：是指通过努力将疾病的发病率降低为 0，这需要持续的控制措施。WHO 消除麻疹工作组（AMRO）提出消除麻疹目标时，建议采用如下策略。

①常规免疫：良好的常规免疫是保证 12～23 月龄儿童达到并维持高水平常规免疫接种率关键措施。

②开展初始强化免疫（SIA），覆盖所有 9 月龄～14 岁儿童：初始强化免疫是根据麻疹流行病学特征，在一定范围内、短时间内对麻疹高发人群开展的群体性接种，不考虑既往免疫史。目前国内外开展初始强化免疫的目标人群主要是 8 月龄～14 岁所有儿童。

③开展周期性的后续强化免疫：在初始强化免疫结束后，每隔 3～5 年，在一定范围内，不考虑既往的免疫史，对 8 月龄～4 岁儿童开展群体性接种。对于依靠定期 SIA 达到人群高免疫水平的国家，应使用最准确方法确定全国 MCV_1 和 MCV_2 覆盖率达到＞90％～95％，且至少连续 3 年，才考虑停止 SIA。

④应对暴发的策略：加强监测，对疑似病例开展以实验室为基础的调查，以便早期发现可能出现的暴发疫情。对可能引起暴发危险的地区，要迅速做出反应（包括扩大 MCV 的使用范围）。为保护暴发中的高危人群，可于接触后 2 天内进行免疫，以减轻麻疹的病情，甚至可防止出现临床症状。有免疫禁忌证的个体，于接触后 3～5 天内注射麻疹免疫球蛋白。

⑤成人免疫策略：鉴于目前在一些工业化国家青少年和成人中的易感者大量增加，麻疹、风疹、腮腺炎发病增多，建议对成人接种 MMR。我国目前尚无成人免疫方案，建议对高中一年级或新入学大学生和部队新兵接种，以及对高危人群接种，如医务人员、幼托机构工作人员等。

美国对年龄小于 18 岁的人群常规接种 MMR 有什么规定？

（1）常规免疫接种：①12～15 月龄接种第 1 剂，4～6 岁接种第 2 剂，共 2 剂。第 2 剂可在 4 岁前接种，与第 1 剂间隔至少 4 周。②6～11 月龄准备国际旅行的婴儿，在离开美国前接种 1 剂。上述儿童应再接种 2 剂，第 1 剂在 12～15 月龄（如儿童仍停留在发病风险较高地区，应在 12 月龄接种），至少 4 周后接种第 2 剂。③≥12 月龄准备国际旅行的儿童，在离开美国前应接种 2 剂。第 1 剂应在≥12 月龄接种，至少 4 周后接种第 2 剂。

（2）补种：确保学龄儿童和青少年接种 2 剂 MMR，两剂间隔至少 4 周。

美国 ACIP 对成人和高危人群接种 MMR 的免疫策略是什么？

美国 ACIP 推荐的免疫策略如表 10 - 1。

表 10 - 1　美国 ACIP 推荐的免疫策略

标准[a]	标准适用的对象		
	麻疹	流行性腮腺炎	风疹
1957 年前出生	除卫生保健人员[b]以外的所有人	除卫生保健人员[b]以外的所有人	除卫生保健人员[b]和可能怀孕的妇女以外的所有人
临床疾病个人史	除卫生保健人员[b]以外的有医师诊断的病史者	除卫生保健人员[b]以外的有医师诊断的病史者	不考虑任何人免疫证据的可靠性
实验室确诊疾病的个人史	任何人	任何人	任何人
有合适接种至少 1 剂的书面记录	1 岁到学龄儿童低危成人	1 岁到学龄儿童低危成人	任何≥1 岁者
有合适接种至少 2 剂的书面记录	学龄儿童；高危成人（卫生保健人员[b]、国际旅行者，中学后教育机构的学生）	学龄儿童；高危成人（卫生保健人员[b]、国际旅行者，中学后教育机构的学生）	不需要
病毒特异性 IgG 抗体试验阴性[c]	任何人	任何人	任何人

　a 应充分考虑每一项标准，临床、病毒学和免疫接种的标准优先于血清学检测结果。例如，有合适接种至少 2 剂 MMR 疫苗；书面记录的卫生保健人员，如果其抗体检测阴性，也被认为已免疫。

　b 对 1957 前出生的未接种的卫生保健人员，如缺乏免疫的实验室证据或实验室确诊疾病的记录，也应考虑接种疫苗（2 剂 MMR 疫苗，间隔≥28 天）。如果发生暴发，建议接种疫苗。如有医师诊断为麻疹或流行性腮腺炎的个人史，不能作为卫生保健人员免疫的证据。

　c 模棱两可的结果判为阴性

我国 MCV 的免疫程序及其制定的依据是什么？

　我国目前规定 MV、RV、MuV、MMR（国产疫苗）的免疫程序均是 8 月龄初免，18 ~ 24 月龄复种 1 次。规定初免的起始月龄为 8 月龄是因为 8 月龄内的婴儿血液中含有从母体获得的抗体，母传抗体可直接掩盖特异性 B 细胞决定簇，从而阻止与抗原结合，不能有效地被婴儿 B 细胞识别，影响免疫应答。婴儿出生 8 个月以后，母体抗体基本消失，婴儿免疫系统更趋完善，这时接种疫苗就容易成功。所以，接种 MCV 的起始月龄规定为 8 月龄。

为什么麻疹疫苗要在 12 ~24 月龄复种一次?

任何疫苗的效果都不是 100%，总有极少数受种者未能获得成功接种，这种情况称为原发性免疫失败，麻疹疫苗也是如此。据调查接种麻疹疫苗大约有 5% 的受种者为原发性免疫失败；同时在一次接种活动中，接种率很难达到 100%，总会有一部分漏种者。对初免失败和漏种者必须再提供一次接种机会。研究证实，接种第 2 剂麻疹疫苗不产生回忆反应，虽然低抗体水平的人接种后，抗体可以上升，但半年后又下跌至原来水平，因此第 2 剂接种不是加强免疫而是复种。

WHO 报道，对第 1 剂 MV 免疫失败儿童进行再免疫研究显示，几乎所有儿童接种第 2 剂 MV 后均产生了免疫力（中位比例 97%，四分位数间距 87% ~ 100%）。在有抗体的儿童中，再免疫不能产生足够的病毒复制而无法增加抗体浓度。尽管疫苗诱生的抗体浓度随时间而下降，甚或测不出，但免疫记忆仍存在，大多数免疫者接触麻疹病毒后能产生保护性免疫应答。所以，为及时使初免失败和漏种者得到免疫保护，所以应在 18 ~ 24 月龄复种一次。

成年人是否需要接种 MCV?

由于一部分青年人在儿童时期接种麻疹疫苗所获得的抵抗麻疹的免疫力已消失，目前麻疹的发病又很少，缺乏隐性感染的机会，这部分人不能防御麻疹病毒的侵袭。还有一部分人在儿童期未接种麻疹疫苗，他们对麻疹仍是易感者，所以在有麻疹感染危险时，应对他们接种麻疹疫苗。

怎样进行麻疹疫苗应急接种?

在发生麻疹暴发流行的单位或地区，对有可能接触麻疹患者的人都可进行麻疹疫苗应急接种，应急接种的条件是：①各种原因引起的人群中免疫空白或裂隙；②常年无疫情，或按免疫程序接种后多年未再免疫；③疫情有较大流行苗头。凡有以上情况之一者，应进行应急接种。

应急接种的重点是：3 年内未接种过疫苗的儿童，应进行普种。流行期高发年龄组应重点考虑。流行期间当年接种过疫苗者如有发病者，说明当年免疫可能不成功，亦应接种。应急接种要求在接触麻疹患者 2 天内进行。

对免疫缺陷者在暴露麻疹病毒后如何进行应急接种?

对于暴露于麻疹的免疫缺陷者，应在暴露后 6 天内给予肌内注射免疫球蛋白 0.5ml/kg（最大剂量 15ml）。美国 AAP 建议，对暴露于麻疹的所有 HIV 感染儿童和青少年可使用免疫球蛋白预防，不管免疫接种状况、症状严重程度和免疫抑制水平（无症状 HIV 感染者的剂量为 0.25ml/kg，最大剂量 15ml）；ACIP 指出该预防措施仅适用于有症状的 HIV 感染者。对麻疹病例的易感家庭接触者，特别是 < 1 岁者，也应接种免疫球蛋白（0.25ml/kg，最大剂量 15ml）。对风疹或流行性腮腺炎的暴露后预防，不推荐使用免疫球蛋白。

早产儿能不能接种麻疹疫苗？

国内有人对足月分娩母乳喂养儿、足月分娩人工喂养儿、早产母乳喂养儿、早产人工喂养儿接种 MV 后的抗体阳转情况观察，显示足月分娩母乳喂养儿、足月分娩人工喂养儿、早产母乳喂养儿和早产人工喂养儿于 8 月龄接种 MV 的抗体阳转率分别为 100%、96.9%、100% 和 96.2%，表明早产儿不管是母乳喂养还是人工喂养均可对 MV 产生良好的免疫应答。

进行 PPD 试验时是否可以接种麻疹疫苗？

麻疹疫苗病毒的复制可抑制对 PPD 皮试的反应，并可导致 γ 干扰素释放试验（IGRA）的假阴性结果。如果确实需要作结核病检测，首选方法是在接种麻疹疫苗（病毒复制高峰时，免疫抑制会延后出现）的同一天进行 PPD 或 IGRA 试验。否则，结核病检测应推迟 4 周。

有血小板减少性紫癜或血小板减少症的患者是否可以接种 MCV？

有血小板减少性紫癜或血小板减少症的患者接种 MCV 后会增加发生临床血小板减少症的风险，但目前尚无接种疫苗后诱导血小板减少症患者死亡病例报告。

对这些患者是否需要接种 MCV 取决于可能感染麻疹、风疹、腮腺炎的风险，以及接种疫苗后血小板减少症复发的风险。一般情况下，接种疫苗的益处通常比潜在的风险更重要，因为感染麻疹或风疹后比并发血小板减少症的风险更大，因此仍有必要接种 MCV。然而，如果接种疫苗 6 周内发生血小板减少症，是否推迟随后的 MCV 接种必须谨慎，需要寻求这些人以前接种疫苗后是否获得成功来考虑要不要接种 MCV。

HIV 感染者是否可以接种 MCV？

全球疫苗安全咨询委员会（GACVS）支持 WHO 推荐无症状 HIV 感染儿

童可以接种 MCV 的建议。这是基于 GACVS 对有关 HIV 阳性儿童接种 MV 的文献进行研究分析表明，未显示 HIV 阳性儿童接种 MV 引起的严重不良反应危险比未感染儿童更高。免疫后麻疹抗体的血清学评价显示，HIV 感染儿童和未感染 HIV 的儿童于 6 月龄接种 MV 时，可产生类似的保护作用。9 月龄接种，HIV 感染儿童（有或没有艾滋病临床症状）对 MV 有应答人数少于未感染 HIV 儿童。两项研究提示，HIV 感染儿童的抗体应答比未感染儿童衰退更快。但是 HIV 阳性儿童一旦感染麻疹病毒可能发生严重病情，甚至引起死亡。因此应权衡利弊，决定是否接种 MCV。

接种 MCV 有哪些禁忌证？

（1）以前接种 MCV 或任何疫苗组分发生严重过敏反应者（如速发型过敏反应），包括对明胶和新霉素的过敏反应。

（2）白血病、淋巴瘤、严重恶性疾病或正在接受大剂量类固醇类激素、烷化剂或抗代谢物治疗的患者。使用低剂量类固醇皮质激素或短疗程（＜14 天）治疗，隔日治疗，维持生理需要量，或局部，气溶胶，关节内、囊内或腱内注射的人可以接种疫苗。

（3）免疫功能缺陷或严重低下者。

（4）孕妇应避免接种 MCV（无论是单独接种还是与其他疫苗联合接种）。ACIP 建议受种者应避孕 1 个月。

（5）处于 HIV 早期感染和无症状的 HIV 感染者不是接种的禁忌。

接种 MCV 有哪些慎用证？

（1）中度或重度急性疾病（疾病与疫苗反应难以鉴别），如患者出现高热或其他提示严重疾病的体征时，应暂缓接种。

（2）有血小板减少症或血小板减少性紫癜病史（血小板减少症有复发的危险性）。

（3）最近接受含抗体的血液制品（有降低疫苗反应的危险性）。

（4）未经治疗的活动性结核（有加重结核病的危险性；疫苗接种前应开始抗结核治疗）。

接种麻疹疫苗的效果如何？

≥8 月龄的儿童接种麻疹疫苗后，约 95% 可产生抗体。研究表明，≥1 岁的儿童接种 2 剂疫苗（间隔至少 1 个月）者中 ＞99% 有麻疹免疫的血清学证据。疫苗诱导的抗体滴度比自然疾病产生的抗体滴度低。随着时间的推移逐渐丧失抗体的个体，对再次接种疫苗可产生明显的记忆反应，提示这些个体很可能仍受到保护。仅少部分受种者在几年后会失去保护。

接种风疹疫苗的效果怎么样？

接种风疹疫苗后至少95%的≥8月龄受种者可达到保护性抗体滴度。在接种RA27/3疫苗后，>90%受种者产生的风疹抗体可持续至少15年。儿童早期接种单剂疫苗通常可获得持久保护，防止临床再次感染和（或）无症状病毒血症。在某些情况下，暴露于自然风疹的受种者可出现抗体滴度升高，但不出现症状（在以前感染自然风疹者中观察到再次感染野生型风疹病毒）。然而，疫苗受种者感染后很少发生病毒血症和咽部排出病毒，而且在受种的妇女中，在妊娠期间感染风疹病毒引起先天性风疹综合征的危险性很低。

接种腮腺炎疫苗的效果如何？

早期研究证实，接种1剂腮腺炎疫苗后血清阳转率或/和短期保护率可达≥90%。但是随后开展的暴发调查研究表明，1剂腮腺炎疫苗的长期保护效力较低（60%~90%）。统计数据显示接种1剂疫苗的国家和地区腮腺炎发病率下降≥88%，2剂接种使腮腺炎发病率下降≥97%。其中5~9岁病例距接种疫苗时间>5年的占58.33%，10~14岁病例距接种疫苗时间>5年，占77.78%。

在美国腮腺炎暴发期间调查，在大学校园流行时2剂MMR疫苗的覆盖率在一般人群和疾病患者中无差异，均为90%；1剂和2剂接种者的腮腺炎病毒感染率亦无差异，有效性均为76%~88%。2剂接种者中，有74%的学生和79%的患者离最后1次接种时间超过10年，虽然抗体水平随着时间推移而逐渐下降，但细胞免疫可持续>15年。

MMR的效果怎么样？

MMR使用已经有40多年的历史，经在全球100多个国家5亿多人次的使用实践证实，MMR安全有效。接种后1个月，95%以上的受种者对3种疾病均可产生有效的免疫应答。接种2剂MMR者，MV的免疫成功率为99%，MuV为95%，RV为98%。接种MMR疫苗后免疫力可保持11年。

接种MMR对控制相应疾病的效果显著。使用MMR的国家，3种疾病的发病率均下降99%，同时由这3种疾病引起的并发症也随之下降。芬兰20世纪70年代麻疹年发病率为366/10万、腮腺炎240/10万、风疹104/10万，1982年开始实施2剂MMR免疫方案，1994年已成功消灭芬兰本土麻疹、风疹、腮腺炎 3 种疾病。

国产与进口 MCV 的效果有无差异?

在 20 世纪 60 年代曾用沪 191 株 MV 与 Edmonston 和 Schwarz 株 MV 进行比较,表明免疫原性和安全性相似。20 世纪 90 年代,国产 BRDⅡ株与国际公认的 RA27/3 株 RV 进行比较,也具有同样的免疫效果。在临床试验中, >12 月龄儿童接种单剂次 RV 后,95% 以上可产生有保护水平的风疹抗体, >90% 的 RV 受种者产生的免疫保护至少可保持 15 年。我国使用的腮腺炎 S79 株是由 JL 株经鸡胚细胞培养建立的,其性能和效果与 JL 株疫苗相似。经对国产 MMR 和进口 MMR 比较,国产 MMR 的效果也非常理想。

接种 1 剂与接种 2 剂 MMR 的效果有什么不同?

近年来发现,接种 1 剂 MMR,麻疹和腮腺炎循环抗体水平会随时间延长逐渐降低。大多数于腮腺炎暴发后开展的研究也表明,MuV 效果低于疫苗上市前研究的结果,并且抗体水平会在数年后出现下降的趋势。提示在缺乏重复自然暴露的情况下,无论是疫苗诱导还是自然获得的抗体均随时间逐渐减少,从而导致人群中的易感者数量日益增多,如果病毒被重新引入,就可导致暴发的发生,特别是在年轻人群中。因此,接种第 2 剂 MMR 疫苗对提高免疫效果有重要作用。有人对 389 名儿童观察,接种 1 剂 MMR,有 41% 抗 1 种以上抗原的抗体阴性;接种第 2 剂 MMR 后,抗 1 种或多种抗原抗体的阴性率 <4%。

使用 MCV 应急接种的效果如何?

MV、MuV、RV 均可用于应急接种。2006 年某地发生麻疹暴发,为遏制疫情,对 8 月龄~14 岁儿童进行 MV 应急免疫,调查接种率达 98.20%,抗体阳性率为 97.62%,迅速控制了疫情上升的态势。另有人报道,某小学发生腮腺炎流行,对易感学生进行 MuV 应急接种,疫情得到了控制,疫苗的保护率为 73.98%,效果指数为 3.84。在某中学发生风疹流行,在 1134 名学生中对 608 名学生应急接种 RV,接种率 53.62%。实施应急接种后,接种组发病 37 人,其中接种 15 天后发病仅 1 人;未接种组发病 85 人,其中接种 15 天后发病 38 人,2 组发病差异有统计学意义,疫苗保护率为 90.0%。接种疫苗 15 天后效力逾发明显,其保护率可达 97.7% 左右。

美国 ACIP 认为使用 MMR 应急接种对麻疹有效,对风疹和腮腺炎效果不显著。

接种 MCV 后有哪些一般不良反应？

MCV 是非常安全的疫苗，接种后的反应通常较轻微，且为一过性。在接种后 24 小时内注射部位可能会发生轻微疼痛和压痛，有时可伴低热和局部淋巴结肿大。在接种后 7～12 天，大约 5% 的受种者可出现 39.4℃ 的发热，持续 1～2 天，个别受种者可导致热性惊厥（发生率约为 1/3000）。2% 的疫苗受种者会出现一过性的皮疹。大多不需特殊处理，可自愈，必要时可对症治疗。

接种 MCV 后有哪些异常反应？

已经证实与接种 MCV 有关联的异常反应有过敏性休克、过敏性皮疹、过敏性紫癜、特发性血小板减少性紫癜等，但发生率极低。曾有报道 MCV 可增加永久性神经系统后遗症、GBS、亚急性硬化性全脑炎（SSPE）和炎症性肠病或自闭症的危险，但目前尚未证实存在因果关系。

接种腮腺炎疫苗是否可以引起无菌性脑膜炎？

在 20 世纪 80 年代发现接种腮腺炎疫苗后，无菌性脑膜炎的发生率增高。当时生产腮腺炎疫苗的疫苗株有近 10 个，经调查发现发生无菌性脑膜炎的主要与接种 Urabe、Leningrad－Zagreb 和 Leningrad－3 这 3 株疫苗株制备的疫苗有关。经 WHO 通过 PCR 和核苷酸测序技术进行测定认为，疫苗株发生在基因组中血凝素－神经氨酸酶蛋白基因区特定位置的点突变可能与接种后无菌性脑膜炎有关联。目前这 3 株疫苗株制备的疫苗已不使用，当前主要使用 Jeryl－Lynn 株疫苗，发生无菌性脑膜炎的概率极低，据美国 ACIP 报告，接种含有腮腺炎病毒的疫苗后 30 天内的脑炎发生率为 0.4/100 万剂疫苗，并不比正常人群中基本的中枢神经系统（CNS）功能障碍发生率高。

妊娠妇女如不慎接种风疹减毒活疫苗是否需要中止妊娠？

一般而言，风疹减毒活疫苗（RubV）和其他减毒活疫苗对孕妇禁用，因为理论上存在向胎儿传播疫苗病毒的危险，所以孕妇不能接种 RubV 且在接种风疹疫苗后 3 个月内不宜怀孕。WHO 认为如不慎对孕妇接种了风疹疫苗，也不必要过分紧张，并且无须中止妊娠。

全球疫苗安全咨询委员会（GACVS）将巴西、哥斯达黎加、厄瓜多尔、萨尔瓦多、巴拉圭所报告的数据综合分析，共确认 29663 名无意中接种 RubV 的孕妇，其中 3264 名是风疹易感者，对 2236 位易感者进行随访调查。IgM 试验显示，68 人（3%）可能有胎儿感染，但未发生 CRS。与预计的全人群先天性畸形基础发生率相比，未发现其他畸形发生的危险性增加。GACVS 认为这些数据支持 WHO 的结论，在妇女受孕前或怀孕期间无意接种 RubV，对正在发育的胎儿基本无影响（即使有也微乎其微）。尽管已发现有胎儿感染，但这些感染与 CRS 无关。

接种 MCV 应注意哪些问题？

（1）使用免疫球蛋白或其他含抗体的血液制品可能中和疫苗的效力，时间可长达 3 ~ 11 个月，具体视抗体的剂量而定，接种疫苗 2 周内应避免使用血液制品。

（2）疫苗病毒对温度和光线抵抗力较弱，可迅速灭活，应注意避光保存。

（3）冻干疫苗经溶解成液体状态后，可迅速导致效价降低，必须在半小时内用完，用不完应废弃。

（4）启开安瓿和注射时切勿使消毒剂接触疫苗，用 75% 乙醇消毒皮肤，待干后再注射。

（5）孕妇禁用 MuV 和 RV，育龄期妇女在接种疫苗后 3 个月内应避免怀孕。

（6）对患有恶性肿瘤或骨髓移植的儿童应在免疫抑制治疗停止 6 个月后接种疫苗，如果受种者患有严重疾病，应当推迟接种时间。活动期结核病患者要等到治疗结束后再接种。

脑脊髓膜炎球菌疫苗

什么是流行性脑脊髓膜炎？

流行性脑脊髓膜炎（以下称流脑），是由脑膜炎球菌引起的化脓性脑膜炎，是一种冬、春季节常见的急性呼吸道传染病。带菌者和患者是本病的传染源，病原菌藉飞沫经空气传播进入呼吸道而感染，常在冬春季节流行，可呈散发、流行及大流行。临床表现为突起高热、头痛、呕吐、皮肤黏膜瘀点、颈项强直和败血症以及脑膜刺激等症状。

1805 年 Vieusseux 首次描述了流脑在瑞士日内瓦的流行，以后许多国家陆续有病例报告。在疫苗问世前，流脑在世界各地都有流行或散发，尤其是在非洲撒哈拉沙漠以南地区的"脑膜炎地带"，每隔 3～5 年出现 1 次大流行，发病率可高达 1000/10 万。疫苗使用后，发病明显减少，WHO 估计目前每年全球有 50 万人发病，约有 5 万～10 万人死亡，发病和死亡最高的仍是非洲。

我国流脑的流行情况如何？

我国曾是流脑的高发国家之一。自 1918 年有文献报道我国有流脑病例后，先后发生 5 次全国性流行，其中 1967 年发病率高达 403/10 万。自 1982 年 A 群流脑多糖疫苗（MPV－A）开始应用后，流脑的发病得到有效控制。尽管我国流脑的发病率大幅度下降，近 20 年未出现全国范围流行，但流脑的高病死率和沉重的经济负担仍是严重的公共卫生问题。据调查，我国流脑病死率≥10%；2006 年流脑产生的直接医疗费用为 1138.82 万元。如果考虑流脑死亡、致残等因素及其他间接费用，流脑疾病的经济负担更加巨大。

流脑是什么引起的？

1887 年 Weichselbaum 在维也纳 6 个急性流脑患者脑脊液分离到脑膜炎球菌（Nm），并进行了详细的描述。脑膜炎球菌属奈瑟菌属，因此又称为脑膜炎奈瑟菌。它是一种革兰阴性球菌，有荚膜和菌毛，无鞭毛和芽孢，为专性需氧菌。

菌毛能介导细菌吸附于人鼻咽黏膜细胞上。抵抗力很弱，对寒冷、干燥、热力、阳光、紫外线均较敏感，在室温中 3 小时即死亡。加热至 56℃ 30 分钟即可被杀死，消毒剂如 1%酚、0.1%氯化汞、10%甲醛浸泡数分钟即可被杀死。对青霉素、链霉素、金霉素、磺胺类药等均较敏感，但也可产生耐药性。在体外能产生自溶酶而易于自溶，故采集标本后应立即接种于培养基并在 37℃ 卵育。

脑膜炎球菌可分为多少血清群？

脑膜炎球菌有血清群特异性荚膜多糖、外膜蛋白、脂寡糖、菌毛 4 个主要抗原成分，是细菌血清学分类的主要依据。按表面特异性荚膜多糖抗原的不同可分为 A、B、C、29E、H、I、K、L、W135、X、Y、Z 12 个血清群，其中 A、B、C 3 个是人类 90%以上的致病血清群。我国流行菌株原以 A 群为主，近年来 C 群在某些省份已成为发病的优势菌群，并在一些省份发现由 W135 引起的病例。

脑膜炎球菌是如何致病的？

脑膜炎球菌侵袭人体分为三个阶段：①在咽部或鼻咽部最初感染，可不引起任何临床症状，这种带菌状态可持续几天到几个月；②当机体缺乏足够免疫力时，细菌进入血流，迅速导致菌血症。脑膜炎球菌的主要致病物质是内毒素。脑膜炎球菌在对数生长期内可自菌体细胞壁内释放出泡样或管样物质，含 18%的内毒素，被白细胞吞噬后或菌自溶后同样释放出内毒素，内毒素作用于小血管和毛细血管，引起血栓、出血，故患者皮肤黏膜上出现出血性皮疹或瘀斑；③在发生菌血症的同时细菌转移至皮肤、眼睛、关节、心脏、肾上腺或脑膜，产生各种病变。90%的病例可以同时发展为脑膜炎。脑膜炎球菌的荚膜具有抗吞噬作用，菌毛可黏附于细胞表面，有利于进一步侵入。

流脑的临床表现有哪些？

流脑潜伏期 2 ~ 10 天（平均为 4 天）。主要临床表现为突起发热、剧烈头痛、喷射状呕吐、皮肤瘀斑、瘀点及颈项强直等脑膜刺激征，少数患者有明显全身中毒症状如同败血症。若为暴发型病例起病急骤，病情变化迅速，病势严重，可出现紫癜、休克等。如不及时治疗可于 24 小时内危及生命，即便给予适宜的治疗，病死率仍可高达 10%以上。

幼儿发病多不典型，除常见高热、呕吐、嗜睡外，还多见有极度不安与惊厥、拒乳、尖叫、腹泻、咳嗽、双目凝视、颈项强直和布氏征阳性，也可能无其他脑膜刺激征。前囟未闭者多见隆起，呕吐频繁而失水者可出现囟门下陷。

患流脑后可有哪些后遗症?

流脑经正规治疗后仍有10%～20%的存活者将留有长期后遗症,主要有脑膜炎(47.3%)、菌血症(43.3%)、肺炎(6%)、关节炎(2%)、中耳炎(1%)、会厌炎(0.3%)。如第6对颅神经受损,可引起斜视,感染扩展到内耳可造成部分或完全耳聋。如引起虹膜脉络膜炎,可进展为全眼球炎,并有导致永久失明的危险。此外个别患者可造成肢体运动障碍、失语、大脑功能不全、癫痫、脑脓肿等。慢性患者,尤其是婴幼儿可发生脑积水和硬膜下积液,对儿童的健康将会带来很大的危害,对家庭和社会也是巨大的经济负担。

诊断流脑需要进行那些实验室检查?

(1)细菌学检查:60%～80%患者可从无菌体液(主要是血液和CSF)或皮肤瘀斑中分离到脑膜炎球菌,这是诊断的金标准。聚合酶链反应(PCR)检测不受抗生素治疗的影响,目前已广泛用于流脑的诊断。

(2)血清学检查:常用对流免疫电泳法、乳胶凝集试验、补体杀菌力试验、反向间接凝血试验、ELISA法等进行脑膜炎球菌抗原或抗体检测。

流脑的传染源是什么?

脑膜炎球菌的宿主是人,只在人与人之间传播,带菌者和患者是传染源。脑膜炎球菌可在正常人咽喉部携带,无任何症状不易被发现而成为带菌者,携带率大约为10%～25%,在流行季节携带率可能更高。病后带菌者约为10%～20%,排菌时间为数周至2年。带菌时间≥3个月者,称为慢性带菌者,所带多为耐药菌株,常存在于带菌者的鼻咽部深层淋巴组织内,带菌者对周围人群的危险性大于患者。

患者经抗生素治疗24小时后,可抑制细菌生长,不具有传染性,但是不能清除鼻腔带菌状态。因此,带菌者作为传染源的意义更重要。人群携带率和流脑发病率之间的关系并不密切。在流脑流行时,相应菌群携带率通常会升高,鼻咽部携带状况的监测只能作为公共卫生的参考。

脑膜炎球菌是通过什么途径传播的?

脑膜炎球菌通过人与人之间飞沫或呼吸道分泌物传播,密切和长时间的接触(例如接吻、喷嚏、咳嗽、住在同一所公寓或宿舍,尤其是军队新兵和刚入学的学生等),以及在酒吧、舞厅等空气不畅和人群拥挤的地方都会增加感染脑膜炎球菌的机会。脑膜炎球菌在体外的生存力极弱，故通过日常用品间接传播的机会极少。

哪些人最容易感染脑膜炎球菌？

人群普遍对脑膜炎球菌易感，以隐性感染为主，人群感染后仅约1%出现典型临床表现。新生儿出生时有来自母体的杀菌抗体，故很少发病。随着年龄增长，母传抗体消失，最近发现有出生14天的新生儿即发病的报道，表明母亲没有或只有极低水平的脑膜炎球菌抗体，在6~24月龄时抗体水平下降至最低点，因此6月龄~2岁幼儿的发病率最高，以后逐渐下降，至20岁左右达到成人水平。

人群的易感性与抗体水平密切相关，各地区由于各年龄组的免疫水平不同，发病率亦有差异。大城市发病分散，<2岁婴幼儿发病率最高；中小城市则以2~4岁或5~9岁的儿童发病率最高；在偏远山区和流动人口集中的地区，一旦有传染源介入，常导致暴发，15岁以上人群发病者可占总发病人数的一半以上，男女发病率大致相等。由于相隔一定时间后人群免疫力下降，新的易感者逐渐积累增加，故平均每隔10年左右有1次流行高峰。

我国流脑病例主要发生在哪个年龄段？

一般来说，无免疫力的任何人群均可患流脑。由于被动转移的母体抗体可保护婴儿在出生头几个月免受脑膜炎球菌感染，但6~24月龄时母传抗体水平下降至最低点，因此发病率最高。疫苗使用后，<1岁儿童发病率最高，13岁~18岁人群发病率也较高。2010年，<15岁儿童发病占总病例数的63.69%，学生发病占37.5%。2005年安徽省报告病例中，学生占总病例数的77%。2001~2004年北京地坛医院收治的流脑患者中，以成年人为主，尤其是18~35岁青壮年男性为多。因此，我国目前流脑发病年龄仍以婴儿为主，但出现发病年龄后移，中小学生发病增多现象。

我国流脑流行菌群变迁的情况怎么样？

20世纪80年代我国流脑流行主要以A群脑膜炎球菌为主，B、C、Y、W135群只有散发病例报告。1956~2003年我国自流脑患者中分离的脑膜炎球菌菌株中A群占80.40%，B群为18.72%，C群为0.88%。近年来在流脑病例和带菌者中，A群检出率下降，C群检出率明显增多，目前已从30个省份检出C群流脑菌株，其中27个省份有病例报告，C群流脑菌株已成为我国主要的致病菌群之一。近年来，W135群菌群也有上升趋势，已从13个省份的患者中分离到菌株，从16个省健康人群中分离出W135菌株。

目前国际上使用的脑膜炎球菌疫苗有哪几种?

目前国际上使用的脑膜炎球菌疫苗（MenV）主要有多糖疫苗、结合疫苗和联合疫苗三大类，多糖疫苗有 A + C 群脑膜炎球菌多糖疫苗（MPV - AC）、A + B + C 群脑膜炎球菌多糖疫苗（MPV - ABC）、A + C + Y + W135 群脑膜炎球菌多糖疫苗（MPV - 4）；结合疫苗有 A 群脑膜炎球菌多糖结合疫苗（MCV - A）、C 群脑膜炎球菌多糖结合疫苗（MCV - C）、A + C 群脑膜炎球菌多糖结合疫苗（MPV - AC）、A + C + Y + W135 群脑膜炎球菌多糖结合疫苗（MCV - 4）；联合疫苗有 C 群脑膜炎球菌多糖结合 - b 型流感嗜血杆菌联合疫苗（MenC - Hib）、C + Y 群脑膜炎球菌多糖结合 - b 型流感嗜血杆菌联合疫苗（MenCY - Hib）和 A + C 群脑膜炎球菌多糖结合 - b 型流感嗜血杆菌联合疫苗（MenAC - Hib）。

我国脑膜炎球菌疫苗的研发情况如何?

我国于 1939 年在西北防疫处曾研制 MenV，但未见使用的报道。新中国成立后我国 MenV 的研制已经历了四代。

第一代研发的是菌体疫苗。1963 年，我国开始使用流脑菌体疫苗，因反应大，效果差，难以推广使用。随后使用氢氧化铝吸附制成流脑菌体疫苗，全身反应明显下降，但免疫效果仍较差。1972 年，开始研制流脑提纯疫苗，因工艺简单，纯度差，反应大，未能推广使用。

第二代研发的是多糖疫苗。1975 年开始研制 MPV - A，1980 年研制成功，反应轻微，保护效果 >90%。2000 年研制成功 MPV - AC；2006 年研制成功 MPV - 4。

第三代研发的是结合疫苗。2006 年研究成功 MCV - AC。

第四代研发的是联合疫苗。2014 年，AC 群脑膜炎球菌（结合）b 型流感嗜血杆菌（结合）联合疫苗（MenAC - Hib）研发成功并上市。

什么是多糖疫苗?

很多侵袭性细菌的表面覆盖有一层荚膜，它和细菌的致病力有很密切的关系，丧失了荚膜的细菌往往会失去侵袭能力。多糖是构成细菌荚膜的主要物质基础，是侵袭性细菌表面的一种主要抗原物质，也是一种重要的保护性抗原。用化学方法纯化的细菌荚膜多糖组分疫苗是 20 世纪 80 年代以来疫苗发展的重要成就之一，它和乙肝基因工程疫苗一样，均为组分疫苗，是第二次疫苗革命的标志。多糖疫苗的免疫血清具有补体介导的杀菌活性和调理作用，能保护实验动物免患菌血症。临床试验显示，免疫后血清中的多糖抗体如能达到一定的浓度，就会有免疫保护力。大量临床试验的结果表明，接种多糖疫苗以后的不良反应十分罕见，并且对于预防和控制成人和大年龄儿童相应感染的效果显著，大大降低了发病率。但这类疫苗对儿童，尤其是婴幼儿的免疫效果却很差。

多糖疫苗有什么特点？

由于细菌多糖属非胸腺依赖性抗原，因此多糖疫苗具有以下特点：①在幼小动物或婴幼儿体内只能产生微弱的免疫反应，甚至不产生免疫反应，免疫反应随年龄的增长而增强；②产生低亲和力的抗体，主要为 IgM 和 IgG1 抗体；③只产生短暂的免疫反应，不具备反复接种时的免疫记忆和免疫增强效应；④容易产生免疫耐受；⑤普通的佐剂对这种抗原不易起到免疫增强的作用。

什么是脑膜炎球菌多糖疫苗？

用化学方法纯化的细菌荚膜多糖组分疫苗来预防传染病，是疫苗发展史中的重要成就之一。脑膜炎球菌多糖疫苗的特点与其他多糖疫苗相似（例如，肺炎链球菌多糖疫苗），是典型的 T 细胞非依赖性抗原，即产生的抗体与年龄有关，对 <2 岁的儿童免疫原性很弱。此外，重复接种抗体滴度不升高，产生的抗体与 IgM 关系不密切，即从 IgM 到 IgG 产生的转换很弱。

MPV－A、MPV－AC 和 MPV－4 是用相应脑膜炎球菌血清群的培养液，经福尔马林杀菌后，从上清液中提取荚膜多糖抗原，再通过精制工艺，除掉残余脂多糖（内毒素）即得纯化抗原，加入适宜稳定剂后冻干制成。成品为白色疏松体，复溶后为澄明液体。MPV－A 每人份含 A 群脑膜炎球菌多糖 30μg，MPV－AC 和 MPV4 每人份含相应脑膜炎球菌血清群多糖各 50μg。

什么是结合疫苗？

为解决多糖疫苗对 <2 岁婴幼儿的免疫应答十分低下甚至缺乏的问题，20 世纪 80 年代后期，发现使用"结合"的方法来解决多糖疫苗存在的问题，即用化学的方法将细菌多糖与蛋白质偶联起来，将非 T 细胞依赖型免疫反应转变为 T 细胞依赖型免疫反应，在 T 辅助性淋巴细胞的参与下，促使抗体的类型由 IgM 向 IgG 转化，还可使抗体具有某些特殊的生物学活性，例如杀灭细菌的能力、增强对抗原的亲和力等。此外，T 细胞的辅助作用还可引起机体对再次疫苗接种的免疫记忆或增强作用，从而可在婴儿中使用和进行多次接种产生抗体"增强"反应。

结合疫苗有什么特点？

至今已经研制成功大量不同的细菌多糖－蛋白质结合疫苗。结合疫苗具有以下特点。

（1）能增强婴幼儿对细菌多糖的免疫反应。由于结合疫苗能激活 T 辅助性淋巴细胞和形成 T 记忆细胞，重复接种能产生记忆性免疫增强作用，使主要为 IgG 的抗细菌多糖抗原的抗体水平剧增，对婴幼儿接种后能产生较为持久的免疫保护力。

（2）细菌的多糖－蛋白质结合疫苗可成为二价疫苗。这是因为结合疫苗可同时产生针对多糖和蛋白质载体的抗体反应。例如 b 型流感嗜血杆菌多糖和白喉类毒素耦联的疫苗除能预防 Hib 侵袭性疾病外，对白喉也有一定的预防作用。

（3）能增强老年人和某些免疫功能低下或有缺陷的患者对细菌多糖抗原的免疫反应。

（4）结合疫苗具有载体蛋白质的效应。事先或同时接种蛋白质载体会刺激 T 淋巴细胞的增殖，因而能增强结合疫苗的免疫原性，并能增强对疫苗多糖抗原的免疫反应。

什么是脑膜炎球菌多糖结合疫苗？

由于脑膜炎球菌荚膜多糖无法与抗原呈递细胞作用，对婴幼儿接种效果差，并无免疫回忆反应。如将脑膜炎球菌多糖抗原和 T 细胞依赖性抗原载体（如破伤风类毒素）共价结合形成的结合疫苗则可对婴幼儿接种，同时产生体液免疫和细胞介导的免疫应答反应。并可降低咽喉部带菌的数量，减少传播。

什么是联合疫苗？

联合疫苗与单种疫苗不同，单种疫苗只能预防一种疾病，联合疫苗是包含 2 种或 2 种以上不同抗原联合制成的一种混合制剂，包括多联疫苗和多价疫苗。多联疫苗是由不同病原微生物制成，可以同时预防几种疾病，如 DPT、MMR 等；多价疫苗是由同一种病原微生物的不同亚型或血清型制成的疫苗，可以同时预防同一种疾病的不同亚型或血清型疾病，如 23 价肺炎疫苗、流感疫苗等。

为什么说联合疫苗是当今世界疫苗研究的发展方向？

随着科学技术的发展，将有更多的疫苗用于人类，儿童接种疫苗的品种越来越多，在实际工作中难以安排，也增加受种者接种疫苗的痛苦。1990年9月关于儿童问题的世界首脑会议上发起加速应用现代科学，发展新的更好的儿童疫苗。在会议通过的《纽约宣言》中，全球儿童疫苗创议（CVI）提出要加速研究开发儿童联合疫苗。对未来理想的疫苗要求如下：①以新的方式联合成多价（多病种），在出生后早期接种1剂疫苗可预防多种疾病；②耐热，可在热带温度下运输保存；③接种廉价，技术可转让给发展中国家进行生产；④安全，有效（有效率接近100%）。

接种联合疫苗具有同时预防多种目标疾病，减少接种针次，简化免疫程序，提高接种率，降低交叉感染的机会，减少发生不良反应的风险，为广大家长和儿童乐于接受，而且节约各种费用，有利于EPI的推广。

目前世界上有几种脑膜炎球菌多糖（结合）Hib联合疫苗？

目前世界上有三种脑膜炎球菌 – Hib联合疫苗，根据本国流行的脑膜炎球菌血清群与Hib疫苗制成联合疫苗，即2005年英国开始使用的MenC – Hib，2012年在美国批准上市的MenCY – Hib和我国于2014年批准上市的MenAC – Hib。

为什么需要接种脑膜炎球菌疫苗？

（1）目前脑膜炎球菌病（Nd），尤其是流脑仍然是一种常见的传染病，发病率高，容易引起流行，危害大，化学预防在密切接触者中可防止继发病例发生，但因为继发病例仅占全部Nd的1%～2%，所以化学预防对控制大多数地方性和流行性疾病价值甚小。据调查，只有5%～15%的儿童和青年在鼻咽部携带脑膜炎球菌，所以除了在比较封闭的小社区中，用化学治疗消灭鼻咽部带菌状态来控制Nd实际上是不可能的。

（2）抗生素的滥用，脑膜炎双球菌普遍耐药，治疗效果不佳。

（3）我国人群中除A群脑膜炎球菌外，其他血清群流脑抗体水平低下，一旦其他流脑菌血清群出现，将引起流行。

（4）在日益开放的国际环境下，交往日益频繁，人口流动频度增大，流脑传播的危险也相应增大。

使用安全有效的疫苗免疫接种是控制脑膜炎球菌病的唯一合理的方法。

WHO对接种脑膜炎球菌疫苗的免疫策略有什么建议？

WHO建议，流脑地方流行率高（每年>10/10万）或中等（每年2/10万～10/10万）的国家和频繁流行的国家，应引入大规模的MenV接种项目。这些国家可通过常规免疫、补充免疫接种疫苗。各国应根据本国的疾病流行病学和社会经济资源来选择和实施最合适的疾病控制策略，我国目前执行的是常规免疫策略。

WHO 建议，在从未使用过 MenV 的国家（地区），可以先对所有 9 月龄 ~ 18 岁的儿童和青少年（根据监测数据，选择接种年龄组）进行 1 次大规模疫苗接种，之后将疫苗纳入儿童常规免疫规划。如无常规加强免疫的措施，应每 3 ~ 5 年对特定年龄组的特殊危险人群进行 1 次补充免疫接种。

一些流脑低发病率（每年发病率 < 2/20 万）的国家应根据高危人群接种疫苗后的免疫原性、血清杀菌抗体（SBA）持久性、疾病流行状况、疫苗免疫效果（VE）及青少年人群中不同免疫策略的费用 – 效果分析，制定相应的免疫策略，可对特定的高危人群（如居住在拥挤社区、寄居学校或军营的儿童和年轻成人）进行流脑疫苗接种。有暴露脑膜炎球菌风险的实验室工作人员、免疫缺陷的个体也应接种疫苗。如 2010 年美国规定，对 11 ~ 12 岁的青少年开展常规接种，并在 16 岁时再给予 1 剂加强免疫。

WHO 推荐的旅行者接种脑膜炎球菌疫苗的免疫策略是什么？

从流脑低流行区前往高流行区或有疫情暴发国家（地区）的旅行者，应接种拟去地区流行血清群的疫苗。前往非洲脑膜炎带地区的旅行者，感染流脑的风险非常高。一项研究显示，从工业化国家前往发展中国家的旅行者居留 1 个月的发病率为 0.4/100 万，而前往麦加的朝圣者估计发病率为 2000/100 万。英国于 2001 年正式建议朝圣者接种 MPV4，并于 2002 年将此规定列为强制性的签证要求。

我国脑膜炎球菌疫苗的免疫程序是什么？

（1）MPV – A 免疫程序（6 ~ 18 月龄）：新生儿可通过胎盘获得母血 IgG 抗体，出生后 6 月龄内，体内杀菌抗体尚能维持有效水平。6 ~ 18 月龄抗体水平降至最低，发病水平最高。由于 A 群多糖抗原在 2 岁以下婴幼儿抗体应答较差，虽然可对婴幼儿诱生抗体，但需重复免疫接种才能诱生足够的抗体滴度。因此规定，初免从 6 月龄开始，在 18 月龄内，间隔 3 个月接种 2 剂次。

（2）MPV – AC（2 岁以上）：MPV – C 对 < 2 岁儿童无可靠的免疫原性，甚至引起以后几年对 C 群抗原的反应性降低，造成免疫耐受。因此，在完成 MPV – A 接种后，3 周岁和 6 周岁各接种 1 次，2 剂次应间隔 ≥ 3 年，接种第 1 剂次 MPV – AC 与第 2 剂次 MPV – A 群 ≥ 12 个月。

为什么 MPV－A 需要间隔 3 个月接种 2 剂?

对 MPV－A 要求间隔 3 个月接种第 2 剂疫苗, 是基于婴幼儿对多糖抗原的应答较差, 接种 1 剂保护水平只能维持 3 个月左右, 需要重复接种才能诱生足够的保护性抗体。且婴幼儿接种第 2 剂疫苗, 抗体可明显升高, 抗体阳性率和几何平均滴度均达到或接近 3 岁儿童接种 1 剂后的抗体水平。

当前我国脑膜炎球菌疫苗应用存在哪些问题?

(1) 免疫程序缺乏更新, MPV－A 免疫程序已使用 30 余年, MPV－AC 已使用 16 年未进行修订, 有些免疫程序已不能适应防病工作需要。

(2) 疫苗品种多, 目前使用的多糖疫苗、结合疫苗和联合疫苗三代共存, 6 个品种, 缺乏指导性文件, 儿童家长难以选择。

(3) 疫苗说明书中规定免疫程序混乱, 以 MCV－AC 为例, 有北京绿竹、云南沃森、北京祥瑞、无锡罗益四个厂家生产, 但免疫起始月龄、接种剂次均不一样, 疾控机构和基层接种单位在使用时难以掌握。

(4) 疫苗使用中存在很多问题, 如何时加强免疫, 多糖疫苗与结合疫苗是否可以交替使用、与其他疫苗是否可以同时使用, 国内均缺乏资料。

为什么说接种 MPV－A 已不适应当前防病的需要?

(1) 免疫原性差: MPV－A 属胸腺非依赖性抗原, 在婴幼儿体内主要产生 IgM 和 IgG1 低亲和力抗体, 有时甚至无免疫应答。在沙特阿拉伯进行的一项研究显示, 在接种 MPV－A 后, 90% 的 2～4 岁儿童有杀菌抗体应答, 而 6～11 月龄婴儿仅为 25%。WHO 指出, MPV－A 对 2 岁以下儿童的免疫原性较差, 保护期短, MPV－C 对 2 岁以下儿童不产生免疫原性, 容易产生免疫耐受。因此, 一般不对婴儿常规接种 MPV－AC。

(2) MPV－A 无免疫记忆: 对≥6 个月龄婴儿间隔 3 个月接种 2 剂, 只产生短暂的免疫反应, 不具备反复接种时的免疫记忆和免疫增强效应。

(3) 不能消除带菌状态: 大量调查资料表明, 多糖疫苗接种后仅提供受种者鼻咽部短暂的、不完全的带菌保护作用; 尤其是对居住分散的人群, 其保护作用最低。在非洲学龄儿童的调查中, 疫苗接种后未显示出对 A 群 *Nm* 带菌情况有影响, 带菌率仍然是 12%～35%。

(4) C 群脑膜炎球菌发病在部分地区已成为主要血清群, 接种 MPV－A 不能预防。据 2009 年在监测省报告病例中, A 群脑膜炎球菌占 23.16% 的, C 群脑膜炎球菌占 65.26%, 对大部分 C 群脑膜炎球菌病例无法预防。

(5) <2 岁的婴幼儿是感染脑膜炎球菌的主要群体, 病死率高, MPV－

A 无法预防。2005 ~ 2013 年全国流脑年龄别病死率分别为：0 ~ 5 月龄 35.33%，6 ~ 11 月龄 25.11%。MPV - A 不能对 < 6 月龄婴儿接种，也不能预防 < 2 岁婴幼儿 C 群脑膜炎球菌的感染。因此这些婴幼儿一旦感染容易发生重症病例，并造成死亡。

（6）部分地区 3 岁以下儿童 C 群脑膜炎球菌抗体水平低，存在暴发的隐患。

非洲脑膜炎流行带原来主要使用 MPV - A，现在已改用 MCV - A，目前全球只有我国仍在使用 MPV - A。

为什么说脑膜炎球菌结合疫苗替代多糖疫苗是科学发展的必然趋势？

MCV 是 MPV 的更新换代产品，与 MPV 相比，接种 MCV - AC 具有以下优势：

（1）可以解决小月龄婴幼儿的接种问题。英国的观察表明，婴幼儿接种 1 剂 MCV - C 后，4 ~ 10 天可检测到特异性 SIgA 和 IgG 抗体，1 个月达高峰。

（2）重复接种能产生免疫记忆。加免后 7 天即可产生高亲和力抗 C 群荚膜多糖血清抗体，免疫记忆在初免后至少能保持 5 年。

（3）可降低咽喉部带菌数量，发挥群体免疫作用，减少 Nm 传播。

（4）能增强老年人和某些免疫功能低下或有缺陷患者的免疫反应。

WHO 在 2011 年有关脑膜炎球菌疫苗的立场文件中指出，虽然提纯的荚膜多糖抗原可诱生保护性抗体应答，但结合疫苗的免疫原性更强，并可诱生免疫记忆。

接种国产 MenAC – Hib 联合疫苗是否有必要？

是否需要对婴儿接种 MenAC – Hib 联合疫苗首先应考虑这两种疾病的疾病负担。

（1）膜膜炎球菌（Nd）和 Hib 侵袭性疾病具有相同的临床和流行病学特征，是细菌性脑膜炎和细菌性肺炎的主要病因。两种疾病均是经呼吸道传播、主要感染婴幼儿，通过接种疫苗可以有效预防。

（2）Nm 是唯一可引起细菌性脑膜炎流行的病原，在历史上引起多次大流行。

（3）Nm 是全球范围内细菌性脑膜炎和败血症的主要致病菌。由于发病迅速，患流脑后如不进行有效治疗，病死率可高达 50%；即使给予有效的治疗，病死率仍可高达 10%。存活的患儿仍有 10% ~ 20% 遗留有永久性后遗症，如智力发育障碍，失聪，截肢，视力损害、行为困难、运动缺陷、皮肤疤痕、慢性疼痛、癫痫及其他神经系统障碍等。

（4）WHO 称 Hib 疾病是一个隐藏的疾病，由于发展中国家检测手段落后、抗生素滥用，许多 Hib 侵袭性疾病混杂在其他疾病中，掩盖了真实发病情况。估计全球每年至少发生 300 万例严重疾病和造成 40 万~70 万人死亡。

（5）Hib 侵袭性疾病具有发病率高、耐药性高、死亡率高、主要感染低龄婴幼儿（6~11 月龄）的"三高一低"的特点，Hib 脑膜炎的病死率为 5%~15%，其中 30%~40% 出现后遗症；每年有 50 万人死于 Hib 肺炎；95% 的急性喉炎是由 Hib 引起，可在数小时内死于窒息或败血症，此外还可引起关节炎和蜂窝组织炎等。少见的有骨髓炎、心包炎、中耳炎和急性支气管炎等。大量资料证实 Nd 和 Hib 侵袭性疾病是严重危害我国儿童健康的两大杀手，有必要接种 MenAC - Hib 联合疫苗，同时预防两种疾病。

我国 Hib 侵袭性疾病的发病情况如何？

Hib 侵袭性疾病同样威胁中国儿童。我国未将 Hib 侵袭性疾病纳入疫情报告系统，据典型调查，Hib 是低龄儿童呼吸道感染的首位致病菌，在所有肺炎中有 34.3% 是由 Hib 引起的；Hib 也是 <1 岁非流行细菌性脑膜炎的首位致病菌，发病率 10.66 人/10 万，病死率 9.7%，在细菌性脑膜炎中 51.7% 是由 Hib 所致。

WHO 对接种 Hib 疫苗有什么要求？

WHO 多次在其立场文件中强调要将接种 Hib 疫苗纳入儿童常规免疫，将 Hib 疾病描述为："……无论在发达国家还是发展中国家中的一种显著的公共卫生问题，接种疫苗是唯一有效的预防 Hib 发病的公共卫生工具。不应因缺乏本地监测、发病资料而延误将 Hib 疫苗纳入免疫程序的步伐，特别是在那些已经表明疾病负担颇高的国家"。

MenV - Hib 联合疫苗在世界上使用的情况怎么样？

2005 年 12 月，英国首先使用 MenC - Hib（商品名 Menitorix™），对 2、4 和 6 月龄时初免 3 剂，然后在 12~15 月龄时进行加强接种以产生持久的保护作用，目前主要用于单独接种 MenC 和 Hib 后的加强接种。

2012 年 6 月，美国 FDA 批准 MenCY - Hib 上市，ACIP 根据美国全部婴幼儿接种疫苗成本效益分析、如何将 MenCY - Hib 纳入婴幼儿新常规免疫程序，调查儿科医生和家庭医生对所有儿童接种 MenCY - Hib 的态度，所有被调查者均支持 ACIP 建议的对 2、4、6 月龄婴儿接种 3 剂，12~15 月龄加强 1 剂的决定。在 C 群或 Y 群脑膜炎球菌所致脑膜炎球菌病暴发时，可对 6 周龄~12月龄的婴幼儿接种；在接种 Hib 疫苗过程中，如果婴幼儿 Nd 发病风险较高，可以使用 MenCY-Hib，按照 Hib 免疫程序来完成剩余剂次；如 12 月龄后接种第 1 剂 MenCY-Hib，应间隔至少 8 周后接种第 2 剂。

如果患 Nd 危险性增加的婴儿以前未完成 Hib 接种，可用 MenCY-Hib 替代 Hib。当前美国 Nd 和 Hib 侵袭性疾病发病率较低，ACIP 对未处于感染脑膜炎球菌病高风险的婴幼儿不推荐常规接种。

国产 MenAC-Hib 联合疫苗的免疫原性怎么样?

MenAC-Hib 联合疫苗的Ⅲ期临床研究采用的是开放、完全随机、自态观察的方法，将 1800 名观察对象分为临床试验组和对照组，每组各 900 名，两组又按 3 个年龄段分为 3~5、6~11 和 12~71 月龄组。试验组经上臂三角肌肌内注射 MenAC-Hib 联合疫苗，对照组分别在左右上臂同时注射 MCV-AC 和 Hib 疫苗，结果表明，3 个年龄段的试验组与对照组血清 A、C 群 Nm 抗体和 Hib 抗体阳转率差异均无统计学意义，3 个年龄段试验组与对照组 A、C 群 Nm hSBA GMT 差异亦均无统计学意义（$P > 0.05$），但试验组 Hib 抗体水平和抗体增长倍数均低于注射单价 Hib 疫苗组，且差异有统计学意义（$P < 0.01$）。该结果与国内外已上市的联合疫苗中 Hib 结合物组分的抗体结果一致。且本次观察中 3~5、6~11 和 12~71 月龄人群中产生的抗 Hib 的抗体浓度分别达 13.77、12.09 和 25.02μg/ml，远高于 1.0μg/ml（长期保护水平），可满足接种人群对 Hib 感染的免疫预防要求。因此，国产 MenAC-Hib 联合疫苗具有良好的免疫原性。

国产 MenAC-Hib 联合疫苗的安全性怎么样?

MenAC-Hib Ⅲ期临床研究观察的结果显示，常见的局部不良反应有注射部位局部发红、肿胀、硬结、疼痛，偶见水泡、瘙痒；常见全身不良反应有烦躁、腹泻、厌食、呕吐、乏力、皮疹和发热。以上反应均较轻微，大多不需要特殊处理，1~2 天后可自行恢复，发生率均在规定的范围之内。未发现严重不良反应。

国产 MenAC-Hib 联合疫苗的免疫程序是什么?

按照疫苗说明书的要求：①2、3、4 月龄各接种 1 剂，每剂间隔时间 1 个月。②6~11 月龄婴儿：间隔 1 个月接种 2 剂。③12~71 月龄儿童：接种 1 剂。

按照以上免疫程序完成接种的 2~5 月龄和 6~11 月龄的婴儿应在 12~18 月龄时再接种 1 剂 Hib 疫苗，以后不需要再接种 MPV-A，但仍需要在 3、

6 岁时再各接种 1 剂 MPV – AC 或 MPV4；12 ~ 71 月龄的儿童也应在 3、6 岁时再各接种 1 剂 MPV – AC 或 MPV4。

接种了国产 MenAC – Hib 联合疫苗可视为完成流脑疫苗基础免疫吗？

根据国家卫生计生委印发的《国家免疫规划儿童免疫程序及说明（2016版)》的规定"对于≤18 月龄儿童，如已按流脑结合疫苗说明书接种了规定的剂次，可视为完成流脑疫苗基础免疫；加强免疫应在 3 岁和 6 岁时各接种1 剂流脑多糖疫苗"。

有 MenVA 或 Hib 接种史的儿童免疫程序是什么？

（1）6 月龄前，接种 1 剂 Hib 或 MCV – AC 疫苗的婴儿，间隔 1 个月接种 2 剂 MenAC – Hib 联合疫苗，6 ~ 9 月龄的 MPV – A 不需再接种，但在12 ~ 18 月龄加强 1 剂 Hib 疫苗，3、6 岁时各接种 1 剂 MPV – AC 或 MPV – 4。

（2）无 Hib 疫苗接种史或接种 1 剂 MPV – A 的 6 ~ 11 月龄婴儿，间隔 1个月接种 2 剂 MenAC – Hib 联合疫苗，在 12 ~ 18 月龄加强 1 剂 Hib 疫苗，3岁、6 岁时各接种 1 剂 MPV – AC 或 MPV – 4。

（3）已完成 MPV – A 接种、未接种 MPV – AC 且无 Hib 疫苗接种史的12 ~ 71 月龄的儿童，与接种最后 1 剂 MPV – A 间隔≥1 个月，接种 1 剂 MenAC – Hib 联合疫苗后，3 年内不再接种 MPV – AC，也不需要再接种 Hib 疫苗，3 岁、6 岁时各接种 1 剂 MPV – AC 或 MPV – 4。

为什么完成 MenAC – Hib 联合疫苗基础免疫后，仍需要在12 ~ 18 月龄再接种 1 剂 Hib 疫苗？

英国和美国均规定在完成 MenV – Hib 联合疫苗基础免疫后，12 ~ 15 月龄仍需要加强 1 剂 Hib 疫苗，由于我国目前尚无 MenAC – Hib 联合疫苗加强免疫的资料，因此建议在 12 ~ 18 月龄应用 Hib 疫苗加强，以完成 Hib 疫苗的免疫程序。这是因为国外大量研究证实，只有使用 Hib 疫苗 3 + 1 的免疫程序才能将 Hib 侵袭性疾病的发病率降至最低水平。英国 1992 年开始仅在2、3 和 4 月龄进行 3 剂 Hib 疫苗基免程序，未使用加强剂量。开始几年 Hib侵袭性疾病发病率快速下降，但是从 20 世纪 90 年代后期开始，在学龄前儿童中 Hib 病例小幅增加（2002 年 0 ~ 4 岁 134 例，1996 年相同年龄组 31 例）。经调查在婴儿期接受基础 – 加强免疫程序的 9 ~ 10 岁的儿童的抗体滴度比未进行加强免疫的儿童高 3.6 倍。以后进行数学模型预测，如不进行加强免疫，Hib 疾病发生率将逐步升高，2007 年达到 0.14 例/10 万，2012 年达到

0.72 例/10 万，预计 2020 年将高达 5.7 例/10 万。因此，2003 年，发起第 2 次追加剂量运动，给予 6 月到 4 岁的所有儿童额外剂量的 Hib 疫苗。目前推荐在 2、3 和 4 月龄时 3 剂基础免疫程序，12 月龄时 1 次加强剂量。

为什么要从 2 月龄开始接种 MenAC - Hib 联合疫苗?

婴儿出生后母传抗体逐渐下降，而新生儿自身免疫系统尚未完善，容易发生感染。重庆市医科大学儿童医院 2000 ~ 2010 年收治 148 例流脑病例，其中重症型占 30.41%；≤6 月龄 10 例，重症占 50%；在 148 例病例中，死亡 8 例，病死率 5.41%；≤6 月龄死亡 4 例，病死率 40%。另外调查，我国将近 90% 1 岁以内儿童（新生儿除外）Hib 抗体低于保护水平，因此，我国儿童面临 Hib 感染高风险。为使婴儿及早得到保护，应在 2 月龄开始接种 MenAC - Hib 联合疫苗，以提高婴幼儿抗体水平，有效抵御疾病侵袭。

以前已接种 MPV，再接种 MenAC - Hib，对免疫应答有无影响?

美国 ACIP 的资料表明，儿童先接种多糖疫苗，对后来接种 MCV - C 诱导的抗体亲和性并无影响，并且可有增强效益；有多糖疫苗接种史的成人，接种 MCV - C 群 10 个月后，当再次以 MCV - C 刺激，与无 MPV 接种史而仅有结合疫苗接种史者比较，其血清抗体反应未表现出受到干扰。

美国 CDC 也指出，用结合疫苗或多糖疫苗加强免疫后，可观察到强烈而迅速的记忆应答，加强免疫后 7 天即可产生高亲和力抗 C 群荚膜多糖血清抗体。

2011 年，WHO 指出以前接种过 MenA 多糖疫苗的人群可接种结合疫苗。

MenAC - Hib 是否可以与其他儿童期的疫苗同时接种?

MenAC - Hib 可以与婴幼儿常规免疫的其他疫苗同时接种，但不能与其他含 Hib 组分的疫苗同时接种。

患过流脑的儿童还要不要接种脑膜炎球菌疫苗?

引起流脑的致病菌有多种血清群，接种的流脑疫苗具有群特异性，如已接种了 MPV - A，但不表示就能预防其他血清群所引起的流脑。而且不同国家和地区在不同年代，人群中流行的血清群也在不断发生变迁，因此对患过流脑的儿童，首先要判定该患儿是感染哪一种血清群所引起的疾病，再来判断是否需要接种流脑疫苗。如只接种过 MPV - A 疫苗，当地有 C 群 Nm 流行时，还应再接种含有 C 群成分的疫苗。

早产儿能不能接种 C 群脑膜炎球菌结合疫苗?

Slaek 等比较了英国足月儿和早产儿对 Hib 疫苗和 MCV－C 的免疫应答。105 名胎龄 <32 周龄的婴儿在完成 3 针免疫（2、3 和 4 月龄接种）后 1 个月，检测抗－Hib IgG 抗体 GMT 和 MCV－C 诱生的血清杀菌抗体（SBA）GMT。

结果显示，早产儿和足月儿对 MCV－C 均产生相同的良好免疫应答。早产儿对 MCV－C 的 SBA GMT＞1∶8（保护性抗体滴度标准）的比例与足月儿无显著差异。3 针 MCV－C 免疫后，99% 的早产儿的 SBA GMT 升高 4 倍以上，同时发现母亲接受过类固醇治疗的对早产儿产生的 IgG 抗体应答也无影响。

目前我国缺乏 MCV－AC 用于早产儿的资料，但按一般规律，MCV－AC 可用于早产儿。

有吉兰－巴雷综合征（GBS）个人史的人是否可以接种脑膜炎球菌疫苗?

2005 年 10 月美国 CDC 报告接种脑膜炎球菌结合疫苗（MCV4）6 周内有 9 例发生 GBS，并认为可能与接种 MCV4 有关。GBS 是严重的神经系统病变，包括周围神经脱髓鞘性病变。经统计分析接种疫苗后 GBS 的发病率与基础发病率相似。以后美国 CDC 和 8 个组织之间的合作项目未发现 GBS 的发生与接种 MCV4 之间有联系。美国 ACIP 要求：有 GBS 病史的人除非认为患流脑的危险性大，否则不要接种 MCV4。患流脑危险性大的人包括：住宿舍的大学新生、新兵、到流脑高流行区旅行的人、常暴露于脑膜炎球菌的微生物工作者、无脾或脾功能不全与晚期补体缺失的患者。以后 ACIP 经进一步研究，指出 GBS 的个人史和家族史不是流脑疫苗接种的禁忌证或慎用证。

能否用脑膜炎球菌疫苗进行应急接种?

脑膜炎球菌疫苗具有良好的免疫原性、接种剂量小、针次少、人体反应轻、抗体上升快、持续时间长等优点。接种后 1 周有近半数观察对象血清抗体呈 4 倍以上增高，接种 2 周后血清抗体接近高峰。因此，在流脑出现流行时可对流行地区的易感人群进行应急接种，对于患者的密切接触者或流脑暴发点内的成年人更应进行应急接种，应急接种的年龄组，可根据当地受威胁人群的年龄确定。在未明确当地流行的菌群时，WHO 建议应急接种可使用 A＋C 群多糖疫苗或 A＋C＋Y 和 W135 群多糖疫苗来控制流脑暴发。

接种脑膜炎球菌疫苗有哪些禁忌证?

（1）对疫苗中任一组份过敏者或上次接种后出现异常反应者。

（2）患急性疾病、严重慢性疾病、慢性疾病的急性发作期和高热者。

（3）脑病、未控制的癫痫和其他进行性神经系统疾病者。

脑膜炎球菌多糖疫苗的免疫原性怎么样?

接种 MPV 后主要产生体液免疫。在多次大规模的临床试验中，已被证实能对成人提供极其有效的免疫保护效果。但是 MPV 对幼儿所产生的免疫保护力则会因年龄或使用的疫苗不同而产生很大的差异。在芬兰进行的临床试验结果显示，如果用 MPV－A 间隔 3 个月接种 2 剂，可对 6 月龄的婴儿有免疫保护效果。因此，通过定时加强免疫，可提高婴幼儿体内的抗 A 群多糖抗体水平，并使抗体维持在保护水平。相对而言，MPV－C 对 2 岁以下幼儿的免疫保护力低于 MPV－A。在巴西进行的 MPV－C 对幼儿免疫保护效果的临床试验中，发现 MPV－C 对 <24 月龄的婴幼儿没有免疫保护力，在 2～3 岁的幼儿组中也只有 52% 的免疫保护效果。

MPV 的效果与年龄有关。≥3 岁儿童接种后 7～10 天血清中即可测出杀菌抗体和凝集抗体，2～4 周达高峰，血清抗体阳转率达 90% 以上，保护水平可维持 3 年左右。当抗体达到最高时，再次接种疫苗，抗体无明显的提高。婴幼儿年龄越小，抗体形成越差。实验证明 6 月龄至 1 周岁儿童约30%～50% 缺乏对多糖抗原的免疫应答，有抗体者也只能维持一年左右。这是由于婴幼儿免疫系统发育不完善，而多糖抗原为 T 细胞非依赖抗原，在婴儿接种后仅产生 IgM 抗体，不产生 IgG 抗体，不产生回忆反应，亦无加强免疫应答，故给婴幼儿增加注射次数效果并不好。流脑多糖疫苗所产生的抗体反应是群特异的，并不产生交叉免疫反应，即接种 MPV－A 只能保护由 A 群 Nm 引发的侵袭性疾病。

MPV4 已证明对≥2 岁以上儿童是安全和具有免疫原性的。当 A 和 C 群多糖或 A、C、Y 和 W135 群多糖作为两价或四价疫苗一起接种时，可获得单独的群特异性免疫应答。

脑膜炎球菌结合疫苗的免疫效果如何?

1999 年英国 C 群脑膜炎球菌病发病率约为 2/10 万，英国把接种 MCV－C 纳入国家免疫规划，首先对 C 群脑膜炎球菌疾病死亡率最高的婴儿和 15～17 岁青少年 2 个年龄组人群进行 MCV－C 接种。青少年接种 1 剂，婴儿分别于 2、3、4 月龄各接种 1 剂。然后对发病年龄、Nm 的血清群和免疫效果进行监测，表明在接种 MCV－C 后 12～18 个月内，1～2 岁儿童中 88% 仍有保护性抗体，15～17 岁青少年 96% 具有保护性。基于血清杀菌抗体测定的初步资料表明，间隔 2 个月接种 3 剂 MCV－C，可提供婴儿高水平的保护作用。流行病学效果也显示，受种者人群中 C 群 Nm 病例发生率和死亡人数都显著降低，疫苗保护率达 90%。接种 1～4 年后，疫苗的作用对其他年龄组也显示有效，无症状携带者数量降低了 66%，并且由于群体免疫屏障的建立，未接种疫苗者的患者数也降低了 70%。

脑膜炎球菌疫苗的免疫持久性如何？

美国一项早期的模拟免疫人群中预期发病数的疫苗免疫效果（VE）分析估计，80%～85% 接种 MPV 的人群可维持 3 年。2010 年，美国 CDC 收到 12 例已接种过 MCV－C 者发生 C 群或 Y 群 Nm 疾病的报道。这些人群的平均年龄是 18.2 岁（16～22 岁）。从接种疫苗到发病的平均时间是 3.25 年（1.5～4.6 年）。另有研究表明，约 50% 的个体在疫苗免疫 5 年后，血清中已无抗 Nm 的保护性抗体。目前一般认为免疫持久性为 3～5 年。

接种脑膜炎球菌多糖疫苗有哪些不良反应？

MPV 中残留的核酸、蛋白，尤其是残留的微量内毒素，可引起受种者发热及局部皮肤红肿、疼痛等一般反应。由于这些有害物质含量极微，反应发生率也很低，一般不需特殊处理，2～3 天即可自行消失。对反应较重者，可对症处理，如给予退热药物、局部热敷等；高热不退者，应密切观察病情，及时送医院治疗。

接种 MPV－A、MPV－AC 偶有引起过敏反应的报道，但发生率极低。吉林省曾报道，在 210 万受种者中，发生过敏反应 7 例，其中荨麻疹 5 例，过敏性紫癜 1 例，过敏性休克死亡 1 例，总发生率为 0.33/10 万。所发生的过敏反应以过敏性皮疹为多见，也有引起剥脱性皮炎、过敏性紫癜、过敏性肾炎、过敏性休克、全身性水肿及银屑病等报告，但均极其罕见。

接种脑膜炎球菌结合疫苗有哪些不良反应？

接种 MCV 的安全性，不论在临床试验或是在上市后监测，均未发现与疫苗相关的严重不良反应。注射部位可能发生红肿疼痛，也可能出现头痛、低热等，通常在接种后第 1 天出现，并持续 1～3 天，一般不需特殊治疗均能自行消失。

使用脑膜炎球菌疫苗应注意哪些问题?

（1）疫苗开启后应立即使用，如需放置，应置 2～8℃于 1 小时内用完，剩余均应废弃。疫苗严禁冻结后使用。

（2）MPV 是胸腺非依赖性抗原，不能激活 T 细胞及诱发记忆细胞，对 <2 周岁的儿童的免疫效果较差，MPV – A 需间隔 3 个月接种 2 剂才能达到预防效果。MPV – C 不能用于 <2 周岁的儿童，否则可能引起免疫耐受。

（3）不同的 MenV 只能预防同型血清群的 *Nm* 感染，对其他血清群无效。

（4）孕妇可以安全、有效接种 MCV 或 MPV。

（5）多糖抗原遇高温易降解，免疫效果明显下降，故注射现场必须严格避开热源。

流行性乙型脑炎疫苗

什么是乙脑，它的危害性如何？

乙脑是流行性乙型脑炎（JE）的简称，它是由蚊子传播的一种急性自然疫源性传染病。常在夏秋季流行，以 10 岁以下儿童多见。常累及患儿的中枢神经系统，其症状轻重不一，轻者无明显症状，重者可出现高热、惊厥、昏迷，直到痉挛性瘫痪，病死率高达10%以上。重型病例幸存者，常有明显的后遗症。

最早于1871年在日本首先发现本病，故又称日本脑炎。1924年日本曾发生流行，发病6000多例，其中60%死亡。1934～1936年日本实验室证实从马脑分离的病毒与人脑分离的病毒完全一致。WHO 估计目前每年有乙脑病例约 5 万例，其中约1/3 的病例死亡，存活者20%～40%留有神经麻痹和心理障碍等严重后遗症，韩国、越南、老挝、柬埔寨、马来西亚、印度尼西亚、印度、尼泊尔等东南亚国家均有流行，曾一度被称为"东方的瘟疫"。

我国乙脑的发病情况如何？

我国于1921年首先有乙脑病例报告，在历史上，我国曾是 JE 的最大流行区。新中国成立以来，先后于1959年、1966年、1967年和1971年发生过 4 次全国性流行。1965～1975年，中国报告 >100 万例乙脑，仅1971年就报告 174932 例，死亡20580 例，发病率为20.92/10 万，病死率为11.76%。20世纪70年代以后随着乙脑疫苗的大规模使用，我国乙脑报告病例呈明显下降趋势，发病逐年减少，未出现全国性的大流行，但时有局部流行。21 世纪以后发病率维持在 < 1/10 万，2014 年全国仅报告 858 例，达历史最低水平。

乙脑病毒有什么特点？

乙脑病毒是一种经蚊子传播的黄病毒，属虫媒病毒乙组黄病毒科，呈球形，直径40～50nm，有包膜，其基因为含 10976 个碱基对的单股正链 RNA，RNA 包被于单股多肽的核衣壳蛋白中组成病毒颗粒的核心。包膜中镶嵌有糖基化蛋白（E 蛋白）和非糖基化蛋白（M 蛋白）。其中 E 蛋白是病毒的主要抗原成分，由它形成的表面抗原决定簇具有凝血活性与中和活性。各地的基因型分布有所不同，但都属于同一血清型，各基因型毒力和增殖宿主基本无差别。乙脑病毒抗原性稳定，较少变异。

乙脑病毒的抵抗力不强，易被常用消毒剂杀灭；不耐热，100℃ 2分钟或56℃ 30分钟即可灭活。对低温和干燥抵抗力较强，用冰冻干燥法在4℃冰箱中可保存数年。

乙脑的发病机制是什么？

乙脑病毒经蚊虫叮咬侵入人体后，先在血管内皮细胞、淋巴结、肝、脾等单核吞噬细胞系统内繁殖，然后侵入血液，引起短暂的病毒血症。

人体感染病毒后是否发病及疾病的严重程度取决于感染病毒的数量、毒力强弱以及机体的免疫力。多数人感染后无症状，但血液中出现抗体升高称为隐性感染；部分人出现轻度的呼吸道症状为轻型病例；极少数患者感染后，病毒可通过血-脑屏障造成中枢神经系统病变，出现脑炎症状。

乙脑的临床表现有哪些？

乙脑的潜伏期4~21天，一般为10~14天。典型病例大多起病急骤，体温在1~2天内升高到39~40℃，伴头痛、神情倦怠、食欲差、嗜睡、恶心和呕吐，少数患者可出现神志淡漠和颈项强直。病程进入第4~10天，除上述症状加重外，突出表现为脑实质受损的症状。高热、抽搐及呼吸衰竭是乙脑的严重表现，三者互相影响，呼吸衰竭是引起死亡的主要原因。

经治疗后，患者体温逐渐下降，神经系统和体征日趋好转，一般患者于2周左右可完全恢复；但重型患者需1~6个月才能逐渐恢复，5%~20%的重型乙脑患者留有后遗症。后遗症主要有三类：心理、智力和运动障碍，包括失忆、认知障碍、行为障碍、抽搐、运动无力或瘫痪，以及语言和协调障碍等。

乙脑的实验室确诊方法有哪些？

（1）病毒分离：从脑组织、脑脊液或血液中分离到乙脑病毒，或检测到乙脑病毒抗原、特异性核酸可明确诊断。

（2）血清学检查：可采用间接免疫荧光法、血凝抑制试验、补体结合试验、酶联免疫吸附试验（ELISA）等方法进行检测。

乙脑的传染源及储存宿主是什么？

乙脑是一种人畜共患的自然疫源性疾病。人感染乙脑病毒后，不论隐性感染或显性感染，仅发生短期的病毒血症（一般不超过5天），且血中病毒数量少，故在流行病学上不是重要传染源。

蚊虫感染后，病毒在蚊体内增殖，可终身带毒，甚至可随蚊越冬或经卵传代，因此除作为传播媒介外，也是病毒的储存宿主。被蚊虫叮咬的家禽、家畜及野生动物均可感染乙脑病毒而成为本病的传染源，目前发现约有60种动物可感染乙脑病毒成为本病在自然界中动物储存宿主，尤其是家猪可发生持续性病毒血症，成为蚊子叮咬的主要宿主。据调查，在一次流行后，当地猪的感染率可达100%，马、驴为94%，牛为92%，狗为66%，其他动物如鸡、鸭、鹅、鼠类及鸟类均可感染乙脑病毒，病毒在受感染动物体内增殖，数量增多，在本病的传播上起重要作用。近年来，我国台湾地区多次从蝙蝠中分离到乙脑病毒，并带毒过冬，能感染蚊虫，且病毒血症持续达6天以上，所以蝙蝠也是本病的传染源和储存宿主。

乙脑的传播途径与传播媒介是什么？

1935~1937年，日本学者首先证实蚊虫是本病的传播媒介。能传播本病的蚊虫很多，现已证实库蚊、伊蚊、按蚊的某些种类，以及三带喙库蚊是本病的主要传播媒介。蚊虫吸血后，病毒先在其肠道内繁殖，然后移行至蚊虫唾液腺增殖，病毒可增加5万~10万倍。蚊虫受感染10~12天后，即可通过叮咬传给人和动物。蚊虫感染乙脑病毒后，不仅可带病毒越冬，而且病毒可经蚊卵传代，从而成为乙脑病毒的长期储存宿主。此外，从福建、广东的蠛蠓中已分离到乙脑病毒，故也可能成为本病的传播媒介。

人群对乙脑病毒的易感性如何？

人群对乙脑病毒普遍易感，但感染后仅少数发病，多数为轻型或隐性感染，显性感染与隐性感染之比可达1:1000~1:2000。故患者多散在发生，家庭或邻里很少发生2例以上病例。感染后可获得持久免疫力，再次发病者极少见。流行地区人群往往经多次隐性感染而获得抗感染免疫，故发病多为无免疫力的儿童。

人体感染乙脑病毒后产生各类抗体的时间及其意义是什么？

人体感染乙脑病毒后可产生补体结合抗体、血凝抑制抗体、中和抗体。补体结合抗体一般在感染后3~5天出现，30~60天达高峰，很快消失，它的存在说明新近感染。血凝抑制抗体在感染后3~5天出现，1个月左右达到高峰，维持约半年。中和抗体在感染后1~2周出现，1个月左右达到高峰，维持数年甚至数十年。对这些特异性抗体检测有助于临床诊断和流行病学调查，血凝抑制抗体和中和抗体常用来评价疫苗的效果。

乙脑的发病地区有什么特点？

乙脑发病地区可分为以下三种类型。

（1）热带流行区：无明显季节性，全年均可出现流行或散发病例，如印度南部、斯里兰卡、马来西亚等。

（2）亚热带流行区：偶见流行，患者无明显年龄界限，如越南北部、泰国北部、印度东北部等。

（3）温带流行区：患者主要为＜10岁儿童，有严格的季节性，这是由于蚊虫的繁殖、活动及病毒在蚊虫体内的繁殖均需一定的温度，如中国、朝鲜、韩国等。

乙脑原来局限于亚洲地区，主要在中国、东南亚、印度等国家，近年来疫区范围扩大，从传统的亚洲地区蔓延到以往无病例的澳大利亚和西太平洋地区，约有25个国家或地区近30亿人居住在乙脑疫区。我国原来新疆、西藏、青海均无乙脑病例报告，2009年在西藏林芝地区墨脱县发现有传播乙脑病毒的媒介三带喙库蚊，并从三带喙库蚊中分离到乙脑病毒。对墨脱县、米林县健康人群和宿主动物（猪）的血清检测，部分人群和宿主动物乙脑病毒抗体呈现阳性，表明在该地区已存在乙脑病毒传播。

乙脑发病的主要人群有哪些？

目前乙脑发病以≤15岁儿童为主，部分省的发病年龄向大年龄推移，中老年病例增加，成人发病有上升趋势。如2006年，山西省乙脑病例中≥40岁者占病例总数的77.0%，远高于全国8.4%的水平；死亡病例≥40岁者占死亡病例总数的87.2%，亦明显高于全国平均21.0%的水平。

疫苗时代乙脑流行病学有哪些特征？

近年来由于乙脑疫苗的广泛使用，乙脑流行病学特征也发生了一些变化，主要有：

（1）发病高峰仍在夏季6～9月份，7～8月份发病最多，与蚊虫大量滋生繁殖月份相一致，主要传播媒介以库蚊和三带喙库蚊为主。

（2）乙脑发病呈高度散发状态，在局部地区出现病例增多或发生流行，多集中在经济不发达，乙脑疫苗覆盖率差的农村，其次是流动人口聚居的城乡接合部，同一家庭同时罕见有2例患者。2006年山西省运城市13个县中10个县有病例报告，分布在37个乡镇的62个行政村，呈高度散发。

（3）发病以0～10岁的散居儿童为主，其次是学生和农民，发病年龄有明显后移趋势。

(4) 疫情漏报严重。有人对济南市部分医院乙脑漏诊情况进行调查，结果在 128 例实验室确诊病例中，漏诊 77 例（60.16%），其中 53 例被诊断为病毒性脑炎、病毒性脑膜炎或病毒性脑膜脑炎。漏诊的主要原因是部分病例临床症状不典型，一些医院在流行季节不开展乙脑特异性 IgM 抗体检测，将乙脑病例误诊为其他病毒性疾病。

全球曾研制过几种乙脑疫苗？

20 世纪 40 年代以前，日本和苏联开始研制鼠脑和鸡胚灭活乙脑疫苗（JEV）。鼠脑疫苗保护率在 70%～80%，但这种原制疫苗含有大量鼠脑异性蛋白，可引起严重的变态反应。1943 年美国的 Sabin 亦用鼠脑制备过乙脑灭活疫苗（JEV - I），1946 年 Warren 等用鸡胚制成 JEV - I。上述 2 种疫苗曾先后在美国军队中使用，但未曾得到满意结果。日本从 1962 年开始生产鱼精蛋白提纯鼠脑疫苗，1965 年又生产超速离心纯化疫苗，证明安全性尚可，免疫效果较好。主要在本国、东南亚、大洋洲和某些欧洲国家使用。美国曾在 1967 年制备过地鼠肾细胞培养 JEV - I，接种 3 针可有满意效果。2009 年，诺华公司研制的 Vero 细胞培养衍生的乙脑疫苗（JE - VC；Ixiaro）在美国获准用于成人。

目前世界上使用的乙脑疫苗有几种？都在哪些国家（地区）使用？

目前世界上使用的乙脑疫苗可分成四类：鼠脑灭活疫苗、Vero 细胞灭活疫苗、减毒活疫苗和重组（嵌合）活疫苗。鼠脑疫苗目前只在很少国家使用。广泛使用的有以下三种。

(1) Vero 细胞灭活疫苗：Vero 细胞灭活铝佐剂疫苗（减毒 SAl4 - 14 - 2 株，IXIARO® 和 JESPECI®）由于其高于现场有效的鼠脑乙脑疫苗的非劣性免疫原性，于 2009 年在几个国家获准使用。该疫苗的生产通过技术协议转让给印度制造厂商，2012 年在印度获准使用（JEEV®），此后在亚洲其他国家获准使用。其他 Vero 细胞灭活疫苗在中国、印度和日本采用不同的病毒株生产，这些疫苗使用地区有限或未在国际上使用。

(2) 减毒活疫苗：用 JEV SAl4 - 14 - 2 株生产的原代仓鼠肾细胞减毒活疫苗已获准使用，自 1988 年以来在中国广泛使用（CD. JEVAX®）。目前越来越多的亚洲国家已批准使用该疫苗。

(3) 重组活疫苗：重组（嵌合）乙脑减毒活疫苗于 2010 年在澳大利亚获准使用，此后在越来越多的亚洲国家获准使用（IOJEV®、JE - CV®、Chi-

meriVaxJE®）。其制造方法为：以编码 SAl4－14－2 乙脑减毒活疫苗病毒抗原决定簇的类似序列取代黄热病 17D 减毒活疫苗病毒前膜和包膜的编码序列。该疫苗病毒用 Vero 细胞生产。

此外，鼠脑纯化疫苗，已在亚洲许多乙脑流行国家广泛应用，也在一些西方国家前往乙脑流行区的旅游者中应用。

我国研制乙脑疫苗的经历如何？

我国于 1950 年开始使用苏联的技术试制鼠脑灭活疫苗，毒株为自行分离的 P3 株，因接种后反应严重，于 1957 年停用。1958 年试制鸡胚细胞组织培养乙脑疫苗，该疫苗反应轻微，但免疫效果不好，遂于 1968 年停止使用。以后，研制原代地鼠肾细胞（PHK）培养乙脑疫苗，该疫苗反应轻微，但接种后血清中和抗体阳转率不理想，仅有 60% 左右，加强 1 针后可达 90% 左右。20 世纪 80 年代我国曾试图制备地鼠肾浓缩提纯乙脑疫苗，虽血清抗体反应良好但终因发热反应严重而失败。20 世纪 90 年代，我国用非洲绿猴肾（Vero）细胞培养的 JEV－I 研制成功，并用于人群。1988 年由原中国药品生物制品检定所和卫生部成都生物制品研究所开始研制地鼠肾细胞培养乙脑减毒活疫苗（JEV－L），获得成功并生产应用，先后获国家科学进步一等奖及全国优质产品，目前已获得 WHO 认证，出口东南亚国家。

我国研制的 JEV－L 生产工艺和规格如何？

JEV－L 以遗传稳定的、神经毒力减低的乙脑病毒 SA14－14－2 株作为毒种接种于原代地鼠肾细胞，经培养收获病毒液，加入适宜稳定剂冻干制成。为淡黄色疏松体，复溶后为橘红色或淡粉红色澄清液体。复溶后每瓶 0.5ml、1.5ml、2.5ml。每 1 次人用剂量为 0.5ml，含乙型脑炎活病毒应不低于 5.4 lg PFU。1998 年 10 月 WHO 在泰国召开的国际会议上对我国生产的 JEV－L 给予高度好评，WHO 生物标准化委员会考虑用我国的 JEV－L 规程为基础，制定 WHO 的生产与检定指南。目前该疫苗占全球所有 JEV 总产量的 50% 以上。

什么是 Vero 细胞乙脑疫苗？

Vero 细胞是一种非洲绿猴肾的传代细胞，已被证明不含任何污染因子，是第一个被 WHO 推荐的生产疫苗的传代细胞，法国较早将其用于脊髓灰质炎疫苗和狂犬疫苗的研制生产，我国几乎同步用于研制乙脑疫苗。JEV－I 是用乙脑病毒接种 Vero 细胞，经培养、收获、灭活病毒、浓缩、纯化后，加入适宜稳定剂冻干制成。为白色疏松体，复溶后为澄明液体。

WHO 对接种乙脑疫苗的一般建议是什么?

在所有乙脑被公认为公共卫生重点的国家（地区），乙脑疫苗接种都应纳入国家免疫程序。即使乙脑确诊病例较少，但存在适合乙脑病毒传播的环境（存在动物传播源、适合病毒传播的生态条件、与已知有乙脑病毒传播的其他国家或地区接壤），都应考虑疫苗接种。儿童期乙脑疫苗接种这一重点不应被列为辅助的干预措施（例如使用蚊帐和控蚊措施）所转移。最有效的免疫策略是先对儿童和主要目标人群进行一次强化免疫活动，然后将乙脑疫苗纳入常规免疫计划。因为乙脑疫苗接种不能诱生群体免疫力，所以应在疾病高危人群中达到并维持疫苗接种高覆盖率。

WHO 对卫生保健人员接种乙脑疫苗有什么建议?

卫生保健人员一般不是感染乙脑病毒的特殊危险人群，一般不需接种疫苗，但鉴于已有实验室感染乙脑病例的报道，WHO 建议对所有可能接触感染乙脑病毒的实验室工作人员和医务卫生人员应进行疫苗接种，地方性流行区的高危卫生保健人员（例如控制病媒的人员）也应接种疫苗。

WHO 对旅游者接种乙脑疫苗有什么建议?

WHO 指出，对旅游者是否需要接种乙脑疫苗，应考虑拟前往地区的乙脑发病率、居住条件、活动性质、是否有驱蚊剂和其他保护措施，以及接种疫苗不良反应等因素进行权衡。WHO 不建议对所有到亚洲的旅游者接种乙脑疫苗。一般来说，非流行区的人员于流行季节逗留于流行区超过 30 天（尤其是乡村）的人员应接种疫苗；但对到正在发生流行地区的旅游者和其活动使他们处于高度接触危险（如长期户外活动）的个体，尽管在流行区逗留不到 30 天，也应接种疫苗。

我国接种 JEV - L 的免疫程序是什么?

JEV - L 的免疫程序为 8 月龄儿童接种 1 剂；2 岁时加强免疫 1 剂，可诱导数年保护力。每次于上臂外侧三角肌下缘附着处皮下注射 0.5 ml。

我国接种 JEV - I (Vero 细胞) 的免疫程序是什么?

JEV - I 的免疫程序是 8 月龄儿童接种 2 剂，间隔 7～10 天完成基础免疫，2、6 岁时各加强免疫 1 剂。每次于上臂外侧三角肌下缘附着处皮下注射 0.5 ml。

为什么接种 JEV-I 要进行加强注射?

乙脑灭活疫苗是一种死疫苗,需要注射多次才能取得较好的免疫效果。研究表明,基础免疫注射 2 针后,抗体阳转率只能达到 70%~80%。第 2 年加强注射 1 针后,阳转率可达到 90% 左右。但 2~3 年后,抗体又会下降,还必须再次加强注射。所以目前我国规定,在完成基础免疫后于 2 岁和 6 岁时各加强注射 1 次。

JEV-I 与 JEV-L 是否可以交替使用?

JEV-I 与 JEV-L 交替使用也叫序贯免疫程序。由于前几年国内广泛使用的是 JEV-I,JEV-L 纳入国家免疫规划后,使用 JEV-I 基础免疫者,能否使用 JEV-L 进行加强接种,是面临的实际问题。2002 年,江苏省在近几年无乙脑患者或发病率低的地区作为观察点,选择分别已经接种 JEV-I 或 JEV-L、当年需加免的 2~3 岁儿童,采用随机抽样和双盲法分为 3 组。①研究组:6 月龄开始已接种 JEV-I 2 剂,2~3 岁时用 JEV-L 加强免疫 1 剂;②对照 1:6 月龄开始已接种 JEV-I 2 剂,2~3 岁仍用 JEV-I 加强免疫 1 剂;③对照 2:12 月龄起已接种 JEV-L 1 剂,2~3 岁仍用 JEV-L 加强免疫 1 剂。研究结果显示,2 个对照组均未发现严重全身反应和局部反应,研究组与对照 1 组的全身反应和局部反应发生率均无显著性差异。检测中和抗体,研究组抗体阳转率为 97.67%,明显高于对照 1 组的阳转率(86.27%);与对照 2 组的中和抗体阳转率(93.75%)差异无显著性。表明对儿童用 JEV-I 基础免疫,用 JEV-L 加强免疫可有很好的免疫学效果。

应急接种时应选择哪种乙脑疫苗?

在有乙脑病例发生,并有可能传播时,应对高危人群进行应急接种。应急接种选择的疫苗取决于个体的免疫史,对有 JEV-I 免疫史的人,可以接种 1 剂 JEV-I;对无免疫史的人,如果使用 JEV-I 需要接种 2 剂,2 剂间隔时间在 7 天以上,产生保护性抗体时间较晚;如使用 JEV-L 只需要接种 1 剂,1 周左右就可产生保护性抗体,更适宜用于应急接种。

在乙脑流行季节可接种 JEV 吗?

早期曾有人担心,在乙脑流行季节接种 JEV,如出现偶合乙脑病例,将会引起纠纷。研究表明,在乙脑流行季节接种乙脑疫苗,可能会偶合处于乙脑潜伏期的病例发病,但这种发生概率极低。如不进行应急接种,可能会发生更多的乙脑病例。权衡利弊,应该进行应急接种。2003 年广东省局部地区发生乙脑流行，为控制乙脑流行，5~6月在流行地区使用 JEV-I 开展应急接种，在非流行地区开展 JEV 查漏补种。全省接种 554 万人次，仅发生 1 例过敏性紫癜和 10 余人发热反应，未出现偶合病例，并使疫情得到有效控制。

JEV 可以和其他疫苗同时接种吗？

一些研究数据表明，接种 JEV-I 时同时接种 DTP、Hib、HepB、MMR、MCV/MPV、HepA 等灭活疫苗或减毒活疫苗时，不影响 JEV-I 的免疫原性和安全性，也不影响同时接种的其他疫苗的免疫原性和增加不良反应的发生。JEV-L 与灭活疫苗可以在任何时间接种，与减毒活疫苗可以在同一天接种，如未在同一天接种，必须间隔 28 天。

JEV-L 与 MV 同时接种会影响 MV 的免疫应答吗？

曾有报告，同时接种 MV 和 JEV-L 会影响 MV 的免疫应答。为证实这些报告的可靠性，菲律宾进行了同时接种 MV 和 JEV-L 的研究。将 223 名 9~11 月龄儿童分为 3 组，第一组接种 JEV-L 后 1 个月再接种 MV，第二组接种 MV 后 1 个月再接种 JEV-L，第三组 2 种疫苗同时接种，观察 2 种疫苗同时使用对 MV 免疫应答的影响。接种后 1 个月，3 组均产生高水平的免疫应答，但同时接种组 MV 达到保护性抗体的比例（96%）略低于间隔 1 个月接种 MV 组（100%），抗体 GMT 也明显低于仅接种 MV 组。这些结果提示，JEV-L 对 MV 应答有一定的干扰作用。对血清阳转的儿童，1 年后随访显示，2 组的抗体 GMT 相似，提示干扰仅是暂时的，可以同时使用 JEV-L 和 MV。全球疫苗安全咨询委员会（GACVS）认为，婴儿 9 月龄时 JEV-L 与 MV 同时接种也是安全的。在台湾对 550 名 12~18 月龄婴儿同时接种 JEV-L 和 MV 的观察也表明，两种疫苗同时接种是安全的，而且能够诱导有效和持久（超过 1 年）的免疫应答。

患过乙脑的儿童，还要不要接种乙脑疫苗？

患过乙脑的儿童不需要再接种乙脑疫苗了。因为乙脑病毒只有 1 个血清型。曾得过乙脑的人恢复健康后，体内已有很强的免疫力，且保持终生，不会再得乙脑。因此也没有必要再接种乙脑疫苗。

接种 JEV 的禁忌证有哪些？

对疫苗成分过敏者，患急性疾病、严重慢性疾病、慢性疾病的急性发作期和发热者，患脑病、未控制的癫痫和其他进行性神经系统疾病者。此外，免疫缺陷、免疫功能低下或正在接受免疫抑制治疗者还不能接种 JEV－L。

妇女妊娠时是否可以接种 JEV?

尚无接种 JEV 对妊娠安全性的确切资料。接种 JEV 对发育中的胎儿具有理论上的危险，但尚未得到证实，在妊娠期，不应进行常规接种。对必须到乙脑高危地区旅行的孕妇，如果该孕妇和胎儿感染乙脑病毒的危险性大于理论上免疫接种的危险性时，应该优先选择 JEV－I。根据一般的预防原则，孕妇不应使用活疫苗，尤其是在有其他疫苗可选的情况下。妊娠测试不是接种乙脑疫苗的先决条件。孕妇意外接种 JEV－L 不是终止妊娠的指征。

接种 JEV 的不良反应发生率是多少?

据我国 AEFI 监测系统资料显示，2011 年全国报告接种 JEV－L 发生 AEFI 4433 例，发生率为 12.84/10 万，其中一般反应 4027 例，发生率 11.67/10 万；异常反应 338 例，发生率 0.98/10 万。接种 JEV－I 发生 AEFI 95 例，发生率为 11.63/10 万，其中一般反应 90 例，发生率 11.02/10 万；异常反应 4 例，发生率 0.49/10 万。

JEV－I 和 JEV－L 个别受种者可出现高热、过敏性皮疹、过敏性休克、过敏性紫癜和血管性水肿等，但都极为罕见。2011 年全国 AEFI 监测资料显示，JEV－L 和 JEV－I 过敏性皮疹发生率分别为 0.85/10 万和 0.37/10 万，过敏性紫癜发生率分别为 0.003/10 万和 0.12/10 万，过敏性休克、血管性水肿、无菌性脓肿、热性惊厥等发生率均 <0.01/10 万。

接种 JEV 后有哪些一般反应?

大多数人在接种乙脑疫苗后均无反应，个别儿童在接种后 24 小时注射局部出现红晕、疼痛等，少数人可有散在皮疹出现，也可出现发热（<38℃）、头晕、晕厥、恶心、呕吐等，但均轻微，一般不需处理，1～2 天内可自行消退。接种 JEV－I 和 JEV－L 一般反应类似，采用序贯免疫程序或单独接种的反应也无差异。

接种 JEV－L 和 JEV－I 的安全性有什么不同?

2005～2006 年对 9 个省 JEV－L 和 JEV－I 严重不良反应的监测数据，采用描述性方法对 2 种疫苗不良反应的发生特征进行比较分析。结果表明，JEV－L 和 JEV－I 上市后，严重不良反应总报告发生率分别为 11.4/100 万和 22.0/100 万；临床损害均以过敏性皮疹、发热和热性惊厥为主，且第 1 剂反应危险性高。JEV－L 和 JEV－I 聚集性反应发生率分别为 1.2/100 万和

3.8/100 万；JEV - I 发生聚集性反应的危险性高于 JEV - L。分析显示，两种疫苗均有良好的安全性，但 JEV - L 安全性优于 JEV - I，建议儿童常规免疫优先选择 JEV - L。

接种 JEV - L 有可能诱发乙脑吗？

JEV - L 是减毒活疫苗，疫苗株是否会恢复毒力是人们关心的问题。SA14 - 14 - 2 乙脑减毒株具有弱毒群体均一，无温度敏感（Ts），对小鼠、猴子脑内接种不致病，经细胞回传 17 代或鼠脑传 5 代后无返祖，以及在基因序列上核苷酸发生多部位（57 ~ 66 个）突变导致 24 ~ 31 个氨基酸替代，经细胞传代后仍保持稳定、无回复突变等主要特征，表明该疫苗株神经毒力的逆转是极不可能的，因此担心接种后发生疫苗相关性脑炎是没有根据的。1979 ~ 1998 年 20 年间向 GACVS 报告中均无疫苗相关乙脑病例报告，GACVS 认同 JEV - L 的良好安全性和效果。

JEV - L 的免疫效果如何？

国内外对我国生产的 JEV - L 的免疫效果进行大量研究，证明其安全可靠、保护率高。在中国进行的病例对照研究和许多大规模现场试验均表明，间隔 1 年接种 2 剂的免疫方案至少可以保护 95% 的受种者。在韩国免疫儿童的观察也证实，JEV - L 在韩国儿童中使用安全有效，单剂接种即能诱生很好的免疫应答，加强接种后能诱生高滴度抗体的免疫应答。

接种 JEV - I 的流行病学效果怎样？

接种 JEV - I 有良好的流行病学效果。我国在使用疫苗前，1961 ~ 1970 年乙脑年均发病率为 11.90/10 万，1971 年达到最高发病水平，当年发病数为 17.5 万例，发病率为 20.92/10 万。随着 JEV 的使用，乙脑发病率持续下降，1974 年降至 < 10/10 万，1980 年下降到 < 5/10 万，1991 ~ 2000 年均为 1.25/10 万，此后乙脑发病率一直维持在 < 1/10 万。

JEV - I 与 JEV - L 的免疫效果有什么不同？

有人将 319 名受隐性感染机会较少的 5 ~ 18 月龄婴幼儿分为 2 组，分别接种 JEV - I 和 JEV - L。JEV - I 间隔 7 ~ 10 天皮下注射 2 剂，JEV - L 皮下注射 1 剂，每剂均注射 0.5ml，第 2 年，2 组各加强免疫 1 剂。经间接免疫荧光法检测，免前儿童两组抗体阳性率和 GMT 差异无显著性。基础免疫后、加免前和加免后 1 个月，两组抗体阳性率、抗体 GMT 差异均不显著。但加免后 6 个月，JEV - L 组抗体阳性率（94.74%）和 GMT（80.69）均显著高于 JEV – I 组（72.34%，62.34）。在北京市对 1～2 岁 264 名应初免儿童，分别接种 JEV – L 1 剂和 JEV – I 2 剂（间隔 7～10 天），采用细胞蚀斑减少中和试验检测免疫前及免疫后血清乙脑中和抗体，结果显示接种 JEV – L 组抗体阳转率和阳性抗体 GMT 均高于 JEV – I 组。

接种 JEV 的注意事项有哪些?

（1）开启 JEV – L 和注射时，切勿使消毒剂接触疫苗。

（2）JEV – L 开启后立即使用，如需放置，应置 2～8℃，30 分钟内未用完应废弃。

（3）疫苗瓶有裂纹、标签不清或失效者、疫苗复溶后出现异常浑浊者均不得使用。

（4）注射免疫球蛋白者应至少间隔 1 个月以上接种 JEV – L，使用 JEV – L 后半个月才能使用免疫球蛋白或其他血液制品。

甲型病毒性肝炎疫苗

病毒性肝炎有哪些类型？

病毒性肝炎是指一组由肝炎病毒在肝细胞内繁殖，使肝脏发炎、肝细胞坏死，以肝脏损害为主的全身性疾病。近 30 年来，由于在病毒性肝炎病原学上的突破性研究，现今已知由不同肝炎病毒引起的病毒性肝炎有甲型肝炎（以下称甲肝）、乙型肝炎（以下称乙肝）、丙型肝炎（以下称丙肝）、丁型肝炎（以下称丁肝）、戊型肝炎（以下称戊肝）。此外尚有 4% 的病毒性肝炎不在上述各型之内，其中包括庚型肝炎和己型肝炎。各型肝炎的临床症状相似，均可导致肝脏肿大及肝功能异常，但病毒的生物学特性、抗原性和核酸分子序列截然不同。病毒性肝炎的分类见表 13 – 1。

表 13 – 1　病毒性肝炎的分类

名称	发现年限	核酸型	科	属
甲肝病毒（HAV）	1973	+ RNA	微小 RNA 病毒科	肝炎病毒属
乙肝病毒（HBV）	1965	DNA	嗜肝 DNA 病毒科	正嗜肝 DNA 病毒属
丙肝病毒（HCV）	1989	+ RNA	黄病毒科	丙肝病毒群
丁肝病毒（HDV）	1977	– RNA	？	δ 病毒属
戊肝病毒（HEV）	1990	+ RNA	？	戊肝病毒属

病毒性肝炎的发病情况是怎样的？有什么危害？

病毒性肝炎在世界各地均有发病，每年受侵害的患者数以亿计，其中 200 多万人导致死亡。病毒性肝炎在我国是一个严重的公共卫生问题。据调查，目前我国现有慢性病毒性肝炎患者 2000 多万人，在我国法定报告传染病中一直居于前几位，每年新发生急性病毒性肝炎约 120 万例，其中主要是乙肝，其次为丙肝、戊肝和甲肝。如 2015 年全国报告病毒性肝炎 122 万例，其中乙肝占 76.6%，丙肝占 17.1%，戊肝占 2.2%，甲肝占 1.9%，未分型占 2.2%。病毒性肝炎对民众健康和国民经济的危害很大，每年我国用于肝炎和肝病的直接医疗费用高达 1000 亿元。

病毒性肝炎与肝炎是一个概念吗?

病毒性肝炎与肝炎不是一个概念。病毒性肝炎是由多种肝炎病毒所致以肝脏炎症为主的全身性传染病,而肝炎是泛指肝脏发炎,造成肝脏发炎还有很多其他原因。一些病毒如 EB 病毒、巨细胞病毒(CMV)、黄热病病毒、某些肠道病毒等,均可引起肝功能损害,但各有其临床特点。此外还有细菌、真菌、立克次体、螺旋体及某些原虫和寄生虫的感染,以及某些药物和化学毒物也可引起药物性肝炎或中毒性肝炎;酗酒由酒精直接造成的肝脏损害等。总之,肝炎是一个总名称,包括许多病因不同的肝炎。但由于病毒性肝炎最常见,人们对它熟悉,因此大家习惯地把病毒性肝炎简称为"肝炎",但这并不是十分准确的。

什么是甲肝?

甲肝是由甲肝病毒(HAV)引起的、以肝实质细胞损伤为主的常见肠道传染病,主要侵犯肝脏,临床表现有乏力、食欲不振、厌油、恶心及黄疸等,除急性重型肝炎外,一般预后较好。甲肝发病率高,病程长,严重危害人民身体健康,目前仍是世界性的健康问题。

甲肝的危害情况怎么样?

甲肝在病毒性肝炎中最为常见。最早描述肝炎(流行性黄疸)的人是希波克拉底。17 世纪和 18 世纪报告的黄疸性肝炎暴发可能就是甲肝,这些暴发多与军事活动有关。在 20 世纪 40 年代,通过流行病学调查,发现甲肝(以前叫传染性肝炎)与长潜伏期的乙肝(血清型肝炎)不同。1973 年正式将传染性肝炎称为甲肝,血清型肝炎称为乙肝。

据不完全统计,全球每年发生临床型甲肝约 140 万例,实际发病数比报告数高 3~10 倍。估计年耗资 15 亿~30 亿美元。甲肝主要发生在卫生条件较差、低收入地区的发展中国家,如撒哈拉以南非洲和南亚部分国家,以及亚洲、非洲和中、南美洲的一些国家。

我国甲肝流行情况如何?

我国是甲肝高发病区,1992 年调查全国人群抗 – HAV 流行率 80.9%。城市抗 – HAV 流行率 72.8%,农村为 84.1%。在未使用甲肝疫苗前,全国每年报告急性肝炎发病约 240 万例,其中 50% 为甲肝。1988 年在上海 31 万余人因食用毛蚶感染甲肝病毒,出现暴发流行,罹患率 4082.6/10 万,为常年 12 倍;8647 人入院接受治疗,47 人病死,造成工厂停产、学校停课,直接经济损失 5.08 亿元，间接经济损失 5.57 亿元，是全球至今为止最大规模的甲肝暴发事件。随着甲肝疫苗的广泛使用和卫生条件的改善，目前甲肝发病率已大幅度下降，但在学校及局部地区仍有暴发和流行，引起社会动荡和不安。

甲肝是什么引起的？

引起甲肝发病的是 HAV，于 1979 年首次分离成功。HAV 是一种无包膜的 RNA 病毒，分类属于小核糖核酸病毒，呈球形和二十面体对称，直径 27～32nm，无包膜，有蛋白衣壳，内含单股、正链、线状核糖核酸（RNA）。免疫电镜下观察可有实心和空心 2 种颗粒，前者含单股 RNA，具有传染性，内部结构致密，为完整的病毒颗粒；后者不含核酸，无传染性，不诱导产生甲肝中和抗体，电镜下呈空壳，为缺陷型病毒。对 HAV 进行核酸序列分析，发现 HAV 有 7 个基因型，其中人类 4 个（Ⅰ、Ⅱ、Ⅲ、Ⅶ），非人灵长类 4 个（Ⅲ、Ⅳ、Ⅴ、Ⅵ）。Ⅲ型为人类和非人灵长类所共有。人类 HAV 各基因型之间核酸约有 15%～25% 的差异。尽管各型 HAV 之间有不同程度的基因变异，但 HAV 只有 1 个血清型。人一旦得病，便可获得长期免疫，这也为甲肝疫苗的研制与发展提供了依据。尽管一些灵长类动物可以通过试验的方法感染，但人是其唯一的自然宿主。狨猴、黑猩猩、短尾猴、恒河猴也可人工感染 HAV，其中黑猩猩可成为宿主。HAV 可在多种组织细胞中生长，目前体外培养细胞多采用人二倍体细胞，非洲绿猴肾细胞。

甲肝病毒在环境中有什么特点？

在低温情况下和低 pH 等情况下，HAV 可以在外界环境中保持稳定数月（表 13-2）。

表 13-2　环境对 HAV 的影响

条件	温度	外界环境作用时间	对 HAV 的影响
热	60℃	数小时	无
冷贮存	-20℃	数年	保持生存力
干粪便	25℃	1 个月	仍能检出 0.4% 的 HAV
酸（pH 3.0）	20～25℃	3 小时	保持稳定

HAV 对紫外线照射敏感，依其照射条件不同在 1～5 分钟完全灭活。HAV 可被 70% 乙醇灭活，2% 的戊二醛 10 分钟可使 100% 的 HAV 灭活，加热 100℃ 5 分钟可灭活，对乙醇敏感，甲醛、三氯甲烷均可使其灭活。对乙醚、酸有较强抵抗力，低温下稳定，4℃ 可保存数周至数月。-20℃ 保存数

年仍有感染性。

甲肝病毒是如何致病的？

人体感染 HAV 并且在肝脏内复制。10～12 天后，出现病毒血症。HAV 可通过胆汁进入粪便中。粪便中病毒浓度的高峰发生在疾病发作前 2 周内，尽管病毒出现在血液中，但其浓度和粪便相比是微不足道的。病毒的排出在疾病临床发作时降低，并且在有症状后 7～10 天内显著减少。儿童可以比成年人更长时间排出病毒。

关于甲肝的发病机制，过去认为急性甲肝发病过程中对肝细胞有直接杀伤作用，很少通过免疫机制引起肝细胞病变。但近期文献报道 HAV 侵入人体后，感染初期为原发的非细胞病变阶段，此时 HAV 在肝细胞内大量复制和释放，至恢复期，病毒产生减少，肝细胞内可见汇管区有大量单核细胞浸润，并伴肝细胞轻度坏死和肝小叶中淤胆，在肝外组织如腹腔内淋巴结、脾脏和肾脏中可检出 HAV，在肾小球血管基底膜上有免疫复合物沉积，以上现象提示甲肝的发病可能有免疫病理参与。

甲肝病毒致病有什么特点？

（1）自然情况下，HAV 是经口进入人体的，靶器官是肝脏。同时在灵长类动物实验表明，扁桃体和唾液在感染早期可检测到病毒或其核糖核酸（RNA）。

（2）甲肝患者潜伏期已有病毒血症出现，与此同时粪便排毒也已出现。

（3）在患者肝脏受损，肝功能指标明显上升前 1～2 周，粪便中排毒达高峰。

（4）临床症状出现时，病毒血症期已结束，而粪便排毒仍能持续 1～2 周。

隐性感染的存在是造成 HAV 传播的重要因素。根据一次水源性感染的调查分析，其中急性黄疸型占 20%，亚临床型占 45.7%，隐性感染占 34.3%。亚临床型和隐性感染者，临床症状轻或不明显，粪便中有 HAV 排出，是重要的传染源。

甲肝在临床上是如何分型的？

临床分类可分为以下几型。

（1）急性肝炎：急性起病，出现肝炎的症状、体征，并有肝功能和肝炎病毒标记物检测异常。根据是否出现黄疸可分为急性无黄疸型肝炎和急性黄疸型肝炎两种。

（2）慢性肝炎：病情未愈而病程超过半年者，即为慢性肝炎，可分为轻度慢性肝炎、中度慢性肝炎和重度慢性肝炎三种。

（3）重型肝炎：主要表现为大量肝细胞坏死，使肝功能严重损伤甚至导致肝功能衰竭。因此病情重而发展迅速，病死率高。根据临床表现不同可分为急性重型肝炎、亚急性重型肝炎、慢性重型肝炎、淤胆型肝炎和肝炎肝硬化。

患甲肝后是否会复发？

以前一般认为患甲肝后不会复发，近年来有文献报道发现有甲肝复发，少数病例发病 4 ~ 10 周后，转氨酶又复升高。中国医科大学第二附属医院曾观察 132 例临床甲肝病例，将患者病后 1 个月症状、体征消失，肝功能恢复正常者作为痊愈；病程超过 1 个月作为病程迁延；痊愈后 1 个月再复发者作为复发。

经测定抗 – HAV IgM、抗 – HAV IgG 和 HAV RNA，结果发现痊愈患者血清中抗 – HAV IgG 出现早，抗 – HAV IgM 消失快；病程迁延患者血清抗 – HAV IgG 出现晚，抗 – HAV IgM 消失慢。痊愈组 HAV RNA 检出率均较迁延组低，痊愈组排毒期为病后第 3 周，而迁延组可持续到病后第 5 周。表明迁延组由于机体未能产生足够的中和抗体，病毒在体内持续存在，病程迁延不愈。在复发患者中也能检出 HAV RNA 阳性，提示甲肝复发与 HAV 感染有密切关系。

甲肝的确诊方法是什么？

仅仅依据临床及流行病学特征难以将甲肝和其他病毒性肝炎区分。因此确诊必须依靠实验室诊断，最常用的是血清学试验。几乎所有的急性甲肝患者通常在症状发作前 5 ~ 10 天均可检测到抗 – HAV IgM 抗体，并且能持续 6 个月。抗 – HAV IgM 抗体特异性高，假阴性很少，无须查双份血清，如检测为阳性，可作甲肝的血清学诊断。抗 – HAV IgG 抗体在恢复期出现，并能提供长期免疫，如恢复期比急性期血清抗 – HAV IgG 滴度呈 ≥4 倍升高，即对诊断有价值。

有报道运用分子杂交法、抗原捕捉 – 聚合酶链反应（AC – PCR）检测急性期粪便和血清中 HAV RNA，对调查甲肝暴发的共同来源十分有用。

甲肝的传染源是什么？

甲型肝炎潜伏期最短 15 天，最长 45 天，平均 30 天。甲肝的主要传染源是急性期患者、亚临床感染和隐性感染者。人体感染 HAV 后，HAV 在肝脏中增殖，由粪便中大量排出，有时也少量出现在唾液中。

急性甲肝患者在什么时间传染性最强？

甲肝绝大多数为急性患者。在感染 HAV 后出现明显临床症状和体征，肝功能明显异常。急性期患者在起病前 2 周和起病后 1 周从粪便中排出 HAV 的量最多，但至起病后 30 天仍有少数患者从粪便中排出 HAV。患者的 HAV 病毒血症最早开始于黄疸出现前 25 天，持续至黄疸出现为止，在此期间患者的传染性最强。

急性甲肝患者可分为黄疸型急性甲肝和无黄疸型急性甲肝两种。传染性最强的是黄疸型急性甲肝，在黄疸前期一般不易确诊，是重要的传染源。低滴度排毒可持续几周，在转氨酶达高峰前排毒即终止。发病后第 3、4 周及以后的患者作为传染源的意义不大。急性无黄疸型肝炎患者比黄疸型多，约占病例总数的 50%~90%，也是重要的传染源。

甲肝亚临床感染者作为传染源有什么意义？

亚临床感染者是指那些受 HAV 感染后，未出现临床症状和体征，但有肝功能异常、抗-HAV IgM 阳性或双份血清显示抗-HAV IgG 有 4 倍或以上效价升高者。在甲肝流行时，亚临床感染者数量众多。北京医科大学调查甲肝临床型与亚临床型患者的比例为 1:3.5。亚临床感染者由于数量多，不易识别，一部分亚临床感染者的粪便中有 HAV 排出，在急性期有传染性，作为传染源的意义极为重要，是造成甲肝地方性流行的主要原因。

隐性感染者是否可以传播甲肝病毒？

隐性感染者是指既无甲肝临床症状表现，也无肝功能异常表现，但有抗-HAV IgM 阳性或抗-HAV IgG 有 4 倍或以上效价升高，或从粪便中检出 HAV 者。浙江医学科学院在 2 起水型甲肝暴发的接触者中调查，证明甲肝显性、亚临床和隐性感染者的比例分别为 21.3%、46.8% 和 31.9%，其中亚临床和隐性感染者可达 80% 以上。HAV 隐性感染者无任何临床症状，容易被人们忽视，但可以传播 HAV，是传播 HAV 的重要传染源。

哪些因素决定甲肝患者和亚临床感染者的传染性最高？

感染 HAV 后出现的感染状态与年龄、免疫状况、感染病毒剂量有关。一般认为易感成人感染 HAV 后多表现为显性感染，且病情较重。而儿童感染后易表现为亚临床感染，即使表现为显性感染也常是一种自愈性疾病，很少有严重病例。通过血清流行病学研究方法，可以进一步揭示在不同年龄组人群或感染不同剂量 HAV 条件下，甲肝显性感染率与亚临床感染率的差异。1988 年上海发生甲肝流行时，曾对流行前甲肝抗体阴性的易感者分析甲肝显性感染与亚临床感染的比例。在未进食毛蚶的人群中亚临床感染率高于显性感染率。显性与亚临床感染之比为 1∶1.7。相反在进食毛蚶者（有 HAV 污染）中显性感染率明显高于亚临床感染率，两者之比为 6∶1；与未进食毛蚶的对照组相比，罹患甲肝患者的相对危险度为 18，而罹患隐性感染的相对危险度为 1.8，两者相差 10 倍。说明生食毛蚶者感染 HAV 量多，多表现为显性感染，而且亚临床感染的相对危险度也较高。随着进食毛蚶量的增多，显性感染与亚临床感染的比例，亦随之增大。

甲肝有长期病毒携带者吗？

甲肝没有长期病毒携带者，也不会变成慢性肝炎。只要注意休息，调整饮食，90% 以上的甲肝患者都可以在 3~6 个月内恢复，迁延一年的极少见。只要发现的早，及时治疗病死率低于 1‰。在发病的急性期及潜伏期的后期粪便、血液都带有甲肝病毒，甚至在尿中也有少量病毒存在，这些排泄物一定要妥善处理，以免传染他人。但近年来有报道，迁延型甲肝患者由于机体未能产生足够的中和抗体，病毒在体内持续存在，在痊愈 1 个月后又复发。

甲肝病毒的传播途径是什么？

由于甲肝亚临床感染者较多，病毒抵抗力强，并能在外环境中存活较长时间，所以可通过各种被患者粪便污染的食物、水和物品传播。常见的有手→食物→口、手→水→口和手→手→口等传播途径，特别是水生贝类如毛蚶是暴发流行的主要传播方式。国内普遍使用未经无害化处理的粪便作农作物的肥料，这也给 HAV 传播提供了直接传染源。Deng M. Y 对 HAV 在化粪池流出液中存活的时间进行测定。温度在 22℃ 时，平均 35 天 HAV 滴度下降 90%，而在 5℃ 时，则需要 58 天左右。粪便直接入水或作为肥料施用后入水，均可对周围环境及水源产生严重污染，是传播 HAV 的最大隐患。

在卫生条件较差的地区，日常生活接触常是甲肝散发或局部流行的主要传播方式。在卫生条件较好的地区，人群感染 HAV 年龄后移，易感人群积累，一旦食物或水源被污染，就有可能发生大量的甲肝临床病例，引起暴发。

甲肝虽然主要是通过粪-口途径传播，但具体的传播方式则比较复杂，有时一个地区甲肝流行可能有多种传播途径同时存在，因此必须通过流行病学调查分析方法查清主要的传播途径，才有助于采取针对性措施。

甲肝病毒为什么容易传播?

甲肝病毒对环境的普遍耐受性增强,加大了其传播的可能性。

(1) HAV 的耐酸能力使它在消化道内易于生存。

(2) HAV 的耐低温能力使它在受到污染的冰中生存,因此食用解冻后未经烧熟的食物可导致甲肝暴发。

(3) HAV 的耐热能力是食用蒸后贝类产品引起病毒传播的原因,这些贝类食品虽经加热使外壳张开,但温度未达到灭活病毒的程度,可使甲肝病毒仍然存活。

哪些人容易感染 HAV?

人类对 HAV 普遍易感,任何年龄的人群如无甲肝抗体均可感染 HAV。成年人和老年人中还有 20% 的人未感染过 HAV,也容易感染 HAV。成年人尤其是老年人患甲肝后,病情往往较重,黄疸型较多,病死率比儿童高,所以不能轻视。

患过甲肝后还能患第二次吗?

人体感染 HAV 后,无论是显性或亚临床性感染,均可从血清中查到特异性抗体(抗 - HAV),其滴度在病后 2~3 个月达到高峰,并可维持较长时间。已具有免疫力的人在体内抗 - HAV 抗体降至测不出时,当再次接触 HAV 时,也可通过免疫回忆反应,使已下降的抗体再度升高,从而获得稳固而持久的保护性抗体,使免疫力维持时间更长,甚至终身。甲肝再次感染发病极为少见,但仍有感染其他型肝炎的可能。

甲肝和其他病毒性肝炎会不会同时感染?

同时感染是指两种或两种以上不同型的肝炎病毒同时感染同一个机体。如 HAV 与 HEV,HAV 与 HBV、HBV 与 HDV 等均可发生同时感染。由于甲、乙、丙、丁、戊型肝炎之间无交叉免疫力,所以一个人一生中可以同时感染多种肝炎病毒,包括在同一时期同时患两种或两种以上病毒性肝炎,曾有报道有同时感染 5 种肝炎病毒者。一般情况下,发生两种病毒同时感染,病情会比单一病毒感染者重,应警惕患者发生重型肝炎的可能。

甲肝患者是否会与其他病毒性肝炎发生重叠感染?

重叠感染是指两种或两种以上不同型的肝炎病毒,在首次感染者病程尚未结束时就相继感染同一个机体造成多元感染。换句话讲,是指在原有肝炎病毒感染的基础上又感染了另一型肝炎病毒。如 HBV、HCV 感染后，病程尚未结束时发生了 HAV、HEV 等的感染。若呈急性发病者，病情可加重甚至发生重型肝炎。

甲肝有什么流行病学特征？

（1）甲肝是一个在全球所有国家和地区均有病例的传染病，流行水平与各地区卫生状况密切相关。近几年来，我国甲肝发病呈逐年下降趋势，2014 年报告 25596 例，但各地区发病水平差异较大，高发省份主要集中在新疆、宁夏、青海、甘肃、贵州等西部省份。

（2）温带地区甲肝的发病呈明显的秋冬季高峰，发达国家季节性高峰已不明显。我国甲肝全年均有发病，但有冬春和秋冬的季节发病高峰。

（3）甲肝发病有明显的周期性，特别是在发病率高的国家和地区，一般约 3~4 年有一个发病高峰。我国近 10 余年的发病资料显示，甲肝流行周期不明显。

（4）高流行区，甲肝的发病以婴幼儿为主；低流行区，甲肝的发病成人所占比例较儿童高，即发病年龄有后移现象。我国发病年龄主要集中在 ≤30 岁的人群，其中 ≤19 岁、≤5 岁年龄段的发病构成比较低，但有逐年增加的趋势，发病年龄有上移现象。

（5）我国近几年来，甲肝病例数最多的是农民、学生、散居儿童、工人，2009 年农民病例占病例总数的 41.8%，学生占 19.8%。

（6）学校暴发是当前疫情的主要影响因素，近年来甲肝暴发屡有发生。2004~2009 年学校发生甲肝暴发疫情 162 起，占暴发总起数的 72%，暴发人数占暴发疫情总数的 63.4%。2009 年报告 23 起，占突发公共卫生事件的 59%，暴发疫情主要发生在学校。

为什么会出现甲肝的流行？

（1）粪便对环境及水源的污染：甲肝主要经粪 – 口途径传播，粪便中 HAV 直接或间接污染饮用水及食物均可引起甲肝流行或暴发。如 1988 年春，上海市发生一次迄今最大的甲肝流行，患病者达 31 万人，起因便是食用污染了 HAV 的毛蚶。

（2）食品被污染：蔬菜、水果等被 HAV 污染极易造成甲肝的暴发或流行。

（3）人群免疫水平低下：据 1988 年初，上海市甲肝流行前人群抗 – HAV 水平测定，<15 岁儿童抗 – HAV 阴性率为 71.38%。

（4）缺乏基础卫生设施：居住地卫生条件差，缺乏饮用安全水和粪便无害化处理的设施。

（5）不良的生活习惯：经常生食海产品，如牡蛎、毛蚶、蛤类、醉蟹等。

（6）密切接触：集体生活者之间密切接触而引起甲肝的传播和流行。

（7）食品卫生管理：饮食业从业人员的健康状况，不完善的卫生管理措施，给甲肝的传播提供了机会。

（8）人口流动也增加了甲肝传播的机会。

为什么说甲肝传播防不胜防？

（1）甲肝有排毒在先、发病在后的特点，患者在症状出现之前即可传播病毒。

（2）甲肝有大量隐性感染者，虽不发病，但仍可传播病毒，不知不觉地感染他人。

（3）我国甲肝发病有很大地区性差异，随着人口流动，高发区人口将病毒带到低发区，造成疾病传播。

（4）目前大约有 50% 的肝炎感染原因不明，增大了预防难度。

为什么说接种甲肝疫苗是预防甲肝的最有效方法？

（1）HAV 有 7 个基因型，但只有 1 个血清型。国内外毒株同源性 > 90%，HAV 的抗原决定簇主要位于 Vp1 多肽上的 1 个免疫决定中和位点附近，接种疫苗后产生的中和抗体可以中和不同基因型的 HAV。

（2）甲肝病后无慢性病毒携带，在人群和一般动物中也无慢性携带者，控制的重点是人群。

（3）疫苗免疫效果显著，安全性高，广泛使用疫苗的地区发病率已明显下降。成本 – 效益分析表明，大规模免疫接种计划可在某些群体中节约费用。

（4）免疫球蛋白可用于暴露前后的预防，但是被动免疫仅提供短期保护（3~5 个月），与疫苗接种产生长期免疫相比费用较昂贵。

目前世界上甲肝疫苗有几类？

1979 年 Provost 等用猕猴肾细胞在体外培养 HAV 成功，从而使使用疫苗预防甲肝成为可能。HAV 通过组织培养连续传代后，其致病作用明显减弱，不能使人发病，但保持良好的免疫原性。当前世界上主要有两类甲肝疫苗，即甲肝减毒活疫苗（HepA – L）和甲肝灭活疫苗（HepA – I）。

生产甲肝疫苗需要什么条件？

成功制备甲肝疫苗必须具备以下几个方面的条件：①疫苗毒株必须在组织培养基上生长良好，抗原产量高；②建立可靠的标准化生产方法，以及准确和精确的质量控制方法；③设立适宜的质量控制体系，符合 WHO 对制备疫苗的质量要求。

什么是甲肝减毒活疫苗？

HAV 繁殖周期长，在组织中培养 10～20 天达繁殖高峰，病毒滴度可达 $10^7-10^8TCID_{50}$，在离体细胞上连续传 10～20 代可达到减毒的目的，或用两种不同来源的细胞交互传代也可达到迅速减毒的目的，通过传代适应虽然可以使之复制加快，产量提高及毒力降低，但往往在减毒过程中也伴随着免疫原性的减弱。因此，研制安全而效果好的甲肝疫苗相当困难。早在 20 世纪 80 年代末期，美国就开始了甲肝减毒活疫苗的研究，但因减毒指标不明确以及市场因素的制约而放弃了研究。我国在 20 世纪 80 年代后期使用我国的甲肝野毒株通过减毒获得疫苗株，制成了减毒活疫苗，20 世纪 90 年代初投入生产，安全性及免疫原性好，价格低廉，已纳入我国儿童常规免疫计划。

我国是如何研制甲肝减毒活疫苗的？

国外较早对甲肝减毒活疫苗进行研究，研制成功的减毒株有 CR_{326}、HM_{175} 株和 MRc_5 适应株等，用不同的原代细胞、非洲绿猴肾细胞、人二倍体细胞株进行交互传代或不同温度下传代，使 HAV 减毒。最后由于疫苗株的过度减毒，抗原性的丢失过大而放弃。

我国于 20 世纪 80 年代中期在毛江森院士主持下使用我国自行培育的甲肝野毒株减毒，获得活疫苗株（H_2 株），并作为国家"七五"重点科技攻关项目。1992 年，获得甲肝减毒活疫苗《新药证书》和《试生产文号》。中国医学科学院昆明医学生物学研究所、长春生物制品研究所也相继获得《试生产文号》。目前生产甲肝减毒活疫苗的毒株有杭 II 株（H_2）和黑龙江 I 株（LA－1）两种，已在全国广泛使用。

H_2 株甲肝减毒活疫苗是如何研制成功的？

H_2 株甲肝病毒分离自 1 名甲肝患者的粪便，系用原代猴肾细胞于 37℃培养、分离获得的 HAV 野毒株。该毒株经过连续传代而减毒，其减毒过程为：在原代猴肾细胞传 20 代，其中前 15 代置 35℃增殖，后 5 代置 32℃增殖，然后转移入 KMB17 人胚肺二倍体细胞 32℃连续传 5 代，命名为

H2M20K5（32℃）减毒株。再经 KMB17 人胚肺二倍体细胞 32℃ 传 2 代，为 H2M20K7 减毒株，简称 H_2 减毒株。按照减毒活疫苗的生产要求，对 H_2 减毒株制造的疫苗进行检定，包括定型试验、细胞基质检定、疫苗成品检定、动物残余毒力试验、免疫原性检查和毒力返祖试验检定等。以硫酸镁、氯化镁等无机盐类作为病毒稳定剂，以明胶为支架，制成的冻干疫苗，在 4～8℃ 保存其有效期延长至 18 个月。

目前在我国使用的甲肝减毒活疫苗有哪几种？

目前在我国使用的甲肝减毒活疫苗种类见表 13 - 3。

表 13 - 3　我国使用的甲肝减毒活疫苗

研发单位	疫苗株	细胞培养系/传代	市场应用（年份）
浙江普康生物技术公司	H_2 株	NMK，15 代；5 代	中国（1992～）
中国医学科学院昆明医学生物学研究所	H_2 株	NMK，15 代；5 代 KMB17 细胞，5 代	中国（1993～）
长春生物制品研究所	LA - 1 株	SL7，5 代； 2BS，11 - 18 代	中国（1994～）
长春长生实业公司	LA - 1 株	SL7，5 代 2BS，11 - 18 代	中国（1998～）

国外甲肝灭活疫苗是如何制备的？

1978 年 Provost 等对狨猴攻击试验证明，从试验感染狨猴肝组织提取的 HAV，经灭活后制成疫苗，对狨猴有保护作用。疫苗的生产过程是：甲肝病毒在人类成纤维细胞中传代繁殖，纯化细胞溶解产物，用福尔马林灭活，用氢氧化铝辅助吸附制成。有含防腐剂和不含防腐剂 2 种。这 2 种疫苗均可用于儿童和成年人。目前 WHO 推荐使用 4 种 HAV 灭活疫苗，3 种疫苗在人成纤维细胞中传代繁殖、纯化、细胞溶解产物用福尔马林灭活，用氢氧化铝吸附。第 4 种疫苗是用感染的人二倍体细胞培养物提纯，并用 1：4000 的甲醛灭活制成。

世界上第一个甲肝灭活疫苗由葛兰素 - 史克公司生产，经 20 多年的使用证实，免疫原性和安全性均好，接种反应轻微，不含外源性因子，无肿瘤原性，符合 WHO 对于疫苗生产的传代细胞的规程。

国产甲肝灭活疫苗是如何制备的？

中国药品生物制品检定所和北京科兴生物制品有限公司联合开发的甲肝

灭活疫苗系将 TZ₈₄ 株甲肝病毒接种 2BS 株人胚肺二倍体细胞，经培养增殖、收获纯化、甲醛灭活和氢氧化铝吸附制成。具体生产过程是：

HM175 株甲肝病毒在 AGMK 细胞系列传代→MRC5 吸附 2 小时 35℃→收获、冻纯、超声→离心去除细胞碎片→过滤 20μm→1∶4000 福尔马林灭活→验证→2 - 苯氧基乙醇、铝吸附→分装、成品。疫苗一般常使用苯酚、硫柳汞、2 - 苯氧基乙醇等防腐剂。

目前国内外使用的甲肝灭活疫苗有什么不同的特性？

国内外 5 种 HepA - I 特性比较如表 13 - 4。

表 13 - 4　国内外 5 种 HepA - I 特性比较

特点	贺福立适	爱巴苏	维康特	巴维信	孩儿来福
生产厂家	Glaxo Smith Kline（GSK），比利时	Berna，瑞士	Merck，美国	Pasteur，法国	Sinovac，中国
毒株	HM175 株	RG - SB 株	CR326F 株	GBM 株	TZ84
细胞培养	MRC5 人二倍体细胞培养	MRC5 人二倍体细胞培养与 IRIV 病毒成分结合	MRC5/HKC 人二倍体细胞培养	MRC5 人二倍体细胞培养	2BS 人二倍体细胞培养
历史	第 1 个注册上市(1992)	第 2 个注册上市(1994)	第 3 个注册上市	第 4 个注册上市	第 5 个注册上市(2002)
包装	儿童：720EL. U. /0. 5ml 成人：1440EL. U. /1ml 西林瓶/注射器	24IU/0. 5ml	成人:50U/1ml 儿童：25U/0. 5ml	160 抗原单位/0. 5ml	成人：500U/1ml 儿童：250U/0. 5ml
外观	悬液,肌内注射	悬液,肌内注射	悬液,肌内注射	悬液,肌内注射	悬液,肌内注射
防腐剂	苯氧基乙醇福尔马林	硫柳汞福尔马林	无福尔马林	苯氧基乙醇福尔马林	硫柳汞福尔马林
佐剂	氢氧化铝	无铝剂	氢氧化铝	氢氧化铝	氢氧化铝
其他	无	流感病毒血凝素,磷酸脂质	无	无	无
使用对象	成人：>19 岁 儿童：>1 岁	>1 岁	成人：≥18 岁 儿童：>2 岁	>2 岁	成人:≥16 岁 儿童:>1 岁

特点	贺福立适	爱巴苏	维康特	巴维信	孩儿来福
程序	0、6～12 月	0、6～12 月	0、6～18 月	0、6～12 月	0、6 月
保护效果	94%	无资料	100%	无资料	>95%
免疫持久性	20 年	8～10 年	至少 10 年	20 年	24.6 年

制定甲肝疫苗免疫策略的原则是什么？

甲肝疫苗（HepA）的免疫策略应结合每个国家（地区）的卫生经济状况、甲肝流行病学（发病率和流行模式）、疫苗费用－效益、接种工作的维持能力、疫苗接种率、疫苗保护期限和疫苗对暴露后预防是否有效等因素而定。WHO 根据流行强度，建议 HepA 的免疫策略是：

在高度流行区，几乎所有人在儿童期已经隐性感染过 HAV，<10 岁人群的抗－HAV 阳性率>90%，因而有效地预防了青少年和成人中临床型甲肝病例的发生。在这些国家不建议实行大规模的 HepA 免疫接种规划。但这些国家的城市中产阶级人群，儿童期大多未感染过 HAV，儿童期后发生有症状甲肝感染的风险较高，仍应考虑接种疫苗。

在中度流行区，常呈现中度（<15 岁人群中≥50% 有免疫力）和低度（<30 岁人群中≥50% 有免疫力）混合流行，易感青少年和成年人的比例很高，甲肝在社区可以暴发，仍是重要的公共卫生负担，应将接种 HepA 纳入≥1 岁儿童的国家免疫接种程序，作为对健康教育和改进卫生条件的补充。

在低度流行区（抗－HAV 阳性率<30 岁人群中<50% 有免疫力），易感者比例较高，在理论上可发生传播，但实际上几乎没有甲肝流行，健康人群感染 HAV 的风险较低，但一些高危人群感染率仍较高，应对感染风险较高的人员接种 HepA，如前往高度地方性流行区的未免疫旅游者、男性同性恋者、注射毒品者和某些特定人群（如某些宗教团体）。

目前全球甲肝疫苗的免疫策略有几种？

（1）常规免疫（暴露前的保护）：对 2～15 岁人群常规接种，接种前不进行血清学筛查。美国开始是对重点地区和重点人群免疫，以后逐渐实施以儿童为主的免疫策略，2006 年，美国 ACIP 又进一步提出扩大对暴露前的人群前常规免疫。

我国目前正从甲肝高流行区向中、低流行区过渡，仍有大量易感人群，因此实施的是对 18 月龄儿童常规免疫策略。

（2）高危人群目标免疫：高危人群包括 HAV 暴露风险较高者和感染后

出现严重临床后果风险较高者，一些国家和机构已建议高危人群进行目标免疫接种。目标人群包括慢性肝病患者、旅行者、吸毒者、男性同性恋者、甲乙肝混合感染和重叠感染者等。美国 ACIP 指出，高危人群还包括：①具有感染危险的服务部门未免疫的人群，如卫生保健人员、污物处理人员、食品经营人员及军队人员；②指示病例的家庭成员及其他密切接触者；③在甲肝有高发倾向机构生活或工作的人员，如智力缺陷者收容所、日托中心等；④有可能感染甲肝的人群，如同性恋者和静脉注射毒品者；⑤从甲肝非流行区到流行区的未免疫人群。所有到高度或中度流行地区旅行、工作的人都属于高危人群，应在出发前接种疫苗或甲肝免疫球蛋白（IG），应从开始计划旅行就应尽快接种首剂 HepA。资料表明，HepA 和 IG 对 ≤40 岁人群能产生同等保护效果，出发前接种 1 剂单抗原 HepA 能对大多数健康人提供足够的保护作用。对高危人群接种疫苗通常对受种者个人有益，但无证据表明在目标人群中实现疫苗接种高覆盖率可有效降低一般人群甲肝发生率。

（3）查漏补种：我国于 2008 年开始对 18 月龄儿童免费接种，由于疫苗供应问题，许多省份只能对部分 18 月龄儿童接种，同时 >18 月龄的人群接种 HepA 仍需自费，接种率受到很大影响。此外，在前几年接种过 HepA - L 的儿童，未及时进行加强免疫，免疫力衰退，因此目前表现在中、小学生中时有暴发。进行查漏补种是降低发病，预防暴发疫情的有效策略。

（4）应急免疫：在发生甲肝暴发疫情后，应用免疫球蛋白进行大规模暴露后预防，可以减少 HAV 的传播，但并不能终止暴发或流行，使用 HepA 进行应急免疫是控制暴发疫情的最佳策略。

（5）交替接种：HepA - L 和 HepA - I 交替使用问题是在实际工作中经常碰到的问题，目前这方面的报道较少。陈嘉等报道接种 1 剂 HepA - L 后分成 2 组，分别用 HepA - L 和 HepA - I 进行加强免疫，观察加免后的抗 - HAV 阳转率和 GMT。结果表明 2 组的抗体阳转率均达到 100%，但 GMT 差异很大，HepA - L + HepA - L 的 GMT 为 508mIU/ml；HepA - L + HepA - I 为 3013mIU/ml。证实使用 HepA - L 后用 HepA - I 加免，可获得良好的免疫应答。

甲肝疫苗的具体接种对象有哪些？

（1）15 岁以下的儿童，目前已纳入国家免疫规划对婴幼儿接种。

（2）从甲肝非流行区到流行区的未免疫人群。

（3）具有感染危险的服务部门未免疫的人群，如卫生保健人员、污物处理人员、食品经营人员及军队人员。

（4）指示病例的家庭成员及其他密切接触者。

（5）在甲肝有高发倾向机构生活或工作的人员，如智力缺陷者收容所、日托中心等。

（6）有可能感染甲肝的人群，如同性恋者和静脉注射毒品者。

成年人是否需要注射甲肝疫苗？

成年人中并非每人都感染过甲肝病毒，提倡旅行者、因工作需要经常在外用餐者，行前检查抗－HAV，如果阴性，还是应注射甲肝疫苗。

甲肝减毒活疫苗的免疫程序是什么？

目前国家卫生计生委规定对 18 月龄的儿童接种 1 剂。这是因为在甲肝高流行区，育龄期妇女绝大多数都曾感染过 HAV，可以将高滴度的保护性抗体传给胎儿。母亲甲肝抗体滴度愈高，免疫成功率愈低。当母亲抗体滴度分别为 1:1、1:10、1:100、1:1000 时，婴儿免后 3 年甲肝抗体阳性率分别为40.0%、37.5%、5.0% 和 0%，有着明显的剂量效应关系。新生儿获得的甲肝抗体随着时间逐渐衰减，15~17 月龄时尚有 3.8% 的婴儿有甲肝抗体。所以，把免疫起始月龄规定在 18 月龄。

甲肝减毒活疫苗是否需要接种第 2 剂？

目前我国免疫程序规定于 18 月龄接种 1 剂 HepA－L，以后不再加强免疫。有些专家指出，接种 1 剂疫苗可提供短期保护，但为确保疫苗的长期效果，最好进行 2 剂免疫（0、6 或 0、12 月）。Wang XY 等观察接种 1 剂 HepA－L 尽管抗－HAV 阳转率可达 90% 以上，但抗体 GMT 远低于 2 剂 HepA－L 或 HepA－I 按 0、6 月程序诱导的抗体滴度。在正定县选无肝病史、未注射过 HepA 和免疫球蛋白、血清抗－HAV 阴性的 1~7 岁易感儿童，接种 HepA－L 12 个月和加强免疫后 1 个月采血，用微颗粒酶免疫测定法检测12 月时抗－HAV 阳转率为 90%，GMC 为 141.2mIU/ml；加强免疫后 1 个月分别为 100% 和 3294.5mIU/ml，有明显差异，提示 HepA－L 需要接种 2 剂。以后在河北省正定县又选择抗－HAV 阴性的易感儿童，分为 1 剂组和 2 剂组接种 HepA－L（H_2 株），观察血清学效果。接种 1 剂 HepA－L 后 12 个月，2组儿童抗－HAV 阳性率分别为 80% 和 85%，抗体 GMC 分别为和 80mIU/ml 和 106mIU/ml；2 剂组加强 1 剂后 1 个月抗体阳性率升至 100%，GMC 比加免前升高 28 倍，达 3133.8mIU/ml；其后 1~3 年抗体阳性率仍保持 100%，但抗体 GMC 随时间倍比下降，免疫后 8 年降至 262.8mIU/ml，约相当于 1 针法的 3 倍，认为 HepA－L 应实施 2 针接种法。也有报道说在抗体水平较高的情况下，再次接种的意义不大。

甲肝灭活疫苗的免疫程序是什么？

目前我国规定 HepA–I 接种 2 剂，第 1 剂于 18 月龄接种，24～30 月龄接种第 2 剂。HepA–I 对加强免疫的接种时间要求并不严格，即使在完成基免后、间隔 24 个月～6 年进行加强免疫，仍有免疫回忆反应。Van Damme 报道 25 名 36～50 岁的旅行者在第 1 次接种后 48～72 个月进行加强接种，出现明显的记忆应答（GMT 可从接种前的 32mIU/ml 增至接种后的 2 993mIU/ml）。甚至在加强接种前检测不到抗体的个体，也可以检测到免疫记忆应答。

如何使用甲肝疫苗？

HepA–L 和 HepA–I 的具体使用方法见表 13–5。

表 13–5　HepA–L 和 HepA–I 的使用方法

疫苗	接种剂次	接种部位与方法	接种年龄
HepA–L	1 剂	上臂外侧三角肌附着处皮下注射	18 月龄接种
HepA–I	2 剂（间隔 6～12 月）	上臂外侧三角肌肌内注射	18 月龄和 24～30 月龄各接种 1 剂次

甲肝疫苗是否能与其他疫苗同时接种？

HepA–L 和 HepA–I 可以与乙肝疫苗、麻腮风疫苗、水痘疫苗、流脑疫苗、乙脑疫苗等在不同部位同时接种，同时接种后，两种疫苗间互不干扰，不影响各疫苗的免疫效果和安全性；HepA–L 与其他减毒活疫苗如不再同一天接种，则必须间隔 1 个月。

甲肝减毒活疫苗是否可以用以应急免疫？

多数学者认为 HepA–L 可以用于应急免疫。接种 HepA–L 后抗体产生快，平均接种后 3 周就出现抗体，免疫后 1 个月抗–HAV 应答率及抗体滴度可达高峰，因而在甲肝流行时可用作应急免疫，对预防暴露后的 HAV 感染有效、安全，优于丙种球蛋白，而且接种时间越早效果越好。Sagliocca 选择首次 HAV 感染的病例（年龄 1～40 岁）146 例、家庭接触者 404 人（实际观察 351 人），分为接种组（173 人）和未接种组（178 人）。对首次 HAV 感染者产生症状 8 天内给接触者接种甲肝减毒活疫苗，在接种的当天、14 天、45 天采血，用 ELISA 检测抗–HAV，用 EIA 法检测抗–HAV IgM 和总抗体，同时检测血清中 ALS、AST 和胆红素浓度。对接触原发病例 2 周产生抗 – HAV IgM 的接触者定义为二次感染。通过 45 天随访，接种组发生 2 例病例，未接种组为 10 例，疫苗保护率为 79%。北京房山区小学中 1999 年 3 月 31 日发生 2 例，4 月 1 日至 5 月 19 日发病 166 例。4 月 19 日至 5 月 13 日对 87403 名小学生中的 85690 人接种甲肝减毒活疫苗，IgG 抗体阳转率由免前的 25.9% 上升至免后 1 月的 97.6%，仅有 1 例发病。

甲肝灭活疫苗能否用于应急接种？

HepA – I 有很高的免疫原性。>95% 的成年人在接种 1 剂次后 2 周内会产生保护性抗体，在接种 1 个月近 100% 的人血清抗体阳性。意大利进行一项随机、对照临床试验观察甲肝灭活疫苗预防家庭继发性甲肝的效果。研究对象为与首例患者（原发性 HAV 感染）接触的家庭成员（1~40 岁）。接种 15 天后，接种组抗 – HAV IgG 均为阳性，无不良反应。接种组继发感染发生率 2.8%（2 例）；未接种组为 13.3%（10 例），证实接种 HepA – I 可以预防家庭继发感染甲肝。在美国、斯洛伐克等国家的临床也证实有同样的效果。对处在甲肝潜伏期的患者接种 HepA – I 可减轻临床症状，缩短病程。

慢性乙型肝炎病毒携带者能否接种甲肝疫苗？

甲肝预后通常良好，偶致暴发性肝功能衰竭。有人研究表明，慢性肝病者发生重度或暴发性甲肝的危险性增高。对 33 例慢性乙肝病毒感染患儿进行甲肝疫苗接种，以评价 HepA – I 的安全性及免疫原性。对 33 例（中位年龄 10.7 岁）血清抗 – HAV 均阴性、18 例 HBeAg 阳性、15 例抗 – HBe 阳性、13 例血清丙氨酸氨基转移酶（ALT）及天冬氨酸转氨酶持续轻度增高、24 例既往组织学检查为无肝硬化的慢性肝病患者作为观察对象，对所有儿童于 0、1、6 个月在上臂三角肌处接种 3 针各 0.5ml 甲肝疫苗，于 0、1、6、7 及 12 个月进行体检并采血，用酶联免疫吸附法检测抗 – HAV 血清阳转率及 GMT。在接种时及随访中对所有受种儿童进行监测并记录其局部及全身性反应。

结果表明接种疫苗是安全的，无明显不良反应。接种疫苗后 ALT 无显著改变。首次接种后 30 例（90.9%）、2 次接种后 32 例（96.9%）、加强接种后 33 例（100%），检到抗 – HAV、抗 – HAV GMT 由首次接种后的 98.4IU/L 上升到二次接种后的 283.4IU/L 以及加强接种后的 3776.8IU/L。接种 1 年后所有患儿抗 – HAV 均为阳性，GMT 达到保护水平（1318.9IU/L）。随访过程中无 1 例儿童患甲肝，其抗 – HAV IgM 持续阴性。认为对慢性 HBsAg 携带者进行甲肝疫苗接种安全有效，不良反应轻微且短暂，免疫应答效果满意。所有患儿均转为抗 – HAV 阳性并达到保护水平。

甲肝疫苗是否可以对 HIV 感染者接种？

HIV 感染者不能使用 HepA – L，但可以使用 HepA – I。Foreign 观察 HIV 感染者和未感染者各 90 人，其中 HIV 感染者中约 50% 的基线 CD4 细胞计数低于 300 个细胞/mm³。接种疫苗 28 周时，未感染 HIV 的对照组其血清转化率为 100%，HIV 感染者的血清转化率为 52% ~ 94%；CD4 细胞计数低于 300 个细胞/mm³ 的感染者其血清转化率为 87%，CD4 细胞计数较高的感染者的血清转化率高达 100%，表明 HIV 感染者对 HepA – I 的耐受性良好，且未发现对 HIV 荷载或 CD4 细胞计数有不良影响。

甲肝疫苗是否可以对患者接种？

对患者接种 HepA – L 尚未见报道，但国内外对患者接种 HepA – I 已有较多研究，结果表明对 HBV 感染者、肝移植、肾移植者均有较好的作用，见表 13 – 6。

表 13 – 6   国内外对患者接种 HepA – I 的情况

国家	诊断	病例数	年龄（岁）/ 疫苗剂量（程序）	结　果
中国	HBV 感染者 健康对照	65 28	18 ~ 59/1440 EL. U. / 15ml (0, 6)	加强后阳转率相同，健康人 89%， HBV 感染者 80%，GMT250 mIU/ml
德国	肝移植 肾移植 健康对照	39 39 29	≥ 18/1440 EL. U. / 1ml (0, 6)	2 针后 97%，GMT 1306 mIU/ml 2 针后 72%，GMT 85 mIU/ml 2 针后 100%，GMT1596 mIU/ml

不同厂家生产的甲肝疫苗是否可以互换使用？

最好使用同一个厂家生产的同一个品种的甲肝疫苗，如果开始使用的产品缺货或不知道以前使用的是那一种疫苗。有限的资料表明不同制造商经批准的合格疫苗完全可以互换使用。

接种甲肝减毒活疫苗有什么禁忌证和慎用证？

（1）对疫苗组分有严重过敏反应或以前接种后发生严重过敏反应者。

（2）中 – 重度急性疾病者需要在疾病恢复后才能接种疫苗。

（3）对孕妇的安全性未进行系统观察，但 HepA – I 理论上对胎儿发育无影响，可以接种。HepA – L 则不能用于孕妇。

（4）免疫缺陷或接受免疫抑制剂者不能接种 HepA–L。

（5）HepA–L 与人血丙种球蛋白不能同时接种，如同时接种抗体水平会降低 50%。所以注射过人血丙种球蛋白者需要间隔 8 周才宜接种 HepA–L。

甲肝减毒活疫苗的免疫效果怎么样？

动物实验表明，抗–HAV 水平 $> 20mIU/ml$ 可中和病毒，$< 10\ mIU/ml$ 则不能预防感染，但可预防发病。最近 WHO 建议，将抗–HAV 水平定为 $10 \sim 33mIU/ml$（采用不同的测定法）作为预防人类 HAV 感染的阈值范围。但临床经验表明，即使标准免疫测定法无法检到抗–HAV，疫苗接种后的保护作用仍然存在。抗–HAV 总抗体定性试验呈阳性，则表示有抗甲型肝炎的免疫力。

接种 HepA–L 后，疫苗病毒能够在体内繁殖，在繁殖的过程中产生保护性抗体，但不引起疾病。有人在广西、河北、上海等地使用 H_2 株（$10^{7.0}$ $CCID_{50}$）和 LA–1 株（$10^{6.75} CCID_{50}$）HepA–L 对 $1 \sim 9$ 岁儿童 260117 人注射 1 剂，另设对照组 235235 人。结果：H_2 株 HepA–L 抗体阳转率为 94.87%；LA–1 株 HepA–L 为 83.16%；接种 2 剂，抗体阳转率均达 100%。接种组均未发现病例，对照组发现甲肝患者 37 例，疫苗保护率均为 100%。

甲肝减毒活疫苗预防甲肝发病的效果如何？

曾有人对接种 HepA–L（H_2 株、LA–1 株）约 50 万观察对象进行随机对照研究，接种后经过 1 个潜伏期至 1 年的观察随访，共发现 28 例甲肝病例，均发生于对照组，接种组未发现 1 例，保护率均为 100%，保护率 95% 可信下限为 92.2%。

1998 年 $1 \sim 8$ 月，河北省阜城县某乡甲肝流行期间，714 名（接种组 341 人，未接种组 373 人）的观察对象中，发生 21 例甲肝，其中 20 例发生在未接种组，1 例发生于接种组。疫苗的保护率 98.1%。在河北、江苏、广西、上海等地进行的大规模现场流行病学研究，同样证实接种 HepA–L 对降低甲肝的发病有良好的效果。

甲肝减毒活疫苗的免疫持久性如何？

有关 HepA–L 的免疫持久性，有数篇报道。有人选择 220 名免疫前抗–HVA 阴性的儿童（年龄 $1 \sim 3$ 岁）进行血清学效果追踪研究，分别于接种 H_2 株 HepA–L 后 2 月、12 月、6 年和 10 年观察抗–HAV 阳性率和 GMT，结果证实接种疫苗后 2 个月和 10 年，抗–HAV 阳性率分别为 98.6% 和 80.2%。流行病学效果观察表明，当疫苗接种率保持在 85% ~ 91% 时，$1 \sim$

15 岁年龄组儿童连续 9 年无甲肝病例发生。通过 10 年观察，HepA - L 大规模接种在预防和控制甲肝的发病与流行时具有显著的免疫持久性。

哪些因素可能影响甲肝减毒活疫苗的效果?

（1）疫苗病毒含量:"八五"期间我国使用的 H_2 疫苗滴度为 $10^{5.0} CCID_{50}$ ~ $10^{5.5} CCID_{50}$/ml，免后抗体阳转率为 30% ~ 40%，保护效果为 70% ~ 90%。1995 年规定疫苗滴度在 $10^{6.5} CCID_{50}$/ml 以上，接种后抗体阳转率≥90%。

（2）接种剂次:接种 1 剂，一般抗体阳转率为 90% 左右;接种 2 剂，抗体阳转率可达 100%，保护率在 95% 以上。

（3）冷链保障:HepA - L 液体疫苗在 2 ~ 8℃ 条件保存，有效期 3 个月，冻存时为 1 年。各地在保管时反复冻融对病毒活性产生影响，从而影响疫苗效果。目前已全部改为冻干制品，冷藏对疫苗的影响较少。

（4）检验方法与试剂质量:目前多采用竞争 ELISA 法，但缺乏统一的质量保证，试剂质量不稳定，重复性差，给准确判断和评价造成困难。用改良微量法，即将待测血清加样量由 $10 \mu g$/孔改为 $20 \mu g$/孔，抗 - HAV 阳性检出率可提高 30% ~ 40%。

甲肝灭活疫苗的免疫效果怎么样?

20 世纪 90 年代初在泰国进行了一项双盲随机对照试验，对生活在甲肝高发区的 40119 名 1 ~ 16 岁儿童，在 0、1 和 12 月肌内接种 HepA - I，接种 2 剂后的保护效力为 94%（95% CI: 79% ~ 99%），完成 3 剂接种后的累积效力为 95%（95% CI: 82% ~ 99%）。

对国产 HepA - I 的效果进行了大量观察。有人观察全程接种（2 针）孩尔来福 1 个月后，对 91 名观察对象采血检测，抗 - HAV 阳转率为 100%，GMT 为 14407mIU/ml（95% CI: 2249mIU/ml ~ 99286mIU/ml）。

甲肝灭活疫苗的流行病学效果如何?

大量研究证实接种 HepA - I 也有很好的流行病学效果。在北美洲人群中进行的大规模接种后 6 ~ 10 年内，急性甲肝发病率降低了 94% ~ 97%。1992 ~ 1998 年以色列 HAV 感染的总发病率为 33/10 万 ~ 70/10 万，5 ~ 9 岁儿童达到 120/10 万。1999 年对 18 月龄儿童免费接种疫苗，并在 24 月龄时加强接种。第 1 剂和第 2 剂疫苗接种覆盖率分别达到 90% 和 85%。在计划开始 2 ~ 3 年内，每年约对 3% 的人口免疫接种，从而使所有年龄组 HAV 感染率明显下降（反映群体免疫力），地方流行程度从中度转为极低（2.5/10 万）。

接种甲肝灭活疫苗可以保护多长时间？

对 HepA‑I 免疫持久性研究表明，成人采用 0、1、6 月免疫程序注射 3 剂 HAVRIX 疫苗（720EL. U.）8 年后，抗‑HAV＞20mIU/ml 为 100%；注射 2 剂（1440EL. U.）后 6 年，抗‑HAV 阳性率为 99.7%。549 名儿童接种 VAQTA 疫苗 5～6 年后，抗‑HAV＞20mIU/ml 为 99%。宁波市对 110 名儿童观察表明，在接种第 2 剂 HepA‑I 后 10 年，99% 仍可检出血清抗‑HAV。最近 WHO 报道，在一项探究长期免疫原性的研究中，发现 130 名在各项试验中接种过 HepA‑I 的受试者，于第 2 剂接种后 9～11 年的血清保护率为 100%。以 ≥20IU/L 为阈值，估计保护作用持续时间的平均预测值为 45 年。

甲肝减毒活疫苗与甲肝灭活疫苗效果是否一样？

有人比较首剂接种 HepA‑L 和 HepA‑I 6 个月的血清学效果，≥95% 的成年人在接种后 2 周内产生保护性抗体，接种后 1 个月近 100% 的人血清抗体阳性。在儿童和青少年中，首剂接种后 24 个月，HepA‑I 抗体阳转率为 100%，HepA‑L 为 92.31%，差异无统计学意义，但两者抗体 GMT 则有差异，首剂接种后的 7 个个月和 24 个月时，HepA‑I 的 GMT 显著高于 HepA‑L（接种后 7 月：2615.45 比 1306.11，$P = 0.0009$；接种后 24 个月：654.73 比 217.58，$P = 0.007$）。

另有人对接种 HepA‑L 与 HepA‑I 2～3 剂 7 年后的效果进行比较，研究分成 3 组，A 组接种国产 HepA‑L 3 剂法（0、6、12 月）；B 组接种国产 HepA‑L 2 剂法（0、6 月）；C 组接种进口 HepA‑I 2 剂法（0、6 月）。结果表明，3 组接种第 1 剂后 1 个月，抗‑HAV 阳性率均维持在较低水平；6 个月时，各组阳性率均有不同程度的升高，以 C 组最高，但差异无显著的统计学意义；接种第 2 剂后 1 个月，3 组抗‑HAV 阳性率均达 100%，抗体 GMC 以 C 组最高，为 2938.1mIU/ml（上升 26.8 倍），A 组、B 组分别为 1315.6mIU/ml、1586.0mIU/ml，仅为 C 组 1/2。A 组于 12 个月时再加强免疫 1 剂（第 3 剂），抗体 GMC 上升，达 1945.3mIU/ml。首剂免疫后 84 个月，3 组抗‑HAV 阳性率均保持 100%，A 组抗体 GMC 降至 336.8mIU/ml，仍显著高于 B、C 2 组。作者认为，HepA‑L 近期加强免疫效果良好，接种 3 剂的抗体反应与持久性与接种 HepA‑I 2 剂相当，远期效果有待于进一步观察。

通过循证医学对甲肝减毒活疫苗和灭活疫苗的评价结果如何？

用循证医学系统评价的方法，对我国甲肝的主要流行病学特征和目前应用的甲肝减毒活疫苗和灭活疫苗进行的评价结果如下。

（1）≥2 岁病例占中国甲肝病例的98%以上，中国甲肝发病的高发人群分别为5～9岁、20～34岁。

（2）目前中国应用的甲肝减毒活疫苗接种1剂次抗体阳转率为79.8%～100.0%，保护率为93%～98%，免疫持久性＞10年；灭活疫苗接种2剂次抗体阳转率为100%，保护率为79%～99%，免疫持久性＞9年。

（3）甲肝灭活疫苗免疫应答受胎传抗体影响较小；减毒活疫苗免疫应答受胎传抗体影响较大，但出生16个月后影响已降到很低的程度。

（4）免疫4年后，用酶联免疫吸附试验检测甲肝抗体阴性的标本，用中和试验测定，＞60%有中和作用，即有预防感染的能力。

（5）减毒活疫苗和灭活疫苗的临床试验观察，有发热、皮疹等一般反应发生，大规模接种后极个别受种者有异常反应发生。

结论：甲肝减毒活疫苗常规免疫的起始月龄为16～24月龄；灭活疫苗为12～24月龄。减毒活疫苗采用1剂次免疫程序，灭活疫苗采用2剂次免疫程序，均有较好的安全性、免疫原性、保护效果、免疫持久性。

甲肝疫苗不良反应的发生情况如何？

2011年我国 AEFI 监测系统的资料表明，接种 HepA‑L 后报告 AEFI 1 490例，报告发生率为9.39/10万，其中一般反应1257例，发生率7.92/10万；报告异常反应202例，发生率1.27/10万。接种 HepA‑I 报告 AEFI 490例，发生率为7.39/10万，其中一般反应429例，发生率6.47/10万，异常反应41例，发生率0.62/10万。接种 HepAB 报告 AEFI 112例，发生率为13.47/10万，其中一般反应97例，发生率11.67/10万，异常反应12例，发生率1.44/10万。

接种甲肝疫苗有哪些不良反应？

大量研究证实，HepA‑I、HepA‑L 和 HepAB 均具有良好的安全性。大规模随机对照试验显示，接种后均无明显的不良反应，且未出现肝功能异常者。接种疫苗后的局部不良反应主要为接种部位一过性疼痛和瘙痒，红肿、硬结少见。最常见的全身反应为发热，多为37.1～37.5℃的轻度一过性体温升高，多在24～48小时内消失，无须住院或门诊治疗。

HepA 异常反应极为罕见，主要有过敏性皮疹、过敏性紫癜、过敏性休克、血小板减少性紫癜等报告，但发生率极低。

接种甲肝减毒活疫苗后，疫苗病毒是否会在密切接触者中传播？

2010 年 WHO 疫苗安全委员会指出，研究显示，HepA–L 有排毒和接触者的 2 次感染，应进行上市后监测，以便考察 2 次感染和病毒的循环。浙江医科院曾对 62 例志愿者接种 HepA–L（H_2减毒株），观察疫苗病毒是否会在密切接触者中传播。结果 4 例志愿者接种后的 31 份粪便用 ELISA 双夹心法检测甲肝抗原全部阴性。取上述其中 8 份标本接种人胚肺二倍体细胞（KMB17），采用 ELISA 双夹心捕捉抗原法和细胞培养法检测经 2 次传代有 3 例接种者粪便标本在 8~21 天时检测到 HAV。与 42 例受种者抗体全部阳转不同，在免疫接种后的 10~11 个月，密切接触的 24 名同班同学，抗–HAV 阴性。在部分接种 HepA–L 的班级中观察了经历一次自然甲肝野毒流行后的免疫反应。50 名学生中，15 名受种者抗–HAV 全部阳性，未受种者中 30 名抗–HAV 阴性，5 名甲肝 IgM 抗体阳性。认为接种 HepA–L（H_2株）后，有少量疫苗病毒可从粪便中排出，但目前未观察到在人群中引起水平传播。

甲肝减毒活疫苗能不能返祖并恢复毒性？

甲肝减毒活疫苗毒力不易返祖，理由如下：

（1）虽然从理论上 HepA–L 存在毒力返祖的危险性，并在受种者粪便中有频繁的 HAV 排出，但在较高温度（37℃）二倍体细胞连续传 5 代，经猴体试验表明，毒力没有任何返祖现象。

（2）甲肝减毒活疫苗（H_2减毒株）已失去口服感染人的能力，失去了在人群中传播的能力，即失去了毒力返祖的基础。

（3）经过 10 余年的使用观察，未发现可疑的由于毒力返祖而引起的甲肝病例。

目前正在研制的甲肝疫苗有哪些？

目前正用多种分子生物技术研制基因工程疫苗，包括 DNA 重组技术和其他技术，如在原核或真核细胞中表达的亚单位疫苗、重组或合成肽疫苗、微囊抗原和空核壳疫苗、抗特异型抗体疫苗、活病毒或细菌载体或其他嵌合体疫苗，如脂质体甲肝疫苗、毒粒甲肝疫苗、亚单位疫苗等，但由于病毒的特性，以致大规模生产成为研制的最大困难。

使用甲肝疫苗应注意哪些问题？

（1）在开启疫苗包装瓶和注射时，切勿使消毒剂接触疫苗。

（2）疫苗包装瓶有裂纹、标签不清楚有异物或 HepA－L 复溶后异常浑浊均不得使用。

（3）疫苗包装瓶开封后，HepA－L 应在 30 分钟内、HepA－I 应在 1 小时内用完。

（4）注射人免疫球蛋白者应至少间隔 3 个月以上接种 HepA－L。

什么是人免疫球蛋白？与甲肝患者接触后能不能用免疫球蛋白进行预防？

人免疫球蛋白（IG）过去叫丙种球蛋白，它是从 HBsAg、丙肝病毒抗体、HIV 抗体检测均为阴性者血浆中精制出来的浓缩抗体，可用于一些疾病的主动免疫预防。

早在 20 世纪 40 年代已开始使用人免疫球蛋白（IG）预防甲肝。实验和现场观察均证明，免疫球蛋白预防 HAV 感染具有较好的效果。其可能的机制是 IG 中的抗体能有效地中和血循环中的 HAV 颗粒，从而阻止 HAV 达到肝内靶细胞或降低继发性病毒血症水平，导致最后仅少数肝细胞被感染。随着甲肝疫苗的推广使用，人免疫球蛋白的使用减少，但仍作为一种有效的应急免疫措施。

哪些人需要注射人免疫球蛋白？

以下未接种过甲肝疫苗的人员需要注射免疫球蛋白。

（1）与甲肝患者密切接触者（家庭成员或性伴侣）。

（2）在有确诊甲肝病例集体单位（如幼儿园、学校、部队等）的人员。

（3）有某个共同暴露来源情况的人，如食品供应商中有 HAV 感染者等。

（4）因接种 HepA－I 后 1 个月才能提供完全的保护，当接种第 1 剂疫苗不到 1 个月，并到甲肝感染高风险区域去的人员。

如何使用人免疫球蛋白？

使用免疫球蛋白有方法有接触前预防和接触后预防 2 种，常用量为 0.02～0.05ml/kg 体重，每 4～6 周注射 1 次，免疫保护期限为 2～3 个月；如注射剂量为 0.05～0.06ml/kg，可提供 4～6 个月的保护。

免疫球蛋白预防甲肝的效果怎么样？

注射免疫球蛋白能迅速被动转移抗－HAV，阻止或减轻临床症状，但不能阻止 HAV 感染和病毒排出，但抗体水平低，不易被检测到。接触后 10 天内使用有效率达 80%～90%，接触后 10～20 天内使用有效率为 50%。暴露

2周后注射，虽可以减轻症状，但不能防止临床症状发生。20世纪90年代，某地对0~7岁的急性甲肝接触者进行IG被动免疫效果观察，按3:1比例随机分为注射组及对照组，在初发病例发病7天内注射IG（抗–HAV滴度＞1:200），0~3岁组儿童剂量为1ml，4~7岁组为2ml。3月后随访结果，总保护率达87%，未接种IG的接触者要比接种IG的接触者感染HAV的危险度高7.6倍。目前由于人群HAV感染率的下降，血清免疫球蛋白制剂中免疫球蛋白的效价也会随之降低，从而影响预防效果。

注射人免疫球蛋白有什么不良反应？

注射人免疫球蛋白很少有不良反应的报告，曾有IgA抗体缺乏患者重复使用后发生过敏反应的报告，因此这些人不应该使用IG。怀孕或哺乳不是使用IG的禁忌证。

注射人免疫球蛋白应注意什么问题？

IG能干扰减毒活疫苗的免疫反应（例如麻疹、腮腺炎、风疹及水痘疫苗），所以，减毒活疫苗应该在IG注射至少3个月后接种。在注射麻疹、腮腺炎、风疹疫苗后2周内以及在水痘疫苗注射3周内不能使用IG。如果在这个时期使用了IG，应重新接种减毒活疫苗，重新接种应在IG使用3个月后。

甲肝暴露后的预防是使用HepA还是免疫球蛋白？

已证实IG对预防HAV感染有良好的效果。在未使用HepA前，暴露后的主要使用IG预防HAV感染。1944年，在美国费城的1个夏令营中暴发传染性肝炎，美国首次进行了IG预防甲肝的现场试验。53人使用IG（0.33ml/kg），278人不用IG作对照。结果使用者中有3人（5.70%）、278名对照者有125人（45.0%）出现黄疸，证实IG的有效率为87%。第二次世界大战期间，在驻扎地中海战区的美军士兵中首次评价了IG对接种前预防甲肝的效果。有1732名士兵使用IG，10326名士兵作未免疫作对照。第7周，黄疸发生率约降低89%，第12周降低73%。

Liu JP等人检索了Cochrane肝胆组对照试验资料库、Cochrane文库中的Cochrane中心对照试验资料库、Medline、Embase、中国生物医学资料库和科学引文索引（SCI），并检索了出版物的参考文献和手工检索了3种杂志，有关IG免疫球蛋白预防甲肝的随机临床试验文献。有13项试验567476人，纳入随机接受IG接触前或接触后预防的评价。各项试验具有高偏差风险。试验在研究环境、试验对象、干预措施和结果测定方面具有异质性。对6项随机试验的荟萃分析表明，IG用于接触前预防时，与无干预措施的对照组相比，在6～12个月期间成人甲肝发病显著减少（1020/286 503对761/134 529；RR 0.53；95%CI：0.40～0.70；随机效应模型）。4项试验对3～17岁儿童随访6～12个月，显示类似效果（912/210822对677/78 960；RR 0.45；95%CI：0.34～0.59）。比较不同剂量的IG预防甲肝的效果，较大剂量通常比较小剂量有效（1.5ml的效果优于0.75ml，0.75ml优于0.1ml）。未见严重全身性不良反应报道。IG和HepA－I在免疫后4周血清抗－HAV阳转率方面似无显著差异（RR 1.16；95%CI：0.98～1.38），但在免疫后8、12和24周的抗－HAV，使用HepA－I的效果显著优于IG。

接种IG的剂量与效果有密切关系。在分别接种剂量为0.02和0.06ml/kg体重的IG后，保护作用的持续时间分别限于约1～2个月和3～5个月。在暴露前后14天内接种，预防效率可达80%～90%。目前在非特异性IG制品中抗－HAV IgG浓度不足，特异性抗－HAV IgG制品的成本高，抗－HAV IgG被动预防保护作用持续时间有限，而且HepA接种1剂后就可快速诱生抗－HAV的保护作用，因此，使用HepA作为暴露后的预防措施是优先选择。

甲肝灭活疫苗能不能与免疫球蛋白同时使用？

免疫球蛋白和甲肝灭活疫苗同时使用可为易感者提供被动－自动免疫。美国免疫实施咨询委员会（ACIP）和美国儿科学会（AAP）曾建议，前往非洲和南美等国家旅游的易感者应接种甲肝疫苗，但目前有不同看法。有人认为对健康人只需要旅游前2周用甲肝灭活疫苗做接触前预防，因为接种后能快速地诱导抗体应答。

美国ACIP对使用人免疫球蛋白暴露后预防有什么建议？

（1）密切接触者：对于血清学诊断明确的甲肝患者，其家庭成员和性接触者如未接种过甲肝疫苗应尽快接种疫苗或IG；与其共用违禁药品者，应尽快接种甲肝疫苗，或者同时接种疫苗和IG；其他接触者也要考虑接种疫苗或IG。

（2）托幼中心：如果儿童或工作人员中出现≥1例甲肝患者，或≥2个家庭出现甲肝患者，应对所有未接种过甲肝疫苗的员工和儿童接种疫苗或IG；在幼儿园，只有指征患者的课堂接触者需要接种甲肝疫苗或IG；出现甲肝暴发时，托幼儿童的家庭成员也应考虑接种甲肝疫苗或IG。

（3）公共来源的暴露：如果1名食品处理者被诊断为甲肝，同一场所的其他食品处理者需接种甲肝疫苗或IG。因为不太可能传播到顾客，一般不建议顾客接种，除非该食品处理者在感染期间直接接触过食物，同时腹泻并有不良卫生习惯；或顾客在≤2周能被诊断并治疗。因公共来源的暴露而引起暴发时，若已开始出现病例，则不必对暴露者接种甲肝疫苗或 IG，因为接种后 2 周才能开始起效。

（4）学校、医院和工作场所：当学校、办公室或其他工作场所出现 1 例单独患者而传染源在学校或工作场所外时，不必进行暴露后免疫。当医院收治甲肝患者后，也不建议医务人员接种甲肝疫苗或 IG，更应强调严格的卫生习惯。当学生之间、患者之间，或患者和医务人员之间据流行病学显示有 HAV 传播时，应对指征患者的密切接触者进行免疫。

美国 ACIP 对旅行者预防甲肝有什么建议？

（1）到甲肝高发或中度流行地区的旅行者要接种甲肝疫苗。一般接种后 4 周才能提供完全的保护，如在首次接种后 <4 周出发，建议同时注射 IG。ACIP 在 2007 年 6 月建议，如单独使用甲肝疫苗进行暴露后免疫很容易实施，可以考虑对所有 <40 岁的健康旅行者接种甲肝疫苗。对于老年人、免疫缺陷者、慢性肝病患者及其他慢性病患者，为获得更佳免疫效果，如拟 2 周内去旅行，应尽快接种甲肝疫苗，可同时接种 IG。

（2）所有到高发或中度流行地区旅行、工作的人都属于高危人群，应在出发前接种疫苗或 IG。从开始计划旅行就应尽快接种首剂甲肝疫苗。资料表明，甲肝疫苗和 IG 对≤40 岁人群能产生同等保护效果，出发前接种 1 剂甲肝疫苗能对大多数健康人提供足够的保护作用。

（3）不愿接种甲肝疫苗、<12 月龄或对疫苗成分过敏者，应按 0.02ml/kg 注射 IG，能提供长达 3 个月的保护作用；若旅行时间 >2 个月，应按 0.06ml/kg 注射 IG；如果旅行时间 >5 个月，必须重复注射。

（4）因为 >40 岁人群接种甲肝疫苗产生抗体慢，应优先使用 IG，IG 不可获得时用甲肝灭活疫苗。

对于使用 IG 的人，如因其他原因需接种甲肝疫苗，可同时进行接种；对于接种甲肝疫苗者，应按照免疫程序完成第 2 剂接种。

十四 流行性出血热灭活疫苗

流行性出血热是一种什么样的疾病？

流行性出血热（EHF）是一种由汉坦病毒（HV）致病以鼠类为传染源的自然疫源性疾病，1931 年于黑龙江下游首先发现，称为"孙吴热"、"黑河热"、"虎林热""二道岗热"等，1982 年 WHO 命名为肾综合征出血热（HFRS）。我国习惯上称为流行性出血热。流行性出血热病毒随鼠类的唾液、尿、粪排出，污染尘埃、食物，人或鼠接触、食入或吸入就有可能引起发病。

HFRS 流行范围广泛，危害严重，遍及世界各地，主要分布在欧亚大陆的一些国家，已经成为一个全球性的公共卫生问题。我国感染 HFRS 的情况更为严重，全球每年报告 HFRS 感染病例数大约在 150 000 ~ 200 000 例。其中 90% 以上的病例在我国。

流行性出血热是什么引起的？它有哪些特点？

20 世纪 40 年代，苏联学者推测本病的病原体是病毒。1942 年，日本战犯北野政次惨无人道地用中国人做人体试验，证明黑线姬鼠是传染源。以后国内外曾利用各种实验动物，以及鸡胚、组织细胞、器官培养方法分离病毒，但均未获成功。1976 年，韩国李镐汪报告在黑线姬鼠的肺和肾组织中发现朝鲜出血热抗原的存在，并用免疫荧光抗体法检查，证实其具有特异性，1978 年用非疫区黑线姬鼠首次分离到可以传代的流行性出血热病毒（EHFV），1981 年我国宋干、严玉辰亦分离病毒成功。

EHFV 为分节段的单链 RNA 病毒，由于抗原结构的不同，至少有 20 个以上血清型，其中 I、II、III 型和多布拉伐 – 贝尔格莱德病毒能引起人类 HFRS。在我国流行的主要是 I 型和 II 型病毒。由于病毒型别不同，引起人类疾病的临床症状轻重有所不同，其中 I 型较重，II 型次之，III 型多为轻型，多布拉伐 – 贝尔格莱德病毒类似 I 型。

EHFV 对乙醚、三氯甲烷、去氧胆酸盐敏感，不耐热，不耐酸，高于 37℃和 pH 5.0 以下易被灭活，56℃ 30 分钟或 100℃ 1 分钟可被灭活。对紫外线、乙醇和碘酒等消毒剂敏感。

流行性出血热有哪些临床表现？

本病的临床症状变化较大，典型病例具有发热期、低血压休克期、少尿期、多尿期和恢复期五期，重症病例可有两期或三期重叠，轻症可有越期现象。

本病潜伏期为 4～46 天，一般为 7～14 天，以 2 周多见。患者多起病急，畏寒，发热，体温常在 39～40℃，以稽留热和弛张热多见。热程多数为 3～7 天，少数达 10 天以上。一般体温越高，热程越长，病情越重。全身中毒症状表现为全身酸痛、头痛、腰痛和眼眶痛。头痛、腰痛、眼眶痛一般称为"三痛"。毛细血管损害征主要表现为充血、出血和渗出水肿。皮肤充血潮红主要见于颜面、颈、胸部等部位，重者呈酒醉貌。肾损害主要表现在蛋白尿和镜检可发现管型等。

低血压休克期一般发生于第 4～6 病日，迟者第 8～9 病日发生，然后进入少尿或无尿期。少数患者无明显少尿而存在氮质血症，称为无（少）尿型肾功能不全，这是肾小球受损而肾小管受损不严重所致。少尿期持续时间一般为 2～5 天，主要表现为尿毒症、酸中毒和水、电解质紊乱，严重患者可出现高血容量综合征和肺水肿。多尿期一般出现在病程第 9～14 天，持续时间短者 1 天，长者可达数月之久。经多尿期后，尿量恢复为 2000ml 以下，精神食欲基本恢复，一般尚需 1～3 个月才能完全恢复。

并发症以呕血、便血最为多见，咯血、腹腔出血、鼻出血和阴道出血等亦较常见。个别患者可引起脑炎、脑膜炎、高血压脑病和颅内出血等。

流行性出血热的传染源是什么？

流行性出血热是一种自然疫源性疾病，主要由鼠类传播。据不完全统计，有 170 多种脊椎动物能自然感染 EHFV，我国已发现 67 种动物携带该病毒，主要宿主动物是啮齿类，其他动物包括猫、猪、犬和家兔等。我国主要存在 2 种型别的 HFRS，一种是以黑线姬鼠为主要传染源的野鼠型（或称 I 型）HFRS；另一种是由汉城病毒（Seoul Virus，SV）引起，以褐家鼠为主要传染源的家鼠型（或称 II 型）HFRS。虽然患者早期的血液和尿液中携带病毒，也有接触后传播的个别病例报告，但人不是主要的传染源。

流行性出血热是通过什么途径传播的？

（1）呼吸道传播：鼠类携带病毒的排泄物，如尿、粪、唾液等污染尘埃后形成气溶胶通过呼吸道感染人体。

（2）消化道传播：进食被鼠类携带病毒的排泄物所污染的食物可经口

腔或胃肠道黏膜感染。

（3）接触传播：被鼠咬伤或破损的伤口接触带病毒的鼠类排泄物或血液后亦可导致感染。

（4）垂直传播：孕妇感染本病后，病毒可以经胎盘感染胎儿，曾从感染HFRS的流产胎儿脏器中分离到 EHFV。

（5）虫媒传播：尽管我国从羌螨和柏氏禽刺螨中分离到 EHFV，但其传播作用尚有待证实。

哪些人容易感染 EHFV？

人群对 EHFV 普遍易感，感染后仅部分人发病，大部分人呈隐性感染。无论野鼠型还是家鼠型出血热都存在隐性感染，其隐性感染水平不一，野鼠型出血热隐性感染率较低（1%～4%），家鼠型出血热感染率较高（10%左右）。重疫区高于轻疫区。小儿虽也易感，但发病者较少，这可能与小儿免疫系统发育不全有关。出血热患者病后可获得持久免疫，很少有 2 次感染发病。

我国流行性出血热的流行病学特征如何？

（1）明显的地区分布：野鼠型出血热有严格的地区性，只有在具备一定地理环境和宿主的地区存在和传播。我国疫区分布相当广泛，除青海和新疆外，均有病例报告，有沿水系分布的特点，黄河、淮河、长江、珠江中下游及东北的松花江流域是主要疫区。家鼠型疫区分布也相当广泛，不论城市、农村，凡是家鼠多的居民区均可能是疫源地。

（2）边缘性和高度散发性：在野鼠型或以野鼠型为主的混合疫区，住在村落边缘的村民发病率显著高于居住在村落中央的。

（3）季节性和周期性：本病四季均能发病，但有明显的高峰季节，其中Ⅰ型发病以秋冬为主，Ⅱ型发病以春季为主。本病发病率有一定的周期性波动，以Ⅰ型为主要传染源的疫区，一般相隔数年有 1 次较大流行，以Ⅱ型为传染源的疫区周期性尚不明确。

（4）人群分布：以男性青壮年农民和工人发病率高，其他人群亦可发病。不同人群发病率的高低与接触传染源的机会多少有关。

如何防止流行性出血热的危害？

由于本病病情凶险，病死率高，迄今还缺乏令人满意的特异性治疗方法，因此应以预防为主。

（1）灭鼠防鼠是预防出血热的关键。有人调查，鼠密度控制在 5% 以下时，就能控制出血热的流行；如鼠密度能进一步降到 1% 以下时，就能控制发病，因此，灭鼠是预防出血热的重要措施。

（2）注意个人卫生防护。清理整顿环境卫生，消灭啮齿类动物传染源和螨等媒介昆虫，不食鼠类咬过或接触过的食物；野外作业，特别是兴修水利等工程时，野外住宿时要睡高铺，铺草要严格消毒杀虫，防止传染上出血热。

（3）对易感者接种出血热疫苗。

流行性出血热疫苗有多少种类？

目前我国使用的是双价肾综合征出血热灭活疫苗，由 3 种不同细胞培养，即 Vero 细胞、原代地鼠肾细胞和原代沙鼠肾细胞。疫苗系用 Ⅰ 型和 Ⅱ 型出血热病毒株分别接种 Vero 细胞（或原代地鼠肾细胞/原代沙鼠肾细胞），经培养、收获、病毒灭活、纯化，混合后加入氢氧化铝佐剂制成。为乳白色混悬液体，含硫柳汞防腐剂。

我国接种流行性出血热疫苗的免疫策略是什么？

目前实施的是对重点地区的重点人群免疫策略，以高发省份中的高发乡镇作为目标人群，对 16~60 岁人群进行常规免疫接种。原确定辽宁、黑龙江、吉林、山东、河北、陕西、浙江等 7 个高发省份，目前已扩大到 17 个省份。

如何使用流行性出血热疫苗？

基础免疫程序为分别于 0、14 天各接种 1 剂，应在当地的流行高峰前 1 个月完成；基础免疫后 1 年加强免疫 1 剂。接种部位为上臂三角肌肌内注射，每次剂量为 1.0ml。

接种流行性出血热疫苗有哪些禁忌证？

（1）已知对该疫苗所含任何成分，包括辅料、甲醛以及抗生素过敏者。
（2）患急性疾病、严重慢性疾病、慢性疾病的急性发作期有发热者。
（3）患未控制的癫痫和其他进行性神经系统疾病者。
（4）妊娠及哺乳期妇女。

接种流行性出血热疫苗的血清学效果怎么样？

有人通过检索国内外生物医学文献数据库，HFV 双价疫苗基础免疫 2 针组（免疫程序为 0、14 天）免疫后 1 个月，IgG 抗体阳性率为 49.69%~

100%，半年后为 8.45% ~ 52.63%，加强免疫后 2 周维持在 83.02% ~ 100%，加强免疫后 0.5 ~ 2.5 年降至 20.60% ~ 48.39%；基础免疫 3 针组（免疫程序为 0、7、28 天）免后 1 个月，IgG 抗体阳性率为 69.41% ~ 100%，1 年后为 20.93% ~ 37.34%，加强免疫后 2 周维持在 88.37% ~ 100%，加强免疫后 0.5 ~ 1.5 年降至 76.47% ~ 77.50%。Meta 分析表明，无论 2 针或 3 针组流行性出血热双价疫苗均具有很好的免疫原性和安全性，但在基础免疫后进行加强免疫非常有必要。

在山东莒南县等地观察，基础免疫 2 针沙鼠肾细胞双价疫苗和地鼠肾细胞双价疫苗血清学效果，2 种疫苗分别于基础免疫 2 针后 14 天、180 天加强前、加强后 14 天检测中和抗体、荧光抗体阳性率，表明 2 种疫苗均有较好的血清学效果。

流行性出血热疫苗的流行病学效果怎么样？

在山东莒南试验区观察，基础免疫 2 针双价沙鼠肾细胞灭活疫苗，全程接种组发病率 0（0/10787），对照组为 77.42/10 万（9/11625）；保护率为 100%。另有人在 HFRS 高流行区按 0、14 天 2 针基础免疫和 6 个月后 1 针加强免疫的程序，对适龄人群接种双价 HFRS 纯化疫苗，采用队列研究方法，对接种组和对照组连续观察 3 年并进行比较分析。结果表明，3 年观察期内疫苗接种组 HFRS 发病为 0，对照组发病率为 6.51/10 万，疫苗接种 3 年内保护率达 100%。20 世纪 90 年代我国曾组织由 9 个省、2 个直辖市，37 个单位组成的协作组进行的免疫持久性观察表明，基础免疫后 6 年保护率仍在 92% 以上。

接种流行性出血热疫苗有什么不良反应？

接种疫苗后，注射部位可出现疼痛、发痒、红肿，全身性反应可有轻度发热、不适、疲倦等，一般不需处理可自行缓解。近几年已有报告接种疫苗后发生过敏性皮疹、过敏性休克、过敏性紫癜、周围性神经炎等，但极罕见。

接种流行性出血热疫苗应注意什么问题？

（1）以下情况者慎用：家族和个人有惊厥史者，患慢性疾病者，有癫痫史者，过敏体质者。

（2）注射前应充分摇匀，疫苗异常浑浊、变色、有异物及摇不散的块状物，疫苗包装瓶有裂纹，均不得使用。疫苗严禁冻结。

（3）应备有肾上腺素，以备偶有发生过敏反应时急救用。

（4）在盒签或瓶签标明的有效期内使用。

皮上划痕人用炭疽减毒活疫苗

什么是炭疽?

炭疽是由炭疽杆菌引起的动物源性人畜共患的古老传染病，公元前500年古印度就有牛炭疽的记载。1613年南欧发生炭疽大流行，死亡超过6万人。1823年，证实人炭疽来源于动物的科学论断。发达国家由于普遍接种疫苗和加强对动物的医疗防护，动物及人类炭疽几乎被消灭。在发展中国家炭疽仍在一定范围内流行，全球每年发病数估计为1万~2万例。我国在西部农牧业地区，仍有畜间炭疽散在发生或局部地区流行。炭疽不仅对人类危害极大，还对畜牧业造成重大损失，由于其芽孢抵抗力极强，还可被恐怖分子用作生物武器，使该病卷土重来。

我国炭疽的流行情况如何?

我国是炭疽的高发国家之一，1957、1963和1977年出现3次流行高峰。每次高峰过后又有1个持续4~5年的低谷。据统计，1956~1998年我国累计报告炭疽发病114066例，死亡4179人。近年来我国对易感人群接种疫苗和加强畜牧业管理后，炭疽发病明显减少，2014年全国仅报告248例，死亡3例。

我国炭疽发病主要在哪些地区?

炭疽发病具有明显的地区性，以牧区较为多见，可呈地方性流行。我国在西部农牧业地区，如云南、贵州、新疆、四川、广西、西藏、甘肃、青海、内蒙古、陕西等地是人间炭疽高发地区，每年报告病例数占全国总病例数的90%以上。我国主要是农业型炭疽，南方以猪和水牛为主，北方则以羊、牛和马为多发家畜。由于历史性污染严重，有明显的地方性特点。

引起炭疽的病原体是什么?

引起炭疽的病原体是炭疽杆菌。炭疽杆菌菌体粗大，需氧，易形成芽孢，为产毒的革兰阳性菌，排列如竹节状，菌落形态呈卷发样。按照抗原结构可分为荚膜抗原、菌体抗原、毒素抗原和芽孢抗原4种。炭疽杆菌分泌的两种毒力因子即致死因子和水肿因子与致病性有关。炭疽杆菌在有氧条件下，普通培养基上生长良好，在体外可形成芽孢。芽孢有很强的抵抗力，可在动物尸体及土壤中存活数年至数十年。细菌的繁殖体对热和普通消毒剂都非常敏感。

炭疽有哪些临床表现？

炭疽杆菌侵入机体的途径不同，潜伏期亦有差异，皮肤炭疽潜伏期一般为1～5天，也可短至几小时，长至2周左右。

皮肤炭疽最常见，约占90%以上。临床特征是无痛性溃疡伴有周围广泛水肿、焦痂形成和局部淋巴结肿大，黑痂在1～2周内脱落，逐渐愈合成疤。如感染后播散到局部淋巴结并入血，可发展为严重的败血症；吸入性炭疽临床特征与流感相似，表现为呼吸困难、出血性胸腔淋巴结炎和纵隔炎；胃肠道型（血便、出血性肠系膜淋巴结炎）和口咽型（口腔或食管溃疡、局部淋巴结肿大）炭疽是因摄入大量营养期芽孢杆菌（通常在未烧熟的肉中）引起。当芽孢被吞噬细胞摄入后，被转运到局部淋巴结，经长短不一（可能延长）的阶段发育成营养细胞。然后繁殖的细菌产生毒素，导致大量出血、水肿、坏死和细胞因子释放，全身毒血症状更为严重，如高热、寒战、衰竭。易发生感染性休克、DIC和脑膜炎等，后者表现为谵妄、抽搐与昏迷，病情迅速恶化而死亡。

炭疽的传染源和储存宿主是什么？

主要是患病的草食动物，如牛、羊、马、骆驼等，其次是猪和狗。它们的皮、毛、肉、骨粉均可携带细菌。炭疽患者的痰液、粪便及病灶渗出物亦可检出细菌，但人与人之间的传播极少见。

炭疽是如何传播的？

感染炭疽杆菌的动物（通常是食草动物，包括家畜和野生动物）死亡时，随晚期出血或血液而使细菌扩散。暴露于空气中的炭疽杆菌孢子可抵抗不利的环境条件和消毒剂，在被污染的土壤中可存活多年。静息的炭疽孢子通过流水、风和其他环境力量的推动，在土壤和邻近的植被中重新分布、扩散。食腐动物吞食染疫动物的尸体时，带有芽孢的血和内脏孢子附着在动物毛或羽毛上，或其排泄的粪便可将孢子播散到动物死亡地点以外的地方。孢子在干燥的或经其他方式处理的感染动物的皮和皮革上可存活数年。当人因直接或间接接触死于炭疽病的动物和组织，接触被污染的动物毛、皮革或其他皮革制品（如鼓、刷子、毯子），或接触与感染动物有关的泥土、被污染的骨粉而感染。在封闭、通风条件差的环境中从事制革和处理羊毛或骨的工人，可吸入含有芽孢的气溶胶而导致吸入性炭疽病。食用未煮熟的被污染的肉可引起肠炭疽和口咽炭疽。2001年国际恐怖分子利用邮件向美国播散炭疽芽孢，造成22人感染，11人患吸入性炭疽，5人因吸入性炭疽死亡的恐怖事件。

哪些人群对炭疽易感？

人群普遍易感，特别是参与动物屠宰、制品加工、动物饲养人员以及兽医等高危人群，夏季因皮肤暴露多而较易感染。大部分炭疽为散发病例，大规模流行可能发生在易感人群高的地区。病后可获得持久免疫力。

目前我国使用的炭疽疫苗有哪些？

我国于1957年开始人用炭疽减毒活疫苗的研究，1958年后正式投产。开始用苏联菌种STI-1和No.3株，1961年改用我国选育出无荚膜A16R炭疽弱毒病株，1962年正式批准用于人用皮上划痕炭疽减毒活疫苗。20世纪60～80年代，军事医学科学院和兰州生物所曾进行炭疽PA组分疫苗研究，动物试验和小量人体接种证明有血清学效果，但未正式投产。

目前我国使用的是人用皮上划痕炭疽减毒活疫苗，它是用炭疽芽孢杆菌的弱毒株经培养、收集菌体后稀释制成，为灰白色均匀悬液。其有效成分是炭疽杆菌弱毒株活菌体。每1次人用剂量含活菌数应不低于8.0×10^7。

哪些人应该接种炭疽疫苗？

目前有两种免疫策略，一是暴露前免疫，用于炭疽高发地区人群、皮毛加工或制革工人、放牧员等；二是暴露后免疫，在发生疫情后，对炭疽病例以及与牲畜的密切接触者的应急接种。目前我国主要是实施暴露后免疫。

如何使用炭疽疫苗？

在发生炭疽疫情时，对病例或病畜间接触者及疫点周围高危人群接种1剂，于上臂外侧三角肌附着处皮上划痕0.05ml（2滴），相距3～4cm。一手将皮肤绷紧，另一手持消毒划痕针在每滴疫苗处作"#"字划痕，每条痕长1～1.5cm，以划破表皮可见间断小血点为度。再用同一划痕针涂压10余次，使疫苗充分进入划痕皮肤。接种后局部应裸露5～10分钟，然后用干棉球擦净。接种后24小时，划痕局部应有轻微红肿、浸润，若无任何反应（包括创伤反应），应重新接种。

接种炭疽疫苗有哪些禁忌证？

（1）已知对疫苗中任一成分过敏者。

（2）患急性疾病、严重慢性疾病、慢性疾病的急性发作期和发热者。

（3）免疫缺陷、免疫功能低下或正在接受免疫抑制剂治疗者。

（4）妊娠期或 6 个月内哺乳期妇女。

（5）炭疽病例或病畜的直接接触者。

炭疽疫苗的预防效果如何？

炭疽减毒活疫苗在动物实验中证明有很好的保护效果，如用豚鼠、家兔、绵羊和猴子进行免疫力试验，无论皮下注射、皮肤划痕或气雾免疫，用强毒素 10～20MLD 攻击，均有较好保护效果。接种疫苗 1 周开始产生免疫力，2 周可达到保护水平，可维持 1 年。由于炭疽的人群发病率很低，流行病学效果资料不多。据河北省统计，1956～1959 年 6 月共发生炭疽 38 例，其中接种疫苗者 2848 人中发生 8 例，未接种者 1899 人中发生 30 例，保护率为 82.27%。

接种炭疽疫苗有哪些不良反应？

接种后 24 小时在注射部位可出现疼痛和触痛，有红肿浸润，多数于 2～3 天内自行消失。有时可出现一过性轻度发热，持续 1～2 天可自行缓解，不需特殊处理。若接种后有过度疲劳或过量饮酒，可能引起轻度发热或腋下淋巴结轻微肿大。罕见的异常反应有淋巴结肿大、血管性水肿等。有人观察，采用肌内注射的反应比皮下注射者少，2 剂接种间隔较长时，注射部位反应发生率较低。

接种炭疽疫苗应注意哪些问题？

（1）人用皮上划痕炭疽疫苗的浓度比皮下注射用疫苗剂量大约高 80 倍，严禁作注射用。

（2）凡疫苗内有摇不散凝块、安瓿有裂纹、标签不清或已过期失效者均不得使用。

（3）安瓿启开后，疫苗应于 30 分钟内用完。为避免污染，剩余疫苗应予废弃。

（4）注射免疫球蛋白者，应至少间隔 1 个月以上才能接种本品。

（5）与抗生素同时使用时可能影响疫苗的免疫效果。

（6）剩余疫苗及空安瓿、注射器、划痕针等用具、敷料，需用 3% 碱水煮沸消毒 30 分钟。

（7）注意保持划痕部位清洁卫生，避免感染。

钩端螺旋体疫苗

什么是钩端螺旋体病？我国发病情况如何？

钩端螺旋体（以下称钩体）病，是由致病性钩体所引起的人兽共患疾病，主要有突然发热、头痛、寒战、严重肌痛（腓肠肌和股肌），同时伴有结膜充血等临床特征。重症患者可有明显的肝、肾、中枢神经系统损害和肺弥漫性出血，常危及生命。该病几乎遍及世界各地。我国在 20 世纪 50 年代钩体病发病率低，全国有病例记载的只有 10 个省；20 世纪 60~70 年代发病率升高，疫区逐年扩大到 26 个省；进入 20 世纪 80 年代，疫情趋于相对稳定；1990 年以来，我国钩体病的发病呈现平稳下降的趋势，发病率在 0.03/10 万~2.59/10 万之间波动。2014 年全国报告发病 498 例，死亡 6 例。目前我国除新疆、甘肃、宁夏、青海外，其他地区均有本病散发或流行，尤以西南和南方各省多见。

钩体病是什么引起的？

钩体病是由致病性钩体所引起。钩体的抗原结构复杂，全世界已发现24 个血清群，270 个血清型，新菌型仍在不断发现中。我国已知有 19 群，74 型，并有新群不断发现，常见的流行群是黄疸出血群、波摩那群、犬群、流感伤寒群、澳洲群、秋季群、七日群和爪哇群。波摩那群分布最广，是引起洪水型和雨水型流行的主要菌群；黄疸出血群毒力最强，是稻田型的主要菌群。钩体的型别不同，其毒力和致病性也不同。某些钩体的细胞壁含有内毒素样物质，有较强的致病作用。

钩体抵抗力弱，在干燥环境下数分钟死亡，对常用的各种消毒剂均无抵抗力，极易被稀盐酸、70% 乙醇、漂白粉、苯酚（石炭酸）和肥皂水灭活，但在 pH 7.0~7.5 的潮湿土壤和水中，可存活 1~3 个月。

钩体病的主要临床表现有哪些？

钩体病潜伏期为 7~14 天（平均 10 天）。发病早期（起病后 1~3 天）通常表现为"重感冒样"症状，患者出现畏寒、发热、头痛、乏力、眼结膜充血、浅表淋巴结肿大、全身肌肉疼痛，特别是腓肠肌疼痛和触痛，有的病例可出现呕吐、腹泻等胃肠道症状。大部分患者早期得到及时有效抗生素治疗后可痊愈，部分病例于发病后 3～10 天，出现不同程度的器官损害，可表现为流感伤寒型、肺出血型、黄疸出血型、脑膜脑炎型、肾衰竭型，不同型别可有不同的临床表现。少数患者于恢复期可再次出现症状和体征，如葡萄膜炎、虹膜睫状体炎、虹膜表层炎、闭塞性脑动脉炎和反应性脑膜炎等。

钩体病的传染源是什么？

钩体病是人畜共患病，传染源主要是携带致病性钩体的动物。猪是我国北方钩体病的主要传染源。猪带菌率高，排菌时间长，排菌量大，与人接触密切，易引起洪水型或雨水型流行。钩体经猪传染主要引起波摩那群，其次是犬群和黄疸出血群。

犬的带菌率也较高，由于犬的活动范围大，因而污染面广，是造成雨水型流行的重要传染源。牛、羊、马等亦可长期带菌，但其传染源作用远不如猪和犬重要。人带菌时间短，排菌量小，人尿为酸性不宜钩体生存，故一般认为人作为传染源的意义不大。

钩体是经过什么途径传播的？

直接接触致病钩体是主要的途径，带钩体动物排尿污染周围环境，人与环境中污染的水接触是本病的主要感染方式。皮肤，尤其是破损的皮肤和黏膜是钩体最主要入侵途径。在饲养或屠宰家畜过程中，可因接触病畜或带菌牲畜的排泄物、血液和脏器等而受感染。亦有个别经鼠、犬咬伤，或者护理患者、实验室工作人员感染的报道。经食物传播极其罕见，有个别报道食用被鼠尿污染的食物和水，经口腔和食道黏膜而感染。

哪些人群对钩体易感？

人群普遍易感，感染后可获较强同型免疫力，部分型间或群间有一定的交叉免疫。新进入疫区人口的发病率往往高于疫区居民，病情也较重。

目前我国使用的钩体疫苗有哪些？

我国于 1958 年开始按照苏联规程研制普通钩体蒸馏水疫苗，由于疫苗中含有 0.3% 的兔血清，重复使用可引起过敏反应，于 1963 年停产。1964 年利用人胎盘组织浸液的培养基用于钩体菌株培养制成疫苗，于 1966 年正式投产，但由于胎盘来源困难，后放弃这一生产方法。20 世纪 80 年代初期，使用综合培养基培养钩体菌株，由于它不含蛋白质，不致引起过敏反应，且可以提高钩体菌生长浓度，适用于研制疫苗。

目前全球使用的有灭活全钩体疫苗、钩体组分疫苗（主要是外膜疫苗）和基因工程疫苗。我国目前使用的是多价钩体疫苗，它是采用各地区主要的钩体血清群/血清型菌株（黄疸出血群/赖型、犬群/犬型、致热群/致热型、秋季群/秋季型、澳洲群/澳洲型、波摩那群/波摩那型、流感伤寒群/临海型、七日热群/七日型）经培养、杀菌后，制成单价或多价疫苗。钩体疫苗外观为微带乳光的液体制剂，无异臭，无摇不散的凝块及异物。pH 为 6.4 ~ 7.4，氯化钠含量为 7.5 ~ 9.5g/L，苯酚含量不超过 3.0g/L，每瓶 5ml。

哪些人应该接种钩体疫苗？

钩体病散发病例较少见，主要是暴发疫情，暴发多出现于洪涝灾害之年，因此目前的免疫策略是对发生钩体病疫情或发生洪涝灾害可能导致钩体病暴发流行时，对重点人群进行钩体疫苗应急接种，以预防暴发。

如何使用钩体疫苗？

对流行地区可能接触疫水的 7 ~ 60 岁高危人群间隔 7 ~ 10 天接种 2 剂，≥14 岁人群第 1 剂 0.5ml，第 2 剂 1.0ml；7 ~ 13 岁剂量减半。必要时对 ≤6 岁儿童可依据年龄、体重酌量注射，但不超过成人剂量 1/4。接种部位于上臂外侧三角肌附着处皮下注射。

使用钩体疫苗有哪些禁忌证？

（1）发热，患急性传染病，严重心脏病，高血压，肝、肾疾病，神经系统疾病和精神病患者。

（2）妊娠期及哺乳期妇女。

（3）对疫苗成分过敏者。

（4）月经期暂缓注射。

钩体疫苗的预防效果怎么样？

接种当地流行株制成的疫苗，可诱发体内产生相应抗体，从而可起到预防钩体病的作用。有报告对钩体特异性抗体阴性者 102 人接种 3 价钩体疫苗，免后抗体阳转率为 88.2%，其中黄疸出血型阳转率为 57.8%、秋季热型 65.7%、流感伤寒型 75.5%。

在重点疫区乡镇钩体流行年份的观察表明，接种钩体疫苗的保护率 85.34% ~ 100%，效果指数为 6.82 ~ 36.59。另有报告在钩体发病数逐年上升的地区，在预测有可能引起流行后，对重点地区的 7 ~ 60 岁人群进行钩体疫苗应急接种，当年发病 3 例，其中 1 例在疫苗接种前发病，另外 2 例患者未接种疫苗，接种钩体疫苗的人群中无钩体病例发生。

接种钩体疫苗有什么不良反应？

接种疫苗后反应一般轻微，偶有发热及局部疼痛、触痛、红肿，多数在2~3天内自行消退，偶有发生过敏性皮疹等异常反应的报告。

接种钩体疫苗应注意哪些问题？

（1）安瓿内有摇不散的凝块、异物或疫苗变色，曾经冻结，安瓿有裂纹等均不能使用。

（2）由于接种疫苗后1个月左右才产生抗体，接种疫苗应在流行季节或欲使其发挥作用前1个月进行。

（3）严禁冻结。

b 型流感嗜血杆菌结合疫苗

什么是 Hib？

Hib 是 b 型流感嗜血杆菌的缩写，是流感嗜血杆菌的一个亚型，可以引起儿童脑膜炎、肺炎、会厌炎等多种严重的感染性疾病，甚至可以导致儿童死亡，是严重威胁儿童特别是婴幼儿健康的一种疾病。

流感嗜血杆菌是如何被发现的？

1892 年波兰细菌学家，Pfeiffer 在一次流感暴发期间，在一名患者的痰中发现了这种细菌，并认为这种细菌和流行性感冒有关。1918～1919 年在另一次流感大流行中发现只能从部分患者鼻咽部分离到此菌，此后又从脑膜炎患儿的血液和脑脊液中分离到这种小杆菌。1920 年，Winslow 等根据此菌生长需要全血或血液组分，是嗜血的（blood-loving），把这种病原体命名为"嗜血杆菌"，直到 1933 年 Smith 等人从流感患者鼻咽分泌物中分离出流感病毒后才确定这种小杆菌不是流感的病原体，因此建议命名为"流感嗜血杆菌（Hi）"并沿用至今。

流感嗜血杆菌和流感是不是一回事？

每到流感流行季节，不少人都有这样的误解，认为 Hi 就是流感病毒，这是一个非常错误的认识。Hi 所以被如此命名，是因为它是从一名流感患者痰中分离出来的，故曾有过流感杆菌之称，并误认为它是流感的病原体，是引起 1912 年流感大流行的原因。实际上这完全是两回事，Hi 是细菌，流感是病毒引起，这是两个迥然不同的病原微生物。

流感嗜血杆菌有何特性？

Hi 是一种细小（1×0.3 nm）、无动力、不形成芽孢的革兰阴性菌，其形态可呈圆球形或长丝状体等不同形状。它生长通常需氧，但是也能在特殊的厌氧环境生长。在试管中生长需要补充生长因子，包括"X"因子（氯化高铁血红素）和"V"因子［辅酶：烟酰胺腺嘌呤二核苷酸（NAD）］。细菌培养需使用巧克力琼脂培养基，在缺乏 NAD 的血琼脂培养中，Hi 一般不能生长。由于这种细菌比较脆弱，需要特定的运输、培养条件，采样前服用抗生素可影响检测结果，因此一般基层医疗机构对 Hi 进行实验室诊断比较困难。

Hi 的抵抗力较弱，对干燥、寒冷、热和一般消毒剂都很敏感，55℃ 30分钟可致死。

流感嗜血杆菌分多少型?

20 世纪 30 年代，Margaret Pittman 的研究显示，实验室分离出来的流感嗜血杆菌可以分为有荚膜和没有荚膜两种形态。根据抗原性和生化特性的不同，可将有夹膜细菌的荚膜多糖分为 a、b、c、d、e、f 6 个血清型。它可以引起侵袭性感染，其中 95% 的侵袭性疾病是由 b 型引起。对无荚膜的细菌未作血清分型，无荚膜型菌株的致病力低，通常是人类上呼吸道的正常菌群之一，当人体免疫力下降时也会引起疾病，但比有荚膜菌株的毒力低，如引起支气管炎、鼻窦炎和中耳炎等，患者以成人为主。

流感嗜血杆菌致病的物质基础是什么?

Hi 的荚膜和菌毛是其主要致病因子。荚膜位于 Hi 最外层，由 1 个核糖、1 个核糖醇和 1 个磷酸基组成，称多聚核糖基核糖醇（PRP），这是一种多糖，与细菌的毒力和免疫原性有关，因此也是制备疫苗的主要成分，可刺激机体产生相应的抗 – PRP，以抵抗 Hi 的再次入侵。荚膜可抵抗宿主体内吞噬细胞的吞噬作用，保护菌体对机体的侵袭力，并使它在人体内大量繁殖。菌毛可使细菌黏附在宿主黏膜上，以利于细菌侵入人体。此外 Hi 的细胞壁中含有的内毒素为脂寡糖（LOS），它的致病作用目前尚不能确定。

流感嗜血杆菌是如何致病的?

Hi 可存在于正常人的上呼吸道，人群中的携带率为 30% ~ 80%，但大部分是无荚膜型（NTHi），通常不具有侵袭性。荚膜型，尤其是 Hib 则具有侵袭性。在疫苗前时代，3% ~ 5% 的正常婴儿和儿童鼻咽部能分离出 Hib，但在成年人中很罕见。Hib 从鼻咽部进入人体，首先寄居在鼻咽部，可仅做短暂停留，也可潜伏数月而没有症状（无症状携带者）。目前，病原体侵袭入血的确切机制还不是很清楚，可能是在某些协同因素作用下引起了细菌的侵袭性感染，如患者机体抵抗力下降，或此前感染病毒或者支原体等。细菌入血后靠荚膜的保护作用形成菌血症，通过血液循环播散到体内的其他部位引起发病，脑膜和肺是最有可能受累的靶器官。

两种不同类型的 Hi 的流行病学和临床表现有何不同？

两种不同类型 Hi 的比较见表 17 - 1。

表 17 - 1　两种类型 Hi 的比较

	荚膜型	无荚膜型
分型	6 型 a – f（b 型占 95%）	未分型
感染人群	5 岁以下儿童	成人和儿童
引起疾病	全身感染（脑膜炎、肺炎、关节炎、会厌炎、蜂窝组织炎、败血症等）	局部感染（慢性支气管炎、中耳炎、鼻窦炎等重复感染）
鼻咽部带菌率	3% ~ 5%	50% ~ 80%

Hib 可引起哪些疾病？

人体感染 Hib 后可有无症状携带或上呼吸道寄居、呼吸道黏膜感染、侵袭性疾病 3 种情况。最严重的是 Hib 引起的侵袭性疾病，它可以累及许多器官。如果在正常情况下无菌的体液或组织（血液、脑脊液、腹液或肺组织）中检测到 Hib，就称为 Hib 侵袭性疾病。常见的侵袭性疾病有脑膜炎、肺炎、会厌炎（咽喉炎）、败血症、关节炎和蜂窝组织炎等。少见的疾病类型有骨髓炎、心包炎、中耳炎和急性支气管炎等。Hib 是导致 5 岁以下儿童发生细菌性脑膜炎和其他侵袭性细菌性疾病的主要病原体。

Hib 侵袭性疾病对儿童危害情况怎么样？

Hib 侵袭性感染在全世界均有发生。在接种疫苗前，发达国家 5 岁以下儿童 Hib 侵袭性疾病的年发病率为 20/10 万 ~ 100/10 万，与流行高峰年的脊髓灰质炎相似。发展中国家有限的资料表明，5 岁以下儿童 Hib 感染所致疾病的年发病率为 60/10 万 ~ 130/10 万。据 CGVD（疫苗发展顾问组织）调查报告指出，在少数发展中国家，每年 Hib 的发病率高达 500/10 万 ~ 600/10 万，且病死率高。估计全球每年至少发生 300 万例严重疾病和造成 40 万 ~ 70 万人死亡。Hib 发病与死亡多见于发展中国家，疾病负担在 4 ~ 18 月龄儿童最严重，但 <3 月龄和 >5 岁儿童也偶有发病。

我国 Hib 侵袭性疾病的发病情况如何？

目前尚缺乏 Hib 侵袭性疾病的全国资料，一些典型调查表明，Hib 侵袭性疾病在我国危害严重。20 世纪 40 至 50 年代，上海、南京、成都、浙江等地儿科专家报道了在小儿细菌性脑膜炎中由 Hib 引起的比例，最高者可达 11%。20 世纪 50 年代，上海估算每年 Hib 脑膜炎可达 100 例，发病主要累及 2 岁以下儿童。

1990～1992 年间在合肥进行的我国首次前瞻性的 Hib 脑膜炎流行病学调查显示，15 岁以下儿童 Hib 细菌性脑膜炎发病率为 4.81/10 万，<5 岁儿童为 10.66/10 万，病死率 9.7%；并发症和后遗症 21.4%。

全球 Hib 脑膜炎的发病情况如何？

由 Hib 所引起的脑膜炎在细菌性脑膜炎中占第 1、2 位，多数病例发生在 2 月龄～2 岁婴幼儿，成人病例较少。据 WHO 统计，在使用疫苗前 5 岁以下儿童细菌性脑膜炎病例中 60% 由 Hib 感染引起，病死率达 5%～10%；发达国家每年大约有 20 万 5 岁以下儿童发生由 Hib 导致的脑膜炎，病死率为 3%～5%；发展中国家的病死率为 26%～57%。Hib 脑膜炎全年均有发病，但以冬、春季多见。

我国 Hib 脑膜炎的发病情况如何？

我国缺乏 Hib 脑膜炎发病的全国资料，据一些典型调查，Hib 脑膜炎在我国也是对儿童威胁极大的一种疾病。20 世纪 80 年代后期，北京儿童医院对 128 例细菌性脑膜炎患者的血、尿、脑脊液标本，采用对流免疫电泳法（CIE）检测多糖抗原，并结合细菌学检测。结果：在细菌性脑膜炎中 28.9% 是由 Hib 引起，其中 84% <2 岁，97% <5 岁。合肥市 13 家医院联合对 Hib 脑膜炎发病情况进行前瞻性研究，3 年共发现 80 例细菌性脑膜炎，其中 51.7% 是 Hib 引起的，有后遗症者占 21.4%，推测 <5 岁儿童发病率为 10.66/10 万。

Hib 引起的脑膜炎有何特点？

脑膜炎是覆盖大脑的膜被感染，是最常见的 Hib 侵袭性疾病，在疫苗前时代，60% 左右的病例是由 Hib 引起的。Hib 脑膜炎主要发生在儿童，5 岁以下儿童占 80.5%，其中 1 岁以内占 58.8%。Hib 脑膜炎多数患者具有明显的前驱症状，常有发热、流涕、咳嗽、发热、精神萎靡等，经数日或 1～2 周可出现颈项强直等（这些症状也可发生于其他细菌引起的脑膜炎）脑膜刺激征，采用适当的抗生素治疗后，其死亡率仍达 2%～5%，在存活下来的患者中会留下后遗症。

发生 Hib 脑膜炎有什么后果？

Hib 是 <1 岁儿童细菌性脑膜炎的主要病因。即便及时给予有效的抗生

素治疗，仍有很多患者死亡。在卫生资源匮乏地区，Hib 脑膜炎病死率更高，幸存者中神经系统后遗症也很常见（30%~40%），其中包括：听力损害（11%）、语言障碍或迟缓（15%）、视力损害（2%~8%）、运动异常（如偏瘫、双侧瘫、四肢麻痹、共济失调、脑瘫或痉挛，3%~7%）、智力或精神发育迟缓（11%），此外还会引起行为障碍、癫痫等。

全球 Hib 肺炎的发病情况如何？

WHO 估计在发展中国家至少 20% 的肺炎是 Hib 引起的，每年约有 35 万 5 岁以下儿童死于 Hib 引起的肺炎（其中 75% 发生在 1 岁以内）。国际上 13 位作者对 1029 例患者肺穿刺培养结果显示，Hib 阳性率高达 27%。

我国 Hib 肺炎的发病情况如何？

我国在 20 世纪 80 年代后期曾对 Hib 肺炎发病情况进行调查，在临床诊断为 36 例上呼吸道感染、32 例支气管炎、70 例肺炎的 1~2 岁患儿，并设 45 例健康对照，检测血、尿中 Hib 外膜蛋白抗原和/或抗体。结果证实为 Hib 感染的，上呼吸道感染患儿占 11.1%、支气管炎占 12.5%、肺炎占 34.3%。北京儿童医院对小儿肺炎病原学研究显示，在儿童肺炎中，Hib 阳性率高达 35.3%。

国内临床调查显示，儿童社区获得性肺炎中，Hib 居首位，达 29.0%。上海儿童医院张泓等研究发现，上海地区小儿急性下呼吸道感染时 Hi 的分离率为 24.7%，居细菌病原之首，其中 Hib 占总病原菌的 19.0%。

Hib 引起的肺炎有何临床特点？

Hib 所致肺炎多通过飞沫传播。由它所致的感染中，以呼吸道感染居多。Hib 肺炎起病较缓，常有痉挛性咳嗽，可以是轻微的局灶性肺炎，但全身症状重，中毒症状和白细胞增高明显，有时伴淋巴细胞相对或绝对升高，出现严重的脓胸。Hib 肺炎临床表现与其他细菌引起的肺炎区别不大，需进行胸水细菌培养确诊。病死率约 2%~10%。

Hib 引起的会厌炎有何危险？

会厌炎是指会厌（吞咽时覆盖、保护咽喉的咽喉组织）的感染和肿大。95% 的会厌炎是由 Hib 引起。临床表现为急性发热、会厌肿胀、迅速出现咽喉痛、吞咽困难，可有进行性呼吸衰竭，严重的会厌炎可以引起呼吸道阻塞，造成缺氧性脑损伤，危及患者的生命，病死率为 5%~10%。Hib 引起的会厌炎常见于欧美的 2~7 岁儿童。我国发病率较低，约为急性喉炎、气管炎患者的 1/400，但病死率高达 7% ~ 8%。

Hib 引起的急性喉炎有什么临床表现？

急性喉炎是喉头部的急性炎症性肿胀，是呼吸道阻塞的常见原因，多发生于 2 ~ 7 岁儿童，>95% 的病例是由 Hib 引起的。急性喉炎临床表现为咽痛、发热、会厌部发红、肿胀、疼痛；呼吸道阻塞使呼吸和吞咽困难，患者烦躁不安、端坐呼吸。如治疗不及时或治疗无效，患者可在数小时内死于窒息或败血症，也可因缺氧造成缺氧性脑损伤。

除上述疾病外，Hib 还常引起哪些疾病？

Hib 还常常引起关节感染，导致化脓性关节炎（关节部位感染），一般只累及大关节，如膝、踝、髋、肘关节等。约有 50% 的 Hib 关节炎患者有多功能关节变形或损伤；若累及面部、头部或颈部皮肤，可引起进展迅速的蜂窝组织炎，造成脸、头、颈等部位的皮肤感染；也可引起菌血症、败血症。骨髓炎（骨感染）、心包炎（心脏包膜感染）侵袭性疾病是比较少见的表现形式。

对 Hib 感染如何进行实验室诊断？

采集患者的脑脊液（CSF）、血液、胸腔液、关节液以及中耳抽出液，在适当的培养基上培养，如革兰染色显示为阴性小杆菌，提示为侵袭性 Hi 疾病，再进行流感嗜血杆菌培养结果阳性即可确诊。对分离的 Hi 应进行血清分型，确定分离株是否为 b 型。

进行 Hi 培养时可以附加抗原检测，特别是对那些经过部分抗生素治疗过的患者进行诊断时，以及微生物可能不在培养基中生长时，有两种检测方法可用：一种是乳胶凝集试验检测 CSF、血浆、尿、胸腔液、关节液中的 Hib 荚膜多糖抗原，这是一种非常迅速、敏感和特异的检测方法；另一种是免疫电泳计数（CIE），作用与乳胶凝集试验类似，但是不敏感，耗时久，并且操作难度更大。

对 Hib 疾病的实验室诊断为什么非常困难？

首先，采集血液或脑脊液检验标本比较困难，用肺穿刺采集标本培养 Hib 阳性率较高，国外多采用此法，但国内很少开展；第二，进行 Hib 培养时，需要含烟酰胺腺嘌呤二核苷酸和氯高铁血红素培养基，这种生长条件有时难以达到。同时需要特定的温度、二氧化碳、早期未用抗生素，并需多次培养，且大多数血培养结果仍为阴性；第三，使用聚合酶链反应（PCR）检测抗原有助于诊断 Hib 侵袭性疾病，但 PCR 检测在我国基层医院多无条件进行；第四，我国抗生素滥用现象严重，临床早期多次经抗生素治疗者，在血液及脑脊液（CSF）标本中很难培养出 Hib。由于诊断的复杂性，所以确诊的 Hib 病例非常少。

什么是 Hib 疾病的二代病例？

Hib 疾病二代病例是指接触患病儿童后 1~60 天内发病的病例，二代病例在所有侵袭性 Hib 疾病中不到 5%。美国进行的相关研究发现，在家庭接触者中，在指示病例发病后的 1 个月，家庭二代发病率为 0.3%（比普通人群发病风险高 600 倍）。二代病例发病率随年龄变化而变化，从 2 岁以下儿童的 3.7% 到 6 岁以上儿童的 0。在这些家庭接触者中，有 64% 的二代病例在指示病例发病后的第 1 周内（不包括第 1 个 24 小时）发病，20% 在第 2 周，16% 在第 3、4 周发病。

影响 Hib 疾病发病的危险因素是什么？

影响 Hib 疾病发病的危险因素包括宿主因素和暴露因素，它们都能增加 Hib 感染的机会。宿主因素包括 Hib 疾病发病与年龄密切有关，90% 发生在 5 岁以下，6~12 月龄是发病高峰。在发展中国家，高达 75% 的 Hib 肺炎及脑膜炎发生在 1 岁以内。马来西亚的一家医院通过脑脊液培养证明，引起细菌性脑膜炎的病原体 50% 是 Hib；1 岁以内婴儿患脑膜炎后，全部死亡病例都是由 Hib 引起。Hib 脑膜炎后遗症发生率高达 30%~40%，年龄越小，发病率越高，症状越严重，死亡率越高。1 岁以下婴儿患 Hib 肺炎易并发脓胸，常后遗支气管扩张症。此外，慢性疾病（例如，镰状细胞贫血、抗体缺乏、恶性肿瘤，尤其是在化疗期间）、性别差异（男性＞女性）等因素对发病也有一定的影响。暴露因素包括家庭拥挤、家庭人口较多、上托儿所、社会经济状况差、父母教育水平低以及有上学的兄弟姐妹等。

Hib 疾病的传染源是什么？

Hib 的传染源是患者和携带者。Hib 不能在外界无生命的物体表面生存，它主要寄生于人的鼻、咽、眼及阴道黏膜中，常与人体的正常菌群共生，人是唯一已知的 Hib 宿主。Hib 只引起人类疾病，对动物无致病性。同样，寄居于禽、猪、犬的嗜血杆菌也只侵犯相应动物而不侵犯人类。

Hib 携带者在传播 Hib 上有什么作用？

Hib 无症状带菌者是该菌的主要传播者。在应用疫苗前，高达 80% 的儿童都会在某段时期携带 Hib，有时携带数月，在托、幼机构的婴幼儿具有高度的传染性。携带率因年龄、地区和特定情况而异。成人和婴儿低，学前儿童（3~5 岁）最高。发达国家引入疫苗前健康儿童携带率 3%~5%，在有侵袭性疾病发生的家庭或日托可高达 58%~91%；使用疫苗后，在接种率高的地区，由于疫苗的群体免疫作用，携带率通常较低，只有一小部分携带者会发展为临床病例。目前 Hib 侵袭性疾病的潜伏期还不清楚。

我国儿童 Hib 携带率有多高？

根据一些典型调查材料，我国健康儿童也有很高的 Hib 携带率。有人在福州对 603 名健康儿童咽拭子培养，Hib 携带率在春季为 10.9%，冬季则高达 36.7%。常州对 20 名健康儿童进行咽拭子培养，Hib 携带率为 5.0%，用 PCR 方法检测则高达 15.0%。

Hib 是如何传播的？

Hib 寄居在人体鼻咽部黏膜，通过空气飞沫和密切接触传播。Hib 通过唾液飞沫进入人的呼吸道，侵入血液中繁殖，扩散至人体的多个器官，引起组织、器官的侵袭性感染。新生儿也可通过母亲产道感染。

Hib 传播有什么季节特点？

Hib 疾病在发病季节上具有典型的双峰分布特征，2 个发病高峰分别是 3~5 月和 9~12 月。肺炎链球菌和脑膜炎球菌性脑膜炎是 1~3 月。Hib 疾病的季节分布可能与人口出生的季节性或家庭中年长儿童入学的季节性有关。

那些人最容易感染 Hib？

Hib 所致疾病最典型的特征是年龄相关的易感性。一些婴儿在出生后的头 6 个月通过胎盘、母乳喂养等方式可以从母亲那里获得 IgG 抗体，从而获得被动免疫保护。IgG 抗体的滴度在出生后 3~5 个月时达到最高，随后逐渐衰退。5 岁以上的儿童可通过 Hib 无症状感染获得"自然"免疫力，或可能暴露于与 Hib 荚膜有相同抗原结构（因此叫"交叉反应生物体"）的细菌，也能刺激机体产生抗-Hib 抗体。自然暴露于 Hib 也能诱导机体对外膜蛋白、脂多糖和细菌表面其他的抗原物质产生抗体。因此，5 岁以上儿童发生 Hib 感染的已很少。

宿主遗传基因组成对其 Hib 易感性也很重要。感染 Hib 的风险和基因标记物数量有关，但产生这种关系的机制尚不清楚。目前还没有令人信服的证据证明对多糖的易感性和免疫反应的调节与基因有明确的联系。

Hib 疫苗是如何发展的?

1892 年, Pfeiffer 首次分离到流感嗜血杆菌; 1930 年左右, Pittman 证实荚膜的侵袭性; 1933 年, Fothergill 证实婴幼儿抗体水平与 Hib 感染的关系; 1971 年, Rodrigues 对 Hib 的 PRP 提纯, 并开始试制 Hib 多糖疫苗; 1974 年, 纯荚膜多糖疫苗问世; 1980 年, 蛋白结合荚膜多糖疫苗问世; 1985 年 Hib 荚膜多糖疫苗第一次被批准用于 >2 岁儿童; 1987 年 Hib 结合疫苗第一次被批准用于 >18 月龄儿童; 1990 年 Hib 结合疫苗第一次被批准用于 >2 月龄婴儿; 1998 年, WHO 建议 Hib 疫苗纳入儿童常规免疫。

为什么现在不再使用 Hib 多糖疫苗?

Hib 的荚膜多糖主要成分是 PRP, 是 Hib 的主要毒力因子之一, 其具有较好的免疫原性。Hib 荚膜多糖疫苗, 即由提纯的 PRP 制备而成, 它的结构单元包括一个核糖、一个核糖醇及一个磷酸, 能诱发机体产生保护性抗体。

1985 年美国和芬兰首次将 Hib 多糖疫苗用于儿童免疫, 应用后发现对疫苗的效果评价差异很大, 波动范围为 88% ~ -69%(负效应意味着接种疫苗比不接种疫苗感染的风险还要高)。以后证实 Hib 的疫苗效果与年龄具有相关性, 成人接种后可产生强免疫应答, 且抗体长期存在; 儿童对该疫苗的反应则因年龄而异, >2 岁儿童接种疫苗后可产生抗体, 但维持时间较短, 1 年后即降低到相同年龄未接种疫苗对照组的抗体水平; 对 18 月龄以下的儿童免疫原性很弱, 或根本不发生反应, 重复注射也没有增强作用, 这表明多糖疫苗是对 T 细胞不依赖抗原, 只能产生较弱的 IgM, 不能诱生 T 细胞依赖的免疫记忆, 对小月龄婴儿重复接种, 不能增强免疫应答。18 个月龄以下婴儿是 Hib 侵袭性疾病发病的主要年龄, 由于其 B 淋巴细胞未成熟到足以产生自我保护能力, 因而无法受到保护。美国仅使用到 1988 年即不再使用。

什么是 Hib 结合疫苗?

Hib 结合疫苗是通过化学作用将多糖(一种弱抗原)结合到蛋白质"载体"(一种更高效的抗原)上。此过程将 T 细胞非依赖性抗原改变为 T 细胞依赖性抗原, 显著提高了疫苗的免疫原性, 特别是对小月龄婴儿效果较理想。另外, 重复接种 Hib 结合疫苗能引起增强反应, 并引起以 IgG 为主的充分的特异性免疫。当前使用的蛋白载体有变异白喉类毒素 RMl97、破伤风类毒素、脑膜炎球菌外膜蛋白(OMP)等。各种结合疫苗的差异在于其载体蛋白、化学结合的方法和多糖的大小，从而使各种结合疫苗的免疫学性质略有不同。

Hib 结合疫苗有液体和冻干 2 种剂型，或是单价 Hib 疫苗或多价联合疫苗，如与百白破疫苗（DTP）、乙型肝炎疫苗（HepB）或脊髓灰质炎灭活疫苗（IPV）制成联合疫苗。Hib 有 2 种剂型，单价疫苗与联合疫苗的成分和赋型剂可有所不同。

目前世界上有几种 Hib 结合疫苗？

目前世界上使用的有 4 种 Hib 结合疫苗：即以白喉毒素无毒突变株（CRM197）为载体的结合疫苗（HbOC）、以 B 群脑膜炎球菌外膜蛋白为载体的结合疫苗（PRP－OMP）、以白喉类毒素为载体的结合疫苗（PRP－D）和以破伤风类毒素为载体的结合疫苗（PRP－T）。

以白喉毒素无毒突变株（CRM197）为载体的结合疫苗（PRP－HbOC）有什么特点？

（1）PRP－HbOC 于 1990 年开始使用，它是由非常短的大约 20 个 PRP 重复单位的寡糖与 CRM197（无突变的白喉毒素）相连制成。

（2）对 18~24 月龄或更大的儿童和成人具有很好的免疫原性，第 1 次接种后即可产生较高抗体水平（>1.0μg/ml）。

（3）对 2 月龄婴儿单剂量接种后抗体上升不明显，但于 4 或 6 月龄加强注射 1 或 2 剂可诱导出高滴度的抗体，其抗体的水平至少维持 1 年。

（4）产生的抗体量高于 PRP－D 或 PRP－OMP 产生的抗体，与 PRP－T 刺激产生的抗体近乎相等。

（5）不受母传抗体和免疫球蛋白的干扰。

（6）产生的抗体是 IgG，有杀菌活性，对 IgG2 缺乏、IgA 缺乏或初次感染 Hib、HIV 的儿童均有较好的反应。

以 B 群脑膜炎球菌外膜蛋白为载体的结合疫苗（PRP－OMP）有什么特点？

（1）1990 年 12 月该疫苗被许可用于所有婴儿，该疫苗是将中等长度的 PRP 通过 1 个复合硫醚键的中介物大分子与 B 群脑膜炎球菌细胞外膜上的蛋白质相连制成。

（2）大多数成人和儿童接种 1 剂就有中等程度的应答，但接种第 2、3 剂后，免疫应答未增强。

（3）对年龄的依赖性较小，是唯一可对 6 周龄婴儿接种的 Hib 疫苗，在

2~4月龄接种2针（间隔2个月）对18月龄内预防Hib的感染有效，单剂量免疫能够提供至少2个月的保护。

（4）有人认为，早期接种有可能抑制出生后第1年对疫苗的反应。

（5）再次接种后的抗体可明显升高，但抗体高峰水平低于HbOC、PRP－T，且抗体维持的时间短。

（6）不受母传抗体或被动免疫的影响，PRP－OMP产生的抗体是IgG1，有杀菌活性，但抗体反应持续时间不如PRP－T疫苗和HbOC疫苗。

以白喉类毒素为载体的结合疫苗（PRP－D）有什么特点？

（1）1987年该疫苗被许可用于15~59月龄的婴幼儿。它是由中等大小的多糖通过1个6碳分子的中介物与白喉类毒素载体相连制成。

（2）对<18月龄的儿童免疫反应较弱，不能用于婴儿；对>18个月龄儿童和成人第1次注射后可产生高滴度抗体，加强接种无持久保护作用，在高危人群中未证明有保护作用。

（3）目前已被其他疫苗取代，不再广泛使用。

以破伤风类毒素为载体的结合疫苗（PRP－T）有什么特点？

（1）该疫苗于1993年3月上市，是4种疫苗中最晚获准上市的疫苗，也是目前应用最为广泛的疫苗。

（2）由大的多糖聚合体连接到破伤风类毒素耦联制成。

（3）接种1剂，对成人和大龄儿童有较高的免疫原性。对2~4月龄婴儿则大多数无反应，但经1剂或2剂加强注射则能激发较高的抗体。完成3剂接种的婴儿可达到高水平抗体（5~10μg/ml），1年后仍有54%的小儿的抗体水平>1μg/ml

（4）一些研究表明，PRP－T 3剂接种后产生的免疫反应最强，明显高于PRP－D、PRP－OMP、PRP－HbOC结合疫苗，且抗体水平维持时间较长。

WHO对接种Hib疫苗有什么建议？

WHO将Hib侵袭性疾病描述为："……无论在发达国家还是发展中国家中的一种显著的公共卫生问题"，接种疫苗是唯一有效预防Hib发病的公共卫生工具。建议在所有婴儿免疫规划中纳入Hib结合疫苗，不应因缺乏本地监测、发病资料而延误将Hib疫苗纳入免疫程序的步伐，特别是在那些已经表明疾病负担颇高的国家。

我国是否需要开展接种 Hib 结合疫苗？

目前我国尚无 Hib 侵袭性疾病全国资料，但根据一些典型调查资料，许多专家建议我国应开展 Hib 结合疫苗的接种，并创造条件纳入 EPI。这是鉴于：

（1）医院临床研究提示，我国 Hib 感染率为 44.76%，侵袭性疾病发病率高。Hib 脑膜炎在小儿化脓性脑膜炎中占 51.3%，其中 84% 为 2 岁以下儿童；儿童中 Hib 肺炎占 34.3%；Hib 侵袭性疾病总发病率估计约 10/10 万。北京儿童医院对 100 例肺炎患儿研究，结果证实 29% 患儿有 Hib 感染依据，是我国小儿肺炎的主要病原。另据在上海、常州、郑州等地对 Hib 感染情况的调查，在呼吸道感染、肺炎等患儿中，Hib 阳性率达 5.8% ~ 32.3%。由于诊断困难，需做血培养和脑脊液培养，并且使用抗生素后影响培养结果，所以我国 Hib 侵袭性疾病的发病真实情况可能被低估。

（2）Hib 具有很强的传染性，幼托机构的儿童和员工均为高危人群。

（3）我国是严重滥用抗生素的国家之一，Hib 对许多抗生素产生耐药性。有人对 105 株流感嗜血杆菌用 8 种药物的药敏试验结果表明有 5 种药物对 Hib 产生耐药，其中红霉素产生耐药的占 85.71%、氨苄西林为 79.09%、头孢他啶为 79.03%、链霉素为 78.09%、青霉素为 70.48%。

（4）我国人群抗 - Hib 水平很低。根据在一些省份的调查表明，我国健康人群中抗 - Hib < 0.15μg/ml 占 77.4%，其中 2 岁以下儿童抗 - Hib < 0.15μg/ml 为 85.6%，表明我国大多数人群是 Hib 的易感者。

（5）Hib 感染疾病医疗费用高，接种疫苗可节省大量经费。

（6）我国使用的 Hib 疫苗证实安全、有效。

以上情况表明，Hib 已成为我国儿童呼吸道的首位致病菌，主要引起下呼吸道感染，以肺炎为主，2 岁以内幼儿感染率较高，因此有必要在我国接种 Hib 疫苗。

哪些人应接种 Hib 结合疫苗？

Hib 结合疫苗适用在 2 ~ 71 月龄的儿童中进行常规免疫接种，最好在 2 月龄时开始接种。

抗 - PRP 具有杀菌及介导对 Hib 调理的作用。对 Hib 最易感的年龄是 <5 岁的儿童（占全部病例的 90%），发病高峰在 6 ~ 11 月龄。由于耐药情况，即使早期使用抗生素治疗仍会由死亡事件的发生。所以早期接种疫苗是至关重要的。Hib 的保护性免疫力依赖于抗 - Hib，大多数儿童于出生后 2 年开始逐渐自然形成，至 >5 岁后已具有较高水平，所以，一般 >5 岁的儿童可不必接种。

我国儿童应如何接种 Hib 结合疫苗？

目前我国尚无接种 Hib 疫苗统一的免疫程序，根据国外的经验结合我国的情况，提出以下建议。

在细菌性肺炎和细菌性脑炎发病高的地区应将 Hib 疫苗接种纳入儿童常规免疫。为迅速控制 Hib 侵袭性疾病，可先对 2 月龄～5 岁儿童进行普种，并在此基础纳入常规免疫。免疫程序是：新生儿出生后，于 2 月龄开始初免，连续注射 3 剂，间隔 1～2 个月，并于 12～15 月龄时加强 1 剂；12 月龄以内未进行接种的婴儿也应按以上的程序进行接种。对未接种疫苗的 13～18 月龄婴儿接种 1 剂，间隔 2 个月加强 1 剂；19～59 月龄婴幼儿仅接种 1 剂。

小于 6 周龄的新生儿能不能接种 Hib 结合疫苗？

最近的资料显示，如果在新生儿出生后 6 周内接种 Hib 结合疫苗，会使其对 Hib 疫苗其余剂次产生免疫耐受，不产生免疫应答。因此，Hib 疫苗，包括含有 Hib 的联合疫苗，均不能使用于不足 6 周的婴儿。

早产儿要不要接种 Hib 结合疫苗？

早产儿应与正常出生的新生儿一样，均应按基础免疫程序在 2 月龄时开始接种 Hib 结合疫苗（单苗或联合疫苗）。

在 2 岁以内曾患 Hib 侵袭性疾病的儿童是否还要接种 Hib 结合疫苗？

ACIP 和 AAP 建议，2 岁以内曾患 Hib 侵袭性疾病的儿童仍应进行接种，这是因为患 Hib 侵袭性疾病并不一定都能导致产生保护性的抗 - PRP（菌体外膜成分）抗体，疾病仍有复发的危险。

儿童已接种过肺炎疫苗还要不要接种 Hib 结合疫苗？

如果儿童现在年龄在 5 岁以下，以前曾接种过肺炎疫苗还是要接种 Hib 疫苗，因为肺炎疫苗只能预防肺炎链球菌引起的肺炎，不能预防由 Hib 感染引起的肺炎，所以还是需要接种。

儿童已接种过流脑疫苗还要不要接种 Hib 结合疫苗？

如果儿童现在年龄在 5 岁以下，以前曾接种过流脑疫苗还是要接种 Hib 疫苗，因为流脑疫苗只能预防脑膜炎球菌引起的脑膜炎，不能预防由 Hib 感染引起的脑膜炎，所以还是要接种。

5岁以上的人还要不要接种Hib结合疫苗？

对5岁以上的健康人群一般不需要再接种Hib结合疫苗，因为5岁以上的人群很少感染Hib。但对一些感染Hib侵袭性疾病风险较高的大龄儿童和成年人还应接种疫苗。这类人群包括功能或解剖学意义上的无脾（例如，镰状红细胞贫血、脾切除术后）、免疫缺陷（特别是IgG_2缺乏患者）、癌症化疗造成的免疫抑制者、接受造血干细胞移植者、感染人类HIV病毒者等。有以上高风险情况之一，以前未接种过疫苗的人，至少要接种1剂得到许可的任何一种Hib结合疫苗。

对婴幼儿接种Hib结合疫苗的免疫程序是什么？

新生儿可通过胎盘传递获得血清杀菌抗体，母传抗体主要存在于<6月龄的婴儿，2～5岁的小儿可产生天然抗体，因而6个月～2岁是Hib感染的高峰。从正常小儿血清抗–Hib水平调查和被动免疫保护研究结果可见，6～24个月的婴幼儿血清抗–Hib IgG抗体含量低于0.15μg/ml（有保护性抗体的标准），所以此年龄段为Hib疾病的高发组。

婴幼儿接种Hib结合疫苗可与百白破的免疫程序相同，第1针可在6周龄时接种，第2、3针与百白破一样，要各间隔4～8周后接种。应在12～15月龄期间再加强免疫接种1针。引入Hib疫苗时，若先对12～24月龄儿童开展一次突击接种，可使Hib发病迅速下降。

美国ACIP推荐的Hib疫苗常规免疫程序是什么？

美国免疫实施咨询委员会（ACIP）和儿科学会（AAP）推荐的常规免疫程序见表17–2。

表17–2　ACIP/AAP推荐的Hib疫苗常规免疫程序

疫苗	年龄			
	2月龄	4月龄	6月龄	12~15月龄
PRP–OMP	第1针	第2针		加强1针
PRP–T	第1针	第2针	第3针	加强1针
PRP–HBOC	第1针	第2针	第3针	加强1针

如儿童在婴幼儿时期未接种Hib结合疫苗，应如何进行接种？

如果在婴幼儿时期未接种Hib结合疫苗，美国ACIP/AAP推荐可按以下程序进行接种（表 17 - 3）。

表 17 - 3　ACIP/AAP 推荐的婴幼儿时期未接种 Hib 结合疫苗的接种程序

疫苗	接种第 1 剂次月龄	基础免疫程序	加强月龄
PRP - HbOC/PRP - T	2 ~ 6	3 剂次，2 个月间隔	12 ~ 15
	7 ~ 11	2 剂次，2 个月间隔	12 ~ 15
	12 ~ 14	1 剂次	2 个月后
	15 ~ 59	1 剂次	
PRP - OMP	2 ~ 6	2 剂次，2 个月间隔	12 ~ 15
	7 ~ 11	2 剂次，2 个月间隔	12 ~ 15
	12 ~ 14	1 剂次	2 个月后
	15 ~ 59	1 剂次	

未完成 Hib 结合疫苗基础免疫的儿童如何接种？

曾接种过 Hib 结合疫苗，但未按规定完成基础免疫程序的儿童，美国推荐可按以下程序进行接种（表 17 - 4）。

表 17 - 4　未完成 Hib 结合疫苗基础免疫儿童的接种程序

当前月龄	以前接种史	推荐程序
7 ~ 11	1 剂次	12 ~ 15 个月时加强，至少应间隔 2 个月
7 ~ 11	2 剂次的 PRP - HbOC 或 PRP - T	同上
12 ~ 14	1 岁前接种 2 剂次	1 剂任何准许使用的结合疫苗
12 ~ 14	1 岁前接种 1 剂次	2 剂任何准许使用的结合疫苗，2 剂次间隔 2 个月
15 ~ 59	任何不完善的免疫程序	1 剂任何准许使用的结合疫苗

接种 Hib 结合疫苗各剂次的时间间隔多久最好？

由于接种 Hib 疫苗第 2 剂及以后剂次接种诱生的主要是 IgG_1 抗体，两剂次间最佳时间间隔是 2 个月，最短时间间隔是 4 周。加强剂次和以前接种（第 2 或第 3 剂次）时间间隔至少 8 周。

不同厂家生产的 Hib 结合疫苗能否交替使用？

所有 3 种准许用于婴儿的 Hib 结合疫苗都可以交替使用。免疫程序中使用 2 种以上 Hib 疫苗也能诱导产生保护性抗体。如果需要改变疫苗种类，3 剂次基础免疫程序可任意组成。不论其以前在基础免疫程序中使用过何种疫苗，任何得到许可的结合疫苗均可以应用于加强剂次。

Hib 疫苗是否可以与其他疫苗同时使用?

Hib 疫苗可与其他儿童期的疫苗同时接种,但要在不同部位接种。同时接种不会引起免疫反应的下降,发热和(或)烦躁等不良反应的发生率也不大于单独接种。但不能将 Hib 疫苗与其他疫苗混在一起接种,除非厂家或监管部门明确指出的联合疫苗,如 DTP – Hib 或 DTP – HepB – Hib 联合疫苗。

接种 Hib 结合疫苗有哪些禁忌证和慎用证?

(1)已知对疫苗中任何成分过敏者及既往接种 Hib 疫苗过敏者,应作为接种 Hib 结合疫苗的禁忌证。

(2)接种时婴儿患急性发热性疾病或严重的慢性疾病发病时,均应暂缓接种。

(3)轻微的疾病(如上呼吸道感染)不是接种疫苗的禁忌证。

(4)不应该给年龄 <6 周的婴儿接种,因为可能会发生潜在的免疫耐受性。

Hib 结合疫苗的免疫效果如何?

评价 Hib 结合疫苗短期保护的血清学标志为抗 – PRP 抗体 >0.15μg/ml,长期保护的血清学标志为抗 – PRP 抗体 >1.0μg/ml。有关疫苗保护效果的试验显示,除了 PRP – D,所有结合疫苗对婴儿均有高效保护作用。完成基础免疫 1 个月后,95% ~100% 的婴儿获得的抗体滴度 ≥0.15μg/ml,加强免疫后 1 个月,100% 的婴儿抗体滴度 ≥0.15μg/ml。

接种 Hib 结合疫苗预防 Hib 疾病的效果如何?

Hib 结合疫苗的效力与效果在已将 Hib 疫苗纳入常规免疫的国家得到确认。除 PRP – D 外,其他疫苗都证明可使 Hib 侵袭性疾病发病率迅速降低。此外,一些调查证实在高发区和发展中国家,包括对美国土著人、智利和冈比亚的调查,疫苗对侵袭性疾病也有很好的效果。在冈比亚的试验中,受种婴儿能防御实验室确诊的 Hib 肺炎,经 X 线证实的肺炎的总发病率约降低 20%。估计婴儿在基础免疫的第 2 或第 3 针后的临床效果为 95% ~100%,完成基础免疫接种后的婴儿发生 Hib 侵袭性疾病很罕见。

接种 Hib 结合疫苗对降低 Hib 脑膜炎的效果怎么样?

接种 Hib 结合疫苗对降低 Hib 脑膜炎的效果非常显著。例如冈比亚自1997 年开展 Hib 结合疫苗常规免疫,5 年后 Hib 脑膜炎发病率由 60/10 万降到 0；芬兰、荷兰接种 Hib 结合疫苗后，多年来基本未发现 Hib 脑膜炎；英国 5 岁以下婴幼儿细菌性脑膜炎病例减少 40%，疫苗的保护效果为 98%，证明该疫苗接种后具有明显的保护效果。

接种 Hib 结合疫苗对降低 Hib 肺炎的效果怎么样？

接种 Hib 结合疫苗对降低 Hib 肺炎的效果非常显著。智利研究表明，接种 Hib 疫苗后，每年在每 10 万儿童中可以减少 250 例肺炎发病。一项研究表明，在 83% 的人完成了疫苗接种的人群中，其 Hib 肺炎的有效保护率为 100%。

接种 Hib 结合疫苗对降低 Hib 会厌炎的效果怎么样？

会厌炎是欧美国家常见的疾病，进行 Hib 结合疫苗接种后，迅速降低了急性会厌炎发病率。瑞典对会厌炎发病率进行了回顾性调查，5 岁以下儿童会厌炎发病率从 1987 年的 20.9/10 万下降到 1996 年的 0.9/10 万，不仅使婴幼儿会厌炎发病率下降了 90% 以上，而且年长儿及成人会厌炎发病率也有所下降。

接种 Hib 结合疫苗能不能降低 Hib 的携带率？

在美国和英国的多项研究结果表明，人群接种率达到 80% 即可获得群体免疫，可极大降低 Hib 携带率，也减少了未接种儿童暴露的机会，可以降低较大儿童和成人的 Hib 侵袭性疾病的发病率。从而使发病率下降的幅度要远大于接种疫苗的直接作用。这种间接影响（群体免疫）已经得到确认。

接种 Hib 结合疫苗对一些高风险患者是否有效？

研究表明，接种 Hib 结合疫苗对于一些存在侵袭性疾病高风险的患者，如镰状红细胞贫血、白血病、人类免疫缺陷病毒（HIV）感染，以及脾切除患者，也有良好的免疫原性。然而，对于 HIV 感染者，Hib 疫苗的免疫效果取决于其感染的阶段和免疫损害的程度。高风险人群接种 Hib 疫苗的免疫效果尚需进一步研究。

美国是如何接种 Hib 疫苗控制 Hib 侵袭性疾病的？

美国在使用疫苗前，估计 <5 岁儿童中，每 200 人即有 1 人发生 Hib 侵袭性疾病。从 1987 年开始使用 Hib 疫苗，1991 年开始要求将 Hib 侵袭性疾病作为国家法定报告病种，并要求 2 月龄儿童接种 Hib 疫苗。1993 年将消除 5 岁以下 Hib 疾病列为儿童免疫倡议的目标之一，确定 2010 年 5 岁以下儿童消除由 Hib 引起的侵袭性疾病。

美国控制 Hib 侵袭性疾病的对策包括：加强社区适龄儿童 Hib 疫苗接种；完善接种史和就医史的报告，以了解接种失败的原因；规范血清检测程序，确定并报告 Hib 侵袭性疾病所有患儿的血清型。

目前美国消除 Hib 侵袭性疾病已取得很大进展，19~35 月龄儿童 Hib 疫苗接种率已从 1987 年的 76% 上升至 2000 年的 90% 以上。从国家传染病报告监测系统（NNDSS）、国家细菌性脑膜炎和菌血症报告系统（NBMBRS）及州级实验室监测报告表明，5 岁以下儿童 Hib 疾病发病率已下降 99%，即从使用疫苗前的 100/10 万下降至 0.3/10 万。2004 年，美国仅报告 19 例 5 岁以下儿童的 Hib 侵袭性疾病病例，大多数病例是没有接种疫苗或没有完成免疫程序的儿童。

接种 Hib 结合疫苗成本 – 效益怎么样？

WHO 收集在 14 个国家进行的 Hib 疫苗成本效益的 17 篇调查，由于各国采用的评价方法不同，因此无法进行比较。但大多数研究得出结论，Hib 疫苗接种具有成本效益。尤其是另有疫苗生产商的进入，Hib 疫苗价格已明显降低，基于这些低价 Hib 疫苗的区域成本效益分析，除提供了低收入地区脑膜炎后遗症可致明显的生产力损失的新证据外，这些成本效益分析研究还得出 Hib 疫苗在所有中低收入国家可节省成本或有高成本效益的结论。

接种 Hib 结合疫苗都有哪些不良反应？

Hib 结合疫苗是一种非常安全的疫苗，不良反应极其少见。少数人在接种后 48 小时内在注射局部有轻微发红、肿胀和疼痛，或有发热、食欲不振、烦躁不安、呕吐、腹泻及异常啼哭等，一般不需特殊处理，在 48 小时内均可自行缓解。个别人可发生过敏反应，但非常罕见。

接种 Hib 疫苗应注意哪些问题？

（1）Hib 疫苗应作肌内注射，血小板减少症和出血性疾病患者应于皮下注射，任何情况下绝对禁止静脉注射。

（2）疫苗稀释液及疫苗复溶后，在接种前应仔细观察是否有外来颗粒物质和/或物理性状的改变，如观察到任何一项则弃之不用。

（3）必须将所提供的所有稀释液加入疫苗瓶内复溶疫苗。加入稀释液后，混合物应充分振荡至冻干疫苗完全溶解后尽快注射。

（4）基础免疫和加强接种最好使用同一制品，可产生更好的抗体应答。

（5）接种疫苗不能完全保证不感染 Hib，因此在家庭或幼儿园中有人患 Hib 疾病时建议其他儿童采取药物预防措施。

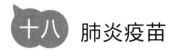

十八　肺炎疫苗

什么是肺炎链球菌?

肺炎链球菌（Sp）是在世界范围内引起严重疾病的主要病原之一，它是引起侵袭性疾病（脑膜炎、菌血症/败血症、伴有菌血症的肺炎等）和非侵袭性疾病（肺炎、中耳炎和鼻窦炎等）的主要病原，常见肺炎中的50%以上是由 Sp 引起，每年造成160万儿童死亡。据2010年11月 WHO 估计，全球约有70万~100万 <5 岁儿童死于肺炎链球菌性疾病，2 岁以下儿童的死亡率最高，90%的死亡病例发生在发展中国家。

肺炎链球菌是何时发现的? 有什么特点?

1881 年，巴斯德（Pasteur）和斯坦伯格（Sternberg）同时分离到 Sp。1884 年，发现经革兰染色可将 Sp 性肺炎与其他类型肺炎进行区别。1886 年，Weichselbaum 证明 Sp 是细菌性肺炎的主要病原。1899 年以前已证明这种细菌能引起中耳炎、脑膜炎、心内膜炎、关节炎和胸膜脓肿。1945 年，Melaod 等阐明 Sp 荚膜多糖的化学结构、抗原性、毒力致病作用，并发现 Sp 有多种血清型。

Sp 为革兰阳性厌氧菌，在肉汤培养中呈短链状生长，有时常成对排列，又称肺炎链球菌。细菌在人和动物体内可产生荚膜，与致病有密切关系，它能抵抗人体内吞噬细胞对细菌的吞噬作用，细菌大量繁殖引起疾病，荚膜毒力的大小与多糖结构及含量有关。根据荚膜的组分差异，Sp 分成约 90 多种血清型，在全球范围内，有 20 种血清型与 80% 以上的侵袭性 Sp 感染有关，70%~75% 的侵袭性疾病是由 13 种血清型引起的。

Sp 在任何气候条件下均能生存于健康人的鼻咽部，对温度、射线等各种理化因素敏感，56℃时 15~20 分钟死亡；对干燥的抵抗力较强，在阴暗处的干痰中可生存 1~2 个月。对青霉素、红霉素、复方磺胺甲噁唑、万古霉素敏感。

肺炎链球菌能引起哪些疾病?

Sp 广泛分布在世界各地，在自然界中分布广泛，常寄生在健康人的鼻咽部，有 40%～70% 的人带菌，但多数无致病力或致病力极低。肺炎链球菌能否致病，主要取决于细菌对组织的侵袭能力和机体抵抗力大小。在细菌毒力强、人体免疫力低时，Sp 可以从其位于鼻咽部的菌落处直接播散而致病。根据感染部位的不同，引起侵袭性肺炎链球菌性疾病（IPD），IPD 可分为 3 大类。

（1）上呼吸道感染：包括中耳炎、鼻窦炎，在少数情况下可通过鼻窦或中耳直接扩散引起脑膜炎。美国 30%～50% 的中耳炎由 Sp 感染引起，每年约有 700 万人发病。中耳炎主要发生在婴幼儿，发病率高，死亡率低；鼻窦炎通常在普通感冒或流感过程中发生。以上 2 种疾病不及时治疗均可发展为脑膜炎，急性鼻窦炎还可发展为大脑额叶脓肿和额骨骨髓炎。

（2）下呼吸道感染：Sp 是引起细菌性肺炎的主要病因，多发生于慢性心、肺和肾脏疾病，以及糖尿病、免疫功能低下和无脾症患者，老年人和婴幼儿极易发生。据估计，每年全球约有 500 万人死于 Sp 肺炎。美国每年发病 50 万人，死亡 4 万人。Sp 肺炎在医院中也可传播，占就医者的 5‰～10‰，病死率达 50%；医院急诊室和长期住院者中感染 Sp 肺炎的高达 20%～25%。Sp 肺炎可并发菌血症（25%～30%）、肺气肿、心包炎（罕见）、肺不张和肺脓肿形成及肺外的局灶性疾病如脑膜炎、心内膜炎和关节炎等。

（3）播散性侵袭性感染：包括血液感染（如菌血症）和脑膜感染（脑膜炎）。在 Sp 感染者中有 25%～30% 发展成菌血症，美国 1980 年发病率约为 10/10 万，1990 年为 15/10 万～19/10 万，占菌血症总数的 18%，其中儿童占 61%～78%。无脾症患者常发生暴发性菌血症，并可在起病后的 12～18 小时内死亡。Sp 菌血症可并发脑膜炎、败血症休克，罕见的并发症有心内膜炎、心包炎、腹膜炎和脑脓肿。在很多发展中国家，因 IPD 引起的死亡中，非菌血症性肺炎占大多数；在一些发达国家，尽管使用了充分的抗生素治疗，成人 Sp 菌血症的病死率还高达 15%～20%，老年患者中甚至高达 30%～40%。

Sp 是细菌性脑膜炎最常见的病因。美国发病率为 0.3/10 万～4.9/10 万，＜5 岁儿童可达 3/10 万～11/10 万。对 3400 万人的前瞻性调查表明，在 30～59 岁的脑膜炎患者中，4% 是由 Sp 引起，≥65 岁则高达 50%。脑膜炎可继发于 Sp 菌血症，也可通过上呼吸道感染，如鼻窦炎和中耳炎等直接扩散而致。随着疾病的发展，患者可出现颅内压增高表现，包括昏迷、高血压、心动过缓及第 3 对颅神经麻痹等并发症。

侵袭性肺炎链球菌性疾病的实验室检查方法有哪些？

由于抗生素的广泛使用，Sp 分离率大大降低，痰标本因可能被鼻咽区寄生菌污染，必须同时做痰涂片革兰染色并镜检方可确诊；深部呼吸道标本细菌培养可以确诊，却需要侵入性操作，如肺穿刺，通常令患者难以接受。

血液、脑脊液、中耳炎、鼻窦渗出液、胸腔渗出液和腹腔渗出液等标本如培养出 Sp，即可确立病原学诊断。对于已经接受抗生素治疗的患者，可采用 Binax NOW 快速诊断试验（运用免疫层析技术快速检测患者尿中肺炎链球菌抗原），检测过程快速而简易，但在儿童中的特异性较低。目前最新诊断技术有定量聚合酶链反应（PCR）检测，其敏感性和特异性均较高。

侵袭性肺炎链球菌疾病在我国的发病情况如何？

我国 IPD 发病情况非常严峻。1996～2000 年全国 ＜5 岁儿童死亡监测结果分析表明，肺炎是我国 5 岁以下儿童死亡的首位原因（773/10 万），占全部死亡的 19%。估算我国每年 ＜5 岁儿童有 174 万人患 IPD，死亡人数为 3 万人。北京儿童医院杨永弘教授报道，Sp 肺炎病死率为 16.4%。

我国进行的"引起感染的肺炎链球菌疾病监测"项目显示，经细菌学证实的肺炎链球菌肺炎的病死率为 16.4%，脑膜炎为 16.0%（≥50 岁为 28.2%）。估计我国每年有 250 万人患肺炎链球菌性肺炎，并造成其中 12.5 万人死亡。

侵袭性肺炎链球菌疾病的传染源是什么？

Sp 只对人类致病，它可寄居在人类无症状带菌者的鼻咽部，30% 的健康成人和 60% 的健康儿童的鼻咽部可携带 Sp，单一血清型可在鼻咽部长期存在。无症状 Sp 携带者的儿童和成人是主要传染源，动物、昆虫媒介不携带 Sp。

肺炎链球菌感染途径有哪些？

Sp 通过呼吸道飞沫在人 - 人之间直接接触，或上呼吸道带菌者通过自身感染方式传播。儿童或成人鼻咽腔带有 Sp，当免疫力减低时，细菌就从呼吸道或受损部位入血侵袭组织器官引发菌血症、败血症、肺炎及脑膜炎、中耳炎等。

人群对肺炎链球菌的易感性怎么样？

人群对 Sp 易感性较低，健康人只有在机体呼吸道防御功能受损、抵抗力下降时，才引起发病。幼儿和老年人，以及患有慢性疾病如心脏病和肺病、脾缺失或脾功能减退（包括镰状细胞贫血及其他严重的血红蛋白病）者、酒精中毒者、帕金森病、肾病综合征、糖尿病、肝硬化等患者对 Sp 更易感。有资料表明，镰状细胞性贫血的患儿患 Sp 脑膜炎的危险几乎是正常儿童的 600 倍。

肺炎链球菌最容易感染哪些人群？

老人和儿童是 IPD 发病的高危人群。多数健康的儿童可通过自身的天然防御功能抵御感染，但免疫系统受损的儿童患肺炎的风险较高。营养不良或营养不足可使儿童免疫系统虚弱，尤其是非完全母乳喂养婴儿。我国 20 世纪 80 年代进行的研究显示，73.4% 的 Sp 脑膜炎，63% 的 Sp 中耳炎和 40.3% 的 Sp 肺炎发生在 <3 岁以下的婴幼儿中。

为什么老年人容易感染肺炎链球菌？

60 岁以上的老年人由于基础疾病多，组织器官退化，呼吸道黏膜萎缩，免疫力低下等原因，在受到细菌侵入和寒冷等刺激时极易感染呼吸系统疾病。老年人患肺炎后，病情复杂，症状不典型，病情重，进展快，并发症多，病死率高，严重影响了老年人的身心健康和生活质量，是老年人死亡的主要原因之一。据估计，每年 60 岁以上老年人肺炎发病率约为 25‰，病死率约为 20%。老年人感染肺炎链球菌肺炎主要有两种形式：一是获得性肺炎患者容易感染 Sp。据上海市调查，老年人社区获得性肺炎（CAP）的月罹患率为 0.31%，30%~50% 的病例与感染 Sp 有关。有研究表明，老年患者医院获得性肺炎（HAP）是仅次于尿路感染的第 2 位常见的医院感染，其发病率为 58.8%，并成为老年患者死亡的重要原因之一。二是慢性阻塞性肺疾病（COPD）患者易遭受 Sp 侵袭而感染肺炎。目前我国约有 3 亿 COPD 患者，每年致死人数达 100 万，致残人数高达 500 万~1000 万。

我国肺炎链球菌流行的主要血清型有哪些？

早期我国在 18 个省份 27 个医院和科研单位从患者标本中分离到 712 株 Sp，有 42 个血清型，其中 5 型最多，其次为 6、1、19、23、14、2 和 3 型。近期对住院肺炎患儿的调查显示，常见的血清型为 19F（60.6%）、19A（9.7%）、23F（9.3%）和 6B（5.4%）。统计分析我国 1996~2013 年发表的有关文献，1996~2004 年 ≤18 岁人群 Sp 相关病例中，Sp 主要血清型分布是：23F（16.7%）、19F（13.8%）、6A（9.9%）；在南方主要是 19F（30.2%）、23F（16.9%）、6A（9.4%）；在北方主要是 6A（13.2%）、23F（11.6%）、19F（10.0%）。2005~2013 年的检测资料显示，我国 Sp 流行的主要血清型是 19F（28.7%）、19A（15.2%）、23F（9.7%）。在南方以 19F（42.3%）、19A（16.9%）、23F（11.5%）为主；在北方主要以 19A

（20.6%）、19F（18.6%）、23F（9.8%）为主。流行病学研究表明耐药菌株集中于常见血清型，青霉素对 Sp 耐药以 19F、19A、23F 和 6B 型多见。

肺炎链球菌耐药性日益受到关注的原因是什么？

Sp 对抗生素的耐药一直是一个全球关注的问题。Sp 又是 CAP 最常见的致病菌，自 1967 年澳大利亚报道第一例对青霉素耐药的 Sp 以来，Sp 对抗生素的耐药率在逐年增长，其中尤以青霉素和红霉素最受学者关注。2006~2008 年我国 4 家儿童医院开展的住院肺炎流行病学研究发现，耐青霉素 Sp（PNSP）已达 86.0%。2007 年全国 Sp 耐药监测资料显示，成人 PNSP 为 26.4%，儿童 PNSP 则高达 88.5%。Sp 交叉耐药和多重耐药现象比较明显，Sp 对红霉素耐药率为 91.3%~100%，且为高水平耐药。

肺炎疫苗的研发过程如何？

Sp 分离成功后，各国均在进行 Sp 疫苗的研制。1911 年，在南非首先进行大规模全细胞肺炎疫苗（PneV）的临床试验。1930 年，证明 Sp 荚膜在人体具有免疫原性。1936 年，在一家精神病院用 Sp 荚膜物质免疫接种，防止了 Sp 肺炎流行，从而证明特异性 Sp 多糖抗体的重要性。1945 年，Melaod 等研制成功 4 价肺炎链球菌多糖疫苗（PPV4）。1946 年，两种 6 价肺炎链球菌多糖疫苗（PPV6）在市场出售，由于青霉素的有效应用，这两种疫苗未广泛使用。随后发现尽管使用抗生素，仍有很多患者无法治愈甚至死亡。1960 年后，重新研发多价 PPV。1977 年，首个 14 价肺炎链球菌多糖疫苗（PPV14）注册使用。1983 年，23 价肺炎链球菌多糖疫苗（PPV23）在美国上市，对成人具有免疫原性，但对 <2 岁儿童免疫效果差。2000 年，首个 7 价 Sp 多糖 – 蛋白结合疫苗（PCV7）在美国上市。2009 年，10 价 Sp 多糖 – 蛋白结合疫苗（PCV10）在欧盟获准上市；2010 年，13 价 Sp 多糖 – 蛋白结合疫苗（PCV13）也获准上市。

我国成都生物制品研究所研制的 PPV23，于 2006 年 4 月获得生产批文，6 月通过了国家现场验证获 GMP 证书，质量标准采用《欧洲药典》，其安全性和免疫原性均达到国际水平，现已上市。

什么是 23 价肺炎链球菌多糖疫苗？

PPV23 是由纯化肺炎链球菌荚膜多糖制备而成，先对每个 Sp 菌株进行发酵和纯化，然后通过配制、过滤灭菌、罐装安瓿和包装等过程制成，不含佐剂。每 0.5ml 的疫苗中，含有溶解于等渗盐中的每 1 种血清型多糖各 25μg，并包含 0.25% 的酚作为防腐剂。PPV23 包含 1、2、3、4、5、6B、

7F、8、9N、9V、10A、11A、12F、14、15B、17F、18C、19A、19F、20、22F、23F 和 33F 能引起 Sp 感染的 23 种血清型，覆盖了 85%～90% 可导致侵袭性 Sp 肺炎的致病菌，包含了至少 90% 的青霉素耐药株的血清型，国内主要流行的 8 个血清型全部包括在内。对老年人和高危者有良好的免疫原性，接种后 5～6 天就可产生特异的抗荚膜多糖抗体，第 3 周达高峰，至少可持续 5 年。研究证实一些血清型之间有交叉免疫反应保护，如血清型 6B 刺激产生的抗体，对疫苗中未包含的血清型 6A 也具有一定保护作用。

PPV23 也存在一定的局限性，它不能诱发 T 细胞依赖的免疫反应，由于 <2 岁儿童免疫系统发育尚不完善，无法对单纯多糖抗原产生足够抗体，也无法诱导免疫记忆反应。

什么是肺炎链球菌蛋白结合疫苗？

目前有 PCV7、PCV10 与 PCV13 等三种 Sp 结合疫苗上市使用，PCV7 含有 4、9V、14、19F 和 23F 型 Sp 纯化荚膜多糖各 2μg、18C 型寡糖 2μg 和 6B 型多糖 4μg。每种血清型分别与无毒的白喉毒素突变体 CRM_{197} 蛋白结合，并吸附到磷酸铝上以增强抗体应答，疫苗不含硫柳汞防腐剂，7 种血清型约占美国幼儿中侵袭性 Sp 感染的 80%，对 <2 岁儿童也可诱生免疫记忆、刺激产生黏膜免疫和预防严重 IPD。

PCV10 是在 PCV7 所含 7 种血清型的基础上，增加了 3 种血清型（1、5 和 7F）的荚膜多糖。其中 8 种（1、4、5、6B、7F、9V、14 和 23F）荚膜多糖作为载体蛋白，19F 与白喉类毒素结合，18C 与破伤风类毒素结合。PCV13 是在 PCV7 所含 7 种血清型的基础上，增加了 6 种血清型（1、3、5、6A、7F 和 19A）的荚膜多糖，与 CRM_{197} 结合，大大扩展了疫苗预防 Sp 感染相关疾病的适用范围。此外，该疫苗也可用于预防由 Sp 4、6B、9V、14、18C、19F 和 23F 血清型引起的中耳炎。

PPV23 与 PCV7 有什么不同？

肺炎链球菌结合疫苗与多糖疫苗的比较见表 18 - 1。

表 18 - 1　肺炎链球菌结合疫苗与多糖疫苗的比较

	PCV7	PPV23
抗原成分	结合抗原 肺炎链球菌荚膜多糖 + 白喉变异蛋白	半抗原 肺炎链球菌荚膜多糖
免疫原性	可诱导 T 细胞免疫	无法诱导 T 细胞免疫

	PCV7	PPV23
免疫特点	对 < 2 岁儿童可诱导有效的抗体应答 可诱导免疫记忆，再次接种时，可产生增强的抗体反应	对 < 2 岁儿童无法诱导有效的抗体应答 不会产生免疫记忆
适用对象	2 月龄 ~ 2 岁婴幼儿 未接种过 PCV7 的 2 ~ 5 岁儿童	> 2 岁高危人群和老年人

全球预防肺炎链球菌疾病的策略是什么？

2009 年，WHO 和 UNICEF 发起了《预防和控制肺炎全球行动计划》（GAPP），其目的是通过采取保护、预防和治疗儿童肺炎的一系列干预措施，加速肺炎控制工作。采取的行动有保护儿童，使其不受到肺炎的影响，主要包括促进纯母乳喂养和洗手，以及减少室内空气污染；通过免疫接种，预防肺炎。治疗肺炎的重点是确保每名患儿都可获得正确的医护（或由社区卫生工作者提供，或在病情严重的情况下由卫生机构提供），并且可得到战胜疾病所需的抗生素和氧气。其中接种疫苗是预防 IDS 的重要措施。WHO 认为 < 5 岁儿童，死亡率 > 50/万或年儿童死亡人数 > 5 万的国家，应将 PneV 纳入国家免疫规划。

WHO 对接种肺炎疫苗有什么建议？

WHO 建议有条件的国家或地区应将 PCV7 纳入国家免疫规划，可采取 2 种策略，一种是对婴儿于 6、10、14 周龄接种 3 剂次，12 月龄进行加强免疫 1 剂；另一种是 2、4、6 月龄接种 3 剂次，12 月龄进行加强免疫。并且建议在 PCV7 刚开始纳入国家免疫规划时，应对 12 ~ 24 月龄未免疫儿童和 2 ~ 5 岁的高危儿童进行强化免疫，迅速建立起免疫屏障。

WHO 推荐对所有年龄为 60 ~ 65 岁以上老年人、高危人群等进行 PPV23 接种。

美国 ACIP 对接种 PPV23 有什么建议？

美国 ACIP 对 19 ~ 65 岁成人接种 PPV23 的建议如下：

（1）19 ~ 64 岁的抽烟人群，建议戒烟。

（2）< 65 岁的阿拉斯加原居民或美洲印第安人，除非有医学指征，不再常规接种 PPV23。然而，对 50 ~ 64 岁的阿拉斯加原居民和美洲印第

安人面临 IPD 风险增加时，公共卫生当局可以在某些情况下推荐接种 PPV23。

（3）在 65 岁，所有人应接种 PPV23。如果 65 岁前已接种过 PPV23，应该在 65 岁或与前次接种间隔 5 年后再加强 1 剂。65 岁后应只接种 1 剂 PPV23。

（4）不推荐 PPV23 的常规再接种。但对 19~64 岁的功能性或解剖性无脾者和免疫功能低下者，应间隔 5 年再注射 1 剂。由于有关临床效益和安全性无确切资料，ACIP 不推荐 PPV23 的多次再接种。

（5）慢性心脏病（不包括高血压）、慢性肺病包括慢性阻塞性肺病、肺气肿和哮喘、糖尿病、脑脊液泄露、耳蜗植入、酗酒、慢性肝病包括肝硬化、吸烟。

（6）功能性或解剖性无脾者（镰状细胞贫血和其他血红蛋白病、先天性或后天性无脾、脾功能丧失，或脾切除）。

（7）免疫低下与先天性或后天性免疫缺陷的人［包括 B 或 T 淋巴细胞不足、补体缺乏（特别是 C1，C2，C3 和 C4 不足），和除慢性肉芽肿疾病之外的吞噬细胞异常］；艾滋病毒感染、慢性肾功能衰竭、肾病综合征、白血病、淋巴瘤、霍奇金病、广义的恶性肿瘤；需要使用免疫抑制药物进行治疗的疾病，包括长期全身性类固醇或放射疗法治疗；器官移植和多发性骨髓瘤等患者。

对有 PPV23 接种史的人是否需要再次免疫？

美国 ACIP 对有 PPV23 免疫史者一般不主张再次免疫，但 ACIP 认为下述情况应再次免疫（表 18-2）。

表 18-2 美国 ACIP 对有 PPV23 免疫史者再免疫的建议

推荐进行再免的对象	推荐再免的要求
年龄 2~64 岁、患有功能性或解剖性无脾症、免疫功能正常的人	如果患者年龄 >10 岁，并距上次接种疫苗时间已 ≥5 年，应再次免疫 如果患者年龄 <10 岁，距上次接种疫苗时间已 ≥3 年时，应再次免疫
年龄 >2 岁免疫功能低下的人，包括霍奇金病、HIV、白血病、淋巴瘤、多发性骨髓瘤、广泛性恶性肿瘤、慢性肾功能衰竭或肾病综合征、接受免疫抑制治疗和器官或骨髓移植的患者	如果距上次接种时间已 ≥5 年，应再次免疫 如果患者年龄 ≤10 岁，距上次接种疫苗时间已 ≥3 年时，应再次免疫

美国 ACIP 发布的 2013 年成人免疫接种指南中建议对免疫功能不全的成人，除了接种 PPV23 还应接种 PCV13。有必要使用 PCV13 的特殊情况包括：慢性肾功能衰竭、肾病综合征、功能性或解剖无脾、脑脊液鼻漏、人工耳蜗、HIV 感染或癌症。

使用 PCV7 或 PPV23 后是否可以交替再次使用？

美国儿科协会（AAP）感染性疾病委员会推荐对以下人群接种 PCV7 后再接种 1 剂 PPV23，PPV23 的接种应该在接种最后 1 剂 PCV7 后至少 6 ~ 8 周进行。

（1）患有镰状细胞贫血、功能性或实质性无脾、人类 HIV 感染以及其他具有高危险因子的 24 ~ 59 月龄儿童。

（2）先天性免疫缺陷、某些 B 淋巴或 T 淋巴细胞缺乏、补体缺乏（尤其是 C1、C2、C3 和 C4）或吞噬细胞功能障碍（除外慢性肉芽肿病）、慢性心脏病（尤其是发绀型先天性心脏病和心脏衰竭）、慢性肺部疾病（包括需口服高剂量皮质类固醇激素的哮喘）、脑脊液漏（包括先天异常、颅骨骨折和神经系统疾患所致）、慢性肾功能不全，包括肾病综合征接受免疫抑制剂和放射治疗的疾病（包括恶性肿瘤、白血病、淋巴瘤霍奇金病）和器官移植、糖尿病。

（3）所有 24 ~ 35 月龄的儿童、36 ~ 59 月龄的入托的儿童、36 ~ 59 月龄的黑人儿童或美国印第安/阿拉斯加土著儿童。

（4）社会、经济条件较差、居住在低标准或拥挤的环境、无家可归、经常暴露在吸烟环境以及有严重或复发性中耳炎。

（5）大部分具有 IPD 高风险的儿童在 24 月龄之前应接种 4 剂 PCV7，对这部分儿童还需在 24 月龄推荐接种 1 剂 PPV23，并且在 3 ~ 5 年后再接种 1 剂 PPV23。AAP 和 ACIP 对 24 ~ 59 月龄高风险儿童序贯使用 PCV7 和 PPV23 的建议见表 18 - 3。

表 18 - 3　24 ~ 59 月龄高风险儿童序贯使用 PCV7 和 PPV23 的建议

年龄	既往接种史	推荐
2 ~ 5 岁	4 剂 PCV7	接种 1 剂 PPV23，与最后 1 剂 PCV7 间隔≥2 个月 3 ~ 5 年后接种第 2 剂 PPV23
2 ~ 5 岁	1 ~ 3 剂 PCV7	接种 1 剂 PPV23，与最后 1 剂 PCV7 间隔≥2 个月 3 ~ 5 年后接种第 2 剂 PPV23
2 ~ 5 岁	1 剂 PPV23	接种 2 剂 PCV7，2 剂间隔≥2 个月 接种 1 剂 PPV23，与最后 1 剂 PPV23 间隔≥3 ~ 5 年

年龄	既往接种史	推荐
2～5岁	无接种史	接种2剂PCV7，2剂间隔≥2个月；再接种1剂PPV23，与最后1剂PCV7间隔≥2个月 3～5年后接种第2剂PPV23

我国对接种PCV7后再使用PPV23有什么规定？

中华医学会儿科学分会和中华预防医学会制定的《儿童肺炎链球菌性疾病防治技术指南（2009年版）》建议的高危儿童接种PCV7后使用PPV23复种方案见表18-4。

表18-4　高危儿童接种PCV7后接种PPV23复种方案

人群	PPV23接种	PPV23复种
镰状细胞贫血、功能性/解剖性无脾、免疫功能低下或HIV感染儿童	与最后1剂PCV7接种至少间隔2个月	2剂PPV23的间隔时间不应少于3年
患有慢性疾病的儿童	与最后1剂PCV7接种至少间隔2个月	不推荐

注：如患儿年龄>10岁，应在上1剂接种PPV23≥5年时进行1次再接种；如患儿年龄≤10岁，应在上1剂PPV23接种后3～5年进行1次再接种

PPV23是否可以对母亲进行母婴免疫？

发展中国家的婴幼儿罹患侵袭性肺炎链球菌感染的危险性很高。控制<3月龄婴儿的肺炎链球菌病是一个重大的公共卫生问题。曾有人试图对母亲接种PPV23以预防新生儿感染。为此，WHO召开专门会议对已进行的研究评价，接种疫苗和未接种疫苗的妇女所生婴儿的围产期死亡率没有差异，无充分证据表明孕期接种PPV23能够降低婴儿肺炎链球菌性疾病的发生率。孕妇和哺乳期妇女通过预防接种来保护新生儿的做法仍需进一步研究。

早产儿能不能接种肺炎疫苗？

胎龄<28周龄的早产儿是侵袭性肺炎链球菌病的高发人群，患病后病情严重，住院时间延长。Shinefield等在38000名婴儿中进行了PCV7免疫原性研究，其中包括胎龄<38周的4340名早产儿。研究发现足月儿和早产儿对所有7个血清型肺炎疫苗的免疫应答无显著差异，安全性亦无显著差异。因此，早产儿应在2、4和6月龄接种3针PCV7，在12月龄接种第4针，并在4～5岁加强1针PPV23。但是，早产儿不能接种肺炎链球菌多糖疫苗。

癌症患儿是否可以接种肺炎疫苗？

为了在接种后获得保护性抗体水平，应在确诊为癌症后、放疗或化疗开始前，尽早接种肺炎疫苗。5 岁以下儿童应接种 PCV7。未接种过的 2~5 岁儿童应间隔 6~8 周接种 2 剂结合疫苗，随后再接种 2 剂多糖疫苗：第 1 剂多糖疫苗在第 2 剂结合疫苗后 6~8 周接种，第 2 剂在第 1 剂多糖疫苗后 3~5 年接种。已完成常规免疫程序的儿童必须按先前相同的时间间隔加强 1 剂结合疫苗和 2 剂多糖疫苗。5~10 岁儿童应间隔 3 年接种 2 剂多糖疫苗。10 岁以上儿童需间隔 5 年接种 2 剂多糖疫苗。

不同人群接种 PneV 的时机如何确定？

不同人群接种 PneV 的时机见表 18 –5。

表 18 –5　不同人群接种 PneV 的时机

接种对象	接种时间
≥65 岁	尽快接种
易感人群	尽快接种或患慢性病出院时
化疗及脾切除患者	手术、器官移植化疗或免疫抑制治疗前至少 2 周
HIV 感染者	查出 HIV 阳性后

如何使用 PneV？

（1）PPV23：接种 1 剂，用于 ≥2 岁人群，特别推荐给高危人群，如 ≥65 岁的老人，尤其是慢性疾病患者、免疫功能低下者，于上臂三角肌皮下或肌内注射 0.5ml。

（2）PCV7 和 PCV13：PCV7 和 PCV13 尚未获准用于成人，对儿童接种程序如下：①3~23 月龄儿童接种 4 剂，基础免疫 3 剂，分别于 2、4、6 月龄时各接种 1 剂，每剂至少间隔 1 个月，12 月龄以后加强 1 剂。②7~11 月龄婴儿，接种 2 剂，间隔至少 1 个月，建议在出生后第 2 年接种第 3 剂。③12~24 月龄接种 2 剂。④2~5 岁儿童仅需接种 1 剂，以后是否需要加强接种尚不清楚。

于婴儿的大腿前外侧区域（股外侧肌）或儿童的上臂三角肌肌内注射，每次剂量为 0.5ml。

我国常规使用 PCV7 的免疫程序是什么？

中华医学会儿科学分会和中华预防医学会制定的《儿童肺炎链球菌性疾病防治技术指南（2009 年版）》建议的免疫程序见表 18 –6。

表 18 - 6　各年龄段儿童 PCV7 常规免疫程序

接种第 1 针时的月龄	基础免疫	加强免疫
3~6 月龄	3 剂，每次至少间隔 1 个月	1 剂，12~15 月龄
7~11 月龄	2 剂，每次至少间隔 1 个月	1 剂，12 月龄后，与第 2 次至少间隔 2 个月
12~23 月龄	2 剂，每次至少间隔 2 个月	
24~59 月龄	1 剂	

我国对未按标准程序接种 PCV7 的儿童补种方案是什么?

中华医学会儿科学分会和中华预防医学会制定的《儿童肺炎链球菌性疾病防治技术指南（2009 年版）》建议的补种方案见表 18 - 7。

表 18 - 7　未按标准程序接种的儿童 PCV7 补种方案

当前年龄	PCV7 接种史	额外推荐剂数
<9 月龄	0 剂	接种 3 剂（剂次间隔至少 4 周），在 1 周岁（与第 3 剂接种至少间隔 8 周）接种第 4 剂
	1 剂	接种 2 剂（剂次间隔至少 4 周），在 1 周岁（与第 3 剂接种至少间隔 8 周）接种第 4 剂
	2 剂	接种 1 剂（与前 1 剂间隔至少 4 周），在 1 周岁（与上剂接种间隔至少 8 周）接种第 4 剂
10~11 月龄	0~1 剂	接种 2 剂（间隔至少 4 周），在 1 周岁（与上剂接种间隔至少 8 周）接种第 3 剂或第 4 剂
	2 剂	接种 1 剂（与前 1 剂间隔至少 4 周），在 1 周岁（与上剂接种间隔至少 8 周）接种第 4 剂
12~23 月龄	0 剂	接种 2 剂，间隔时间为 8 周
	<12 月龄时接受 1 剂接种	接种 2 剂，与接种第 1 剂后至少间隔 4 周接种 1 剂，间隔至少 8 周，再进行第 3 剂接种
	≥12 月龄时接种 1 剂，<12 月龄时接种 2 剂	接种 1 剂，与前 1 剂接种后至少 8 周时进行接种
	≥12 月龄时接种 2 剂	无须额外接种
24~59 月龄的健康儿童	0 剂	1 剂
	<24 月龄时接受 1 或 2 剂接种	前 1 剂接种后至少 8 周时进行 1 剂接种
24~59 月龄的患病儿童	<3 剂	接种 2 剂，间隔时间为 8 周
	3 剂	接种 1 剂

为什么患慢性病的人应特别注意接种肺炎疫苗？

调查表明，老年人患肺炎后引起的死亡率要比普通人群高出 3 ~ 4 倍。特别是原患有心脏病、糖尿病等慢性疾病者以及吸烟者，患肺炎后更容易发生生命危险。对 PPV23 长期临床观察表明，接种疫苗后老年人的住院率和死亡率均降低一半以上。

糖尿病患者为什么要接种肺炎疫苗？

美国 CDC 公布的资料显示，糖尿病患者感染肺炎后的死亡风险是非糖尿病患者的 3 倍。

为什么糖尿病患者易并发肺部感染呢？患有糖尿病的中老年人，由于肺组织逐渐老化，有功能的细胞数目减少，肺泡弹性回缩力减弱，肺活量下降，有效气体交换面积减少而影响了吐故纳新，加之肺血管内膜增生，血管壁变厚，如再伴有动脉粥样硬化或小血管血栓形成，就容易发生肺循环障碍。如果血糖控制不好，机体免疫力下降，就容易导致肺部感染患肺炎，血糖更加难以控制，导致病情加重甚至恶化，造成恶性循环。因此糖尿病患者控制血糖仍是关键，并应加强自我保健，及时接种肺炎疫苗，防止感染 Sp。

为什么老年人流感和肺炎要一起预防？

老人患流感后容易诱发肺炎，而流感偶合肺炎对老人健康危害更大。研究表明，≥65 岁的老年人因患流感导致肺部感染的可能性是 1.25‰ ~ 2.28‰，对于那些患有慢性疾病的老人，因患流感而发肺炎的可能性则高达 4.76‰ ~ 6.36‰。所以在冬春流感流行到来之前，50 岁以上老年人，尤其患有糖尿病、心血管疾病和呼吸道疾病等慢性疾病的老人应同时接种流感疫苗和肺炎疫苗。研究表明，两种疫苗同时接种有叠加作用，可以提高疫苗的效果。

接种 PneV 有什么禁忌证？

（1）对疫苗成分过敏者。

（2）接受免疫抑制或放化疗治疗的患者，需要与治疗至少间隔 4 周以上再接种。

（3）具有严重心肺疾病者。

（4）妊娠期和哺乳期的妇女。

（5）原发性血小板减少性紫癜患者等。

（6）PPV23 不能用于 <2 岁儿童。

（7）发热、急性感染、慢性病活动期需等病情稳定方可接种。

评价 PneV 免疫原性的血清学指标是多少？

目前评价 PPV 或 PCV 的血清学效果，主要采用 ELISA 方法检测血清型特异性抗体 IgG，首要终点为 3 剂基础免疫接种后 4 周，各血清型抗体保护水平（GMC）≥0.35μg/ml 为阳性。

接种 PPV23 的效果如何？

对老年人和高危者有良好的免疫原性，接种后 5～6 天就可产生特异的抗荚膜抗体，第 3 周达高峰。多项病例对照研究显示，对免疫功能正常者预防严重 IPD 功效为 56%～81%；对包含于疫苗中的血清型引起的，在 ≥6 岁人群 Sp 侵袭性感染的总有效性为 57%；对肺部疾病为 65%，糖尿病为 84%，>65 岁以上人群为 75%，冠状动脉血管疾病为 73%，充血性心力衰竭为 69%。在河北省遵化市对 50 名 60～69 岁老人接种 PPV23 的观察显示，接种后 1 个月抗体滴度是免疫前的 2.6 倍，平均保护率达 60%～80%，其中肺炎为 75.8%，菌血症 82.3%。成都市对离退休的 300 名老同志接种 PPV23，另对省交通厅等 300 名老同志未接种 PPV23 作为对照，经追踪观察 1 年，接种 PPV23 后，可以减少慢性阻塞性肺疾病、冠心病、糖尿病、高血压患者的下呼吸道感染（LRTIs）、住院和使用抗生素，其中减少 LRTIs 69.7%，减少使用抗生素 72.6%，减少需住院治疗 65.9%。接种疫苗的成本效益比为 1:2.06，净效益66471.65元。

接种 PPV23 对一些慢性病患者也有较好的效果。有人对 37 例慢性支气管炎患者注射 PPV23，另外 37 例慢性支气管炎患者不注射疫苗作为对照，经 12 个月的观察，注射疫苗组有 13 例复发（35.13%），对照组复发 25 例（67.56%）；注射疫苗组发病持续时间为（11±3）天，对照组为（29±6）天，表明接种 PPV23 可以明显减少慢性支气管炎患者发作的频率及有效缩短持续时间，是控制慢性支气管炎发作、提高患者生活质量的有效预防措施。目前国外已证实 PPV23 对高危人群的保护率为：糖尿病84%、冠状血管病73%、充血性心力衰竭69%、慢性肺病65%、解剖性脾切除77%，并对有存在危险因素患者中发生心肌梗死的风险会降低一半。

对老年人接种 PneV 的经济效益如何？

北京市 >60 岁老年人接种 PPV23 的效果观察表明，接种组和未接种组老年人群 2005～2008 年肺炎及其相关疾病发病密度分别为 9.17/百人年和 48.42/百人年，疫苗保护率为 81.1%，接种与未接种疫苗发生肺炎及其相关疾病的相对危险度（RR）为 0.19；接种总成本 24418 元，通过接种疫苗减少的医疗支出及相关总费用为 458435.32 元，效益成本比值（BCR）为 6.49，即投入 1 元人民币产出的效益为 6.49 元。

接种 PPV23 的免疫持久性如何？

接种 PPV23 后 3 年内、3~5 年和 >5 年预防 IPD 的保护率是：65~74 岁年龄组分别为 80%、71% 和 58%；≥85 岁年龄组分别为 46%、22% 和 -13%。PPV23 的保护作用随时间推移而明显降低，目前认为接种后的保护期限一般为 3~5 年。因此，≥65 岁的老年人接种 PPV23 5 年后又将面临感染风险。因此，理论上 ≥65 岁的老年人需再次接种 PPV23 以延长保护作用持续时间。然而，再次接种 PPV23 的安全性、免疫原性和临床保护效力需要进一步探讨。

接种 PCV7 或 PCV13 的效果怎么样？

接种 3 剂 PCV7 对疫苗血清型的免疫原性是 97.4%，对预防疫苗血清型 Sp 感染的平均保护率达 60%~80%，其中肺炎为 75.8%，菌血症为 82.3%，可使 IPD 发病率降低 89.1%，并可使儿童鼻咽部疫苗血清型 Sp 携带率下降。我国进行的 PCV7 免疫原性研究显示，试验组婴儿在 3、4、5 月龄进行基础免疫后，抗体浓度 ≥0.35μg/ml 的受试者比例为 92.2%（血清型 6B）~100%（血清型 4，9V，14，18C）。在 12~15 月龄接种第 4 剂后，抗体浓度 ≥0.35μg/ml 受试者的比例除血清型 6B（98.33%）略低外，其余血清型均达到 100%，与国家免疫规划疫苗同时接种（如 DTP）仍能产生有效的免疫应答。

美国于 2000 年 4 月开始使用 PCV7，<5 岁儿童 IPD 发病率从 1983 年的 80.0/10 万下降至 2003 年的 4.6/10 万，下降了 94%。与批准疫苗使用前 4 年相比，接种 1 年后，<1 岁、<2 岁、<5 岁组的 IPD 的发病率分别下降了 87.3%、58.1% 和 62.4%。另外，20~39 岁和 ≥60 岁成人也分别下降了 58.0% 和 14.0%，对这些未获准使用疫苗人群的发病率降低，可能是由于接种疫苗的幼儿传播减少所致，这种群体免疫效应也能有效地预防低体重新生儿和早产儿 IPD。对接种 PCV7 儿童追踪 3.5 年发现，可以降低中耳炎发病率 10%~26%。

2010 年以后，PCV13 逐渐取代 PCV7 用于预防婴幼儿 IPD 和中耳炎。有人采取随机、双盲的临床研究比较了 PCV13 和 PCV7 两种疫苗在降低鼻咽部定植方面的作用以及它们的免疫原性。结果表明，PCV13 明显地降低了 PCV7 中另外的血清型 1、6A、7F、19A 以及交叉反应血清型 6C，以及常见

PCV7 血清型 19F 的鼻咽部肺炎链球菌检出率。对于血清型 3 型以及其他 PCV7 包含的血清型而言，在 2 个疫苗组之间没有明显的区别。

接种 PneV 不良反应发生率是多少？

2011 年全国 AEFI 监测系统报告接种 PPV23 后发生 AEFI 2383 例，发生率为 72.47/10 万，其中一般反应 2264 例，发生率 68.85/10 万；异常反应 74 例，发生率 2.25/10 万。接种 PCV7 后发生 AEFI 672 例，发生率为 145.81/10 万，其中一般反应 536 例，发生率 116.30/10 万，异常反应 117 例，发生率 25.39/10 万。

接种 PneV 有哪些不良反应？

（1）PPV23：接种后少数人可出现一过性发热，一般不需特殊处理，1~2 天即可退热。另有少数人可有局部红肿，痛觉明显，局部热敷可加速缓解。异常反应极罕见，已报道的主要有过敏反应（过敏性皮疹、过敏性紫癜等）。

（2）PCV7：最常见的反应包括局部疼痛、红肿、硬结，发热，烦躁，嗜睡，睡眠不安，食欲下降，呕吐，腹泻和风疹样皮疹等，大多数症状轻微，一般不需特殊处理。异常反应极为罕见，已报告有过敏性皮疹、血管性水肿、热性惊厥等，但发生率极低。

接种 PneV 应注意那些问题？

接种 PneV 应注意以下问题。

（1）疫苗要注入皮下或肌内，注入皮内可致严重的局部反应。

（2）患有发热性呼吸道疾病、其他急性感染或慢性疾病急性发作期，应暂缓接种。

（3）正在应用青霉素预防 Sp 感染的患者接种疫苗后应继续使用抗生素。

（4）不应给 <2 岁的儿童接种 PPV23。

（5）除高危人群及抗体迅速下降者，不主张再接种 PPV23。

十九 轮状病毒疫苗

什么是轮状病毒?

轮状病毒（RV）于 1973 年由 Bishop 从澳大利亚急性非细菌性胃肠炎儿童的十二指肠黏膜超薄切片中首次发现，以后证实 RV 是人类、哺乳动物和鸟类腹泻的重要病原体，形如轮状，故命为"轮状病毒"。RV 颗粒含双股RNA，它由编码 11 个基因片段的 3 层环状壳构成。最外层衣壳含有 2 种重要蛋白，即 VP7（又称 G 蛋白）和 VP4（又称 P 蛋白），VP7 和 VP4 决定病毒的血清型，并可诱生可能与免疫保护有关的中和抗体。目前发现人类至少有 12 种不同的 VP7 抗原（G 血清型）和 15 种 VP4 抗原（P 血清型）。RV可分为 A～G 7 个组（群），最近又发现副轮状病毒。A、B、G 3 组能引起人畜共患病，其他组主要引起动物腹泻，少数感染人群。

轮状病毒感染能引起哪些疾病?

RV 腹泻是婴幼儿的主要疾病，也是引起儿童严重脱水性腹泻的主要致病菌，在全球范围内，RV 每年可引起 1.38 亿例婴幼儿胃肠炎，其中 40% 为严重腹泻。估计每年会有 2 500 多万人因 RV 感染在门诊治疗，200 多万人入院治疗，有 60 万人因此死亡，90% 的死亡病例发生在国民人均年收入在 875美元以下的低收入国家中，是一个严重的公共卫生问题。

我国轮状病毒感染情况如何?

我国从 1990 年开始进行多项以医院为基础的监测，监测表明全年住院的腹泻患儿中，RV 检出率为 16%～61%（中位数 46%）；门诊腹泻患儿 RV检出率为 15%～35%（中位数 29%）。近年来有人对我国 RV 感染情况进行了汇总分析，分析表明，轮状病毒胃肠炎患病率在住院患者、门诊患者和社区儿童中分别为 42.6%、32.5% 和 9.3%。由于诊断上的困难，许多病例未进行病原学检测，我国 RV 腹泻的发病可能被低估，尤其在农村地区。

我国轮状病毒感染的主要毒株是什么?

根据对 211 项研究的汇总分析，最常见的 G 型为 G3（39.3%），其次为

G1（30.3%）、G2（7.2%）和 G9（3.3%）。最常见的 P 型为 P［8］（50.2%）、P［4］（18.2%）和 P［6］（7.2%）。最常见的 G-P 联合型为 G3P［8］（32.1%）、G1P［8］（23.0%）和 G2P［4］（7.9%），表明轮状病毒是中国 <5 岁儿童严重和轻型腹泻的重要病原，G3P［8］是最流行的毒株。

我国轮状病毒腹泻的经济负担如何?

21 世纪初期的调查数据表明，中国大陆地区轮状病毒腹泻的平均门诊治疗费用约为 100 元。仅 2004 年用于治疗 5 岁以下轮状病毒腹泻患儿的医疗费用近 8 亿元。香港地区的直接医疗成本达 400 万美元，每个家庭负担 120 美元。台湾地区统计了 2001 年 4 月份至 2003 年 3 月份的数据表明，小儿轮状病毒腹泻的医疗费用达 1000 万美元，平均每个家庭负担 294 美元，占一个普通工人月收入的 40%。以上数据显示，小儿轮状病毒腹泻造成了严重的经济负担。

轮状病毒腹泻临床有什么表现?

轮状病毒腹泻潜伏期为 1~4 天，通常少于 48 小时。约 40%~50% 新生儿可排出病毒，但临床症状轻微，常呈自限性，无死亡，也有只排病毒而无症状者，这可能与存在被动免疫有关。典型病例为突起发热和呕吐，随后很快发生腹泻。在发病严重时每天呕吐和（或）腹泻可达 20 余次。大便呈水样，乳白色或淡黄色，无脓血，排便较急，量多，无腥臭味，幼儿可诉腹痛。患者食欲减退，容易发生等渗性脱水和代谢性酸中毒，出现相应体征，精神萎靡、体重减轻、腹胀、肠鸣音增加，胃肠道症状一般在 3~7 天结束。病程一般 5~8 天（1~10 天），平均 2.9 天，个别可延续至 30 天。

严重轮状病毒感染的常见并发症包括等渗性脱水、电解质紊乱、代谢性酸中毒、暂时性牛奶不耐受。罕见的并发症包括坏死性小肠结肠炎和出血性胃肠炎。免疫缺陷患者可发生特别严重或致命的疾病，并从粪便排出病毒可达数月。

哪些人可以将轮状病毒传染给他人?

主要是患者、无症状病毒携带者。机体感染后其粪便、呕吐物中 RV 浓度很高，传染性极强。在发生腹泻前 2 天，感染者就已开始通过粪便排出大量病毒，在出现症状后 10 天仍可持续排毒，免疫缺陷者在感染后 >30 天仍可排毒。

轮状病毒是通过什么途径传播的?

RV 主要通过粪 – 口途径传播。实验证明喷洒在空气中、手或玩具等物体上的 RV 可存活数日至数周,并可以通过空气飞沫和受染的污染物在人与人之间发生传播。感染的儿童随粪便排出的病毒颗粒可达 1000 亿个/ml。感染剂量约为 1 万个病毒颗粒,所以只要摄入 1ml 的千万分之一粪便就可获得感染。引起新生儿感染的主要原因是孕产妇感染、产道感染及院内感染所致。因为轮状病毒不通过污染的食物或水传播,故环境卫生和公共卫生的改善并不影响疾病的发病率。

是不是每个婴儿都会发生 RV 感染?

由于 RV 传染性极强,实际上几乎所有 5 岁以下儿童都至少有一次的轮状病毒感染。尤其是低体重出生儿、入托、缺少母乳喂养的新生儿更易感染。我国于 1991 年和 1996 年的调查表明,5 岁以下儿童急性腹泻的发病率分别为 2.01 次/(人·年)和 2.5 次/(人·年)。再次感染较为常见,但仅导致轻微疾病或不发病。

为什么第一个轮状病毒疫苗停止使用?

1998 年,第一个由惠氏(2009 年被辉瑞并购)生产并用于预防轮状病毒感染的疫苗批准上市,该疫苗是人 – 恒河猴轮状病毒 4 价疫苗(Rotashield®),于 2、4、6 月龄口服,预防严重轮状病毒性胃肠炎的效果为 70% ~ 95%,美国 ACIP 建议对所有婴儿接种。在推广的第 1 年,>50 万婴儿接种了该疫苗。然而在 1999 年,大约万分之一的婴儿在接种第 1 剂 Rotashield 2 周出现肠套叠,1999 年美国 ACIP 撤回对该疫苗的推荐,随后该疫苗退出市场。

目前用于预防轮状病毒感染的疫苗有几种?

从模拟自然感染的途径出发,目前研制的轮状病毒疫苗(ORV)都是口服疫苗,人们希望以毒力减弱的轮状病毒来制备减毒活疫苗,并通过多次刺激免疫系统来诱导抗轮状病毒免疫。目前用于人类 RV 感染的轮状病毒疫苗有 3 种,即我国兰州生物制品研究所生产的单价羔羊轮状病毒疫苗(LLR),商品名罗特威;美国默克公司生产的为人 – 牛重配的 5 价口服活疫苗 RotaTeq®疫苗(ORV5),商品名轮达停;由 GSK 公司生产的单价口服疫苗 Rotarix 疫苗(ORV1)商品名罗特律。

罗特威疫苗的主要成分和特点是什么？

我国兰州生物制品研究所利用动物轮状病毒与人轮状病毒有交叉免疫反应，但对人无致病性的特性，采用生物高科技技术，将从羊羔粪便中分离到的轮状病毒长期减毒，使其无致病性，但又具有免疫原性，在牛肾原代细胞上适应，得到疫苗株（G10P12型）。LLR疫苗株的VP7为G10型，VP4为新的P型。LLR疫苗具有生产毒种安全可靠，免疫原性好；生产用细胞无外源因子等污染；生产工艺先进，稳定可靠，达到GMP标准，使用方便等特点。已使用几千万剂，未发现与疫苗相关的严重不良反应和肠套叠病例，疫苗可诱生血清G1、G2、G3和G4型特异性中和抗体，受种者的抗体阳转率为40%～60%，预防轮状病毒性腹泻的有效率为78%。

轮达停的主要成分是什么？

美国默克公司生产的轮达停（ORV5）为人－牛重配的5价口服活疫苗，包含5种活性的重组轮状病毒株。病毒亲代株为从人和牛宿主分离获得（WC3）的RV重组株。4个WC3为基础的重组株包括1个人毒株VP7蛋白的G1、G2、G3或G4，以及牛毒株的VP4蛋白P7 [5]，第5个毒株为人毒株的VP4蛋白P1A [8] 和牛毒株的G6蛋白。利用标准细胞培养技术，毒株在Vero细胞繁殖、减毒、重配制成，不含防腐剂和硫柳汞，有微量胎牛血清。可以用于预防由G1、G2、G3及G4所致的婴幼儿以及儿童胃肠炎。2006年2月，在美国获得使用许可。

罗特律的主要成分是什么？

GSK公司生产的罗特律（ORV1）为单价口服疫苗，病毒株为人轮状病毒株89-12，血清型G1P1 [8]，含人轮状病毒G1P的RIX4414病毒株。RIX4414分离自俄亥俄州辛辛那提的1名男孩，在Vero细胞中增殖，预防由血清型G1和非G1血清型G3、G4和G9引起的轮状病毒胃肠炎。ORV1于2005年在墨西哥上市，2008年4月3日在美国获得批准，现已包括欧盟在内的100多个国家获得了注册批准。

哪些人应该使用轮状病毒疫苗？

美国ACIP建议所有婴儿都应接种轮状病毒疫苗。2009年4月，WHO免疫策略咨询专家组（SAGE）建议将婴儿接种ORV列入国家免疫规划，强烈建议＜5岁儿童腹泻病死亡≥10%的国家引进ORV。2013年1月WHO建议，所有国家应将ORV纳入免疫规划，特别是重症轮状病毒胃肠炎相关死亡率较高的国家应优先纳入，如在南亚、东南亚和非洲撒哈拉沙漠以南的国家。

早产儿能不能使用轮状病毒疫苗？

统计数据表明，早产儿因感染 RV 或其他病原体引起胃肠炎而住院的风险增加。在临床试验中，早产儿对 ORV 的耐受性良好。尽管理论上，极早出生早产儿体内抗 RV 常见血清型的母源抗体滴度较低，口服 ORV 后可能会增加不良反应，但是接种疫苗的益处还是大于发生不良反应的理论风险。因此，对早产儿应给予接种 ORV。美国儿科学会规定：

（1）胎龄 >32 周且临床状况稳定的早产儿可以接种轮状病毒疫苗，其接种时间表和注意事项与足月儿相同。

（2）在新生儿重症监护室（NICU）或病房的早产儿，如果接种年龄符合且临床状况稳定，当其从 NICU 或病房出院后，就可以接种轮状病毒疫苗。由于婴儿接种轮状病毒疫苗后可排出疫苗病毒，因此，在理论上，仍在 NICU 或婴儿室的早产儿接种轮状病毒疫苗后，存在着将疫苗病毒传播给同一病房患急性疾病的婴儿（中重度疾病不允许免疫接种）以及还未到接种年龄的早产儿。在通常的情况下对于接种后仍在 NICU 或病房治疗的适龄早产儿，疫苗病毒排出所带来的风险将大于疫苗接种的好处。对仍在婴儿室或新生儿 NICU 的婴儿不能使用轮状病毒疫苗。

（3）已接种轮状病毒疫苗的早产儿，如果在接种后 2 周内需要再次收入 NICU 或病房，则需要隔离并持续到疫苗接种后的 2~3 周。

免疫功能低下的儿童是否可以使用轮状病毒疫苗？

对于已知或可疑免疫功能低下的婴儿，应当考虑其接种轮状病毒疫苗的潜在风险和益处。目前还没有数据证明免疫功能低下或潜在免疫功能低下婴儿服用轮状病毒疫苗的安全性和有效性，包括患有原发性和获得性免疫缺陷、细胞免疫缺陷、低丙种球蛋白血症和异常丙种球蛋白血症的患儿；患有影响骨髓或淋巴系统的血液恶病质、白血病、淋巴瘤或其他恶性肿瘤的患儿；正在进行免疫抑制治疗［包括大剂量全身性使用皮质激素 ≥2mg/（kg·d）的泼尼松或其他等量激素］的患儿。一般情况下，不应对免疫功能缺陷的婴儿服用轮状病毒疫苗。

对家庭中有成员患有或疑似免疫缺陷性疾病者或免疫功能低下者，婴儿仍可以接种疫苗。

对艾滋病毒暴露者或感染者是否可以服用轮状病毒疫苗？

在南非的随机对照试验显示，纳入 100 名 HIV 阳性的 6~10 周龄婴儿，发现接种 3 剂 ORV1 耐受性良好，免疫反应较好，无加重免疫反应或加重 HIV 病情。肯尼亚的随机对照试验表明，88 名 HIV 阳性的婴儿在第 6、10 和 14 周龄接种 ORV5，89 名 HIV 阳性的婴儿同期接种安慰剂，在不严重或严重不良事件方面，两组婴儿间差异无统计学意义。美国儿科学会认为，在 HIV 感染的婴儿服用轮状病毒疫苗，因为疫苗株是减毒的，发生不良反应事件的可能性不大，且美国大部分暴露于 HIV 的婴儿并不发生 HIV 感染，因此可以考虑接种轮状病毒疫苗。

对接受含抗体血液制品的婴儿是否可以服用轮状病毒疫苗？

对于适龄婴儿，在使用包括含抗体血液制品在内的任何血液制品之前、同时或之后的任何时间，都可以按照常规推荐的日程表接种轮状病毒疫苗。虽然从理论上讲，婴儿近期接受含抗体的血液制品可能减弱其对于轮状病毒疫苗的免疫原性。然而，整个免疫过程包含 2 或 3 剂疫苗，因此预计疫苗接种可以产生足够的保护作用，也不会增加不良事件的风险。

还有哪些特殊婴儿可以使用轮状病毒疫苗？

以下婴儿可以使用轮状病毒疫苗。

（1）已患过轮状病毒胃肠炎的婴儿。

（2）母乳喂养或家庭中有孕妇的婴儿。

（3）原有的胃肠道疾病，如吸收不良综合征、先天性巨结肠或短肠综合征，但没有接受免疫抑制治疗的婴儿。

（4）无论伴或不伴发热，患有轻微呼吸道疾病或其他轻微急性疾病的婴儿，特别是在免疫接种时间推迟可能使婴儿失去接种机会时（如首次接种疫苗年龄将 > 15 周龄，或末次接种年龄 > 8 月龄）。患有中、重度疾病的婴儿应当在疾病急性期后尽早接种。

如何使用罗特威？

罗特威是甜味口服液，用于 2 月龄 ~5 岁的健康婴幼儿，每年口服 1 次。打开疫苗，用吸管吸取疫苗对婴幼儿喂服，每次口服 3ml，饭前、饭后服用均可。疫苗从冰箱取出后应在室温预放 10 分钟再口服，也可掺入 10 ~20ml 牛奶中（牛奶温度不高）服用。疫苗应 1 次服完，不可分数次服用，服用疫苗最低有效量不少于 2ml。

如何使用轮达停？

轮达停接种 3 剂，分别于婴儿 2、4、6 月龄时各接种 1 剂。首剂接种在

6~12周龄,其后每次接种要间隔4~10周,>12周龄尚未接种的,不能再进行接种。3剂全程接种要在32周龄前完成。

轮达停为塑料管包装,每剂疫苗2ml含有每个重配株最低滴度约(2.0~2.8)×10^6个感染单位,总量最高不超过116×10^6个感染单位。5个重配毒株悬浮于缓冲液和稳定剂中,储存温度为2~8℃,严禁冻结,有效期24个月。疫苗从冷藏箱取出后,应立即直接挤压后服用。

如何使用罗特律?

罗特律接种2剂,分别在婴儿2、4月龄时各接种1剂。第1剂接种应≥6周龄,第2剂接种在第1剂后≥4周,<24周龄可以接种,24周龄后不能再接种。

罗特律最初为冻干疫苗,随后又研发出预充式口服疫苗,有口服吸管式和挤压管式2种包装,每剂含有至少10^{6.0}个感染单位(50%细胞培养感染剂量)人源轮状病毒G1P [8] 颗粒。冻干疫苗为1ml,液体疫苗为1.5ml。冻干疫苗复溶或液体疫苗开启后,应立即使用。如未立即使用,剩余部分可冷藏(2~8℃)储存或放置在室温环境(<25℃),24小时内用完。液体疫苗严禁冻结,有效期为3年。疫苗不含硫柳汞防腐剂,用碳酸钙缓冲液重溶后,应及时使用。

轮状病毒疫苗是否可以与其他疫苗同时接种?

WHO建议:轮状病毒疫苗可与儿童免疫程序中的其他疫苗同时接种。美国医学研究所认为,轮状病毒疫苗与DTP、IPV、Hib同时接种,是安全的,互相无干扰,不影响婴幼儿对各疫苗的抗体应答。

接种轮状病毒疫苗有哪些禁忌证?

(1)接种前一剂轮状病毒疫苗后有严重反应,或对疫苗成分有严重过敏反应的婴儿。

(2)罗特律疫苗的口服给药器具含有乳胶,对乳胶有严重过敏反应的婴儿不能使用。部分专家认为有乳胶过敏高风险的脊柱裂或膀胱外翻的婴儿应首选轮达停疫苗,以尽量减少接触乳胶。但如果罗特律是唯一可用的轮状病毒疫苗时,应该使用。

(3)严重联合免疫缺陷疾病(活病毒有引发疾病的危险性)。

使用罗特威后的效果怎么样?

对罗特威疫苗上市前的临床研究显示,80%的受种者可产生中和抗体,针对 RV 1~4 型和疫苗株（G10 型）的特异性抗体水平均有增长，4 倍阳性增长率可高达75%以上。流行病学研究表明，LLR 对预防重症轮状病毒胃肠炎（RVGE）的有效保护率可达73.72%，对重症腹泻的保护率达90%以上，保护期为 1.5 年以上。

轮达停预防轮状病毒感染的效果如何？

轮达停疫苗上市前后在世界各地进行了大量观察，尽管各地观察的结果不尽相同，但均显示出疫苗的有效性。对 7 万多健康儿童进行的Ⅲ期临床实验表明，在 6~12 周龄时接种疫苗或安慰剂，在接种后第一个季节预防由血清型G1~G4导致的所有轮状病毒胃肠炎的效力为 74%，预防重症轮状病毒胃肠炎的效力为 98%，病例几乎都是 G1 型。在接种 3 剂后的 2 年期间，因G1~G4 血清型轮状病毒疾病到急诊室就诊的人数下降了94%，住院人数下降了96%。

疫苗上市后利用美国国家医疗保险索赔数据库进行研究，对 33140 名接种 3 剂疫苗的婴儿和 26167 名未接种疫苗的对照组婴儿进行比较。结果预防轮状病毒相关的住院和急诊室就诊的效力达到100%，预防门诊就诊的效力为 96%。在儿童医院进行的病例对照研究也显示有很高的效力。

美国使用轮达停后，轮状病毒性疾病的流行病学特征也发生改变，发病季节推迟，流行时间缩变短，发病强度降低。2009~2010 年的实验室监测数据显示，在美国北部、中西部和西部甚至没有出现轮状病毒流行季节。

美国使用轮状病毒疫苗后成本–效益如何？

美国在使用轮状病毒疫苗前，每年用于轮状病毒性疾病的直接医疗费用和社会费用达 10 亿美元以上。在一个全部美国出生的队列进行的普及免疫规划显示，假定覆盖率仅为 70%，并观察 5 年，估计家庭轮状病毒性胃肠炎发病数减少 48%，门诊就诊减少 60%，急诊室就诊减少 64%，住院患者减少 66%，死亡减少 44%。预防每个病例可节省费用 138 美元，预防每个严重病例可节省费用 3024 美元，拯救每一生命年可节省费用 197190 美元（2004 年）。2007~2009 年的数据显示，估计减少 64855 例住院患者，节省治疗费用 2.78 亿美元。

罗特律预防轮状病毒感染的效果怎么样？

罗特律在上市前对 >7 万婴儿进行试验。在欧洲的研究显示，在接种后第一个季节预防不同严重程度轮状病毒性胃肠炎的效力为 87%，预防严重疾病的效力为 96%。在接种后两个季节期间预防不同严重程度轮状病毒性胃肠炎的效力为 79%，预防严重疾病的效力为 90%。第一个季节住院数降低 100%，在两个季节期间降低 96%。在拉丁美洲和芬兰的研究显示，第一个季节预防严重轮状病毒性胃肠炎的效力为 85%，在两个季节期间为 81%；住院数分别下降 85% 和 83%。疫苗预防 G1P［8］株（疫苗同时有 G 和 P 亚型）引起的严重疾病的效力估计为 87.4%，预防由 G2P［4］株引起的严重疾病的效力估计为 71.4%，由于这些毒株不含疫苗的 G 型或 P 型，故这些数据提示有交叉保护。

墨西哥于 2006 年 2 月～2007 年 5 月引入罗特律疫苗。最近 1 份调查显示，<12 月龄婴儿的接种率 >70%，由腹泻引起的死亡率下降了 42%，12～23 月龄未接种疫苗儿童的死亡率也下降了 23%，2009 年 <2 岁儿童死亡率持续减少。在 RV 流行季节，腹泻死亡率减少，进一步支持疫苗的保护作用，即它是胃肠炎死亡率减少的主要原因。

为什么轮状病毒疫苗在不同国家效果不同？

尽管评估国外两种疫苗保护效力所采用的方法不同，但轮达停的临床试验结果显示出与罗特律相似的区域性差异，疫苗在发达国家免疫效果良好，在发展中国家的效果却并不理想。轮达停疫苗在美国和芬兰预防严重腹泻的有效率为 98%，而在亚洲（越南和孟加拉国）仅为 51%，在非洲（肯尼亚、加纳和马里）为 64%。同样，罗特律疫苗在芬兰预防严重腹泻的有效率为 90%，而在非洲（南非和马拉维）仅为 62%。造成效果较差的原因可能在于发展中国家受种者有母传抗体，或由于接种年龄不适当、营养失调、持续暴露于其他胃肠道病原微生物等有关。

轮状病毒疫苗的免疫持久性如何？

目前尚缺乏轮状病毒疫苗免疫持久性的资料。轮达停疫苗在 11 个国家的随机对照试验表明，接种疫苗后 3 年仍能显著减少轮状病毒疾病的住院数。在亚洲 3 个高收入地区开展的罗特律疫苗的随机对照研究显示，接种后第 3 年仍能预防 100% 的严重轮状病毒胃肠炎。目前认为，2 种疫苗全程免疫后，大约能保护 3 年。

接种轮状病毒疫苗有什么反应？

口服疫苗后，个别婴儿会出现一些轻微症状，包括一过性发热、轻微腹泻、呕吐等，不需要特殊处理，2～3 天可自行消失。如果反应比较严重，则需要对症治疗，发热 >38.5℃，可口服退热药。腹泻严重时可用肠黏膜保护剂和微生态制剂，但不需要使用抗生素和抗病毒药。

使用轮状病毒疫苗是否会引起肠套叠？

由于早期使用的 Rotasield® 疫苗在首剂接种后 1 周肠套叠的发生风险升高约 30 倍，因此对使用轮达停和罗特律疫苗后是否会增加肠套叠的风险引起广泛关注。两个疫苗在上市前临床试验中均未观察到肠套叠风险增加（每项试验观察对象均 > 7 万人）。

在上市后的观察中，美国开始使用轮达停 2 年后，在 > 1400 万剂次的受种者中，报告 267 例肠套叠，经对数据分析未找到接种疫苗与肠套叠发病危险增加的相关联信号。罗特停疫苗在几个拉丁美洲国家大约分发了 3200 万剂次，共报告 161 例接种后肠套叠，其中 106 例发生在接种后 30 天内。粗略分析显示，服苗期间引起肠套叠的发生率总体上比基础发病率低，并且不能证明与疫苗有因果关系。

2010 年 8 月全球疫苗安全委员会（GACVS）分析了部分上市后主动监测的研究数据，认为轮达停和罗特律疫苗安全性良好，虽然可能在某些人群中存在首剂接种后 1 周内发生肠套叠呈聚集性，但在其他人群中，未发现或报告此类风险的升高。观测到的风险水平远比以前的 RotaShield® 疫苗的风险低。GACVS 重申：基于目前的证据，对所有儿童（无年龄限制）进行 ORV 预防接种产生的益处远高于风险，尤其是在轮状病毒感染造成中、高死亡率的发展中国家的儿童。

轮状病毒疫苗株病毒排出是否会引起传播？

接种轮状病毒疫苗后的个体可能会向外环境排出疫苗株病毒（HRV），并通过密切接触方式向未接种人群进行传播，轮达停和罗特律疫苗均有接种后 HRV 从粪便中排出的报道。在第 1 次服用轮达停疫苗后，大约 8.9% 的婴儿排出 HRV，第 2 次和第 3 次服苗排毒率为 0% 和 0.3%。在首剂接种罗特律疫苗后，大约 25% 的婴儿排出病毒，其排出高峰期发生在第 1 剂接种后的 7 天左右。第 2 次服苗的排毒率为 4%，仅 17% 的阳性标本可检测到活 RIX4414 病毒。但目前的研究证实，这些传播病例中均未出现胃肠道症状，传播病例中的基因变异或氨基酸替换与疫苗受种者相似，未出现轮状病毒野病毒的特征。

接种轮状病毒疫苗会发生川崎病吗？

在轮达停Ⅲ期临床试验中，36 150 名儿童疫苗受种者在接种后 42 天内发生 5 例川崎病，对照组发生 1 例，虽然川崎病的增加在统计学上无显著性，但人们提出两者可能有联系。2007 年 6 月 ~ 10 月 14 日，美国疫苗不良反应报告系统共收到 16 例川崎病报告，经审核其中 12 例为确诊病例。报告显示接种后发病时间并非一致，从接种后 0~54 天不等。虽然这些报告符合诱因标准，但并无证据显示存在因果关系。使用疫苗安全数据库系统在轮状病毒疫苗接种后 1 年内实施主动监测，初步结果显示，在接种 12.5 万剂以上疫苗后未发现确诊的川崎病病例。

罗特律疫苗在进行临床试验与欧盟使用后，疫苗受种者川崎病的发病略有增加，但接种组与对照组间的差异无统计学意义。从疫苗接种到发病的间隔时间差别较大，从 2 周到 19 个月不等。GACVS 总的结论是因果关系的证据不够充分。

使用轮状病毒疫苗应注意哪些问题？

（1）ORV 不能预防 RV 以外其他因素引起的腹泻，服后 30 分钟内避免进食温度 >37℃ 的饮料或食品。

（2）轮状病毒疫苗为减毒活疫苗，要注意冷藏贮存，由冰箱中取出后，应在 1 小时内用完。

（3）如果婴儿服用疫苗后发生胃食管反流，呕出或吐出疫苗，不应再立即予以重新服用疫苗。婴儿应该按照常规的接种日程表完成以后的轮状病毒疫苗接种（两次接种之间最少间隔 4 周）。

（4）应使用同一品牌疫苗完成全程免疫，但如果不能获得同一品牌疫苗，不能后续剂次的接种（如果接种的程序混乱，或以前接种的疫苗不详），则应重新接种 3 剂疫苗。

（5）目前尚没有轮达停与罗特律交替使用的安全性和有效性研究，因此不清楚这 2 种疫苗能否互换。

（6）既往有肠套叠病史的婴儿与从无肠套叠病史的婴儿相比，前者再次发生肠套叠的风险更高。目前还没有关于既往有肠套叠婴儿使用轮状病毒疫苗的可用数据，但现有的数据不能证实轮状病毒疫苗与发生肠套叠有相关性。

接种轮状病毒疫苗后就不会再腹泻了吗？

接种了轮状病毒疫苗，并不能预防所有的腹泻。因为腹泻原因很多，如病毒引起的、细菌引起的等。轮状病毒疫苗主要是预防由轮状病毒引起的腹泻，对其他病原体引起的腹泻无效。因此，感染其他病原体后仍可能发生腹泻。

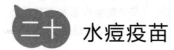

二十 水痘疫苗

什么是水痘?

水痘是由水痘－带状疱疹病毒（VZV）引起的以发疹为特征，具有高度传染性的急性病毒性传染病。原发感染为水痘，病毒能在宿主的脊髓感觉神经节潜伏，经再次激活后则表现为带状疱疹。水痘传染性极强，儿童接触后90%以上发病，常在幼儿园、学校等集体单位引起暴发。

水痘－带状疱疹病毒有什么特点?

水痘－带状疱疹病毒为双链 DNA 病毒，只有 1 个血清型，但是基因序列上存在差异，基因型有地域分布特征。我国对 VZV 毒株的基因鉴定较少，目前只发现有 M 型和 E 型。

人是 VZV 的唯一宿主，VZV 可存在患者的皮疹疱液、血液、呼吸道分泌物中。VZV 在体外存活力弱，对乙醚、三氯甲烷等有机溶剂敏感。

什么是水痘－带状疱疹病毒的原发感染? 有什么临床表现?

机体首次感染 VZV 后为原发感染，即为水痘。

水痘潜伏期 10 ~ 21 天（平均 14 ~ 16 天）。儿童感染 VZV 后，皮疹往往是疾病的第一个体征。大龄儿童及成人感染 VZV 后，典型病例先有发热和全身不适等上呼吸道感染症状，随后 1 ~ 2 天出现皮疹。典型水痘的皮疹是按头皮或发际、面部，然后扩散到躯干和四肢的顺序发展。皮损的特征性变化过程为从斑疹发展为丘疹，数小时后变成内含透亮液体的小水疱称为疱疹。疱疹一般呈椭圆形，大小不一，位置表浅，底部呈红斑样，就像"玫瑰花瓣上的露珠"。常因伴有瘙痒而使患儿烦躁不安。然后发展为易破的浅表的疱疹，内含透明液体，再过数天痂盖自然脱落。皮疹分批出现，在同一部位同时可见斑疹、丘疹、疱疹与结痂各个阶段，即所谓皮疹"四世同堂"，这是水痘的一个特点。有时黏膜（眼结膜、角膜、口腔、阴道等）可出疹。痂皮脱落后大都没有瘢痕，如深入皮层或有继发感染可留下浅瘢痕，通常在前额与颜面部，呈椭圆形。原发性水痘患者一般出现 200 ~ 500 个皮损。

哪些人容易发生带状疱疹?

带状疱疹通常一生中只发生 1 次，在曾经患过水痘的患者中发生率为 10% ~20%，发病率随年龄增加有上升趋势。成人或老年人在免疫力低下时，尤其是在细胞免疫功能受损或低下时最有可能发生。影响细胞免疫功能受损的因素有自然的（年龄、疾病、遗传等）和人为的（药物、环境、情绪等）。

不典型水痘有哪些，主要有什么临床特点?

不典型水痘可表现为出血性、进行性、播散性水痘、大疱性水痘，以及先天性水痘综合征和新生儿水痘等。体弱营养不良病儿或因肾脏病、白血病正在接受激素治疗的病儿，可表现为重型水痘。

出血性水痘以血小板减少、广泛性紫癜性皮疹为特征。孕妇在妊娠早期或中期感染 VZV，约 1% 新生儿发生先天性水痘综合征，可出现出生缺陷、神经系统损害等。如孕妇在产前 2 周以前感染，新生儿通常只发生轻微疾病；如母亲在产前 5 天之内感染，新生儿病死率 30% 以上。

水痘可引起哪些并发症?

急性水痘通常是一种轻微的自限性疾病，儿童感染 VZV 后，并发症比较少见。常见的并发症主要为皮肤继发感染，偶尔可发生原发性水痘肺炎、水痘脑炎、睾丸炎、关节炎、心肌炎、肾炎、肝炎、眼虹膜炎、Reyes 综合征、横断性脊髓炎、周围神经炎等。

成人感染 VZV 后，病情比儿童严重，并发症发生也增多。约 1% 的成人水痘病例需要住院治疗，成人的病死率比儿童高 25 倍。

免疫抑制者感染水痘—带状疱疹病毒后有什么后果?

免疫抑制者感染 VZV 后，可发生进展性水痘，以高热、广泛性疱疹和并发症发生率高为特征。20% ~50% 的患者发生轻型肝炎，但通常无症状。5% ~16% 的患者出现血小板减少症，但出血罕见。

什么是水痘–带状疱疹病毒的复发性感染?

儿童初次感染 VZV 后，发病后 2 ~5 天体内开始产生抗体，2 ~3 周达高峰，可能由于抗体的存在，受感染细胞表面抗原消失，从而避开了致敏 T 细胞的免疫识别，病毒潜伏在脊髓背根神经节或脑感觉神经节中。通常在初发感染 VZV 10 年后，当机体受到某些刺激，如受寒、发热、疲劳、X 线照射、白血病等情况后，机体免疫力下降，潜伏的 VZV 重新激活，病毒沿感觉神经轴索下行，在该神经所支配的皮肤细胞内增殖，并在皮肤上沿着感觉神经的通路发生成簇状的疼痛性水疱疹，形似带状，即为带状疱疹（HZ）。带状疱疹多见于成人，以沿身体周围神经分布水泡为特征。如在出生后早期患水痘或在子宫内接触了该病毒，在儿童期就有可能发生带状疱疹。

带状疱疹的临床表现如何？

带状疱疹通常发生在躯干或面部的单侧，沿着感觉神经分布。出疹前 2～4 天受累部位可发生难以忍受的疼痛，可持续 1 周。皮疹常在对疼痛敏感的部位出现红斑，以后按水疱、脓疱、结痂、色素消失顺序出现。带状疱疹可有坐骨神经痛、肺炎、脑炎、失明、失聪等并发症。

带状疱疹发病与年龄有什么关系？

带状疱疹的发病率随年龄增长而增长，有人对 3534 人追踪调查 16 年，发现 0 岁发病率为 11.8‰，60 岁可达 108.6‰，80 岁时可高达 161.6‰。1 岁以内患水痘者，易在早年发生带状疱疹。另据对比利时、英国、德国 80 万例带状疱疹病例资料统计，≥65 岁的病例占总病例的 45%。

水痘与带状疱疹有什么不同？

水痘与带状疱疹的区别见表 20-1。

表 20-1 水痘与带状疱疹的区别

特性	水痘	带状疱疹
发病机制	易感者初次感染	潜伏病毒激活后再发
发病年龄	小儿	老人
皮损特性	全身皮肤黏膜	局限于感觉神经分布区
流行性	流行	散发
传染性	致易感者发生水痘，不致 HZ	水疱液可致易感者发生水痘
预后	随年龄而不同	与细胞免疫（CMI）密切相关

什么是水痘突破病例？

接种疫苗的受种者发生水痘称为突破性病例。诊断突破病例必须同时符合以下 3 个条件。①有水痘疫苗接种史，接种后超过 42 天发生水痘；②血清抗体阳转；③发生的野生型水痘。

水痘突破病例有什么特点?

突破病例亦称疫苗减轻的水痘，该病病情较原发感染轻微，无全身症状和并发症，皮损通常 <50 个，多数为斑丘疹而非疱疹，与原发感染相比病程较短，因此难以诊断为水痘。然而，约有30%的突破病例有与轻型原发性感染相似的表现。

为什么会发生突破病例?

发生突破病例的原因主要是继发性免疫失败，它与疫苗质量和个体因素等有关。研究发现接种 17000PFU 的水痘疫苗（VarV）后 7 年有95%的儿童未患水痘，接种 950~3250 PFU 的 VarV，10 年后有 17% 发生水痘。在美国进行的临床试验发现，有 12% 接种 1000~1625 PFU Oka/Merck 疫苗的健康儿童于家庭暴露后发生突破病例。最近的一些调查已经确定哮喘、使用类固醇、出生 15 月龄以下接种疫苗是突破性水痘的危险因素。此外，还发现与接触外环境中野病毒的强度及频率有关。总之，突破性水痘感染可能是多个因素的结果，包括通过循环抗体干扰疫苗病毒复制，储存或管理失误导致的疫苗失效或记录不准确等。

谁是水痘－带状疱疹的传播者?

人是 VZV 的唯一宿主，水痘和带状疱疹患者均是传染源。VZV 可存在于患者的皮疹疱液、病变黏膜、血液、呼吸道分泌物中，具有高度传染性。传染期从患者出疹前 1~2 天至出疹后 4~5 天或至皮疹全部结痂、干燥前均有传染性，易感的家庭接触者中二代罹患率高达 90%。疱疹痂皮无传染性，带状疱疹的传染性较小，因为疱疹中的病毒含量较低，而且不侵入呼吸道。水痘突破性病例的传染性比原发性水痘低得多，但疱疹数 >50 个的突破性病例，其传染性与原发性水痘相似。

水痘－带状疱疹病毒是通过什么途径传播的?

皮肤是 VZV 的主要靶细胞，通过患者皮损部位疱液的病毒颗粒经空气飞沫或直接接触是主要的传播途径，也可通过接触被 VZV 污染物品（如衣服、玩具、用具等）间接传播。在医院内可发生医源性水痘，也可经胎盘垂直传播。

哪些人容易感染水痘－带状疱疹病毒?

人群对 VZV 普遍易感。<6 月龄婴儿存在母传抗体而暂时得到保护，

<10 岁易感儿接触后约 90% 左右发病，年龄越小易感率越高，主要表现为水痘；成年人和老年人在幼年时期可能已感染 VZV，但未发病，病毒潜伏体内，在免疫力低下时发病，主要表现为带状疱疹。

我国水痘的发病情况怎么样？

水痘目前尚未列入我国法定传染病疫情报告系统，据一些典型调查表明水痘是我国高发传染病。有人在甘肃、山东、湖南 3 省调查水痘发病率，估算 2007 年全人口发病率为 357.95/10 万。据此估计，当年全国发生水痘约 470.59 万例。据上海 1 家儿童医院 1980～1999 年资料统计，门诊病例呈稳步上升趋势，接诊病例数由 20 世纪 80 年代初的每年约 500 例上升到 1996 年的 2000 余例。2000～2006 年复旦大学附属儿科医院门诊统计，连续 5 年水痘位居于各类传染病门诊病例数的第 2 位。

近几年我国水痘的发病率呈上升趋势，2005 年我国开始通过国家疾病预防控制信息管理系统（NIDRIS）网络报告水痘病例，2005～2011 年每 10 万人口的报告发病率分别为 3.20、12.04、20.60、23.684、24.13、24.26 和 30.13。2010 年全国发病率 >100/10 万有 162 个县，主要集中在西藏、新疆、四川、辽宁、广东和甘肃，占总报告病例数的 52%。

我国水痘的高发人群是哪些？

根据山东、湖南、甘肃 3 省调查，≤14 岁儿童水痘调整发病率为 1836.72/10 万，以 5～9 岁儿童调整发病率最高，为 2978.01/10 万，详见表 20-2。

表 20-2　山东、湖南、甘肃省≤14 岁儿童水痘发病率

省份	发病率（/100000）			
	0～4 岁	5～9 岁	10～14 岁	≤14 岁
山东	2143.90	11902.73	6739.22	638.46
湖南	485.65	1680.54	572.20	957.13
甘肃	81.23	1363.64	924.70	811.81
合计	963.23	5482.63	3072.73	3424.14
调整合计	516.14	2978.07	1632.23	1836.72

我国水痘的经济负担如何？

在山东、湖南、甘肃省，按照经济水平在市、县、乡分层抽样，抽取≤14 岁、临床诊断水痘的 811 例门诊病例，进行经济负担分析。调查结果表

明，每例≤14岁水痘门诊病例的费用为493.66元（其中直接损失219.52元，间接损失274.14元）。据此推算，2007年全国全人口的门诊水痘病例的经济负担是23.1亿元。在损失的总费用中，医疗费用等直接费用占44.5%，陪护人员劳动力损失等间接费用占55.5%。

水痘的暴发疫情主要发生在哪里？

VZV传播性强，传播迅速，一旦传入托幼机构、校园多造成局部暴发，直至易感者全部感染。近年来水痘在校园内暴发屡有报道，尤其是在高接种率的地区也时有水痘暴发。2006年全国报告水痘突发公共卫生事件698起，占传染病总突发事件的29.75%；2007年全国报告水痘突发公共卫生事件1 112起，其中99.7%发生在学校。2007年北京市发生11起水痘暴发，其中小学校占90.9%，发生时间主要集中在春秋季开学后期；一年级新生是发病的主要人群，占55.6%，并随年级的升高发病数减少。张焕生报告上海市普陀区2006~2008年73%的水痘暴发疫情发生在小学。

什么是水痘疫苗？

水痘病毒是1974年日本学者Takahashi从1名叫Oka的日本儿童的水疱液中使用人胚肺细胞分离出，并在人胚胎肺细胞、豚鼠胚胎细胞和人二倍体细胞（WI-38）的培养物中通过连续繁殖减毒，又通过人二倍体细胞培养物（MCR-5）进一步传代，建立疫苗毒种（V-Oka株）。1978年，日本使用人二倍体细胞（MRC-5）研制水痘疫苗成功；1983年，WHO推荐V-Oka株作为具有适宜免疫原性和低毒力的疫苗株。

我国于20世纪80年代开始研制水痘疫苗。1984年，北京生物制品研究所使用"北京VZV 84-7株"生产疫苗用于健康儿童和白血病患儿，获得了满意的血清学和流行病学效果。1996年，上海生物制品所引进日本大阪大学Biker的Oka株疫苗生产技术，于2000年研制成功水痘疫苗并上市，以后长春长生、祈建、百克等公司生产的水痘疫苗也相继上市。

水痘疫苗每剂病毒含量10^4蚀斑形成单位（PUF），复溶后不少于$10^{3.3}$PUF。疫苗包括少量的蔗糖、处理过的猪明胶、氯化钠、左旋谷氨酸一钠、磷酸二钠、磷酸钾、少量的氯化钾、MRC-5二倍体细胞或人胚肺二倍体细胞2BS株剩余的大部分成分（DNA和蛋白质）、EDTA、新霉素、牛胚胎血清。疫苗不含鸡蛋和蛋清蛋白或防腐剂。

含水痘疫苗成分的疫苗有哪几种？

目前有两种。一种是2005年美国FDA批准的麻疹-风疹-腮腺炎和水痘联合疫苗（MMRV），其中所含的麻疹、腮腺炎、风疹组分与 MMR Ⅱ 完全相同，唯一区别是含有水痘疫苗病毒的浓度更高。

另一种带状疱疹疫苗（HZV）是 2008 年在美国批准上市，它是使用 Oka 株接种人二倍体细胞（MRC-5），经培养、收获病毒液加入稳定剂冻干制成。每支 0.65ml，包含不低于 19400PFU 的水痘-带状疱疹病毒。每剂含蔗糖 31.16mg，谷氨酸 15.58mg，磷酸氢二钠 0.57mg，磷酸氢钾 0.10 mg，氯化钾 0.10mg。残留物质包括 MRC-5 细胞（DNA 和蛋白）、痕量的新霉素及小牛血清，无防腐剂。存储于 -50 ~ -15℃。在稀释前可在 2 ~ 8℃ 存储或运输 72 小时，但不能再冷冻储存。稀释液应储存于室温（20 ~ 25℃）或冷藏（2 ~ 8℃）。

WHO 对水痘疫苗常规免疫策略有什么要求？

由于疫苗研究结果显示接种后有卓越的安全性和有效性，WHO 建议公共卫生资源条件良好的国家，应将水痘疫苗纳入儿童常规免疫计划。目前全球已有 20 多个国家将其纳入国家免疫规划（NIP）。由于中小学、大学和其他教育机构会聚集高密度的水痘易感人群，且互相接触频繁，水痘传播风险很高。WHO 建议对无水痘史的成人和青少年均应接种疫苗，美国已有 39 个州要求在入学时出具可以被接受的免疫力证据。

对于发展中国家 WHO 不推荐将 VarV 纳入常规免疫计划，因为发展中的国家卫生资源有限，并且存在能导致更高发病率和死亡率的其他疫苗可预防疾病。但如果水痘已成为相对严重的公共卫生和社会经济问题，且可负担得起、并维持高水平接种率（85% ~ 90%）时，可考虑对儿童开展常规 VarV 接种。

对已患水痘者是否还要接种水痘疫苗？

目前尚无官方的建议，但有专家建议，在 6 月龄前或 9 月龄前发生水痘的婴儿，到 12 月龄还应接种疫苗，这对已患水痘者接种疫苗并无害处。因为有母体抗体的婴儿发生自然感染后所产生的免疫可能并不理想，通过接种疫苗可提高免疫水平。

妊娠妇女是否可以接种水痘疫苗？

在妊娠期，应禁忌接种水痘疫苗。但在正常分娩或终止妊娠后，无水痘免疫证据的妇女在出院前应接种第 1 剂 VarV，并至少间隔 4 周后接种第 2 剂疫苗，并告知妇女在接种每剂疫苗后 1 个月内避免怀孕。已知怀孕或试图怀孕的妇女不应接种含水痘组分的疫苗。迄今为止，怀孕前不久或怀孕期间不慎接种 VarV 的妇女，均未报告对怀孕或胎儿有任何不良后果，但美国 ACIP 仍建议接种 VarV 后 1 个月内应避免怀孕。哺乳期母亲可以安全接种 VarV。

癌症和白血病患者是否可以接种水痘疫苗？

有白血病史的易感者和已成功完成化学治疗且不可能复发的某些实体瘤患者，可在全部化学治疗已完成至少 3 个月后接种疫苗。对进入缓解期至少 1 年的白血病患儿的研究已证明，水痘疫苗接种 1 剂后血清阳转率为 82%，接种 2 剂后为 95%。

成人是否应接种水痘疫苗？

美国 ACIP 推荐所有无免疫力证据的健康成人，应间隔 4~8 周接种 2 剂 VarV，尤其是高风险人群及其密切接触者，如免疫功能低下人群的家庭接触者、幼儿教师、日托机构工作人员、大学生、收容机构的人员、未怀孕的育龄妇女（存在发生先天性水痘综合征的风险）及国际旅行者。

体液免疫功能低下的人要不要接种水痘疫苗？

根据临床经验，这些人接种疫苗后耐受良好。某些疾病（如哮喘）患者如无免疫缺陷证据，或正在接受全身性类固醇治疗，但泼尼松（或其他等效物）用量 <2mg/kg 体重或总量 <20mg/d，且不是免疫功能低下者，则可以进行接种。一些专家建议，接种后 2~3 周内应停用类固醇。白血病、淋巴瘤或其他恶性肿瘤患者必须处于缓解期，且化疗停止时间 >3 个月，才能接种 VarV。

细胞免疫缺陷的人是否可以接种水痘疫苗？

对有先天性或获得性免疫缺陷者通常应禁忌接种水痘疫苗。细胞免疫缺陷的儿童接种水痘疫苗发生不良反应（有些很严重）危险性较高，大约 50% 的接受维持化疗的白血病患儿在疫苗接种后出现全身性皮疹，其中 40% 的皮疹很严重，以至于需要大剂量口服或静脉注射阿昔洛韦。接种第 2 剂后皮疹较少见，仅在 10% 的仍接受维持化疗的儿童中出现。但是，由于在某些免疫损害者中发生水痘的严重程度增加，所以应该权衡利弊，可考虑在这些人群中接种 2 剂水痘疫苗。

HIV 感染者能不能接种水痘疫苗？

对于 $CD4^+$ T 细胞水平 ≥15% 在临床上稳定的 HIV 感染儿童或成年人，包括接受高效抗逆转录病毒治疗者，可考虑接种 2 剂水痘疫苗。HIV 检测不是水痘疫苗接种的先决条件。该疫苗尚未在 CD4$^+$T 细胞计数 <15% 的人群或临床上和免疫学上不稳定的 HIV 感染人群中进行研究，因此在这些情况下不应使用疫苗。

对高危免疫损害患者的易感家庭接触者是否要接种水痘疫苗?

对于患严重疾病的高危免疫损害患者（例如早产婴儿、白血病或实体瘤患儿）的易感家庭接触者，应考虑按照疫苗制造厂商推荐的最短间隔时间接种 2 剂水痘疫苗。即使国家有常规接种 1 剂的儿童期规划，但对免疫损害者的家庭接触者推荐接种 2 剂以取得较好效果。

肾衰患儿能不能接种水痘疫苗?

肾功能衰竭患者感染各种病原微生物（特别是水痘病毒等）的危险性增高，对这些患者（包括正在透析者）接种疫苗非常必要。但疫苗效果比免疫功能正常者低得多，因此需要反复接种或增加疫苗剂量。

儿童肾病和肾移植者，可以接种水痘疫苗，因一些患者肾移植后临床上常并发水痘，据统计术后第 1 年 1.9% 的患者因水痘住院，病情严重，病死率可达 5%～25%。Webb 等报告 35 例水痘抗体阴性的肾衰患儿（其中 25 例接受透析治疗）均接受水痘疫苗接种，其中 31 例予以 2 次大剂量疫苗接种（间隔 3 个月），其血清水痘抗体均转阳性，且无任何不良反应发生。接受 2 次疫苗接种的 28 例存活者中，23 例（82%）在平均 20 个月的随访中出现保护性抗体滴度，10 例在以后的肾移植前先行免疫抑制治疗，无 1 例并发带状疱疹。

对肾衰患儿接种水痘疫苗可同时诱导体液免疫和细胞免疫，但应进行 2 次大剂量接种，因为以往有研究表明 1 次水痘疫苗接种，肾衰患者几乎不能使抗体转阳性。

医护人员是否应该接种水痘疫苗?

医院内 VZV 传播是一个公共卫生问题。医护人员存在暴露于水痘或带状疱疹的高风险，且与可能发生严重并发症的人群密切接触，美国 ACIP 建议所有医护人员都应常规接种 2 剂 VarV。

什么是水痘病毒的暴露?

暴露一般是指与水痘或带状疱疹感染者同住在一个家庭，与感染者直接室内面对面的接触 >5 分钟（有些专家认为是 1 小时）；或者住在同一个病房。如母亲在围生期发生水痘，则新生儿暴露的危险性特别高。

暴露后接种水痘疫苗是否有效？

当发生水痘疫情暴发时，对易感者在暴露后 3 天内接种可预防 90% 以上的皮疹发生，暴露后 5 天内接种可预防 70% 以上的皮疹发生，并可以 100% 的降低疾病严重程度。不仅可以保护未免疫的人群，而且可以缩短暴发的持续时间。对于未接种疫苗且证明有免疫力证据者，推荐在暴露后立即接种 VarV；对于以前接种过 1 剂者应考虑接种第 2 剂。首剂接种后 >3 个月就可以接种第 2 剂。

水痘疫苗的免疫程序是什么？

日本等一些国家认为接种单剂 VarV 已可以达到预防作用。但多数国家采取的是对 1~12 岁儿童接种 1 剂，≥13 岁人群接种 2 剂，间隔 6~8 周。使用前用灭菌注射用水 0.5ml 注入疫苗瓶内彻底溶解冻干疫苗，于上臂三角肌附着处皮下注射，每剂剂量为 0.5ml。我国目前也是采取这一程序。但是美国要求对 <12 岁的儿童也接种 2 剂。

美国为什么对儿童接种水痘疫苗由 1 剂改为 2 剂？

在疫苗前年代，美国每年水痘发病 400 万例，导致约 11000 例住院和 100 例死亡。1995 年美国 FDA 批准 VarV 用于 12 月龄以上的未感染过水痘的健康儿童，<13 岁者接种 1 剂，≥13 岁易感者接种 2 剂。1999 年，政府对入托和入学采取强制性接种，推荐幼儿园和小学入学儿童都需接受 VarV 的免疫接种，水痘发病率和死亡均大幅度下降。但至 21 世纪初期，发现在接种 1 剂疫苗的儿童中有 15%~20% 未被完全保护，每年有 1%~3% 的受种者在暴露于 VZV 后发生突破病例。在目前实施 1 剂免疫接种程序的高接种率的学龄儿童群体中也有水痘暴发的报道，发病高峰年龄都是从未实施疫苗接种前的 3~6 岁演变至目前的 9~11 岁的儿童。说明在暴发流行中，1 剂疫苗接种策略并不足以控制疾病，使易感儿童可能会在青春期或成年期面临发生与 VZV 感染相关的严重水痘的危险。

研究证实，细胞免疫在清除 VZV 感染上有重要作用。在应用 2 剂水痘疫苗免疫后，细胞免疫水平比单剂疫苗接种后更高。比较接种 1 剂与 2 剂方案的随机临床试验，发现接种 2 剂时比接种 1 剂患水痘的危险性降低 3.3 倍，10 年内估计效力分别为 94.4% 和 98.3%。基于以上研究，2006 年美国 ACIP 推荐 12 月龄~12 岁儿童于 12~15 月龄时接种第 1 剂疫苗，4~6 岁时接种第 2 剂疫苗。

水痘疫苗是否可以与儿童期的其他疫苗同时接种？

水痘疫苗可以与儿童期的其他疫苗在不同部位同时接种，如与其他减毒活疫苗未同时接种应间隔至少 1 个月再接种。

接种水痘疫苗有哪些禁忌证？

（1）对疫苗组分有严重过敏反应或以前接种疫苗后发生严重过敏反应者。

（2）妊娠（理论上病毒活疫苗对胎儿有危险性，或接种后可引起出生缺陷）。美国 ACIP 建议妇女接种疫苗后 1 个月内避免妊娠。

（3）免疫抑制、白血病、淋巴瘤、恶病质、免疫缺陷性疾病或使用免疫抑制剂治疗而造成免疫抑制者是禁忌证。对低剂量 [<2mg/（kg·d）]、隔日治疗、局部治疗、替代疗法或雾化类固醇制剂等治疗，以及类固醇免疫抑制剂停用 1 个月（化疗停用 3 个月）后均不是接种禁忌证。

（4）AIDS 和 HIV 感染伴 CD4 T 淋巴细胞比例 ≥15% 的儿童，以及 CD4 计数 ≥200/μl 的年长儿童和成人可考虑接种 MMR 和 VarV，但不能接种 MMRV。

（5）任何病因的癫痫个人史或家族史（即兄弟姊妹或父母）不能使用 MMRV。

（6）中-重度急性疾病者应推迟接种疫苗，直到病情好转后方可接种。轻微疾病（如中耳炎和上呼吸道感染）、同时使用抗生素治疗、暴露于其他疾病或疾病康复不是禁忌证。

水痘疫苗的效果怎么样？

通过国内外多年大面积接种观察，证实 VarV 血清学效果令人满意。多数健康儿童在接种疫苗 1 个月内可检出 IgG 抗体，接种 1 剂或 2 剂疫苗儿童的抗体阳转率（糖蛋白-ELISA 阈值 ≥5 单位/ml）分别为 85%～89% 和 >99%。研究表明，细胞介导免疫和体液免疫都能提供疫苗诱生的保护作用。联合疫苗中水痘成分的免疫原性不低于单价水痘疫苗。

WHO 系统对 40 项评估疫苗效果的研究和暴发调查进行评价，表明对预防 9 月龄至 12 岁儿童的各种程度水痘，接种 1 剂疫苗平均效率为 83%（20%～100%），预防中度或严重水痘的平均效率为 95%，预防严重水痘的效率为 100%。

已发现水痘疫苗对易感的健康成年人有益，但免疫原性比对儿童弱，需要接种 2 剂才能达到 ≥90% 的阳转率，有证据显示抗体水平在疫苗接种后几年内会下降。

国产水痘疫苗的免疫效果如何?

有人对国产 VarV 有关免疫原性的 20 篇文献进行系统评价,分析表明,免疫成功率为 92.12%,抗体平均滴度为 1:177.95,免疫后 5 年间血清抗体阳性率大部分保持在 90% 以上,但抗体滴度随着时间增加而降低。有人比较我国人群分别接种国产与进口 VarV、不同品牌国产 VarV 的随机对照试验,Meta 分析结果表明,国产与进口 VarV、国产不同品牌 VarV 的免疫原性差异无统计学意义。

接种水痘疫苗也有良好的流行病学效果。临床对照试验证明,接种水痘疫苗对所有严重程度的水痘的效果为 71% ~ 100%,对中、重度水痘的效果为 95% ~ 100%。国内研究表明,接种 1 剂国产 VarV 的效力为 81% ~ 93%,流行病学保护效果的 Meta 分析表明,总体保护率为 73%。

在水痘暴发时,使用水痘疫苗应急接种有什么效果?

国外研究表明,接触后 3 天内免疫者,疫苗保护率可达 90%,而在接触 3 天后接种疫苗,疫苗保护效率为 67%。美国对 21 个家庭的 26 名接触者接触后 3 天内进行疫苗接种,结果所有儿童无 1 人发病,而对照组中 19 名未接种儿童则发生了水痘。

国内对集体机构突发水痘疫情后应急接种 VarV 疫苗的保护效果有较多研究。有人对检索到的 2000 ~ 2010 年接种疫苗控制暴发疫情的文献 8 篇,有 7 261 名调查对象。调查对象的 VarV 接种率从 18.31% ~ 73.91% 不等,随机效应模型的偶合效应量 $RR_{偶合} = 0.45$(95% CI: 0.30 ~ 0.67),水痘疫苗保护率为 55%(95% CI: 33% ~ 70%)。

接种水痘疫苗可以保护多少年?

流行病学证据已表明,在一些研究中,接种 1 剂疫苗后,疫苗诱生的免疫力和(或)效果会随着接种年限的增加而降低。接种 1 剂和 2 剂疫苗(2900 ~ 9000PFU)后随访 10 年,估计疫苗效率分别为 94.4% 和 98.3%($P < 0.001$)。在接种 2 剂疫苗后 7 ~ 10 年,受种者中没有突破性病例出现,但在接种 1 剂疫苗者中,有突破病例出现。

我国对接种国产 VarV 的免疫持久性研究不多。有人观察发现,儿童于 1 ~ 2 岁接种 VarV 后,在 2 ~ 8 岁时发生水痘的 OR 值为 0.083,疫苗保护效果为 91.7%;在 9 ~ 15 岁时接种组与未接种组的 OR 值差异无统计学意义,认为接种 1 剂 VarV 后在 6 年内有良好的保护作用。

接种水痘疫苗有哪些不良反应？

水痘疫苗上市后监测资料（共使用约330万剂）表明，所有不良反应报告率为30/10万剂；这些报告的不良反应有88%是不严重的。个别人接种部位可出现轻微红肿、硬结、压痛。有人统计疼痛和红斑的发生率，儿童为19%，青少年和成人为24%；全身性反应不常见，个别人可有中低度发热，一般不需要特殊处理，可自行缓解，必要时可对症治疗。

接种 VarV 的异常反应非常罕见。2010 年全国 AEFI 监测数据显示，在100万接种 VarV 者中异常反应发生率为 24.04，其中过敏性皮疹为 21.87，血管性水肿为 0.67，过敏性紫癜、局部过敏反应和热性惊厥均为 0.33，血小板减少性紫癜和无菌脓肿均为 0.17。

接种水痘疫苗后是否会造成病毒的传播？

皮疹对传播的发生非常关键。水痘疫苗在美国批准使用后的最初几年，曾担心出现皮疹的健康儿童可能会向他人传播 Oka 疫苗株。但研究证实，疫苗病毒在人神经细胞中培养疫苗病毒的繁殖能力仅是野病毒的 1/7，即使轻度出疹的健康受种者的传播也是非常罕见。1995～2005 年在美国分发的5000多万剂疫苗中，仅记录了 5 例受种者中发生的 6 次传播，且只出现轻微疾病，无第三代病例发生，可见传播力极有限。

接种水痘疫苗是否会发生带状疱疹？

接种疫苗后疫苗病毒会潜伏在体内，若因年龄、疾病、遗传、药物、环境、情绪等因素，造成细胞免疫功能受损或低下时有可能发生带状疱疹。有人对 330 名急性淋巴细胞白血病（ALL）患儿接种疫苗后的带状疱疹发生率进行调查，有皮损者 5 年内发生带状疱疹的为 17.1%，无皮损者为 2.3%。

带状疱疹的发生率与疫苗病毒含量有关。有人观察 4142 名儿童，接种疫苗病毒含量为 1000～1625 PFU 时，在连续 6 年的观察中带状疱疹发生率为每年 2.1%～3.6%，疫苗的保护率为 67%。带状疱疹发病率随年龄增长而增长，<10 岁儿童的发生率为 11.8‰，至 20 岁以后则达 40‰以上，≥50岁则高达 100‰以上。由于带状疱疹潜伏期较长，有必要对健康受种儿童开展长期随访，从而提供受种者一生的详细数据加以佐证。

接种水痘疫苗应注意哪些问题？

（1）目前尚无证据接种 VarV 可加重结核病，但对已知有未经治疗的活动性肺结核患者不建议接种疫苗。结核菌素皮肤试验不是接种 VarV 的先决条件。

（2）体液免疫功能受损者（如低丙球蛋白血症）可注射单抗原水痘疫苗，但是用于治疗体液免疫缺陷的血液制品可能会干扰疫苗的接种反应，疫苗接种后 3 周内不应给予免疫球蛋白。如在接种疫苗 3 周内使用免疫球蛋白，至少 3 个月后（取决于所注射的含抗体制剂）对受种者重新接种疫苗，或者进行免疫检测，对血清学阴性者应重新接种。

（3）目前尚无报告 VarV 接种后不良反应事件与水杨酸盐（如阿司匹林）使用有关。然而，制造商建议疫苗受种者在接种 VarV 或 MMRV 疫苗后 6 周内避免使用水杨酸盐，因为阿司匹林的使用与水痘后的 Reye 综合征有关，但可以使用其他非类固醇抗炎药物。

（4）如果受种者发生皮疹，应避免与免疫缺陷者密切接触，直到皮疹消退。

（5）孕妇、有严重疾病者禁用，育龄妇女接种后应至少避孕 1 个月。

（6）VarV、MMRV 和 HZV 均需冷冻储存，从冷藏器皿取出后应立即稀释，稀释后应立即使用，如 30 分钟内未进行注射，应弃去已稀释的疫苗，不能再用。疫苗稀释后不可再进行冷冻。

哪些人应接受被动免疫预防？

缺乏免疫证据的暴露者是接种 VarV 的禁忌证，是发生水痘并发症的高危人群，应接种水痘 - 带状疱疹免疫球蛋白（VariZIG）获得被动免疫。以下人群应接种 VarVZIG。

（1）免疫抑制的患者，包括原发性和获得性免疫缺陷者、接受免疫抑制剂治疗的患者、癌症患者。

（2）在分娩前 5 天到分娩后 2 天出现水痘症状和体征的母亲所生的新生儿

（3）早产儿且在出生后有暴露史：≥28 孕周，母亲没有免疫证据者；<28 孕周或出生体重≤1000g，不管母亲是否有免疫证据。

（4）孕妇使用 VariZIG 用于保护孕妇免患水痘并发症，对胎儿是否有保护作用尚不清楚。

定期接种免疫球蛋白的患者，如果最后 1 剂免疫球蛋白是在暴露前≤3 周接种，则不需被动免疫。

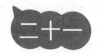 流行性感冒疫苗

什么是流行性感冒？它的危害性如何？

流行性感冒（以下称流感）是由流感病毒引起的一种常见传染病，其症状和危害比普通感冒更为严重，具有传染性强、传播快、发病率高、并发症多等特点，每年可使全世界成千上万的人死亡。如 1918～1919 年"西班牙流感"流行，估计全球有患者 7 亿多人，死亡人数达 2500 万～5000 万人，超过第一次世界大战阵亡的人数。在欧洲曾经使城市瘫痪，生产停顿，生活受到极大冲击。1989～1990 年流感流行时，因患流感美国死亡 55000 人，英国死亡 26000 人。感染流感病毒后可继发心肌炎、心内膜炎、肺炎、哮喘等，怀孕早期则可引起胎儿畸形，同时还可引起缺勤及高额医疗费用。美国调查表明，每年因流感损失 30 亿～50 亿美元，其中用于治疗流感的医疗费用占 20%～30%，由缺勤和生产力下降所造成的损失占 70%～80%，对个人、家庭及社会带来沉重的负担，对社会经济发展造成重大损失。

流感病毒最早在何时由何人分离并确认？

1933 年，Smith，Andrew 和 Laidlaw 首次从雪貂体内分离到甲（A）型流感病毒；1936 年，Francis 分离到乙（B）型流感病毒，同年 Burnet 发现在鸡胚中病毒能够生长，从此对流感病毒的研究得以开展，以后证实流感病毒是引起流感流行和大流行的病原。

流感病毒有哪些特点？

流感病毒为单链、螺旋形 RNA 病毒，属于正黏病毒科。根据流感病毒颗粒核蛋白（NP）和基质蛋白（MP）的不同分为甲（A）、乙（B）和丙（C）3 个抗原型。依据甲型流感病毒膜醇蛋白的血凝素（HA）和神经氨酸酶（NA）可分为许多亚型。目前已发现 18 个 HA 亚型和 11 个 NA 亚型。3 种红细胞凝集素（H1、H2、H3）在人体中对病毒吸附细胞起重要作用，2 种神经氨酸酶（N1、N2）对病毒侵入细胞起重要作用，但只有甲 1（H1N1）和甲 3（H3N2）亚型与广泛传播引起的流行有关。

在感染人类的三种流感病毒中，甲型流感病毒有极强的变异性，常导致

大流行，自 16 世纪以来，已有多次类似流感流行和大流行的记载，并证实可引起世界性大流行；乙型流感病毒次之，常常引起局部暴发；丙型流感病毒的抗原性非常稳定，多以散发形式出现，主要侵袭婴幼儿，一般不引起流行。

流感病毒抵抗力较弱，不耐热，56℃ 30 分钟即可使病毒灭活，加热到 60℃ 10 分钟会丧失活性。室温下传染性丧失很快，在 0～4℃ 能存活数周，－70℃ 以下或冻干能长期存活。病毒对干燥、日光、紫外线及乙醚、三氯甲烷、丙酮等有机溶剂和常用消毒药如甲醛、漂白粉和碘剂等均很敏感。

流感的临床表现是什么？

流感的潜伏期一般为 1～4 天，平均为 2 天。人感染流感病毒后约 50% 的感染者会出现典型的临床症状，表现为突然发热、全身酸痛、乏力、咽喉痛、鼻塞、干咳和头痛等。发热可达 38～38.9℃，一般持续 2～3 天渐退，全身症状也逐渐好转，无并发症时在 7～10 天内恢复。有并发症时，可根据并发的疾病迁延多日才能恢复。

流感最常见的并发症有哪些？

流感最常见的并发症是肺炎。以继发性细菌性肺炎（如肺炎链球菌、流感嗜血杆菌或金黄色葡萄球菌）最常见，原发性流感病毒性肺炎并发症较少见，但病死率高。此外，还可引起少见的 Reye 综合征、中毒性休克综合征等。对于心脏病、慢性病患者还可继发或诱发支气管炎、心肌炎、肺炎、脑膜炎、咽炎、鼻窦炎等，并会引起一些慢性病（如冠心病、慢支、支气管哮喘）的急性发作。

流感与普通感冒有什么不同？

流感与普通感冒是不同的两个病，不应混为一谈。流感是由流感病毒引起的急性呼吸道传染病。病毒可经患者咳嗽、打喷嚏时经飞沫传染给他人。流感的传染性很强，容易引起暴发流行，有明显的季节发病特点。起病较急，局部症状相对较轻，全身中毒症状重，严重者卧床不起，可引起肺炎等多种并发症，有较高的死亡率。

普通感冒俗称"伤风"，实际上是一种以鼻咽部炎症为主要表现的局部感染，除鼻病毒、冠状病毒等病毒外，多数情况下是由细菌引起，往往是在人们受凉、淋雨、过度疲劳后，因抵抗力下降而引起发病。普通感冒传染性较流感弱得多，甚至无传染性，全年都可发病，多为散发病例，很少出现流行。起病急，局部症状重，全身中毒症状轻，多数是低热，很少高热，并无生命之虑。

流感的实验室检查方法有哪些?

在患者发病 3 天内,采集咽拭子和鼻咽拭子标本分离病毒,再用血凝抑制试验鉴别是多年来流感病毒诊断的"金标准"。其他检测方法如放射免疫试验、免疫荧光以及酶联免疫试验等,虽能快速直接检测临床标本中的病毒抗原,但灵敏度不如标准病毒分离方法。目前运用广泛的分子生物学方法(将病毒 RNA 反转录,再 PCR 扩增)是一种比病毒培养更快速、更敏感的检测方法。通过测定患者急性期和恢复期血清的特异性抗体上升,可以确定患者是否感染流感病毒。

流感的传染源是什么?

人类(患者、隐性感染)是乙型和丙型流感病毒已知的唯一传染源,甲型流感病毒既可以感染人,也可以感染禽类和哺乳动物(如猪),并作为储存宿主。甲型流感病毒在动物中分布广泛,并能在动物中引起流行,造成大量动物死亡。患者和携带病毒的动物是甲型流感的主要传染源,从潜伏期末即有传染性,发病初期传染性最强。传染期一般为 5 ~ 7 天。

社区发生流感暴发时,感染风险最高的是婴儿及低龄儿童和学龄儿童,并且排毒时间可持续到发病后第 2 周(体温正常后不再排毒),随后传染给家庭中的成人和其他儿童,是社区流感传播的主要传染源。

流感病毒可以通过哪些途径传播?

流感病毒主要通过感染者呼吸道分泌物的大颗粒飞沫和小微粒气溶胶传播。病毒大量存在于唾液、鼻液及痰液中,并随喷嚏、咳嗽等方式排出和扩散。也可以通过直接或间接接触患者呼吸道分泌物传播,如接触流感病毒污染的物体表面后再接触眼睛、鼻子或口腔而发生传播。托幼机构和学校是社区内流感传播的主要场所。

人群对流感的易感性如何?

人群对流感普遍易感。一般情况下,流感对体质虚弱的人群危害最大,包括儿童、老年人、慢性疾病患者。初次感染后 1 ~ 2 周,血清出现中和抗体、血凝抑制(HI)抗体及抗 NA 抗体,第 3 ~ 4 周达到高峰;再次感染后,抗体应答更为迅速。流感抗体可持续数月或数年,但在一些高危人群中,抗体水平在接种疫苗后数月开始降低。

为什么有的人一生中可多次患流感呢？

甲型流感病毒经常发生变异，由甲型流感病毒不同亚型的（特别是HA）基因片段互换引起变异。在人间流行的流感病毒和动物流感病毒重配，或动物流感病毒发生重大变异后产生病毒变异。从而抗原发生较大的改变，出现新的亚型，称为抗原变异或抗原性转换，可能导致大流行；流感病毒在复制过程中HA、NA基因发生微小突变，并逐渐累积，产生新的毒株，但一般不会形成新的病毒亚型，称为抗原性漂移。甲型和乙型流感病毒均可出现抗原漂移。由于抗原漂移不断发生，引起季节性流感流行。由于每年出现流行的毒株都不一样，以前感染流感后获得的抗体只能针对当时感染流感病毒的型别有效，不能预防抗原变异或抗原漂移后新的毒株感染，因此一生可以多次患流感。

为什么说流感是一种最易传播、最难控制，经常横扫全球肆虐人类的疾病？

流感突然发病，迅速传播，短期内可传遍全球，死亡率高。历史上曾发生7次大流行。1918～1919年，发生以毒力横扫世界的"西班牙流感"。最初由参战的美军带到欧洲，之后传向世界各地。短短几年里，出现3次流行高峰，欧洲有40%的人发病，由此引发各种肺炎并发症，致使全球2500万～5000万人死亡，远远多于第一次世界大战的战死人数。1957～1958年发生"亚洲流感"，经过5个月从中国传播到世界各地，仅9个月时间就导致全球流行，导致280万人死亡。1968～1969年"香港流感"暴发波及美国，103万人有生命危险，其中3万～4万人丧生。1997年俄罗斯流感在2个月传至欧亚、3个月传至美洲、8个月传至南美洲。20世纪发生的4次世界性流感大流行中有3次起源于我国，近年来新发现的流感病毒株也大多源自中国。1953～1976年，我国已有12次中等或中等以上的流感流行。

为什么说流感是一种由不断变异的病原导致的疾病？

流感病毒发生变异常引起世界性的大流行，每10年左右就会发生1次变异，以甲型流感病毒变异最重要。流感病毒的高突变率和频繁的基因重组促进了HA和NA抗原发生各种各样的变化。少量的点突变会导致微小的变化即"抗原漂移"，抗原漂移使病毒可以避开免疫系统的识别，从而造成大流行期间反复发生的流感暴发。不同HA抗原的基因重配可引起抗原转变。此外，甲型流感病毒可以感染多种哺乳动物（如猪、马）和鸟类，甲型流感病毒的18种HA和11种NA亚型都存在于野生的水鸟群落中，一旦发生

413

人、鸟病毒重配或突变，例如高致病性 H5N5 型病毒株获得了在人与人之间有效传播的能力，则可能出现灾难性的后果。一般新旧亚型之间有明显的交替现象，新的亚型出现并流行到一个地区后，旧的亚型就不再能分离到。乙型流感病毒间同样有大变异与小变异，但未演变成亚型转变。丙型流感病毒尚未发现抗原变异。

自 1933 年以来，甲型病毒已经历了 4 次抗原转变：1933~1946 年为 H0N1（原甲型，A0），1946~1957 年为 H1N1（亚甲型，A1），1957~1968 年为 H2N2（亚洲甲型，A2），1968 年以后为 H3N2（香港型，A3），1997 年在中国香港首次发现人感染 H5N1 型高致病性禽流感，2009 年 3 月首发于美国加利福尼亚州的新甲（H1N1）亚型流感，并迅速在世界蔓延。目前我国 H1N1 流感病毒和甲型 H3N2 亚型流感病毒共同流行，而且甲型 H1N1 流感病毒活动较前期已明显增强，逐渐转变为主导型毒株。

H7N9 型禽流感是 1 种新型禽流感，于 2013 年 3 月底在上海和安徽两地首先发现。H7N9 型禽流感是全球首次发现的新亚型流感病毒。2013 年 4 月 26 日，中国学者在《柳叶刀》官方网站发表了一篇关于 H7N9 禽流感的研究成果，首次在国际上警示，H7N9 病毒正在向适合感染哺乳动物的方向发展，使病毒更容易感染到人。

为什么说暴发是流感的主要流行形式？

多年来，流感经常导致暴发疫情，且主要发生在学校、工厂等集体单位。有人对 2001~2003 年报告的 63 起流感暴发疫情分析显示，92% 的疫情发生在中、小学校，以学生发病为主。暴发时间以 5 月、9~11 月为主，寒暑假期间流感暴发明显较少。经实验室核实诊断的流感疫情 31 起，其中甲型 16 起，乙型 15 起。暴发疫情的特征是：①甲型和乙型毒株所引起的暴发交替出现；②暴发疫情分离毒株的类型变化趋势与流行季节分离毒株的类型变化趋势基本一致；③一般在 6 月份前后毒株类型发生改变。

2006 年某省部分中小学校发生乙型流感病毒导致的暴发，波及全省 13 个市中的 11 个市。据不完全统计，2006 年 2~4 月共发生规模不等的暴发疫情 64 起，发病人数达 4600 人以上。此次疫情经病原学检测证实是由乙型流感病毒维多利亚系引起，病例的临床症状相对较轻，主要表现为发热、咳嗽、咽痛、头痛和乏力等，受累人群主要是中小学和幼儿园学生，成人发病较少。

国外流感疫苗的研发进展如何？

1937 年鸡胚培养流感病毒获得成功，随后 Salk 最早研制成功流感全病毒灭活疫苗（TIV），1941年首次在美国军队接种，1945年开始广泛应用于其他人群。由于没有经过纯化，不良反应发生率高，以后逐渐停止使用。20世纪60年代，研制成功纯度更高的全病毒灭活疫苗，然而，儿童使用时仍可出现不良反应。以后开始研制裂解疫苗，1968年裂解疫苗批准使用，不良反应大为减少。在裂解疫苗基础上再进行纯化，回收HA和NA蛋白来制备亚单位疫苗，在实践中发现虽然亚单位疫苗接种后不良反应有所减少，但其免疫原性却不如纯化的全病毒灭活疫苗。以后在流感疫苗中加入适当的佐剂，如免疫刺激复合物、MF59佐剂或病毒小体，可提高其免疫原性。1997年，香港首次发现人感染H5N1型高致病性禽流感后，各国开始研制禽流感疫苗。2009年3月美国、墨西哥发生甲型H1N1流感流行，病原体含有猪流感、禽流感和人流感3种流感病毒的基因片段，确定为新型甲型H1N1流感病毒毒株。为应对突如其来的流感大流行，又迅速研制出新甲型H1N1流感疫苗。

流感减毒活疫苗（LAIV）最早于1937年由苏联科学家研制成功，1960年开始人体试用，之后，澳大利亚、美国和日本等也进行了研制和试验。1968年发生H3N2流感大流行进一步推动了流感减毒活疫苗的研发，尤其促进了减毒方法的改进。进入20世纪八九十年代，基因工程减毒活疫苗的研制取得了许多进展，2009年研制的流感大流行疫苗中也有减毒活疫苗投放市场。

我国流感疫苗的研发进展怎样？

1957年以来，我国科学家在LAIV研制方面做过大量工作。1968年加大了对减毒方法和毒株筛选研究的力度。20世纪七八十年代，陆续停止了流感疫苗的研发活动，直到1997年以后，才开始恢复多价灭活纯化流感疫苗的开发和应用研究。近10年来，我国流感疫苗的研发工作突飞猛进。1997年，香港首次发现人传人禽流感病例后，至2003年已蔓延到东南亚各国。我国于2004年由北京科兴公司与中国CDC合作，从WHO引入经反向遗传技术重组的人用禽流感疫苗研究用毒株，开始研制人用禽流感疫苗。2008年4月2日，国家食品药品监督管理局正式批准人用禽流感疫苗生产。2009年6月初，中国CDC统一组织实施甲型H1N1流感疫苗的临床试验，至9月份已有多家公司生产的甲型H1N1流感疫苗上市。

目前全球使用的流感疫苗有哪几种？

目前获准使用的流感疫苗均是由鸡胚培养或细胞培养毒株制备的疫苗，细胞培养疫苗只在欧洲获准使用。目前使用的流感疫苗包括：①季节性流感疫苗（InfV），包括有 3 价流感灭活疫苗（TIV）和流感减毒活疫苗（LAIV）2 种。它是由 WHO 提供的包括 2 个甲型流感病毒株和 1 个乙型流感病毒株的 3 价疫苗，每年根据流行毒株的监测情况更换不同的毒株。灭活疫苗有全病毒疫苗、裂解疫苗和亚单位疫苗（有/无佐剂）。②针对流感大流行的单价流感疫苗，例如针对 2009 年 A 型 H1N1 的流感疫苗，包括灭活疫苗（裂解疫苗有/无佐剂）和减毒活疫苗。

目前我国使用的流感疫苗有哪几种？

目前我国使用的主要是季节性流感疫苗，包括流感全病毒灭活疫苗和流感病毒裂解疫苗；甲流疫苗和禽流感疫苗作为储备使用。

流感全病毒灭活疫苗是如何制备的？包含哪些成分？

流感全病毒灭活疫苗系使用 WHO 推荐的甲型和乙型流感病毒株接种于 9～10 日龄鸡胚尿囊腔中，1～2 天后收获尿囊液，用甲醛溶液处理，进行灭活试验和无菌试验合格后，采用超速离心或柱层析方法对尿囊液进行浓缩和纯化，得到病毒原液。各项检验合格后进行分包装，获得流感全病毒灭活疫苗。有效成分包括当年使用的各型流感病毒的毒株名称、血凝素和辅料，含硫柳汞防腐剂。

全病毒疫苗由整个灭活的病毒构成，不良反应较多，限制了在儿童中的使用。世界上大多数国家，全病毒疫苗已被反应性较弱的裂解病毒疫苗和亚单位疫苗所代替。

流感病毒裂解疫苗是如何制备的？包含哪些成分？

流感病毒裂解疫苗是建立在流感全病毒灭活疫苗的基础上，通过使用去污剂或溶解剂将病毒颗粒裂解，保留有效成分，再去除裂解剂和纯化有效抗原成分制备而成。流感裂解疫苗包括表面抗原、血凝素、神经氨酸酶、核蛋白和基质蛋白等成分。

流感亚单位疫苗是如何制备的？包含哪些成分？

流感亚单位疫苗是在裂解疫苗的基础上，选用适当的纯化方法得到纯化的血凝素和神经氨酸酶，研制出的毒粒亚单位和表面抗原（血凝素和神经氨酸酶）疫苗。

国外接种季节性流感疫苗的免疫策略是什么？

目前世界上已有许多国家或地区实施对儿童、老人、慢性病等重点人群常规接种策略。美国免疫实施咨询委员会（ACIP）规定对6月龄至5岁的儿童及其家庭密切接触者应常规接种疫苗。此外，英国、西班牙、芬兰、加拿大、德国、意大利、法国、澳大利亚、荷兰、葡萄牙、比利时、挪威等国也由国家或社保承担接种疫苗费用，对重点人群接种；韩国、新西兰、冰岛、瑞典、丹麦、奥地利、瑞士、爱尔兰、日本则要求自费接种。我国台湾地区1998年开始对65岁以上老人和卫生工作者免费接种，2004年开始对6~24月龄儿童免费接种。目前北京、上海等城市也对≥60岁的老人免费接种。

在流感大流行时应优先对哪些人群接种流感疫苗？

在流感大流行期间，理想的情况是对全人群接种疫苗，但由于疫苗供应有限，不可能对所有人群接种。因此，各国在流感大流行期间对计划接种人群都确定了优先接种顺序。如加拿大安大略省流感大流行时疫苗优先接种人群顺序是：①第一线卫生保健工作者和关键卫生决策者；②其余的卫生工作者；③紧急/基本服务提供者；④出现严重后果的高危人群（如居住在看护所、长期保健诊所和类似机构，有高危医学状况的人、≥65岁以上的人、6~24月龄儿童）；⑤健康成年人；⑥24月龄至18岁儿童、青少年等。

哪些人应优先接种流感疫苗？

①6~59月龄婴幼儿、≥60岁老人、其他流感高危人群的家庭成员，以及照看、护理他们的人员；②慢性病患者及体弱多病者；③孕期；④医疗卫生机构工作人员，特别是一线工作人员；⑤小学生和幼儿园儿童；⑥养老院、老年人护理中心、托幼机构的工作人员；⑦服务行业从业人员，特别是出租车司机，民航、铁路、公路交通的司乘人员，商业及旅游服务的从业人员等。

为什么要优先对老年人接种流感疫苗？

超过60岁的老年人，感染流感病毒的概率随年龄而增高。患有哮喘、心脏病、糖尿病等慢性疾病的老年人比同龄健康成人感染流感病毒后，更易出现严重疾病或死亡。美国调查显示，在流感死亡的患者中，80%左右为≥65岁的老年人，死亡率为（30~150）/10万，患有慢性病的65岁以上老年人流感相关超额住院率，是同样具有慢性病的青年人的6~8倍。英国对养老院寄宿人员的调查显示，与仅有1种基础性疾病的流感患者相比，患有3种基础性疾病的流感患者其死亡率增加8倍。

为什么要对孕妇接种流感疫苗？

WHO和美国CDC都将孕妇列为高度优先的重点接种人群。孕妇流感发病和死亡风险增加，孕妇接种流感疫苗既能保护妇女，又能保护她们的婴儿，尤其是 <6 月龄还不能接种流感疫苗的婴儿。最近，美国 Wake Forest 大学 Baptist 医学中心研究人员的一项研究表明，怀孕期间接种过流感疫苗的孕妇所生的婴儿与怀孕期间未接种过疫苗的孕妇所生的婴儿相比，由实验室确诊的流感住院率降低了 45%～48%。2004 年以来，美国 ACIP 和妇产科医生学会（ACOG）均推荐所有在流感季节怀孕的孕妇接种流感灭活疫苗。

2009 年 2 月 11 日，我国卫生部正式将孕妇列为甲流疫苗的重点接种人群，妊娠各期均可进行接种。对于哺乳期妇女，目前尚无接种疫苗后是否进入乳汁的相关研究数据，应充分权衡利弊后决定是否使用疫苗。

为什么要对儿童接种流感疫苗？

在流感流行期间及流行间歇期，儿童受到流感袭击的可能性最大。据调查，美国在流感流行期间，学龄前儿童患者占 40% 以上；<6 月龄的婴儿与流感相关的平均超额住院率达 1000/10 万；有高度严重感染风险的儿童，每年平均超额住院率高出健康儿童 5 倍。一般是学龄儿童最早感染流感病毒，然后在社区中传播给其他儿童。因此，儿童是重要的传染源。美国的临床研究和日本的经验都表明，对学龄儿童接种疫苗能够降低流感向其他年龄组人群的传播。

为什么医务人员要接种流感疫苗？

由于医务人员在日常诊疗活动中接触流感患者的机会较多，暴露于流感病毒的风险高于普通人群。研究显示，在感染流感病毒的医务人员中，75% 以上的医务人员在出现流感样症状后仍继续工作，如不采取有效的防护措施，会增加其他医务人员和就诊、住院患者及其家属的感染风险。

有吉兰－巴雷综合征病史的人是否可以接种流感疫苗？

1976～1977 年流感流行季节接种猪流感疫苗（A/新泽西/8/76）发现吉兰－巴雷综合征（GBS）发病有所增加。成人受种者疫苗相关性 GBS 的估计风险 <1/100 万，与未受种者比较，猪流感疫苗接种后疫苗相关性 GBS 风险的增加集中在接种后的 5 周内（相对危险度 7.60），但不能确定与接种疫苗有因果关联。进一步研究发现，接种流感疫苗未发现 GBS 的发生有显著增加。预防接种后发生 GBS 的危险度（每 100 万受种者中增加 1 人），低于严重流感和流感相关并发症的危险度。

研究发现，有 GBS 病史的人比没有病史的人在接种流感疫苗后发生 GBS 的可能性大大增加。因此，对已知流感疫苗接种前 6 周内发生过 GBS 的患者应避免接种流感疫苗。对大多数具有严重流感并发症高风险有 GBS 病史的人，在权衡接种流感疫苗的利弊后，应考虑每年进行预防接种。

去年已经注射了流感疫苗，今年是否还需要注射？

流感病毒是一种多型善变的病毒，去年流行的血清型与今年流行的血清型可能不一样。因此，每年 WHO 都提供生产流感疫苗新的组分。所以去年接种后，今年仍要接种。另外，即使今年流行的血清型与去年一样，但流感疫苗的保护期限较短，一般只有 1 年左右，因此今年也应注射。

如何使用流感全病毒疫苗和裂解疫苗？

（1）流感全病毒灭活疫苗：用于 12 岁以上儿童、成人、老年人，于上臂外侧三角肌肌内注射 0.5ml，含各型流感病毒血凝素应为 15μg。

（2）流感病毒裂解疫苗：用于 6 ~ 36 月龄儿童，接种 2 剂，每剂 0.25ml，含各型流感病毒血凝素为 7.5μg，2 剂间隔 2 ~ 4 周；3 岁以上儿童、青少年和成人接种 1 剂，含各型流感病毒血凝素为 15μg，剂量 0.5ml。接种途径均为肌内或深度皮下注射。

在一些国家，皮内接种的 TIV 疫苗含 9μg HA，已获准用于 18 ~ 64 岁成年人。一种以水包油乳剂（MF59）为佐剂的 TIV 已在一些国家批准用于 >65 岁老年人。同样，含每个毒株 60μg HA 的 TIV 在美国也已获批准，主要用于 ≥65 岁人群。

如何使用流感减毒活疫苗？

我国目前无流感减毒活疫苗（LAIV），美国已开始使用。美国 ACIP 推荐用于 2 ~ 49 岁年龄的健康人群，接种采用鼻内喷入，每个鼻孔的气雾量为 0.1ml，总量 0.2ml。以前未接种任何季节性流感疫苗的 2 ~ 8 岁儿童应接种 2 剂，至少间隔 4 周；9 ~ 49 岁人群应在每年流感流行前接种 1 剂。

如何使用甲流疫苗和禽流感疫苗？

甲流疫苗用于 18 ~ 60 岁人群，间隔 4 周注射 2 剂，每剂 10μg/0.5ml，于三角肌肌内注射；禽流感疫苗每瓶 0.5ml，每 1 次人用剂量为 0.5ml，含血凝素 10μg，于上臂三角肌肌内注射。

注射流感疫苗有哪些禁忌证？

注射流感疫苗的禁忌证有：①发热、急性病及慢性病治疗期患者（如肝炎、肺结核患者）最好推迟接种；②对疫苗中任何一种成分，特别是卵蛋白过敏者禁忌；③<18岁的长期服用阿司匹林或其他水杨酸酯的儿童和青少年。

接种减毒活疫苗除上述禁忌证外，对有免疫缺陷或免疫抑制患者，以及正在进行免疫抑制治疗的患者也不能接种。

流感全病毒灭活疫苗的效果怎么样？

早期长春生物制品研究所在江苏溧水对儿童组（153人）、成人组（157人）和老年组（161人）接种全病毒疫苗，并以进口疫苗作对照的临床观察研究表明，两种疫苗的抗体阳转率，儿童组为99%～100%，成人组为100%，老人组为100%，均无明显统计学差异。由于全病毒疫苗反应大，目前已很少使用。

流感病毒裂解疫苗的效果如何？

一般认为，接种流感疫苗后血凝抑制（HI）抗体滴度≥1:40即对50%的健康成人有保护作用。疫苗效果可因各种因素，如病例定义（是否实验室确诊）或类流感样疾病（ILI）以及疫苗株与流行株之间的匹配程度而有很大差异。目前普遍认为各种裂解疫苗的保护效果类似，如果抗原匹配良好，<65岁人群中的有效率一般为70%～90%；对于未居住在护理机构的老年人，接种疫苗可在流感流行季节减少25%～39%的住院人数和39%～75%的总死亡率；对于住在护理机构的人群，接种后能减少约50%的住院人数（所有原因引起的），降低60%的肺炎发病风险以及减少68%的死亡（所有原因引起的）风险。

对儿童接种裂解疫苗的保护效果非常显著。有人对370名儿童的研究显示，51%的6～12月龄儿童接种疫苗后，血清转换率超过90%。在研究的第一年中流感罹患率为9%的情况下，疫苗预防培养法确诊的流感有效率为66%，对年幼儿童的流感相关急性中耳炎的保护效果为30%。另有人对69名3岁以下儿童接种进口儿童型流感疫苗，免后甲1、甲3和乙型流感病毒HI阳转率分别达83.7%、77.6%和85.7%；免后3型HI≥1:40者分别为95.9%、95.9%和38.3%。表明儿童型流感疫苗的免疫原性除对乙型毒株不太理想外，对甲1和甲3型均良好。

接种甲流疫苗的效果怎么样？

我国对甲流疫苗的免疫效果进行了观察，在10个中心对8种剂量剂型的国产甲流疫苗的免疫原性同步进行双盲、随机、安慰剂对照的临床试验，将12 691名受试者分为3～11岁（2828人）、12～17岁（2887人）、18～59岁（4710人）、≥60岁（2266人）4个组，分别于0、21天接种2剂疫苗；在第0、21、35、42天采集受试者血液标本，检测 HI 抗体，抗体阳性率、抗体 GMT 和保护率三项指标同时达到评价标准才计算免疫原性。结果显示，接种 1 剂（15μg）裂解无佐剂甲流疫苗可产生良好的免疫应答：3～11 岁、12～17 岁、18～59 岁、≥60 岁的抗体阳转率分别为 81.0%、97.3%、94.3%、84.4%。儿童组（3～11 岁）接种第 2 剂后，血清抗体保护率明显提高，其他年龄组接种第 2 剂的效果则有限。同时发现无佐剂组的抗体 GMT 显著高于有佐剂组。

注射流感疫苗后为什么还会感冒？

普通感冒是由鼻病毒、冠状病毒及副流感病毒等引起，目前，已发现能引起急性呼吸道疾病的病毒有 8 种，200 多个类型。每种病毒都可引起多种急性呼吸道症状，而同一类症状也可由多种病毒引起，这些病毒感染的早期症状都叫感冒，因此很容易与流感混淆，误把其他病原微生物引起的感冒作为流感。另外流感病毒甲、乙、丙三型之间无交叉免疫，不同亚型之间也无可靠的交叉免疫，而且病毒容易变异，新型病毒不断出现。流感疫苗所含的抗原是 WHO 提供的当年流行株，因此只能与抗原相匹配的流感病毒引起的流感有预防作用，对于其他型（或亚型）的流感病毒、变异的流感病毒、其他鼻病毒、冠状病毒及副流感等病毒或细菌引起的感冒则无作用。

流感疫苗接种后的不良反应情况如何？

对流感病毒裂解疫苗安全性的研究较多。有人对某市 3200 名接种流感疫苗的反应进行观察表明，发生不良反应 148 人，发生率为 4.62%，未发现严重不良反应和异常反应。主要是一般反应，局部红肿、硬结、疼痛的发生率分别为 0.66%、0.94% 和 2.22%；全身反应主要为发热、头痛，发生率分别为 0.63% 和 0.19%。以上反应 78.38% 发生在接种疫苗后 8 小时内，一般不需特殊处理。

美国和孟加拉国分析妊娠期接种 TIV 安全性的对照研究中，未发现明显的不良反应，在接种疫苗孕妇所生的子女中未发现胎儿、围生期或婴儿有并发症出现。在流感季节，接种疫苗后发生 GBS 的危险性略有增加，估计每 100 万受种者约增加 1 例。

我国甲流疫苗不良反应发生情况如何？

我国于 2009 年 9 月 21 日至 2010 年 3 月 21 日接种甲流疫苗 8960 万剂，报告 AEFI 8067 例，报告发生率为 90.0/100 万。在报告的 AEFI 中，不良反应 6662 例，占 AEFI 的 81.2%，报告发生率 73.1/100 万，其中一般反应

5469 例，占 AEFI 的 67.8%，报告发生率 61.0/100 万；异常反应 1083 例，占 AEFI 的 13.4%，报告发生率 12.1/100 万，其中变态反应 1050 例，占 AEFI 的 13.0%，报告发生率 11.7/100 万，包括过敏性皮疹 838 例，过敏性紫癜 75 例，过敏性休克 49 例，血管性水肿 37 例，过敏性喉头水肿 30 例，局部过敏性坏死反应 11 例，过敏性皮炎 3 例，血小板减少性紫癜 3 例和其他变态反应 4 例。另报告 29 例神经系统反应（包括 8 例 GBS），占所有 AEFI 的 0.4%，报告发生率 0.3/100 万。绝大多数不良反应发生于接种疫苗后 1 天。所有的过敏性休克病例均发生在接种当天，从接种疫苗到发生过敏性休克的时间间隔中位数为 10 分钟（2～90 分钟）。在报告的 AEFI 中，13.2% 为偶合症，5.1% 为心因性反应，0.5% 未分类。

接种疫苗后有 10 例死亡报告，发生率 0.1/100 万。从接种疫苗至死亡的时间间隔为 0～9 天。10 例死亡病例除 1 例无法排除与接种疫苗有关外，其余均与接种疫苗无关联。

接种疫苗后发生 11 例 GBS（报告发生率 0.1/100 万），年龄在 8～67 岁，接种疫苗至发病的时间间隔中位数为 13 天（0～80 天）。其中 8 例可能与接种疫苗有关，4 例在接种疫苗后 15 天内发病，4 例在接种疫苗 15 天后发病。

接种流感疫苗是否会增加吉兰－巴雷综合征的发生？

接种流感疫苗与发生 GBS 的关系一直引起全球的关注。1976 年最早由美国报告接种猪流感全病毒疫苗与 GBS 的风险增加相关。当时 4500 多万人接种疫苗，此期间发生 532 例 GBS，其中 25 人死亡；接种人群 GBS 患病率由未接种人群的 2.6/100 万增加至 11.7/100 万。统计分析显示，接种疫苗 6～8 周后发生 GBS 的风险是未接种疫苗的 4.0～8.0 倍，美国政府于 1977 年 1 月停止该疫苗的接种活动。为了解 GBS 与接种流感全病毒疫苗的关系，美国 CDC、神经病学会与有关单位协作，于 1978 年 9 月 1 日至 1979 年 3 月 31 日进行的监测研究显示，此期间美国成人 GBS 发病率，免疫者为 5.2/10 万，未免疫者为 3.4/10 万，相对危险度（RR）为 1∶1.4，认为 GBS 发病可能与疫苗使用的毒株有关。改用裂解疫苗和亚单位疫苗后 GBS 的发生率明显下降。P. Haber 等对 1990 年 7 月至 2003 年 6 月美国疫苗不良反应报告系统（VAERS）收到的 501 份成人接种流感疫苗后发生 GBS 的报告显示，接种流感疫苗后 GBS 发病集中在 1～6 周，平均间隔 13 天；接种流感疫苗后 GBS 发生率由 1993～1994 年的 0.17/10 万下降至 2002～2003 年的 0.04/10 万（P <0.001）。美国 CDC 对 2009 年上市的甲流疫苗研究显示，使用甲流疫苗的人群 GBS 的患病率为 1.92/10 万，而未使用疫苗的人群 GBS 的患病率为

1.21/10 万，即每百万免疫人群中增加 0.8 例 GBS 患者，未得出接种甲流疫苗会增加 GBS 患病风险的结论。

中国 CDC 的监测数据显示，2009 年 9 月 21 日至 2010 年 3 月 21 日，GBS 的报告发生率为 0.1/100 万，低于中国的基础发生率。

接种流感疫苗应注意哪些问题？

（1）接种流感疫苗 2 周后，机体即可产生具有保护水平的抗体。因此，我国大多数地区均应在每年 10 月前开始接种疫苗，疫苗接种服务可贯穿整个流感高发季节，即 10 月至次年 3 月底。华南地区存在秋冬季和次年夏季（7~8 月）2 个流行高峰，疫苗接种服务可持续至次年夏季流感高发季节。

（2）接种时，要严格掌握疫苗剂型和适用人群的年龄范围，不能将成人剂型（0.5ml）分为 2 剂次（每剂 0.25ml）给 2 名婴幼儿接种；2 岁以下儿童不能使用流感全病毒灭活疫苗。

（3）家族或个人有惊厥史者、患慢性病急性发作期或发热感冒者、有癫痫史者，以及妊娠前 3 个月应慎用。

（4）哺乳不是接种疫苗的禁忌。

（5）可与肺炎链球菌多糖疫苗、破伤风类毒素等同时接种。

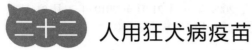# 人用狂犬病疫苗

什么是狂犬病？

狂犬病是由狂犬病毒引起的一种急性传染病，人和动物都可以感染，又称恐水病、疯狗病等。狂犬病毒主要在动物间传播，患狂犬病的动物俗称疯动物（如疯狗、疯猫、疯狼等）。该病主要是通过疯动物咬人时牙齿上带有唾液中的狂犬病病毒侵入人体而受到感染。狂犬病一旦发病，进展速度很快，多数在数天内发病，病死率几乎为100%。

狂犬病的潜伏期是多长？

狂犬病的潜伏期一般是15~90天，超过1年者不足1%，个别可以达到10年以上，潜伏期在1年以内的可占到总病例的90%以上。狂犬病的潜伏期变化很大，与被疯动物咬伤部位、接触病毒数量和机体的免疫功能有关。

狂犬病毒的抵抗力强吗？

狂犬病病毒对外界环境条件的抵抗力并不强，一般的消毒剂、加热和日光照射都可以使其灭活。对肥皂水等脂溶剂、酸、碱、45%~70%的酒精、福尔马林、碘制剂、新洁尔灭等敏感，但不易被来苏水灭活，磺胺药和抗生素对狂犬病毒无效，冬天野外病死的狗脑组织中的病毒在4℃下可保存几个月，对干燥、反复冻融有一定的抵抗力。

"被疯狗咬伤后100天内没有发病，以后就不会发病"的说法对吗？

这种说法是不对的。狂犬病可分为潜伏期、前驱期、急性神经症状期和昏迷（死亡）期等四期。人被疯狗咬伤到发病这段时间称为潜伏期。潜伏期的长短，取决于病毒入侵的部位，咬伤的程度，病毒毒力、数量，被感染者的年龄、免疫状态等多种因素。一般情况下，幼儿及咬伤头面部位者潜伏期短，咬伤上下肢或躯干部位者潜伏期相对较长；冬季因有棉衣覆盖，咬伤相对较轻，潜伏期较夏季长。

哪些动物会感染狂犬病？

各种家畜、家禽及小哺乳动物均对狂犬病有易感性，各种野生动物也能感染，总之，几乎所有的温血动物，包括禽类都可感染狂犬病。一种动物对同种动物传染的狂犬病更易感。

动物对狂犬病病毒的敏感性如下：最敏感的有狐狸、山狗、狼、豺、袋鼠和棉鼠；敏感的有地鼠、臭鼬、浣熊、猫鼬、蝙蝠、豚鼠、兔和其他啮齿类；中度敏感的有狗、牛、马、绵羊和灵长类；低度敏感的有鼠类。犬类是狂犬病的主要宿主和传播者，99% 的人类狂犬病病例是由犬引起。

狂犬病病毒通过哪些途径进入人体？

最主要的途径就是感染狂犬病病毒的动物在咬伤人时，通过唾液使狂犬病病毒进入人体。主要的感染方式有以下几种。

（1）通过伤口或皮肤黏膜感染，如被疯动物咬伤、抓伤。

（2）狂犬病病毒通过无损伤的正常黏膜进入人体，如疯动物舔儿童肛门黏膜感染。

（3）间接感染极其罕见，有报道被打疯狗用过的木棒上的刺扎伤或被草茎刺伤而感染狂犬病病毒；另有报道或有人因缝补被狂犬咬破的衣服，用牙齿咬线感染引起发病死亡。

（4）国外报道吸入蝙蝠聚居洞穴中的空气颗粒的气溶胶或通过移植而感染狂犬病的报告，极罕见。

（5）通过器官移植感染狂犬病病毒的案例曾有报道，但极其罕见。2015年，广西 1 名 6 岁男童患脑炎，同时出现吞咽困难，极度躁动，确诊为狂犬病死亡后，尸体肾移植给 2 名成人，2 人均无被疯动物咬伤史，移植后均发生狂犬病死亡。

人与人接触能传播狂犬病吗？

人与人的一般接触不会传染狂犬病，理论上只有发病的狂犬病患者咬健康人，才有使被咬伤者有发生感染的可能。此外，发病的狂犬病患者或发病前几天也有可能通过性途径把狂犬病病毒传染给对方。狂犬病患者污染的用具，他人再通过被污染的用具受到感染的可能性很小。狂犬病患者的器官、组织、如角膜移植给健康人则有极高的危险性。

狂犬病能否通过胎盘或乳汁传播？

目前已证实狂犬病病毒不会通过胎盘传给胎儿。这是因为狂犬病病毒是一种嗜神经病毒，它侵入人体后，主要存在于脑、脊髓、唾液腺和眼角膜等处，一般不会通过胎盘传给胎儿。但狂犬病病毒却可以通过乳汁传播给婴儿。哺乳期妇女如被疯狗咬伤，应停止哺乳。有人从狂犬病患者或动物（牛、马等）乳汁中分离出狂犬病病毒。因此，狂犬病畜或被疯动物咬伤的牛、羊等的鲜乳，未经煮沸不能饮用。

疯动物以及被疯动物咬伤的家畜肉能食用吗？

确认为狂犬病动物的肉不能吃，应当焚烧或深埋，因为该动物体内已经广泛存在有狂犬病病毒，也有可能在宰杀过程中通过手上的微小伤口感染人。

被患有狂犬病的动物咬伤的其他家畜，如在 7 天内把咬伤处的肉剔除之后（范围应尽量大一些），其余的肉应在煮沸后食用。但手上有伤口的人不要操刀，剔下的肉要烧毁或深埋。

被"健康犬"咬伤也会得狂犬病吗？

被真正健康的狗咬伤、抓伤是不会得狂犬病的，被已免疫狂犬病疫苗成功的狗咬伤、抓伤也不会得狂犬病。但存在一定数量的健康带毒狗，这些狗从外表看健康，可以长期携带狂犬病病毒而不发病，被这样的狗咬伤、抓伤，就有患狂犬病的危险。因此，如果在狂犬病疫区被狗等动物咬伤、抓伤，应提高警惕，及时处理伤口，并注射人用狂犬病疫苗。

被狂犬咬伤是否一定发病？发病与否受哪些因素影响？

人感染狂犬病病毒后并不一定会发病，有学者统计发现就是被真正的狂犬或其他疯动物咬伤，且没有采取任何预防措施，结果也只有30% ~70%的人发病。被狂犬或其他疯动物咬伤后是否发病有很多影响因素。

（1）与进入人体的狂犬病病毒的数量有关。如果进入人体的狂犬病病毒的数量多，大多会发病。研究表明如果狂犬或其他疯动物咬伤时处于发病的早期阶段，它的唾液中所带的狂犬病毒就比处于发病后期时少。

（2）与是否进行暴露前预防有关。已进行正规暴露前预防的发病较少见。

（3）与咬伤严重程度有关。大面积深度咬伤比伤口很小的浅表伤口容易发病。

（4）与咬伤的伤口数量有关。多部位咬伤比单一部位咬伤容易发病，且潜伏期较短；咬伤头、面和颈部等靠近中枢神经系统的部位或周围神经丰富的部位，较咬伤四肢者的发病率和病死率要高；通过黏膜感染比通过皮肤感染发病少，而且病例多呈抑郁型狂犬病。

（5）与是否及时处理伤口有关。如果及时对伤口进行正确处理，并及时进行抗狂犬病暴露后治疗，可以大大减少发病的危险。

（6）与人体的免疫功能有关。抵抗力低下的人较抵抗力强的人更易发病。

感染狂犬病病毒的发病机制是什么？

患狂犬病动物的唾液含有大量狂犬病病毒，唾液中的狂犬病病毒进入人体后，在人体内繁殖，可介导黏附于神经元细胞上的含大量唾液酸盐的神经节苷脂，也可黏附于肌肉的烟碱型乙酰胆碱受体，从而进入周围神经。狂犬病病毒沿着轴浆从暴露部位逆向传导到神经元细胞体，进行复制后蔓延到脑，并从脑进一步扩散到其他器官，如唾液腺与泪腺，引起临床症状。

目前全球狂犬病的流行情况如何？

根据 WHO 的统计，目前全球有 87 个国家和地区有狂犬病发生，有 30 多亿人面临犬类狂犬病威胁，其中 98% 在亚洲。15 岁以下儿童占 40%，绝大多数病例由犬引起。

在全球调查的 1.45 亿人中，每年有 357 万人被狗或者其他动物咬伤，其中有 2 万人丧生。另统计全球每年有超过 5.5 万人死于狂犬病，95% 以上的死亡病例发生在亚洲和非洲。狂犬病的死亡人数被大大低估。据估计，如未施行暴露后预防，亚洲和非洲每年死于狂犬病的人数约为 32.7 万人。

全球每年有 1500 多万人进行暴露后接种疫苗，暴露后免疫减少亚洲和非洲 330304 人的死亡。据保守估计，全球每年用于预防狂犬病的花费 >10 亿美元。

全球对狂犬病流行是如何分类的？

根据全球狂犬病的流行情况，目前大致可分为三类。

第一类为无狂犬病国家，主要有北欧、英国、澳大利亚、日本、新加坡等 50 多个国家。

第二类为狂犬病患者很少的国家，肇祸动物主要是野生动物，如美国从 20 世纪 60 年代以来，每年死于狂犬病的不超过 3 例（除 2004 年 8 例）。

第三类为狂犬病流行国家，如亚洲的印度、中国等部分国家，疫情严重，广泛流行。

目前我国狂犬病的发病情况怎么样？

目前我国发病数仅次于印度，居世界第 2 位，1950～2013 年全国共报告狂犬病死亡 128496 人，死亡数居于我国法定传染病的前 3 位。

我国狂犬病经历了哪三个发病高峰？

60 多年来，我国狂犬病的发病经历了 3 次发病高峰。

1951 年我国开展过一次全国性灭狗运动，20 世纪 50 年代全国狂犬病年发病数不足 2000 例，疫情相对稳定。1956 年全国报告发病 1942 例，出现了第 1 次流行高峰。

20 世纪 60 年代疫情较为平稳，全国年报告病例在 200～1350 例。进入 70 年代，流行范围逐渐扩大，疫情逐年回升，全国 29 个省市有 25 个省市报告疫情，全国年均报告病例在 2000 例以上。

20 世纪 70 年代中期疫情抬头，80 年代发病达到高峰。1980～1989 年全国共报告狂犬病死亡 55367 例，年均报告死亡 5500 多例，疫情较 70 年代上升了 266%，出现第 2 个流行高峰，也是我国狂犬病流行最严重的阶段。

20 世纪 90 年代前期全国狂犬病疫情显著下降，1995 年后疫情再次回升。1998～2004 年，全国狂犬病发病数和死亡数连续 6 年大幅攀升，新病区迅速扩大。2000～2006 年全国共报告狂犬病 13104 例，其中 2006 年报告发病 3279 例，较 2000 年（519 例）上升 531.79%，2007 年报告死亡 3300 人，出现第 3 次流行高峰。

2008 年开始呈现下降趋势（2373 例），2009～2013 年报告死亡在 1128（2013 年）～2131（2009 年）例。

我国狂犬病有哪些流行病学特点？

（1）病例的高发势头有所遏制。我国是狂犬病危害最为严重的国家之一，每年报告的病例数仅次于印度，居全球第 2 位。近年来，由于采取加强犬管理和接种疫苗，高发的势头有所遏制。2014 年全国报告 924 例，死亡 858 例，是近年来发病和死亡最低的一年。

（2）发病男性高于女性。2005～2011 年报告病例男女性别比为 2.3∶1。

（3）发病年龄呈双峰型分布，5～9 岁和 55～59 岁形成 2 个发病高峰，15 岁以下病例占全部病例的 20.13%。

（4）发病以农民、学生和散居儿童为主，分别占病例总数的 67.2%、13.9% 和 6.9%，三者合计占全部病例的 87.9%。

我国狂犬病防治工作面临的主要问题有哪些?

根据 2014 年全国狂犬病经验交流会的资料，我国目前主要面临以下问题。

（1）狂犬病疫区扩大。疫区呈现从南和东向北部和西部扩散的趋势，已多年或既往无病例报告的地区，如辽宁、宁夏和青海等省在 2011～2012 年间出现了狂犬病病例。

（2）宿主动物种类增加。在浙江、江西和安徽等地多次出现鼬獾致伤引起人狂犬病病例的报告，2012 年吉林省发生 1 例蝙蝠致伤后的人狂犬病病例。

（3）犬类狂犬病病毒带毒率高。对人群健康造成重大威胁。部分狂犬病流行区，犬的狂犬病病毒 RV 携带率在 10% 以上。

（4）犬只数量迅速增加，管理难度大。据官方提供的数据，2012 年，我国犬的饲养总量约为 7000 万只，饲养量居前 5 位的分别是山东、四川、河南、广东和安徽省。调查表明，我国南方农村地区犬密度可高达（15～20）只/100 人，猫密度可高达（5～10）只/100 人，平均每户至少养有 1 只以上犬或猫。全国平均养犬约 5 只/100 人。城市饲养宠物逐渐增多，犬、猫等密度也迅速增加。同时，犬、猫散养现象非常普遍，极易发生动物间传播和感染人类。

（5）犬的免疫接种率低，难对人群形成免疫保护屏障。据官方不完全统计，2012 年，我国动物用灭活疫苗产量（包括进口）不足 4000 万只份，与实际养犬数差距较大，接种率低。城市犬免疫率高于农村犬，城市犬免疫数 7932650 头，免疫率为 58.62%；农村犬免疫数 23550916 头，免疫率为 42.97%。

（6）暴露后处理不规范，狂犬病疫苗和被动免疫制剂使用率低。

（7）一些群众自我防护意识淡薄，被犬、猫、老鼠咬（抓）伤后不主动就诊和处置，加上暴露后处置费用高，因此部分人暴露后没有立即规范处置伤口和进行免疫接种。

（8）有些地区基层业务人员调整频繁，素质有限，接种疫苗操作存在缺陷。一是盲目扩大接种适应证，如对 I 级暴露者接种疫苗；二是伤口处置不当，对 II 级和 III 级暴露者，未对伤口进行彻底冲洗和消毒处理；三是对 III 类暴露者未加用狂犬患者免疫球蛋白，造成接种失败。

（9）缺乏国家层面的养犬管理与狂犬病防治办法。

（10）健康教育与知识普及率低。

（11）对狂犬病监测和疫苗全过程监督管理与免疫效果评价需进一步

规范。

我国目前对狂犬病暴露后处理情况如何?

目前我国对狂犬病暴露后处理情况问题很多。根据在广西、贵州、江苏三地调查 178 例病例,其中 128 例(72%)为Ⅲ级暴露,50 例(28%)为Ⅱ级暴露;在这些Ⅱ、Ⅲ级暴露者中,118 例(66%)未进行伤口处理,68 例(34%)用肥皂水冲洗。129 例(72%)没有接种疫苗,在 49 例接种疫苗者中,仅有 35 例按时接种,接种血清者仅 2 例。

狂犬病的症状有哪些?

人被狂犬病毒感染的动物咬伤后,潜伏期可无任何症状,多数病例在 30 天后甚至 4~6 个月后才发病。

在发病早期,患者多有低热、头痛、全身发懒、恶心、烦躁、恐惧不安等症状。继之出现恐惧不安和兴奋,对痛、声、光和风比较敏感,并有喉部发紧的感觉。被狗咬伤已经愈合的伤口、伤口附近及其神经通路上出现麻木、痛、痒和蚂蚁爬的感觉,一般持续 2~10 天。

前驱期过后进入急性神经症状期,表现为活动过强、定向障碍、幻觉、行为怪异、攻击性行为、惊厥、瘫痪、过度换气以及唾液分泌增多、流泪、瞳孔扩大、高热等胆碱能表现。患者受到触觉、听觉、视觉或其他刺激,会出现兴奋;出现怕水、怕风、怕光的"三恐症",患者进食和饮水,甚至看到水就会发生咽部和喉部疼痛性痉挛;严重者甚至听到水声也会发生同样症状。有 20% 患者可出现麻痹。

在兴奋期过后,进入昏迷(死亡期),通常于 7 天内死于呼吸衰竭和心力衰竭,但用支持疗法,昏迷可持续数月。目前全世界报告仅有极少数狂犬病患者存活,且大多有神经系统后遗症。

目前有无狂犬病的特殊有效治疗方法?

目前尚无治疗狂犬病的有效方法。发生狂犬病后,要将患者隔离于安静的单人房间内,避免一切不必要的光、风、声等刺激,输盐水或葡萄糖,根据病情采取对症治疗,并使用强心剂或呼吸兴奋剂。

什么是狂犬病控制史上的 6 个里程碑?

人类对狂犬病进行有效预防和控制的历史只有 100 多年,在这 100 多年里有 6 个里程碑。

里程碑之一:1885 年,法国微生物学家巴斯德在狂犬病病毒未分离出来的情况下，在实践中摸索出了生产狂犬病疫苗的方法，为从根本上解决狂犬病的预防和控制奠定了基础，由此开创了现代疫苗学的新纪元。

里程碑之二：1903年，意大利医生内基在感染的神经细胞内发现狂犬病毒包涵体——内基氏体，可用于狂犬病的早期诊断研究。

里程碑之三：1940年开始将有效的狂犬疫苗大量应用于狗，从而显著降低了人狂犬病的发病率。

里程碑之四：1954年，在人的狂犬病暴露后预防中增加免疫抗血清，进一步提高被狂犬严重咬伤者的存活率。

里程碑之五：1958年成功地使狂犬病病毒适应于细胞培养中增殖，并开始生产细胞培养疫苗。

里程碑之六：近10年来用基因工程技术生产的新型口服重组疫苗（如痘苗－狂犬病病毒糖蛋白重组疫苗）已在实验动物中证明是极有效和方便的疫苗，并已在欧美的野生动物中大规模试用。

人用狂犬病疫苗研发历史如何？

目前全球狂犬病疫苗的研发已经历三代。

第一代疫苗是神经组织疫苗，先后有巴斯德疫苗、弗氏灭活疫苗、乳鼠脑组织灭活疫苗。第二代疫苗是禽胚疫苗，主要有鸭胚疫苗。第三代疫苗是细胞培养疫苗，有地鼠肾细胞疫苗、鸡胚细胞疫苗、Vero细胞疫苗、人二倍体细胞疫苗。

什么是狂犬病病毒的"街毒"和"固定毒"？

从患者或疯动物体内分离出的病毒称为"街毒"，其毒力强，能在唾液腺中繁殖，潜伏期较长，可引起人感染发生狂犬病。"街毒"在动物脑内经过连续传代，其毒力减低，潜伏期缩短，不能在唾液腺中繁殖，对人和动物失去致病力，称为"固定毒"。"固定毒"毒株仍具有原来的抗原性。通过动物试验证明由"街毒"变异为"固定毒"的过程是不可逆的，即不会引起人感染后发生狂犬病，主要用于制备疫苗。

巴斯德狂犬病疫苗是如何研发的？有什么特点？

1882年，巴斯德自疯牛脑组织中分离到街毒，将其在家兔脑内连续传90代。病毒传至50代时，潜伏期已由原来的15天缩短为固定的7天，随之毒力也减弱，称为固定毒，后人称为巴黎巴斯德株。

1885年，巴斯德将感染狂犬病的兔脑和脊髓放置在化学干燥剂的干燥罐内，待干燥后研成粉末，用生理盐水溶解成乳剂作为疫苗，这是最早，最原始的狂犬病疫苗被称为巴斯德疫苗，也是世界上第 1 个狂犬病疫苗。

巴斯德疫苗对暴露后治疗有效，但注射针次多，免疫原性弱，疫苗中有灭活疫苗和未完全灭活疫苗成分，由于有的含有残余的活病毒，具有潜在的危险。每 1000 名受种者中会发生 0.3 ~ 0.8 名急性播散性脑脊髓膜炎，甚至可导致死亡。2005 年，WHO 建议停止使用巴斯德疫苗，目前只有少数经济发展、科研水平较落后的国家（主要在东南亚）仍然使用。

什么是羊脑狂犬病疫苗（Semple 疫苗）？它有什么特点？

1911 年，David Semple 证实用酚可以灭活狂犬病病毒而不破坏其抗原性，用羊脑组织研制成功 Semple 疫苗。疫苗的预防效果肯定，但由于疫苗中含有动物脑组织与髓磷脂结合的蛋白，可引起严重神经系统变态反应，个别发生后遗症或死亡。1974 年全国狂犬病疫苗经验交流会统计，发生率1:（350 ~ 6000）。我国于 1980 年停止使用。

什么是乳鼠脑疫苗（Fuenzalida 疫苗）？它有什么特点？

1955 年，智利细菌研究所的富恩萨利达（Fuenzalida）等用 3 ~ 5 日龄新生小鼠脑组织，以 1% 乳鼠脑悬液经紫外线照射或 1:1000 酚灭活研制成功。疫苗的免疫原性差，副反应发生率高，接种后有神经系统并发症，发生率为1/8000，目前在拉美部分地区仍在使用。

什么是鸭胚狂犬病疫苗？它有什么特点？

鸭胚疫苗是第二代狂犬病疫苗，1955 年，鲍威尔（Powel）等用"固定毒"毒株接种 7 日龄鸭胚卵黄囊制备成功，由于鸭脑中也存在微量的髓磷脂，曾发生因神经麻痹而死亡的病例，1982 年在很多国家停止使用。以后瑞士血清与疫苗研究所贝尔纳（Swiss Berna）在采用安全去除髓磷脂蛋白的纯化技术后研制成功鸭胚细胞疫苗，因质优价廉而受青睐，曾被 WHO 推荐使用。

什么是原代动物细胞制备的狂犬病疫苗？主要有几种？

原代动物细胞制备的狂犬病疫苗是第三代疫苗，目前主要有原代地鼠肾细胞疫苗，是 1960 年由 Fenje 等研制成功，加拿大最早开始生产应用；1965年，Kondo 等研制出鸡胚细胞疫苗。

原代动物细胞制备的狂犬病疫苗有什么特点？

原代动物细胞制备的疫苗具有下列特点。

（1）动物繁殖快，细胞来源容易，病毒容易在细胞中适应。

（2）制备的细胞没有遗传物质突变，比较安全，不必考虑疫苗中的残余 DNA。

（3）疫苗效价偏低，稳定性差，常发生暴露后免疫失败病例。

（4）疫苗中仍含有灭活病毒、动物细胞蛋白、培养基中微量血清等异性蛋白致敏原，易发生变态反应。

（5）需要建设相应的动物房，以免污染环境；动物容易污染细菌、病毒、寄生虫等外源物质。

（6）制备疫苗需要宰杀大量的动物，不符合"动物论理学"要求。

使用 Vero 细胞制备的狂犬病疫苗有什么特点？

使用非洲绿猴肾细胞（Vero 细胞）制备的疫苗也属于第三代狂犬病疫苗。1962 年由日本 Simigu 博士将细胞传至 93 代送至美国卫生研究所热带病毒实验室；1979 年法国 Merieux 从美国引进第 124 代 Vero 细胞，在该实验室内传至 129 代作为原始种，在 137 代建立了生产用细胞库；1985 年，Montagnon 等研制成功纯化的 Vero 细胞狂犬病疫苗，WHO 批准可以用作人类疫苗的生产基质。它具有以下特点。

（1）传代细胞系的生长条件要求不高，大多数病毒可在细胞复制繁殖，可用生物反应器大规模生产，疫苗生产不需要动物。

（2）Vero 细胞是传代细胞系，存在异源性残余 DNA，可能有导致过敏和肿瘤的危险。研究表明，Vero 细胞在 170 代以上致瘤试验阳性，WHO 建议疫苗生产企业尽可能采用 150 代以内作为使用限定的代次。因此，Vero 传代细胞系是一种在限定代次可以致癌的异倍体细胞，必须对残余 DNA 进行严格控制，要求 DNA 含量达到 WHO 的标准（10ng/剂）。

什么是人二倍体细胞制备的狂犬病疫苗？它有什么特点？

20 世纪 60 年代，美国引领二倍体细胞疫苗的开发，将狂犬病病毒固定毒株在人二倍体细胞上适应、传代增殖、浓缩、纯化而来。1964 年，维克多（Wiktor）等研制成功人二倍体细胞疫苗（HDCV），这是狂犬病疫苗领域中的又一次突破。具有以下特点。

（1）接种次数少，中和抗体产生快，增长早，中和抗体水平远高于其他疫苗，阳性率接近 100%；免疫持续时间久，可使个体尽快和长期获得保护性抗体。

（2）采用健康人胚肺成纤维细胞，无异源蛋白和致肿瘤原，人体接种后安全性更高，局部反应轻微，神经系统并发症发生率仅为 1∶500000。

WHO 推荐人二倍体细胞狂犬病疫苗是评价任何 1 种人用狂犬病疫苗的标准疫苗，进而被国际公认是人用狂犬病疫苗的金标准。

（3）细胞增殖慢，生产技术难度高，生产工艺复杂，生产周期长，病毒繁殖滴度低，一般需浓缩 10 倍以上才能达到满意的效价。由于生产工艺的复杂性和产量低，使疫苗成本高，价格贵，从而限制了该疫苗在发展中国家的使用，目前主要在欧美发达国家使用。

我国人用狂犬病疫苗研发简史如何？

1899 年，我国上海开始应用从国外进口的巴斯德疫苗，1923 年 1 月起改用 Semple 氏疫苗。1931 年，北平卫生事务所袁浚昌从一捕杀的狂犬脑中分离出 1 株狂犬病病毒，经在家兔脑内传 31 代得固定毒株，命名为"北京株"固定毒，用于生产疫苗。

1933 年，我国开始用山氏法（Semple）生产兔脑和羊脑疫苗，20 世纪 80 年代前我国均生产和使用羊脑组织狂犬病疫苗。1965 年，林放涛等经多年研究从北京株中培育出 aGT 株。经过 15 年的努力，1980 年研制成功原代地鼠肾细胞灭活疫苗（含氢氧化铝佐剂）。1981 年，我国正式用原代地鼠肾细胞灭活疫苗取代 Semple 氏疫苗。由于原代地鼠肾细胞灭活疫苗未经浓缩和纯化，病毒含量低，抗原量少，虽然较羊脑疫苗大大降低了不良反应，但应用后效果不够满意。

1993 年，开始将地鼠肾细胞原制疫苗改为浓缩 3 ~ 5 倍的浓缩疫苗，经检定疫苗效价可达到 WHO 规定的 2.5IU/剂标准，大面积应用后发现不良反应较多。2000 年，开始生产纯化地鼠肾细胞疫苗和纯化的 Vero 细胞疫苗。2005 年 9 月 1 日，停止生产含佐剂的狂犬病疫苗，并把人用狂犬病疫苗的标准由 1.3IU/剂提高到 2.5IU/剂。2013 年 4 月 11 日，我国研发的二倍体细胞狂犬病疫苗获得国家药监局批准的 GMP 认证证书。

目前我国应用的主要是地鼠肾细胞疫苗和纯化的 Vero 细胞，以及二倍体细胞狂犬病疫苗。

为什么不再使用含佐剂的狂犬病疫苗？

目前已证实含氢氧化铝佐剂疫苗产生抗体较慢，接种后 14 天内不能产生有效保护滴度的中和抗体，无法尽快提供免疫保护。作为暴露后免疫的疫苗必须具有快速产生抗体以阻止病毒侵袭的要求，国外的狂犬病疫苗几乎都不含佐剂，接种后 10 ~ 14 天血清中和抗体均能达到 0.5IU/ml 的水平。因此被疯动物咬伤、潜伏期短的患者使用含佐剂疫苗又不注射抗血清可能存在免疫失败的风险，因此我国于 2005 年规定停止生产含佐剂的狂犬病疫苗。

为什么要用狂犬病纯化疫苗替代浓缩疫苗？

地鼠肾浓缩狂犬病疫苗在生产过程中加入异种蛋白如小牛血清、含病毒的豚鼠脑组织和培养病毒的地鼠肾细胞蛋白，特别是当前我国使用的乙脑灭活疫苗也是未纯化的地鼠肾细胞制备的疫苗，一般儿童在 1～6 岁时已经注射过数次，如再接种地鼠肾细胞狂犬病疫苗更容易引起过敏反应。因此，国家药监局决定生产和使用纯化狂犬病疫苗替代未纯化的浓缩疫苗。目前我国自行研制的狂犬病地鼠肾细胞纯化疫苗和 Vero 细胞纯化疫苗，经纯化后去除了 99.5% 以上的杂蛋白，豚鼠过敏试验未出现过敏反应，每剂蛋白含量≤120μg，疫苗效价超过 WHO 规定的 2.5IU/剂。人体接种后的过敏等不良反应也大为减少，免疫效果也比未纯化疫苗好。

为什么接种狂犬病疫苗可以预防狂犬病的发生？

狂犬病疫苗作为一种抗原进入机体后，可刺激机体免疫细胞产生体液免疫和细胞免疫反应，早期血清中出现中和抗体在体内持续时间较长，可中和狂犬病病毒；晚期在补体参与下，产生溶解性抗体，可防止病毒在细胞间的直接传播，抑制病毒的复制，而使其免于发病。

控制狂犬病的主要措施是什么？

控制狂犬病应采取综合性措施，主要是预防动物传染源的发生，做好动物的管理工作，加强非疫区犬和疫区犬的管理，严格处理伤人动物；早期正确的处理人被咬伤后的伤口；正确使用抗狂犬病免疫血清、免疫球蛋白和狂犬病疫苗；对高危人群（从事狂犬病实验室和现场工作人员、兽医、动物管理人员等）进行暴露前免疫预防。

什么是暴露前免疫？

暴露前免疫是指在被动物咬伤或黏膜感染前，有计划地对有感染危险的个人或人群进行狂犬病疫苗接种。

哪些人应进行暴露前免疫？

WHO 推荐暴露前免疫预防用于任何因居住或职业原因而具有持续的、经常的或较高的暴露于狂犬病病毒危险的人，主要有以下人群。

（1）兽医或与兽医一道工作的技术人员、兽医专业的学生、驯兽工作者、猎人和猎场看守人。

（2）处理狂犬病病毒污染物品的实验室人员、动物标本剥制人员。

（3）狂犬病流行地区的林业人员、农民；有暴露于狂犬病危险的婴儿。

（4）前往医疗条件有限农村高危地区的旅游者，户外暴露机会很多，据估计到东南亚国家的旅游者中，13%的游客与当地动物有过接触，因此不管逗留多久，均应接种疫苗。

最近在印度的调查表明，1年内有被犬咬伤史者为1.6%。根据在狂犬病成为公共卫生问题地区接种狂犬病疫苗的有效性、安全性以及成本效益和长期效果研究，WHO鼓励应对高危地区的婴幼儿进行免疫，并探讨将狂犬病疫苗纳入NIP的可行性。

美国 ACIP 对狂犬病暴露前的免疫建议是什么？

美国 ACIP 对狂犬病暴露前的免疫建议详见表22-1。

表22-1　美国 ACIP 对狂犬病暴露前的免疫建议

危险性分类	危险（暴露）性质	典型人群	暴露前建议
持续暴露	经常性暴露且不易察觉的（咬伤、气溶胶吸入）	狂犬病实验室/生产相关产品的工作人员	接受暴露前预防，每6个月进行血清抗体检查
经常暴露	间断暴露，可以识别的（咬伤、气溶胶吸入）	地方性狂犬病流行地区的兽医，野生动物工作者	接受暴露前预防，每2年进行血清抗体检查
非经常暴露	间断暴露，可以识别的	到地方性狂犬病流行地区去的兽医及旅行者	接受暴露前预防，不需要加强
极少暴露	偶尔暴露，可以识别的	美国大部分人群	不需要免疫

如何进行暴露前免疫？

对暴露前预防主要有以下两种方法。

（1）常规接种法：于0、7、21或28天分别注射1剂疫苗。成人接种部位为上臂三角肌，小儿于大腿的前外侧部位接种，均肌内注射1剂（2.5IU）或皮内注射0.1ml疫苗。

（2）2部位皮内接种法（2-2-2-2）：于0、3、7和28天分别在2个部位皮内接种1次，剂量均为0.1ml。

对暴露前免疫的人群是否需要加强免疫？

对采取暴露前免疫接种的人群，根据不同情况决定是否需要进行加强免疫。对普通旅游者则不推荐加强接种；对有持续暴露狂犬病风险者，如所有在诊断或研究实验室工作或从事疫苗生产而接触狂犬病病毒的人，应该每6个月进行1次血清抗体检测，如果效价<0.5U/ml，则建议进行加强免疫。

已进行过暴露前免疫的人，若暴露于狂犬病病毒后如何处理？

已实施暴露前免疫并加强注射的人群，1年内再暴露时，需接种2剂疫苗，即于0天、3天各注射1剂疫苗；若严重或多处咬伤，并进行过接种疫苗后狂犬病中和抗体检测达不到规定要求者，应进行暴露后全程接种，必要时应使用抗狂犬病免疫球蛋白。

暴露的定义是什么？进行暴露后预防的目的是什么？

狂犬病暴露是指被狂犬、疑似狂犬或狂犬病宿主动物抓伤、咬伤、舔舐皮肤或黏膜破损处。

狂犬病病毒进入伤口后（一般通过咬伤），先在局部复制，而后病毒传递到中枢神经系统，这个过程需要一段时间，然后再传递至多个器官，引发症状。暴露后预防的目的就是在病毒侵入神经系统前，将病毒中和，从而预防发病。接种疫苗后7~14天，狂犬病病毒中和抗体（RVNA）水平>0.5IU/ml即可预防发病。RVNA随着时间的推移而增加，如同时接种狂犬患者免疫球蛋白（HRIG），可以在主动免疫反应产生前，对机体提供被动保护。

对狂犬病暴露是如何分级的？

WHO和我国均按照暴露性质和严重程度将狂犬病暴露分为三级。

（1）Ⅰ级暴露：符合以下情况之一者：①接触或喂养动物；②完好的皮肤被舔。

（2）Ⅱ级暴露：符合以下情况之一者：①裸露的皮肤被轻咬；②无出血的轻微抓伤或擦伤。首先用肉眼仔细观察暴露处皮肤有无破损；当肉眼难以判断时，可用酒精擦拭暴露处，如有疼痛感，则表明伤及真皮层，皮肤存在破损（此法仅适于致伤当时测试用）。

（3）Ⅲ级暴露：符合以下情况之一者：①单处或多处贯穿性皮肤咬伤或抓伤，"贯穿性"表示至少已伤及真皮层和血管，临床表现为肉眼可见出血；②破损皮肤被舔，应注意皮肤皲裂、抓挠等各种原因导致的微小皮肤破损；③黏膜被动物体液污染，常见情况有与家养动物亲吻、小孩大便时肛门被舔及其他黏膜被动物唾液、血液及其他分泌物污染。

美国对狂犬病暴露后预防的适应证是如何规定的？

美国对狂犬病暴露后预防的适应证规定详见表22-2。

表 22 - 2　美国对狂犬病暴露后预防的适应证规定

动物[a]	动物评估和处置	建议
犬、猫、白鼬	健康动物需隔离观察 10 天[b] 狂犬病动物或疑似狂犬病动物 未进行观察或观察不详	一般不实施暴露后预防 动物如有狂犬病表现，立即实施暴露后预防[c] 立即实施暴露后预防[c]
臭鼬、浣鼠、狐、其他食肉动物（如狼、猫、野生动物杂交的生物体）、蝙蝠	视为狂犬病动物[e]	考虑立即实施暴露后预防[c]
家畜、马、小型啮齿动物（松鼠、花鼠、大鼠、小鼠、仓鼠、豚鼠、沙鼠等）、大型啮齿动物（美洲旱獭或土拨鼠、山狸等）、兔形目动物（兔、野兔等）和其他哺乳动物[f]	应分别具体考虑	咨询公共卫生官员[d]

　　a 咬伤暴露为牙齿的任何穿透皮肤所发生的情况。非咬伤暴露包括抓伤、擦伤、开放性创伤或黏膜被唾液或其他潜在的传染性物质（如脑或神经组织）污染。完整皮肤与唾液接触不作为暴露，接触动物血液、尿液和粪便，也不作为暴露。然而，对与蝙蝠的任何可能接触应进行评估，因蝙蝠叮咬的伤口很小，故难以得到辨认。如与蝙蝠同处一个房间的人，可能不知道被蝙蝠咬伤或与蝙蝠直接接触，故假定已发生暴露。例如，一个正在睡觉的人，醒来后发现房间里有蝙蝠与无人照料的儿童、智障儿童或醉酒者（醒着或睡着）在一起。气溶胶暴露非常罕见，但已有报告在处理病毒的实验室和在有大量蝙蝠的洞穴发生气溶胶暴露。人与人之间的传播几乎均通过组织或器官移植而发生。

　　b 动物应隔离并观察 10 天，这通常在当地卫生部门监管下，指定认可的机构（政府或个人）对动物行为进行监测。如动物出现狂犬病症状（如有攻击行为、易激惹、对刺激反应过度或麻痹），应对其施行安乐死，并对送检的脑组织用直接荧光抗体试验检测狂犬病毒抗原，通常在市（地、州）实验室进行。

　　c 如暴露后预防程序已启动，但脑组织的直接荧光抗体检测显示动物未患狂犬病，可中止预防程序。

　　d 狂犬病的流行病学复杂，不同地区的差别很大。应向地方和市（地、州）公共卫生官员咨询以确定特殊情况下暴露的可能性。

　　e 这些动物应视为狂犬病动物，除非脑组织的免疫荧光试验阳性，这种试验应在市（地、州）实验室进行。应实施暴露后预防，除非脑组织检测阴性或快速试验正在进行中。如暴露于来自狂犬病疫区的动物，应考虑紧急预防。如动物出现异常行为或疾病症状，有不明原因的伤口，无刺激情况下的攻击性行为（如因喂养或接触外表健康的动物往往被看作刺激而导致咬伤），或患者伤口严重或发生在头部和颈部等，均应立即实施暴露后预防。应尽量由受过正规训练的专业人员对动物施行安乐死并进行检测。不建议对其隔离观察，因对野生动物的狂犬病症状的解释不可靠。

　　f 一般被小型啮齿动物和兔形目动物咬伤，几乎不需实施暴露后预防。但大型啮齿动物，如美洲旱獭，可在狂犬病动物攻击下存活，并发生狂犬病传播。在浣熊狂犬病流行的地区应考虑到这一点。

对不同暴露的处置原则是什么？

WHO 有关狂犬病预防的立场文件和卫生部下发的《狂犬病暴露预防处置工作规范》均要求医疗卫生机构在判定暴露级别并告知患者狂犬病危害及应采取的处置措施后，应立即开展以下处置工作。

（1）Ⅰ级暴露：确认病史可靠则不需处置。"病史"特指"接触史"。如能确认与动物接触过程中皮肤完好、接触方式没有感染危险，则不需要进行处置。"接触史"不能确认时，建议参照下述Ⅱ级暴露进行处置。

（2）Ⅱ级暴露：①立即处理伤口并接种狂犬病疫苗；②无明确伤口者可在患者指认的可疑部位进行局部消毒处理；③Ⅱ级暴露者免疫功能低下，或Ⅱ级暴露位于头面部者，且致伤动物高度怀疑为疯动物时，建议参照Ⅲ级暴露处置。

（3）Ⅲ级暴露：立即处理伤口并注射狂犬病被动免疫制剂，随后接种狂犬病疫苗。

WHO 对狂犬病接触和暴露的类型以及推荐的暴露后预防是什么？

WHO 对狂犬病接触和暴露的类型以及推荐的暴露后预防见表 22 - 3。

表 22 - 3　WHO 对狂犬病接触和暴露预防的建议

级别	与疑似或确诊狂犬病的家养或野生[a]动物或未进行检测的动物的接触类型	暴露类型	推荐的暴露后预防
Ⅰ	触碰或喂食动物，完好的皮肤被舔	无	如果病史可靠，不需要处理
Ⅱ	裸露的皮肤被轻咬，轻微抓伤或擦伤但无出血	轻微	立即接种疫苗[b]，如果动物在 10 天[c]的观察期内仍健康，或经可靠的实验室使用正确的诊断技术证实动物为狂犬病阴性，则终止治疗。
Ⅲ	单处或多处贯穿皮肤的咬伤或抓伤，破损皮肤被舔，黏膜被唾液污染（如被舔），暴露于蝙蝠[d]	严重	立即注射 HRIG 和疫苗。如果动物在 10 天[c]的观察期内仍健康，或经可靠的实验室使用正确的诊断技术证实动物为狂犬病阴性，则终止治疗

a. 暴露于啮齿动物、家兔和野兔后很少需要专门的抗狂犬病暴露后预防。

b. 如果表面健康的犬或猫是在低危险地区，或来自低危险地区，并处于观察之中，则可推迟开始治疗的时间。

c. 此观察期仅适用于犬和猫。除濒临灭绝的物种外，对其他怀疑有狂犬病的家养和野生动物，应进行人道主义处死，并用合适的实验室技术检查其组织的狂犬病抗原。

d. 人与蝙蝠接触后，应考虑进行暴露后预防，除非暴露者能排除咬伤或抓伤或黏膜接触。

美国规定的狂犬病暴露后预防方法是什么？

美国规定的狂犬病暴露后预防方法见表22-4。

表22-4　美国规定的狂犬病暴露后预防方法

免疫状态	治疗[a]	方法
以前未接种	伤口清洁	使用肥皂水彻底清洗所有创口 必要时可使用杀病毒制剂如聚维酮碘溶液
	HRIG	使用剂量20IU/kg（0.133ml/kg）[b] 创口周围大剂量浸润注射，剩余剂量在其他部位进行肌内接种[c] 禁止超过建议的剂量[d] HRIG与疫苗应使用不同的注射器
	狂犬病疫苗	健康个体：于0、3、7、14天分别肌内接种1ml[e] 免疫抑制者：于0、3、7、14、28天分别肌内接种1ml
以前已接种[f]	伤口清洁	使用肥皂水彻底清洗所有创口 必要时可使用杀病毒制剂如聚维酮碘溶液
	HRIG	不建议
	狂犬病疫苗	于0、3天分别肌内注射1ml[e]

a 暴露后不管时间长短应实施暴露后预防。对于在美国以外国家实施暴露后预防的暴露者，应联系州和地方卫生部门，因为其所用的制品和程序可能不合适。对于咬伤，则应评估使用破伤风疫苗和抗生素预防的必要性。尽可能避免伤口缝合。

b HRIG应与首剂疫苗同时使用，如在接种首剂疫苗的当天未接种HRIG，则应在≤7天接种HRIG。如超过这个期限，则不应接种HRIG，因到那时疫苗可能已诱生抗体。

c 如果接种HRIG，其肌内接种的部位应与接种首剂疫苗的部位不同，如果该部位是接种疫苗的首选部位，则随后接种疫苗时可与接种HRIG的肌肉部位相同。

d 使用过量的HRIG可能会抑制对狂犬病疫苗的免疫应答。

e 对其他方面健康的人群，建议狂犬病疫苗剂次从5剂减到4剂。成人和年长儿童的三角肌是唯一可接受的接种部位，幼儿的大腿前外侧可用于肌内接种，剂量与成人相同。禁止臀部肌内注射。如疫苗程序出现中断，不需再次启动免疫程序，就在中断之处开始继续接种，并按规定的程序保持两剂间有合适的间隔。如果程序出现较大偏差以及对所有免疫抑制者，应在全程接种后检测抗体（快速荧光灶抑制试验显示，血清中和抗体滴度1:5时被认为有保护性）。

f 包括：①已在暴露前或暴露后全程接种最近许可的任何一种细胞培养衍生的狂犬病疫苗或吸附狂犬病疫苗（该疫苗在美国已不再使用）者；②接种其他类型的狂犬病疫苗并产生抗体反应者。不建议在暴露时作血清学检测。

如果有狂犬病的暴露史，再次暴露如何处置？

（1）再次暴露后的伤口处理：无论前次暴露是否（全程）接种狂犬病疫苗，也不管距离前次免疫时间长短，任何一次暴露后均应首先及时彻底地进行伤口处理。

（2）再次暴露后的疫苗接种：一般情况下，全程接种狂犬病疫苗后体内抗体水平可维持至少1年。国家卫计委在《狂犬病暴露预防处置工作规范》中，对曾经接种过狂犬病疫苗的被疯动物致伤者再接种疫苗的建议如下：

①再次暴露发生在免疫接种过程中，则继续按照原有程序完成全程接种，不需加大剂量。

②全程免疫后半年内再次暴露者一般不需要再次免疫。

③全程免疫后半年到1年内再次暴露者，应当于0和3天各接种1剂疫苗。

④在1~3年内再次暴露者，应于0、3、7天各接种1剂疫苗。

⑤超过3年者应当全程接种疫苗。

⑥2010年WHO关于狂犬病疫苗立场文件指出，对可证明以前用狂犬病疫苗完成全程暴露前或暴露后预防的狂犬病暴露者，在0和3天肌内或皮内接种1针已足够。

（3）再次暴露后的被动免疫制剂注射：如暴露前或暴露后按程序完成了全程狂犬病疫苗接种的再次暴露者，无须使用被动免疫制剂。

为什么说被疯动物伤后及时处理伤口是非常重要的？

WHO强调被疯动物伤及后，及时彻底处理伤口、注射狂犬病疫苗和狂犬病被动免疫制剂的效果各占三分之一。狂犬病病毒由患狂犬病动物的唾液在咬伤人时引起感染，狂犬病病毒不随血液传播，但对神经组织有较强的亲和力，通常在伤口肌肉组织中停留至少72小时，最长2周以上才能进入末梢神经，并由神经轴索向神经中枢做向心性扩展。及时处理伤口，通过水流冲洗的机械力量冲洗伤口中的病毒，可以阻止病毒进入神经末梢，有助于减少伤口的病毒残留量，并预防伤口发生继发性细菌感染；更重要的是狂犬病病毒对脂溶剂（肥皂水、三氯甲烷、丙酮等）、75%乙醇、碘制剂以及季胺类化合物较为敏感。因此，彻底冲洗伤口和消毒可大大降低暴露者感染的风险，促进伤口愈合和功能恢复。

如何对伤口进行处理？

被咬伤后在现场立即挤压伤口排去带毒液的污血或用火罐拔毒，但绝不能用嘴去吸伤口处的污血。到达医疗单位后，无论暴露者是否自行处理过伤口，均应由医务人员用肥皂水或清水彻底冲洗伤口至少15分钟，应按照下述步骤规范处理。

（1）首先使用一定压力的流动清水（自来水）冲伤口。

（2）用20%的肥皂水或其他弱碱性清洁剂清洗伤口。

（3）重复第（1）、（2）步骤至少15分钟。

（4）用生理盐水（也可用清水代替）将伤口洗净，然后用无菌脱脂棉将伤口处残留液吸尽，避免在伤口处残留肥皂水；较深伤口冲洗时，用注射器或高压脉冲器械伸入伤口深部进行灌注清洗，做到全面彻底。

20%肥皂水配制方法：20g肥皂加蒸馏水或自来水至100ml。无法配制时也可用普通肥皂直接清洗伤口，但要避免共用肥皂引起交叉污染。

如何对伤口进行消毒处理？

对伤口彻底冲洗后，用2%～3%碘伏或75%乙醇涂擦伤口。如果伤口碎烂组织较多，应首先清除创口内碎烂的组织，之后再进行消毒处理。如清洗或消毒时疼痛剧烈，可给予局部麻醉。

冲洗和消毒后的伤口应如何处理？

（1）只要未伤及大血管，尽量不要缝合，也不应包扎。伤口缝合不便于引流，且有可能将病毒引入伤口深部，导致狂犬病病毒感染的风险增大。

（2）伤口较大或面部重伤影响面容时，确需缝合的，在做完清创消毒后，应先用动物源性抗血清或人源免疫球蛋白作伤口周围的浸润注射，使抗体浸润到组织中以中和病毒。数小时后（不低于2小时）再行缝合和包扎；伤口深而大者应放置引流条，以利于伤口污染物及分泌物的排出。为避免继发感染，可用透气性敷料覆盖创面，并最好每天更换辅料。如果必需，缝合也应是松散和稀疏的，以便于继续引流。

（3）如果就诊时伤口已缝合，原则上不主张拆除。若缝合前未浸润注射被动免疫制剂，仍应在伤口周围浸润注射被动免疫制剂。

（4）伤口较深、污染严重者应酌情进行抗破伤风处理和使用抗生素，以控制其他病原微生物感染。

特殊部位的伤口如何处理？

（1）眼部：眼部周围皮肤的伤口处理同其他部位，无特殊要求。处理时注意保护眼睛，不能污染眼内，尤其是用流水冲洗时避免液体流入眼内。波及眼内的伤口处理时要求用无菌生理盐水冲洗，一般不用任何消毒剂。

（2）口腔：口腔的伤口处理最好在口腔专业医生协助下完成，需要注意的是冲洗时保持头低位，以免冲洗液流入咽喉部而造成窒息，同时也避免扩大污染范围。消毒剂可用低浓度酒精、碘伏、安尔碘等。高浓度酒精、碘伏对黏膜损伤大，尽量避免使用。

（3）外生殖器黏膜：外生殖器黏膜部暴露时的伤口冲洗方法同皮肤，应注意冲洗方向向外，避免污染深部黏膜。消毒剂最好采用碘伏，浓度0.5%～1%即可。

（4）肛门部黏膜：肛门部位黏膜暴露时的伤口处理、冲洗方法同皮肤，注意冲洗方向向外，避免污染深部黏膜。消毒剂最好采用碘伏，浓度1%～2%即可。

以上特殊部位伤口较大时建议采用一期缝合（在手术后或创伤后的允许时间内立即缝合创口），以便功能恢复。

伤后延误处理时间的伤口如何处置？

WHO推荐任何时间均应按新伤者的方法处理，已经愈合伤口不再进行伤口处理。

哪些人需要注射狂犬病疫苗？

接种狂犬病疫苗的对象除Ⅱ、Ⅲ级暴露者，以及需接种狂犬病疫苗的Ⅰ级暴露者外，在狂犬病流行地区，即使被健康的犬或其他动物如猫、牛、猪、马、狼、狐、鼠等咬伤者，也应注射狂犬病疫苗。因为这些动物可以长期携带病毒而不发病，这些貌似正常的动物一旦咬人，同样可以发生狂犬病。

接种狂犬病疫苗的禁忌证有哪些？

（1）暴露前免疫：①对该疫苗中已知的成分，包括辅料以及抗生素过敏者。②发热、急性疾病、严重慢性疾病、神经系统疾病、过敏性体质者。③患未控制的癫痫和其他进行性神经系统疾病者。

（2）暴露后免疫：因狂犬病是致死性疾病，暴露后接种无任何禁忌证。在发生狂犬病危险性较小的情况下，如果有发热，可等体温下降后立即接种。有过敏反应病史的人，在接种时应备有肾上腺素等应急药物。

WHO对接种狂犬病疫苗的方法有什么建议？

WHO对暴露后接种疫苗的方法提出以下三种建议。

（1）Essen（伊森）方案：共需肌内接种5剂，分别在0、3、7、14、28天进行接种，每次接种剂量均为1.0ml。这是狂犬疫苗注射的经典标准方法。

（2）Zagreb（赞格瑞布）方案：又称"2-1-1"方案，即缩短的多点肌内注射法。共需肌内接种4剂，第1次（0天）分别于两侧三角肌各接种

1 剂疫苗，第 3 剂在第 7 天，第 4 剂在第 21 天接种，每次接种剂量均为 1.0ml。有人比较"2 - 1 - 1"法与常规 5 针法的免疫效果，不同时间产生抗体水平 4 针法略低于 5 针法，但差异无统计学意义，但 4 针法可节约 1 剂疫苗和减少两次到医院就医。

WHO 最近推荐另一种 4 针法，即对健康的、免疫功能健全的暴露者已进行伤口护理，同时使用高质量狂犬病免疫球蛋白以及 WHO 预认证的狂犬病疫苗，可以采取 0、3、7 和 14 天肌内接种 4 针。

（3）2 部位 8 针接种法：WHO 推荐在 0、3、7 和 28 天在 2 个部位（三角肌和大腿）各皮内注射 0. 1ml 狂犬病疫苗。

为什么接种狂犬病疫苗必须完成全程接种?

调查表明，被狂犬咬伤未接种疫苗者，发病者可达 10% ~70%；如及时进行全程接种疫苗者发病降到 1% 以下。接种疫苗后，抗体出现最早时间在第 1 剂疫苗注射后的 7 ~ 14 天。虽然免疫后的 14 天可以产生抗体。但需经 21 天或稍后的加强免疫，才能建立较持久的高滴度抗体。观察表明，注射 4 或 5 剂细胞培养疫苗后的 21 ~28 天，100% 的受种者都能诱导抗体产生。

为什么狂犬病疫苗要在三角肌而不是在臀部注射?

在一次人用狂犬病疫苗效力与使用的国际会议上，有专家介绍根据狂犬病疫苗的临床观察证实，狂犬病疫苗在"三角肌肌内注射后抗体滴度最高，而臀部肌内注射抗体滴度最低，分两部位即臀肌与三角肌肌内注射者居中"。其原因是三角肌附近的淋巴组织较多，抗原吸收缓慢，免疫性好；臀部肌肉较松弛，抗原吸收快，特别是体胖者臀部脂肪较多，疫苗有可能注射于脂肪层中，影响免疫效果。因此国内外均主张采取三角肌肌内注射，加倍注射疫苗量时，宜于左右两侧三角肌分开注射。

对一些特殊人群如何接种狂犬病疫苗?

免疫损害者（包括 HIV/AIDS 病人）发生狂犬病 II 和 III 级暴露后，要采用全面伤口处理和使用狂犬病免疫球蛋白局部浸润，并全程肌内注射狂犬病疫苗。如有可能，在疫苗接种后 2 ~ 4 周应测定狂犬病病毒中和抗体，以评估是否需要再接种疫苗。对使用免疫抑制药物的患者，接种狂犬病疫苗后应监测患者是否具有适当的病毒中和抗体应答。妊娠妇女几乎均能对狂犬病疫苗产生正常的免疫应答，且对胎儿不会造成不良影响。对接受器官移植的儿童进行肌内接种，免疫反应良好。

哪些人需增加注射狂犬病疫苗的剂量？

对有下列情形之一的建议首剂狂犬病疫苗的剂量加倍给予：①注射疫苗前1个月内注射过狂犬病免疫球蛋白或抗血清者；②先天性或获得性免疫缺陷患者；③接受免疫抑制剂（包括抗疟疾药物）治疗的患者；④老年人及患慢性病者；⑤于暴露后48小时或更长时间后才注射狂犬病疫苗的人员。

未及时按照免疫程序接种狂犬病疫苗怎么办？

接种狂犬病疫苗应当按时完成全程免疫，这对机体产生抗狂犬病的免疫力非常关键，如某一针次延迟一天或数天注射，其后续针次接种时间按原免疫程序的时间间隔相应顺延。

注射狂犬病疫苗有哪些反应？

目前广泛使用的细胞培养狂犬病疫苗常见的局部反应为：少数人注射部位疼痛、红肿、硬结、瘙痒、淋巴结肿大；全身反应有轻度发热、寒战、乏力、头痛、眩晕、关节痛、肌肉痛等。轻微局部及全身反应一般不需处理，可自行缓解；若反应较重，应对症治疗；若出现严重过敏性皮疹、荨麻疹、血管性水肿等应及时就诊。

对采取不同免疫程序接种狂犬病疫苗不良反应的观察表明，对Ⅱ级或Ⅲ级暴露者分别"5针次"和2-1-1"4针次"接种，所有观察对象接种疫苗后30分钟内均未出现严重局部和全身不良反应。72小时内的局部反应以红肿、疼痛、发痒为主，全身反应以轻度发热、乏力、关节痛多见。两种不同免疫程序接种狂犬病疫苗的不良反应发生率的差异无统计学意义。

接种狂犬病疫苗后发生不良反应如何处理？

出现一般反应使用抗炎、退热药即可控制，不应中断疫苗注射。局部用热敷处理，有过敏者用抗组胺药治疗；皮质类固醇、其他免疫抑制剂可干扰疫苗主动免疫的产生，并使发生狂犬病的可能性增加，因此忌用上述药物。

注射狂犬病疫苗要注意哪些问题？

（1）注意休息，避免劳累或参加激烈的体育运动。忌酒、浓茶等刺激性较强的饮料或食物。

（2）对狂犬病疫苗有过敏史者，在接种前口服氯苯那敏等抗组胺药物，接种后观察30分钟。

（3）注射部位应选择在三角肌，儿童可在大腿内侧肌内注射。不宜选择臀部注射，该部位脂肪多，疫苗注射后不易扩散，影响免疫效果。

（4）注射狂犬病疫苗后，不能使用激素、环磷酰胺等免疫抑制剂和氯喹等药物，否则可能会降低疫苗的预防效果；若已使用过类固醇、抗疟疾药物等，应增加疫苗剂量，并在疫苗最后1针注射完成后15天，测定中和抗体效价，然后再视情况采取进一步措施。

（5）在暴露后接种狂犬病疫苗7天以后，不应注射狂犬病被动免疫制剂。

（6）注射抗狂犬病血清前应进行过敏试验，若为阳性，可采用脱敏方法注射或改用人源免疫球蛋白。

（7）狂犬病抗血清或免疫球蛋白不能与狂犬病疫苗在同一部位注射；禁止将狂犬病抗血清或免疫球蛋白与狂犬病疫苗混合在1个注射器内使用。

（8）兽用狂犬病疫苗不能用于人体接种。

如何才能知道接种疫苗后是否成功？

接种狂犬病疫苗是否免疫成功，可在完成全程接种后半月左右检查血清抗狂犬病中和抗体水平，如果抗体阳性，则表示接种疫苗免疫成功；如果抗体阴性，则提示接种未成功。可以再加强注射2～3剂，一般都可使抗体阳转；如仍不阳转，最好测定细胞免疫功能。一般而言，全程（5针）接种合格的狂犬病疫苗，尤其是同时使用血清后半个月以上仍未发病者，则狂犬病疫苗免疫失败的概率极小，也就是说一般不会再发生狂犬病。

接种狂犬病疫苗的效果怎么样？

国内对接种狂犬病疫苗的效果进行了许多研究，有人在21世纪初，对我国9家企业生产的纯化原代地鼠肾细胞（或Vero细胞）狂犬病疫苗的效果进行综合评价。9批样品中，有1批未加佐剂，其余均加氢氧化铝佐剂。国产纯化疫苗3针（0、7、28天）免疫后中和抗体GMT水平在9.8～24.2IU/ml，对照组疫苗（维尔博）中和抗体GMT在9.7～17.8IU/ml。所有国产疫苗经5针（0、3、7、14、28天）免疫的中和抗体阳性率均为100%，国产纯化地鼠肾细胞狂犬病疫苗中和抗体GMT为5.7～39.8IU/ml；国产Vero疫苗为2.9～17.4IU/ml，对照组维尔博在2.1～12.4IU/ml，表明国产疫苗与进口疫苗一样，具有较好的血清学效果。

为什么有人使用狂犬病疫苗和抗狂犬病血清后仍会发病？

被疯动物咬伤或抓伤后，只要及时、正确使用狂犬病疫苗和抗狂犬病被动免疫制剂，一般不会发病，如果发病可能与以下因素有关。

①伤口处置不当：伤口处理不及时、不彻底。②没有及时接种或未全程接种狂犬病疫苗。③未使用或未正确使用抗狂犬病血清或人狂犬病免疫球蛋白。④疫苗效价不高，疫苗贮藏温度过高或过低，或液体疫苗发生冻结。⑤接种方法不当，未按规定操作，随意增减接种剂量和注射部位。⑥个体因素：被狂犬咬伤者有嗜烟、酗酒、喝浓茶或吸毒等不良嗜好，或患有恶性肿瘤、免疫功能低下、肝硬化以及过度疲劳、情绪过于忧虑或亢奋等均可使免疫应答不良。

由于诸多因素均可能导致免疫失败，故建议狂犬病疫苗接种门诊将预防处置措施的目的、方法及可能的不良反应等以书面方式告知被暴露者，并保留备份，以避免可能的医患纠纷。

预防狂犬病的被动免疫制剂有哪些？

目前应用的有抗狂犬病血清（ERA）和人狂犬病免疫球蛋白（HRIG）两种。ERA 是通过免疫马匹的血清制成，为异源性血清，使用后可能会引起血清病或过敏性休克。

HRIG 是由经狂犬病疫苗免疫健康献血员后采集的狂犬病抗体效价较高的血浆，按低温乙醇蛋白的分离法制备并经病毒灭活处理的特异性免疫球蛋白制剂，可以避免异源性血清的不良反应风险，从而达到安全高效的狂犬病免疫治疗的目的。

什么是抗狂犬病血清？

ERA 是用狂犬病疫苗株（固定毒）免疫马匹后采集血浆，经胃酶消化后用硫酸铵盐析法制得的液体或冻干免疫球蛋白制剂。含硫柳汞防腐剂，久置可析出少量能摇散的沉淀。冻干制剂为白色或乳白色的疏松体，按标签规定量加灭菌注射用水溶化后呈无色或微黄色的澄明液体。血清应保存于 2～8℃暗处。仅用于配合狂犬病疫苗对被疯动物严重咬伤如头、脸、颈部或多部位咬伤者进行预防注射。

为什么要注射抗狂犬病血清？

狂犬病的最短潜伏期在 10 天左右，而从注射狂犬病疫苗到保护性抗体产生最早需要 7～14 天，因此在疫苗免疫后尚未出现中和抗体的"窗口期"，只有应用 ERA 才能起到有效的免疫保护作用。国外有学者进行统计，被动物严重咬伤且免疫失败者，有 80% 以上的人是由于没有同时注射 ERA。

WHO 建议，ERA 应尽可能多地在伤口部位注射。如果是多部位伤口，ERA 不够用时，可将血清用生理盐水适当稀释后再做浸润注射。

为什么使用抗狂犬病血清前必须进行皮肤试验？

尽管精制马 ERA 已经进行了纯化，异源性降低，尽量去除残留的马血清，但对人来说毕竟是一种异种蛋白，微量的马血清也有可能引起过敏反应，因此在使用前必须进行过敏试验。

如何进行抗狂犬病血清过敏试验？

将 ERA 稀释 10～100 倍，取稀释血清 0.1ml 在前臂掌侧进行皮内注射，30 分钟后如注射部位皮丘大于 1cm、红晕大于 2cm，特别是形似伪足或有痒感者为阳性反应，可采用脱敏注射；如注射局部反应特别严重并伴有全身症状，如荨麻疹、鼻咽刺痒、喷嚏等，为强阳性反应，建议在可能的情况下改用 HRIG，如无法实施时则采用脱敏注射法，并做好抢救准备，以防发生过敏性休克。一旦发生过敏性休克，应立即抢救。

如 ERA 过敏试验阴性时，可一次性全量注射动物源性抗血清。但在注射期间应严密观察受种者的反应，注射后继续观察 30 分钟。

进行皮试时应注意哪些问题？

进行皮试时应注意以下问题。

（1）皮试时，有可能出现假阳性，出现假阳性的原因可能是：①有非特异的刺激性物质（如酒精等）；②皮试液浓度过高，注射量过大；③皮试注入药液时，加压过大，特别是注入空气，可能产生风团和伪足；④皮肤反应强，如皮肤划痕症患者，轻度机械刺激即可引起风团反应。

（2）皮试出现阳性结果，并不表明是血清疗法的绝对禁忌证，这种情况下，应先进行脱敏注射。强阳性结果，虽不表明是血清疗法的绝对禁忌证，但必须提高警惕，在这种情况下，宁可使用 HRIG。

（3）皮试试验阴性者，也并非没有发生过敏休克的可能，为慎重起见，可先注射小量于皮下进行试验，观察 30 分钟，无异常反应，再将全量注射于皮下或肌内。

皮试阳性者如何进行脱敏注射？

脱敏注射的原理是使用小剂量变应原，所致生物活性介质的释放量减少，不致引起临床反应，而短时间内的连续多次注射逐渐消耗了体内已形成的 IgE，故最终可以大量注射而不致发生过敏。具体方法是：一般情况下，可用氯化钠注射液将 ERA 稀释 10 倍，即：1ml 抗血清 + 9ml = 10ml，分小量做皮下注射，每次注射后观察 20～30 分钟，观察有无发绀、气喘或呼吸短促、脉搏加速。无反应者，即可按表 22 - 5 完成注射。

表 22 - 5　皮试阳性者的脱敏注射

抗狂犬病血清（ml）	生理盐水（ml）	注射方法
0.1	0.9	肌内或皮下
0.2	1.8	肌内或皮下
0.3	2.7	肌内或皮下
0.4	3.6	肌内或皮下

哪些人应使用抗狂犬病血清？

应使用抗狂犬病血清的人有：①Ⅲ级暴露者；②免疫功能低下者的Ⅱ级暴露者；③Ⅱ级暴露但暴露部位位于头面部者且致伤动物高度怀疑为疯动物时，建议使用被动免疫制剂。

如何正确使用抗狂犬病血清？

为了发挥 ERA 最大功效的药理作用，按 40IU/kg 剂量进行伤口周围的局部浸润注射。局部注射可以将 ERA 直接注射在伤口周围，以快速中和病毒。

（1）注射部位：①浸润注射到各伤口周围。如解剖学结构可行，应按推荐剂量将被动免疫制剂全部浸润注射到伤口周围，所有伤口无论大小均应进行浸润注射；当全部伤口进行浸润注射后尚有剩余免疫制剂时，应将其注射到远离疫苗注射部位的深部肌肉（肌内注射）。②暴露部位位于头面部、上肢及胸部以上躯干时，剩余被动免疫制剂可注射在暴露部位同侧背部肌肉群（如是斜方肌，可接种于对侧）；暴露部位位于下肢及胸部以下躯干时，剩余被动免疫制剂可注射在暴露部位同侧大腿外侧肌群。

（2）具体操作：伤口处理完成后，首先视创面大小在伤口内滴数滴被动免疫制剂。然后距伤口缘 0.5~1cm 处进针进行浸润注射。避免直接从伤口内进针，以免将病毒带入深部组织。

进针深度应超过伤口的深度，先进针至伤口基底部，边注射药液边退针，并转换方向于伤口边沿做 12 点 6 方位注射（取对应两点呈垂直和左右方向做环形全层注射），避免多次重复进针。浸润注射时应避免将被动免疫制剂注入血管内。

手指或足趾浸润注射时，应注意防止因加压浸润过量液体而使血液循环受阻，引起间隔综合征。

注射抗狂犬病血清时应注意的问题有哪些？

（1）使用前详细询问患者及其家属的过敏史、现病史，特别是抗血清类制品使用史。在使用前一定要做过敏试验（皮试）。

（2）ERA使用应遵循越早越好的原则，无论任何部位的单一的或多发的破皮咬伤，都要立即与注射首剂狂犬病疫苗的同时使用被动免疫制剂。暴露后7天内注射被动免疫制剂仍有意义，接种首针疫苗超过7天后则不主张注射被动免疫制剂。

（3）不能把被动免疫制剂和狂犬病疫苗在同一部位注射，禁止将两者混合在同一注射器内使用，防止两者发生抗原抗体中和反应，导致免疫效果受到影响。

（4）尽可能在伤口周围用原倍血清进行充分的浸润注射。

（5）对于黏膜暴露者，应将ERA涂抹到黏膜上；伤口在面部时，ERA浸润注射要做到深度紧贴颅骨表面。当一些特殊部位的伤口，不允许进行充分的在伤口周围局部浸润注射时，可用ERA滴注、清洗、浸泡等，使尽可能多的ERA到达伤口处，从而达到预防狂犬病的目的。

（6）只有在伤口周围的局部浸润注射非常充分的前提下，才考虑其他部位的肌内注射。

（7）肩背部伤口的浸润处理容易并发气胸，需要特别注意穿刺的深度。

（8）ERA可与麻醉剂同时使用。

（9）如严重咬伤，创伤面很大时，本品数量不够使用时，可使用生理盐水稀释后进行浸润注射，以确保更大的伤口覆盖面。

可以先使用抗狂犬病血清，然后再进行疫苗接种吗？

ERA和疫苗应同时使用，如果先使用ERA，则第一次注射疫苗时必须增加接种部位并为首剂剂量的3倍。

为什么有些人要联合使用狂犬病疫苗和抗狂犬病血清？

一些人在头、面、颈、手指多部位3处以上咬伤、咬穿皮肤或舔触黏膜时，要求联合应用狂犬病疫苗和ERA或HRIG。这是因为人体注射狂犬病疫苗，一般要在7～14天才产生抗体，4周左右抗体达高峰，才能有效地防止发病。严重咬伤者的潜伏期往往比较短，有的咬伤后数天就发病了。这时，咬伤者虽然已注射了狂犬病疫苗，但因体内还没有产生抗体，也就不能防病。而在接种ERA或HRIG后，这些被动免疫抗体不但能及时中和体内的游离病毒，还能防止病毒的扩散和抑制其繁殖，从而相对地延长了狂犬病的潜伏期，给疫苗免疫后抗体生成赢得时间。

但是，ERA 的半衰期为 14～21 天，注入机体内的抗体维持时间短暂，很快即排出体外，此时，残余的或已潜入细胞内未被中和的狂犬病病毒又可重新繁殖而导致发病。因此，在注射 ERA 或 HRIG 的同时，还应接种狂犬病疫苗，这样，当 ERA 或 HRIG 作用减弱时，注射疫苗的效果已逐渐发挥出来。这正像接力赛一样，先是输入的血清抗体起作用，后来是疫苗所致的抗体起作用，因此防病的效果更加可靠。

抗狂犬病血清和狂犬病疫苗相互干扰吗？

针对某种疫苗抗原的循环抗体可削弱甚至完全消除这种疫苗的免疫反应。由循环抗体产生的干扰程度一般取决于所接种疫苗的种类和抗体数量。灭活抗原受循环抗体的影响不明显，因此，它们可在输入抗体之前、之后或同时接种。狂犬病疫苗属于灭活疫苗，因此与 ERA（抗体）同时接种不会产生干扰。

马抗狂犬病血清的安全性如何？

泰国的一项临床研究表明，使用瑞士血清研究所或法国 PMC 公司的 ERA 者过敏症的发生率为 1/35000，血清病的发生率仅为 1%～1.6%。泰国的 Wilde H 报道，419 名暴露后患者使用意大利 Sclava 公司生产的 ERA（该血清已获美国注册），1 个月内 15 人出现血清病样症状，占 3.58%，但仅有 1 人需短期住院并使用激素治疗。目前国外 ERA 由于纯度较高，过敏反应和血清病的发生率已很低，且有效性已得到了证实。而 ERA 的价格仅为人免疫球蛋白的 1/10，因此在发展中国家不失为一种安全、有效的产品，是狂犬病暴露后的首选被动免疫产品。

如何处理使用抗狂犬病血清后发生的血清病？

虽然精制 ERA 经过最新的工艺改进，过敏反应、血清病等不良反应发生率大大降低，但 ERA 毕竟是一种异源蛋白，会出现与用药目的无关的不良反应如血清病等，因此应密切注意不良反应的发生。

血清病的主要症状表现为荨麻疹、发热、淋巴结肿大、局部浮肿，偶有蛋白尿、呕吐、关节痛，注射部位可出现红斑、瘙痒及水肿。一般在注射后 7～14 天发病，称为迟缓型；亦有在注射后 2～4 天发病，称为加速型。对血清病应进行对症疗法，可使用钙剂或抗组胺药物。一般几天至十几天即可痊愈。

什么是人狂犬病免疫球蛋白？

HRIG 是由经狂犬病疫苗免疫健康献血员后采集的狂犬病抗体效价较高的血浆，按低温乙醇蛋白的分离法制备并经病毒灭活处理的特异性免疫球蛋白液体制剂，其中免疫球蛋白的含量在 90% 以上，每毫升含狂犬病抗体效价不低于 100IU。

人狂犬病免疫球蛋白的使用方法是什么？

（1）常规用法：及时彻底清创伤口后，按 20 IU/kg 体重计算注射剂量，于受伤部位的周围用总剂量的 1/2 作皮下浸润注射，余下 1/2 进行肌内注射（头部咬伤者可注射于背部肌肉）。如总剂量大于 10ml（可在 1~2 日内分次注射）。

（2）创新用法：总剂量计算同前，根据具体情况的不同，按以下原则，确定注射的部位、方法和剂量。

①HRIG 使用原则：咬伤不是特别严重的按常规用法注射；咬伤特别严重的，按伤口部位的皮下组织厚薄程度和伤口严重程度，使用总剂量的 50%~85% 进行伤口浸润注射，余下部分进行肌内注射。

②选择肌内注射部位的原则：为阻断病毒透过伤口进入体内，在伤口同侧的上缘进行阻断性肌内注射，如头、手部咬伤的，在肩胛骨内侧部位的两侧背肌或同侧三角肌进行肌内注射；脚、小腿咬伤的在同侧大腿进行肌内注射。在剩余药量大的情况下，可选多部位分散进行肌内注射。

③不同情况的注射方法：根据伤口的深度和创面的大小，确定进针的角度和深度，在伤口的周围进行封闭性浸润注射。如伤口较浅，创面较小，则进针角度较小，进针亦较浅；伤口较深，创面较大，则进针角度较大，进针亦较深。总之要保证针尖和药液到达的位置要超过伤口组织的底部，注射时要边退针、边注射，使药液达到浸润封闭的目的，在伤部位病毒就全部或大部被中和。

抗狂犬病血清或免疫球蛋白的效果如何？

国外资料报道，狂犬病患者注射人二倍体细胞疫苗、纯化鸡胚细胞疫苗、纯化 Vero 细胞疫苗等和联合使用 ERA 或 HRIG 后的失败率，在美国、加拿大、欧洲等地仅为 1/80000；在部分热带国家为 1/30000；泰国的报道为 1/12000~1/20000。显示狂犬病暴露后治疗只要进行有效的伤口处理，及时使用 ERA 或 HRIG 和疫苗注射，狂犬病是完全能防治的。

年轻夫妇在接种狂犬病疫苗期间能否要孩子？

目前已证实狂犬病病毒不会通过胎盘传给胎儿。这是因为狂犬病病毒是1种嗜神经病毒，它侵入人体后，主要存在于脑、脊髓、唾液腺和眼角膜等处，一般不会通过胎盘传给胎儿，不会对胚胎或胎儿的智力发育和身体发育造成影响。因此年轻夫妇在接种狂犬病疫苗期间不必顾虑，随时都可以要小孩。

狂犬病疫苗必须在被狂犬或可疑狂犬咬伤24小时以内接种才有效吗？

注射狂犬病疫苗的原则是越早效果越好。但是，超过24小时也必须注射疫苗，因为狂犬病的潜伏期多为30～90天，短于10天内者极少见，只要在疫苗产生免疫应答前还未发病，疫苗就可以发挥效用。对暴露已数日、数月未及时接种疫苗的人，也要及时接种疫苗，在发病前让疫苗发挥作用。所以对未及时注射疫苗者应本着"宁早勿晚""宁补勿缺"的原则进行。

不满周岁的婴儿被疯狗咬伤，能不能注射狂犬病疫苗？

婴幼儿中枢神经系统和机体免疫功能均不健全。被疯狗咬伤后，发生狂犬病的危险性比成人要大。因此，婴幼儿如被疯狗咬伤或抓伤，务必及时、彻底地处理伤口，并立即注射狂犬病疫苗。

哺乳期的妇女是否可以注射狂犬病疫苗？

哺乳期妇女可以接种狂犬病疫苗，但接种疫苗后应停止哺乳。有人从狂犬病患者或动物（牛、马等）乳汁中查出狂犬病毒。因此，狂犬病畜或被疯动物咬伤的牛、羊等的鲜乳，未经煮沸也不能饮用。

对狂犬病疫苗过敏者如何接种？

如被咬伤者对某一种狂犬病疫苗过敏，可选择换用另一品种疫苗，如仍然发生过敏者，应同时服用抗组织胺类药物，也可以采取脱敏方法注射。对发生过敏者应到医院就诊进行抗过敏治疗后，完成全程疫苗的注射。

对正在接受国家免疫规划疫苗接种的儿童如何注射狂犬病疫苗？

正在进行国家免疫规划疫苗接种的儿童可按照常规免疫程序接种狂犬病疫苗。狂犬病疫苗是灭活疫苗，大量观察证实灭活疫苗与其他疫苗同时接种不会产生免疫干扰，也不会增加不良反应的发生，接种狂犬病疫苗期间应按正常免疫程序接种其他疫苗。鉴于狂犬病的致死性，应优先接种狂犬病疫苗。

若某人正在接受抗生素治疗，他能用狂犬病疫苗吗？

使用抗生素治疗者可以按常规接种狂犬病疫苗，目前还未发现使用抗生素治疗者接种狂犬病疫苗后，会降低疫苗效果和增加不良反应的发生。

已注射过兽用狂犬病疫苗的宠物伤人后，人还用打狂犬疫苗吗？

宠物犬、猫已经按规定足量接种了符合要求的兽用狂犬疫苗后，在疫苗的保护期内，如人被这样的犬轻微咬伤（Ⅰ级暴露），可以只进行伤口局部的清洗消毒，不必注射人用狂犬病疫苗。但若咬伤严重（Ⅱ、Ⅲ级暴露）或宠物犬、猫已逃走，应该按暴露后的要求进行处理。

不同厂家，不同批号的狂犬病疫苗能交叉使用吗？

一般来说不主张在一个疗程中使用两个类型、两个厂家、两个品名甚至两个批号的狂犬病疫苗，因在注射过程中若出现不良反应或接种后仍发病时，无法判断是哪一个厂家的产品，有时会引起纠纷，无法分清责任。因此，最好不要使用不同厂家的产品。但是，在全程注射过程中，如果原注射的产品无法获得、面临中断注射时，可以使用不同厂家生产的合格狂犬病疫苗继续完成接种。

接种狂犬病疫苗曾有过敏的人能不能再接种狂犬病疫苗？

接种狂犬病疫苗出现局部或全身过敏反应，多发生在有狂犬病疫苗接种史者再次接种时，或无狂犬病疫苗接种史者注射第3、4针时。对于接种疫苗发生过敏的人，要进行利弊分析，如果有发生狂犬病的风险，即使出现过敏反应，也应进行抗组胺治疗或采取脱敏方法完成狂犬病疫苗的全程接种。

注射狂犬病疫苗后出现不良反应是否还应继续使用疫苗？

狂犬病的死亡率几乎是100%，目前尚无有效治疗方法。被疯动物或可疑疯动物咬抓伤者，在注射狂犬病疫苗时出现不良反应，在处理不良反应的同时，必须继续完成后续的针次。发生不良反应的风险与发生狂犬病的风险相比是微不足道的。因此，必须完成狂犬病疫苗的全程注射。对头、面、颈、手指等部位3处以上咬伤或舔过黏膜者，还必须同时注射ERA，才能收到预期的效果，避免发生狂犬病。

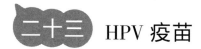 **HPV 疫苗**

什么是 HPV?

HPV 是人乳头瘤病毒的英文缩写，它是一组主要侵犯人体皮肤黏膜的 DNA 病毒。2008 年诺贝尔医学奖获得者德国科学家豪森（Harald zur Hausen）发现 HPV 与宫颈癌有关。HPV 属乳头瘤病毒科，无包膜，含双链 DNA 基因组，其衣壳呈正二十面体，含主要衣壳蛋白 L1 和次要衣壳蛋白 L2。HPV 在人和动物中分布广泛，有高度特异性，可感染皮肤和黏膜的上皮细胞，种间通常不存在交叉感染。L1 负责编码主要的衣壳蛋白。根据该基因的基因组序列，目前已通过分子分析识别和鉴定了 190 多种 HPV 基因型。根据其诱导癌症的潜力，HPV 被划分为高危基因型组和低危基因型组。目前国际癌症研究机构已确定可引起恶性突变肿瘤 12 个高危型 HPV（16、18、31、33、35、39、45、51、52、56、58、59 型），还有一些型别（68 和 73 型）的致癌性证据有限。

HPV 感染的情况常见吗?

HPV 感染是生殖道最常见的感染，可在男性和女性中引发一系列疾病，包括癌前病变（可能进展为癌症）。据在 22 个国家对宫颈癌活检标本进行 PCR 检测，结果发现 99.7% 的肿瘤中都可以检测到 HPV DNA，而且各国间无显著差异，其相对危险度高达 250，归因危险百分比（ARP）超过 98%。根据美国的统计资料，到 50 岁时 80% 的女性会有过一次的 HPV 感染。当然，大部分 HPV 感染没有任何症状，在身体免疫力正常的情况下，HPV 病毒会被清除，但是若不能清除，则造成高危型的 HPV 持续感染，是发生宫颈癌的高危人群。

我国缺乏全国资料，一些典型调查表明，HPV 在我国感染情况也较为普遍。对北京地区 296 例妊娠期女性及 167 例非妊娠期健康女性进行 21 种 HPV 亚型分析，结果表明妊娠期女性 HPV 感染率为 29.39%，其中高危型 HPV-16、HPV-52、HPV-58、HPV-53 感染率最高，占 21 种 HPV 亚型检出型别的百分率依次为 29.17%、20.83%、12.50%、8.33%。显示北京地区妊娠期女性感染 HPV 以高危型为主。有人调查西安地区的 1293 例女性，HPV 感染率为 27.84%（360/1293），其中高危型的感染率为 24.30%（314/1293）。

女性和男性 HPV 感染情况怎么样？

WHO 报道世界各国女性（宫颈标本）HPV 感染的标化患病率约为 1.6%~41.9%，平均为 11.7%。HPV16、18 型是全球最频发的 2 个基因型。在撒哈拉以南非洲地区男性中的生殖道 HPV 感染的患病率（不分基因型）为 19.1%~100%。最常见的高危 HPV 基因型是 HPV16 和 HPV52。据估算欧洲和北美 18 岁以上男性人群 HPV 感染的患病率在所有区域均很高，在低危男性中为 1%~84%，在高危男性［如性传播感染（STI）门诊的就诊患者、HIV 阳性以及感染 HPV 或有异常细胞学检测结果的女性的男性伴侣］中为 2%~93%。有男男性行为且 HIV 阳性的男性人群，肛门 HPV 感染的患病率最高。

感染 HPV 后一定会发生宫颈癌吗？

感染 HPV 后不一定会发展成宫颈癌，大约 50%~90% 的 HPV 感染可在感染后的数月至 2 年内被免疫系统清除，不会导致长期的危害。只有高危型 HPV 的持续感染，才会进展为恶性病变。所谓 HPV 持续感染，是指间隔 1 年以上的时间连续 2 次检测出同一高危型的 HPV 被认为是持续性感染。

持续 HPV 感染可导致中度（Ⅱ级）或重度（Ⅲ级）宫颈上皮内瘤样变（CIN）或导致原位腺癌（AIS），后者是涉及宫颈腺细胞的癌前病变。如果未治疗，CINⅡ~Ⅲ发展成鳞状细胞癌的可能性很大，AIS 发展成腺癌的可能性也很大。初次 HPV 感染和发展成宫颈癌的时间平均为 20 年。

HPV 可以引起哪些疾病？

HPV 感染限于黏膜上皮内层，其中至少有 12 个型别可引起宫颈癌或其他肛门生殖器癌和口咽部癌。一项系统综述发现，每年报告的肛门和生殖器疣（包括新发和复发）的总发病率（含男性和女性）为 160/10 万~289/10 万（中位数：194.5/10 万）。据估算，男性新发肛门和生殖器疣的年发病率的中位数为 137/10 万，女性为 120.5/10 万。HPV16 和 18 型可引起全球约 70% 的侵袭性宫颈癌，尤其以 16 型致肿瘤可能性最大；低危型 HPV6 和 HPV11 引起约 90% 的生殖器疣和几乎所有复发性呼吸道乳头瘤病。有报告 90% 的肛门癌，40% 的外阴/阴道癌和 12% 的龟头癌与 HPV 感染密切相关。

HPV 也可引起肛门上皮内瘤变（AIN），并发展为肛门癌。实际上，多达 90% 的肛门癌由 HPV 引起。也有估计 HPV 可引起 50% 的阴茎癌，20% 的口咽部癌症，也可能是引起头颈部其他鳞状上皮细胞癌和膀胱癌的一个重要因素。在这些癌症中大部分与16型和18型有关。

宫颈癌的发病情况如何？

宫颈癌是女性常见的恶性肿瘤，也是唯一病因明确的癌症—HPV感染，99%的宫颈癌是HPV感染所致。高危HPV基因型的持续感染与宫颈癌的发生密切相关。与未感染HPV的女性相比，感染HPV－16和HPV－18后，患宫颈鳞状细胞癌的风险分别要高出约400倍和250倍。5年存活率约为45%。低危型HPV感染（HPV－6和HPV－11）还会导致一种罕见的疾病—复发性呼吸道乳头状瘤病（RRP），患者的喉部或呼吸道其他部位可形成疣。主要见于5岁以下的幼儿或20岁以上的成人。RRP如不治疗，可因气道阻塞而致极度衰弱。极少数病例生殖器HPV感染的女性可在分娩过程中将病毒传播给婴儿。据估计全球感染宫颈癌者高达6.6亿人，每年新发病例约50万例，导致约23.9万人死亡，其中80%在发展中国家，是全球妇女仅次于卵巢癌的第2位常见恶性肿瘤，死亡率位居第4位。我国每年新发病例13.5万例，占全球的1/5左右，其中8万人因此死亡。调查表明，我国每年宫颈癌发病以2%～3%的速度上升，而且发病有年轻化倾向，临床上20～30岁的宫颈癌患者并不罕见。

在美国，估计每年有620万新发感染者。每年仅由宫颈疾病引起的疾病负担包括约1.1万例新发癌症、30万高度宫颈异型增生、125万低度宫颈异型增生、4000例死亡病例。此外，有1%性活跃人群发生生殖器疣。在美国，从20世纪70年代到90年代，肛门癌的发病率增加了一倍。

2010年，宫颈癌造成的全球损失总额估计约为每年27亿美元。除非采取果断的干预措施，至2030年损失总额将增至47亿美元。

我国宫颈癌主要是由哪几个型别HPV引起的？

由于实验方法的多样性、地区民族的差异性和样本来源的复杂性等原因，我国宫颈癌中高危型HPV的主要型别构成研究结果各异。2007年中国医学科学院在我国7个宫颈癌发病率不同地区的19家医院开展了一项全国多中心研究，最终确定中国大陆地区的HPV型别分布。该研究确定鳞癌组织中以HPV16、18、31、52、58最常见，分别占76.7%、7.8%、3.2%、2.2%和2.2%。由上述型别分布推测，包含HPV16、18型的有效HPV疫苗可预防我国大多数的宫颈癌。

感染 HPV 的自然病程是什么？

宫颈癌癌前病变指的是宫颈上皮内瘤样病变（CIN），CIN 是一组与宫颈浸润癌密切相关的癌前期病变，它反映宫颈癌发生和发展的连续过程。癌前病变的外表可以是正常的，但细胞学或组织学检查有异常增殖的改变。根据其非典型增生的程度 CIN 分为以下三级。

CIN Ⅰ 级：相当于极轻度和轻度不典型增生。

CIN Ⅱ 级：相当于中度不典型增生。

CIN Ⅲ 级：相当于重度不典型增生和原位癌。

宫颈癌前病变有 3 个转归：自然消退（或逆转）、持续不变（或病变稳定）和进展（或癌变）。约 60% CIN Ⅰ 病变会自行消退，而 <1% 的病变会导致癌症。另一方面，仅有 30% ~ 40% 的 CIN Ⅱ 或 CIN Ⅲ 病变会消退，而 >12% 的病变会发展为癌症。据观察宫颈癌前病变到癌的自然演变过程一般需 10 ~ 20 年左右。

HPV 感染的发病机制是什么？

HPV 的发病机制目前尚不明确，但包括以下诱发条件和风险因素：HPV 基因型（致瘤性的强弱）；免疫状态（疾病进展易发于免疫功能受损者，如 HIV 感染者和正在接受免疫抑制治疗者）；合并感染其他性传播感染（如单纯疱疹、衣原体感染和淋球菌感染）；生育次数和首次生育年龄（是否年轻）以及吸烟等。

感染 HPV 后多长时间才发病？

从 HPV 感染到血清阳转的时间中位数约为 8 ~ 12 个月。从发生 HPV 感染至进展为侵袭性癌通常历时约 10 年或更久。据观察从感染 HPV 发生宫颈癌前病变到发展为癌症 10 ~ 20 年左右的时间。从感染 HPV – 6 或 HPV – 11 至进展为肛门和生殖器疣的间隔时间的中位数在男性中为 11 ~ 12 个月，在年轻女性中为 5 ~ 6 个月。

HPV 感染后主要有哪些临床表现？

绝大多数（70% ~ 90%）HPV 感染（含高危型和低危型）是无症状的，可在感染后 1 ~ 2 年自行消退。在某些情况下，如未发现和未适当治疗，约有 5% ~ 10% 的女性会发生高危型 HPV 持续感染。持续感染可能进展为癌前鳞状上皮病变，最终可在感染部位（通常是生殖道）进展为侵袭性癌。从宫颈到阴道、尿道、腹股沟区域以及大腿上部都能见到湿疣。在男性，最常见的部位是阴茎体部。无论男女都可出现肛门损害。大部分个体无症状，但有些患者会出现瘙痒、烧灼感、疼痛、出血和触痛。复发性呼吸道乳头瘤病可由 6 型和 11 型病毒引起，可表现为喉部、鼻咽部、口咽部、气管和（或）食管的湿疣样损害，该病在婴儿和 <5 岁儿童最为常见，是在阴道分娩期间从母亲获得的感染。婴儿可表现为声音嘶哑、哭声无力、喘鸣、喂养困难、发育迟缓。病灶增大后会阻塞气道，因此往往需要多次外科激光治疗。虽然发展为恶性肿瘤罕见，但也有可能。

目前还不能通过培养分离出 HPV，可通过细胞活检（阴道涂片）和检测临床标本的 HPV DNA 来确定 HPV 感染。

HPV 是通过什么途径传播的?

HPV 必须通过皮肤到皮肤或者皮肤到黏膜的直接接触传播，最常见的是性接触传播，这是指与生殖器、肛门和（或）口腔直接接触的性活动传播。有一个针对大学新生的研究，发现不使用避孕套 HPV 年感染率在 89.3%，而使用者为 37.8%。HPV 也可经手直接传播，即使在无肛交史的生殖器病变妇女，肛门感染也很常见。非性传播途径如婴儿通过感染的产道、皮肤擦伤和污染物感染也比较常见。

哪些人容易感染 HPV?

HPV 感染非常普遍，只要开始性生活，一生中被 HPV 感染的概率非常高，性活跃期妇女 HPV 感染率约占 50% ~ 80%。HPV 感染通常没有任何症状，所以无法被自己察觉。因此，有性生活史的男性和女性普遍易感，感染的风险随性伴侣数目的增加而增加。以欧美人群为基础的一些研究发现，低危型和高危型 HPV 感染高峰都出现在 20 ~ 24 岁。20 岁以前，HPV 感染率呈逐渐递增趋势，对女性大学生的研究显示，在初次性交后 4 年内有半数以上妇女感染 HPV。在美国，20 ~ 24 岁妇女 HPV 的感染率接近 50%。各年龄组感染率间的差异有统计学意义。25 岁以后 HPV 感染率呈现逐渐下降趋势，且各年龄组 HPV 感染率间的差异没有统计学意义。HPV 在男男同性恋者和 HIV 感染者中引起的肛门疾病特别高。感染率与从事职业也有一定的关系。

HPV 自然感染后是否可诱导出对再感染的抵抗力尚无定论。有 HPV 自然感染史的个体发生同种 HPV 基因型再感染的风险似乎有所降低，但自然感染好像并不能提供组群特异性或普遍性免疫保护，从而免于发生其他 HPV 的再感染。

我国宫颈癌的发病有哪些特点?

我国宫颈癌的发病有以下特点。

（1）宫颈癌高发区常连成片。从内蒙古、山西、陕西经湖北到江西，形成一个宫颈癌高发带。各省宫颈癌相对高发的市、县也常有互相连接的现象，山区患病率是平原的 3 倍。

（2）宫颈癌患病率高。WHO 的国际癌症研究机构（IARC）与中国医科院肿瘤医院肿瘤研究所合作，在山西省阳城县、沈阳市和深圳市进行了 HPV 感染和宫颈癌的流行病学调查研究初步显示，HPV 的标化现患率为 14.2% ~ 16.6%。

（3）流行的基因型：最常见 HPV 基因型为 HPV16，其次为 HPV52、58、42、33 和 HPV18 等，其中致癌型的 HPV16、HPV18 感染占 HPV 感染的 20% ~ 40%。

（4）大部分 HPV 感染是短暂的、无症状感染，所以 HPV 感染导致宫颈癌前病变和宫颈癌的风险概率并不清楚。但几乎所有宫颈癌患者体内都可检测到 HPV DNA。

如何预防宫颈癌发生？

一级预防：预防疾病的发生。预防高危型 HPV 持续感染，接种 HPV 疫苗、安全性行为。

二级预防：预防癌前病变（CIN）的发生。通过宫颈癌筛查，及时治疗 CIN2 + 及以上病变。

三级预防：发生宫颈癌。进行宫颈癌检查，尽早治疗。

接种 HPV 疫苗是预防宫颈癌最有效的措施。截至 2014 年 8 月，已有 58 个国家（30%）将女孩接种 HPV 疫苗纳入其国家免疫规划，在一些国家也对男孩接种。大多数已引入 HPV 疫苗的国家来自 WHO 美洲地区、欧洲地区和西太平洋地区。

目前有哪些 HPV 疫苗？

德国科学家豪森（Harald zur Hausen）首先发现了 HPV 与发生宫颈癌有关，并对其机制进行了深入研究，为研发 HPV 疫苗提供依据，并获得 2008 年诺贝尔医学奖。我国已故癌症科学家周健和澳大利亚籍免疫学家伊恩·弗雷泽共同开发出全球第一种预防宫颈癌疫苗，并荣获 2015 年欧洲发明奖的"最受欢迎科学发明奖"。

目前在国际市场上广泛销售的有 2 种 HPV 疫苗，即 Merck 生产的 Gardasil（HPV4，佳达修），它包含 HPV6、11、16、18 型和 GSK 生产的 Cervarix（HPV2，卉妍康），它包含 HPV16、18 型。两种疫苗均采用重组技术，由自行装配成 HPV 型特异性空壳体或病毒样颗粒（VLP）的纯化 L1 结构蛋白制成。这两种疫苗都不含活的生物制品或病毒 DNA，所以都没有传染性；也不含防腐剂和抗生素。HPV 疫苗仅用于预防，主要诱导针对 HPV 晚期蛋白，特别是 L1 蛋白的体液免疫。不能清除已有的 HPV 感染或治疗 HPV 相关疾病。疫苗诱生保护作用的机理尚未充分确定，但似乎包括细胞免疫和中和性 IgG 抗体。2014 年，美国 FDA 批准了 9 价疫苗（HPV6、11、16、18、31、33、45、52 和 58）上市。

HPV4 疫苗有什么特点？

Gardasil 疫苗（HPV4）是由美国 Merck 公司生产，于 2006 年批准使用。疫苗用酵母基质生产并含有无定型羟基磷酸铝硫酸盐作为佐剂。该疫苗每剂 0.5ml，含 20μg HPV6 L1 蛋白、40μg HPV11 L1 蛋白、40μg HPV16 L1 蛋白和 20μg HPVl8 L1 蛋白，吸附到 225μg 佐剂上。疫苗不含抗生素、硫柳汞或其他防腐剂，该疫苗已获准在 9 岁以上的女性和男性中使用，预防由 16 和 18 型 HPV 引起的女性宫颈癌、外阴癌、阴道癌；由 6、11、16 和 18 型病毒引起的女性宫颈上皮内瘤变 1、2 和 3 级，宫颈原位腺癌，外阴上皮内瘤变 2 和 3 级，阴道上皮内瘤变 2 和 3 级；预防男、女性由 16 型和 18 型 HPV 引起的肛门癌。

HPV2 疫苗有什么特点？

HPV2 于 2007 年首次获准使用，含 HPV 16 和 18 型的 VLP。该疫苗用新型杆状病毒表达系统在昆虫细胞（粉纹夜蛾 Hi 细胞）内生产。每剂 0.5ml，含 HPV16、18L1 蛋白各 20μg，吸附到含 500μg 氢氧化铝和 50μg 单磷酰脂质 A 的专利 AS04 佐剂系统上。疫苗不含硫柳汞、抗生素或其他防腐剂。疫苗已获准用于 9~25 岁女性预防宫颈癌、宫颈上皮内瘤变（1、2、3 级）和原位腺癌。该疫苗尚未在男性中开展研究。

HPV2 与 HPV4 有什么不同？

HPV2 与 HPV4 两种疫苗的特点比较见表 23 – 1。

表 23 – 1　HPV2 与 HPV4 的比较

	HPV2（GSK）	HPV4（Merck）
HPV 型别	16、18	6、11、16、18
佐剂	AS04（氢氧化铝 + 单磷酰脂质 A）	非晶形铝的羟基磷酸硫酸盐
免疫程序	0、1、6 月	0、2、6 月
储存条件	2~8℃	2~8℃

WHO 对接种 HPV 疫苗的立场是什么？

WHO 确认宫颈癌和其他 HPV 相关疾病在全球性公共卫生问题中的重要性，并再次建议具备下述条件的国家应将 HPV 疫苗纳入其国家免疫规划：预防宫颈癌和（或）其他 HPV 相关疾病已成为公共卫生领域重点任务；引进 HPV 疫苗在免疫规划方面是可行的；持续的资金来源能得到保障；考虑了本国或本区域 HPV 疫苗接种策略的成本效果问题。无论是二价还是四价 HPV 疫苗均具有极佳的安全性和效力。

WHO 对实施 HPV 疫苗接种的战略是什么？

应将引进 HPV 疫苗并将其作为协调一致的综合预防宫颈癌和其他 HPV 相关疾病战略的一部分。该策略还应包括以下内容。

（1）教育女性减少获得 HPV 感染的高危行为，培训医务工作者和为妇女提供有关宫颈癌前病变和宫颈癌的筛查、诊断和治疗的信息。

（2）增加获取优质筛查和治疗服务以及得到侵袭性癌的治疗和姑息治疗的途径。

（3）引进 HPV 疫苗不应对制订和维持有效的宫颈癌筛查项目造成影响或挤占其资金。

（4）HPV 疫苗接种是一级预防措施，不应排除之后需要进行宫颈癌筛查。

（5）应寻求各种机会，将 HPV 疫苗的引进与其他针对年轻人的规划相结合（例如，通过青少年卫生服务）。但是，不应由于不能与其他相关的干预措施同时实施而延缓 HPV 疫苗的引进。

（6）根据本国情况采取不同的接种策略，如开展大规模免疫接种运动、卫生机构定点接种和基于学校的疫苗接种活动。

WHO 推荐优先接种 HPV 疫苗的人群有哪些？

为预防宫颈癌，WHO 推荐的优先接种 HPV 疫苗的目标年龄人群是 9 ~ 13 岁的女孩，即在进入性活跃期之前，这是接种疫苗的首要重点人群。只有在以下情况：即具备可行性、经济上可承受、符合成本效益原则，以及不分散用于主要目标人群疫苗接种或有效的宫颈癌筛查项目的资源，才推荐在次要目标人群（较大的女性青少年和年轻妇女）中开展 HPV 疫苗接种。不推荐将男性 HPV 疫苗接种列为优先重点，特别是在资源有限的地区。

美国规定对哪些人应接种 HPV 疫苗?

美国 ACIP 推荐 HPV4 疫苗用于 9~26 岁的年轻女性,11~12 岁为常规接种年龄,对于 13~26 岁仍未接种或接种不满 3 剂次的女性,可补充接种。近期,ACIP 推荐 HPV4 疫苗可用于 11~12 岁的男性,对于 13~21 岁未接种或接种不满 3 剂次的男性,仍可接种。对 HPV2 疫苗,FDA 只批准其用于 9~25 岁的年轻女性。有专家认为,接种 HPV 疫苗的年龄限制并不是绝对的,关键是看是否有性生活,HPV 疫苗对无性生活史的女性效果最佳,如果到 35 岁仍没有性生活,也是应该接种的。欧盟无年龄上限。

男性是否需要注射 HPV 疫苗?

男性也可能感染 HPV 的某些型别,对男性注射 HPV 疫苗不仅有助于降低其性伴侣的宫颈癌发生率,同时对于男性来说,也有助于降低肛门肿瘤、阴茎癌、生殖器疣和其他 HPV 相关疾病的风险。2009 年,美国 FDA 批准了 9~26 岁男性可以接种 HPV4 疫苗。

怀孕是否可以接种 HPV 疫苗?

目前对孕妇接种 HPV 疫苗还缺乏大规模研究数据,韩国妇科肿瘤学会(KSGO)在《2016 宫颈癌预防疫苗接种指南》中建议孕妇不能接种 HPV 疫苗,并建议在接种疫苗期间采取避孕措施,直至接种完成。如果在接种疫苗前不知道已怀孕,不需要过度紧张,目前尚未发现接种 HPV 疫苗对孕妇或者胎儿有副作用的影响。哺乳期的妇女可以接种 HPV 疫苗。

免疫功能低下者和(或)HIV 感染者是否可以接种 HPV 疫苗?

免疫功能低下者和/或 HIV 感染者接种 HPV 疫苗的免疫原性信息十分有限。一些采取接种 HPV 疫苗 3 剂次免疫程序用于血清 HIV 阳性的女性和男性以及 7~12 岁感染 HIV 儿童的数据显示,接种后未发生特殊安全性问题,HIV 阳性者接种 HPV 疫苗后的血清阳性率与 HIV 阴性受种者相当,无论其是否正在接受抗逆转录病毒治疗。目前尚未获得有关 HPV2 或 HPV4 疫苗 2 剂次接种程序用于 HIV 感染者的免疫原性方面的数据。

如何使用 HPV4 疫苗?

HPV4 接种程序为 0、2、6 月。对 9~13 岁的女孩和男孩,可采用 2 剂次接种程序进行接种(第 0、6 个月分别接种 0.5ml)。如第 1 剂与第 2 剂的间隔时间长于 6 个月,则应接种第 3 剂。

14 岁及以上的女孩和男孩，应采取 3 剂次接种程序进行接种（第 0、2、6 个月分别接种 0.5ml）。在接种第 1 剂后，应至少间隔 1 个月才能接种第 2 剂；在接种第 2 剂后，应至少间隔 3 个月才能接种第 3 剂。目前尚未证实是否需要再给予 1 剂加强接种。

HPV4 采取肌内注射进行接种。接种部位首选上臂三角肌。切忌血管内注射。尚未研究皮下接种或皮内接种的可行性，也不推荐此类接种方法。

如何使用 HPV2 疫苗？

对 9~14 岁的女孩，推荐采用 2 剂次接种程序（第 0、6 个月分别接种 0.5ml）。第 2 剂可在首剂后 5~7 个月间接种。如在首剂接种时，年龄 ≥15 岁，推荐采用 3 剂次接种程序（第 0、1、6 个月分别接种 0.5ml）。第 2 剂可在首剂后 1~2.5 个月间接种；第 3 剂在首剂后 5~12 个月间接种。在任何年龄，如第 2 剂接种与首剂接种的间隔时间长于 5 个月，则须接种第 3 剂。目前尚未证实需要再给予 1 剂加强接种。HPV2 疫苗采取上臂三角肌肌内注射。

如果接种 HPV 疫苗免疫程序中断，应如何接种？

在接种 HPV 疫苗时，如果免疫程序中断，不必重新开始全程 3 剂免疫，但应接种剩下的疫苗，尽可能按建议的免疫程序接种。

HPV 疫苗是否可以与其他疫苗同时接种？

根据疫苗厂商提供的资料，两种 HPV 疫苗可与含 DTP 成分以及含或不含 IPV、dTpa 或 dTpa – IPV 的加强疫苗剂次同时接种，其抗体应答不会对任一疫苗的任何成分构成具有临床意义的干扰。在接种 HPV2 疫苗 1 个月后接种 dTpa – IPV 联合疫苗，其诱导的抗 HPV – 16 和抗 HPV – 18 抗体 GMT 可能会低于只接种 HPV 疫苗。这一现象的临床意义目前尚不清楚。HPV 疫苗也许可以与甲乙肝联合疫苗或与乙肝疫苗同时接种。同时接种后，抗 – HBs GMT 会显著下降，但其临床意义目前尚不清楚。HPV 疫苗与其他疫苗同时接种，应接种于不同部位。

迄今尚无文献提及有关 HPV 疫苗与其他疫苗（包括流感疫苗、麻疹疫苗、腮腺炎疫苗或风疹疫苗）同时接种的研究。

接种 HPV 疫苗有什么禁忌证？

接种 HPV 疫苗有以下禁忌证。

（1）对疫苗成分发生严重过敏反应者。

（2）中重度的急性疾病，应慎重接种疫苗。

（3）妊娠妇女。

对 HPV 疫苗的贮存有什么要求？

两种疫苗均应在 2～8℃ 温度条件下保存，不得冷冻。从冰箱内取出的 HPV 疫苗应立即接种。不过，已经证明 HPV2 疫苗在冰箱外 8～25℃ 温度条件下存放 3 天，25～37℃ 温度条件下存放 1 天，仍然是稳定的。

接种 HPV 疫苗的效果怎么样？

从感染 HPV 到进展为宫颈癌的时间至少 10 年，不可能将宫颈癌作为终点指标进行疫苗效果评价，目前一般采用 CIN Ⅱ 级以上病变、HPV 的持续感染作为主要终点指标评价疫苗的效果。

接种 HPV 疫苗后，几乎所有初次接触疫苗相关 HPV 型别的青春期和年轻女性完成全程免疫后，都对相关的抗原产生抗体应答。接种后长达 5～6.4 年的现有资料已显示，完成 3 剂后接种后 1 个月，抗体滴度达到峰值，然后逐渐下降，在接种第 1 剂后 24 个月仍稳定在这一水平。国外进行的几项 2～5 年的大规模随访研究显示，HPV 疫苗对疫苗病毒株相关的宫颈癌前病变的保护效力几乎可达 100%。然而，由于各地 HPV 感染的基因型别不同，这两种疫苗的保护效果在各地区也有所不同。不过在未感染 HPV 的女性，两种疫苗均预期可以预防 70% 宫颈癌。

多项临床研究显示，对无 HPV 相关型别感染史的妇女，在接种 3 剂 HPV4 后随访 3～5 年，疫苗预防 CIN2 或 CIN3 或 AIS 综合终点的有效率为 99% 左右；对未感染疫苗基因型的男性使用 HPV4 后，对预防长期感染的有效率为 86%，预防疫苗相关型别引起的外部病变的有效率为 90%。交叉保护是 HPV 疫苗对发病率整体影响的一部分。在一项对未感染 HPV 妇女的意向性治疗分析中，HPV4 疫苗预防 31、33、45、52 或 58 型（被认为是一个群）病毒感染的有效率为 25%。

HPV2 对预防 HPV16、18 型感染有明显的效果，对易感妇女接种 1 剂跟踪观察 6.4 年，预防 HPV16 和 HPV18 相关 CIN－3 的保护效率达 100%。此外，在最初未感染 14 个致肿瘤型别（包括 HPV16 和 18 型）的 15～25 岁女性中，报告预防由 HPV16 和 HPV18 引起 CIN2～3 的疫苗效率很高。Ⅲ 期试验表明，第 1 剂后随访 15 个月的亚群中发现预防 CIN2－3 的有效率为 100%，在一项 Ⅱ 期试验中，第 1 剂后随访 5.5 年在较小亚群中也发现有效率为 100%。此外发现 HPV2 对 HPV31、33、45 型有一定的交叉保护作用。也有一些证据显示，HPV2 也可提供一定程度的抗肛门生殖器疣的保护作用，但效率低于 HPV4。

感染 HIV 人群接种 HPV 疫苗是否有效？

有关 HIV 感染个体接种 HPV 疫苗后免疫应答的资料仅限于在美国的研究。对 120 名 7～11 岁感染 HIV 儿童（其中一些采用抗逆转录病毒疗法），使用 HPV4 免疫时，＞99.5% 的儿童产生抗 HPV 6、11、16 和 18 型抗体，但所有 4 个 HPV 型别的抗体 GMT 均低于类似年龄的无 HIV 感染的儿童，但只有对 HPV 6 和 18 型的差异有统计学意义。

HPV 疫苗是否有交叉保护作用？

采用 3 剂接种程序时，两种 HPV 疫苗对疫苗中没有的 HPV 基因型都可提供一些交叉保护作用。HPV2 可对 HPV 31、33、45 和 52 型诱生很强的中和抗体应答（＞50% 血清阳性）。HPV4 疫苗可对 HPV31、33 和 52 型诱生中和抗体应答。已有报告 HPV2 疫苗受种者抗非疫苗型别 HPV 的血清中和抗体应答比 HPV4 疫苗接种者范围更广、强度更大。此交叉保护作用的临床意义和持久性尚不清楚。这两种疫苗交叉保护作用的程度似有所不同。

接种 HPV 疫苗后可以保护多少年？

目前已有接种后 6 年，受种者仍有保护性抗体的资料，进一步的研究仍在进行中。但是，WHO 根据模型预测，如果接种覆盖率高（＞70%）则疫苗诱生的保护作用可持续≥10 年。

最近 WHO 报道，采取接种 3 剂 HPV2 疫苗，预防与 HPV‑16/18 相关的感染和宫颈病变的免疫原性和效果已证实分别可维持长达 8.4 年和 9.4 年。采取接种 3 剂 HPV4 长达 8 年的免疫原性资料表明，抗 HPV‑18 的抗体滴度在约 4 年后下降，而预防与 HPV‑16/18 相关的感染和宫颈病变的效果可持续 8 年。

接种 HPV 疫苗有什么反应？

在临床试验中，接种现行 HPV 疫苗者，注射部位发生暂时性轻度局部反应（红斑、疼痛或肿胀）的频率比其各自对照组高 10%～20%，但这些反应通常是短期的并会自行消退。常见的全身反应主要是发热，以及头痛、眩晕、肌痛、关节痛和胃肠道症状（恶心、呕吐、腹痛）等，一般是轻微的并具有自限性。未报告全身不良反应与 HPV 免疫接种有因果关系。在用 HPV4 对 HIV 阳性儿童或孕妇不慎接种后，有限的资料未表明有严重不良结果。HPV 疫苗接种的目标年龄通常选择在性行为开始前，这样可降低意外接种孕妇或哺乳期妇女的可能性。2007 年 6 月 WHO 全球疫苗安全咨询委员会（GACVS）得出结论，两种疫苗都有很好的安全性。

我国人群对 HPV 疫苗的知晓情况和接种意愿怎么样？

近几年，我国进行了多次对人群 HPV 疫苗知晓和接种意愿情况调查。中国医学科学院北京协和医学院肿瘤医院组织重庆、南京、昆明、南昌、沈阳、广州、武汉、郑州、乌鲁木齐、西安、杭州、天津、长沙、成都等地，采用 Logisitic 回归方法分析以医院为基础的机会性筛查的女性，以及医护人员对 HPV 及疫苗的认知情况及影响接种意愿的因素进行调查。在筛查女性中 32.85% 听说过 HPV，但 72.31% 愿意自己接种 HPV 疫苗，72.59% 愿意让其女儿接种疫苗；医护人员中 89.62% 知道 HPV 感染是宫颈癌的必要因素，且 69.22% 了解宫颈癌是可以通过疫苗预防，69.77% 愿意自己接种疫苗，68.74% 愿意让其女儿接种疫苗。高学历、高收入、初次性生活年龄较大、初次怀孕年龄较大、怀孕次数较少、分娩次数较少的女性对 HPV 疫苗的接受程度较高，且均存在剂量反应关系（$P < 0.05$）；家人患有肿瘤、听说过 HPV 者更愿意接种疫苗。不愿意接种疫苗的主要原因是认为 HPV 疫苗还没有大面积推广（筛查女性占 43.55%，医护人员占 39.84%），不认为自己有这方面的危险（筛查女性占 26.21%，医护人员占 38.28%）；而对于疫苗的付费途径，希望国家负担全部费用的筛查女性占 41.46%，医护人员占 35.76%，希望国家负担部分费用的筛查女性占 14.33%，医护人员占 43.31%。调查表明，筛查女性对 HPV 及疫苗认知低，但大多数女性均愿意接种疫苗，而高学历、高收入、家族有肿瘤史、听说过 HPV 者更愿意接种疫苗。

一项对城市和农村女性的调查显示，仅 15.0% 的被调查女性听说过 HPV，城市女性（21.6%）和农村女性（9.3%）的知晓率差别显著，大多数被调查对象（86.4%）表示在 HPV 疫苗投入使用后将接受 HPV 疫苗免疫。另有人开展一项全国性多中心调查，以探索与中国父母接种 HPV 疫苗决策有关的影响因素。2 899 名青少年（11～17 岁）的父母参加了本次调查，调查对象中母亲占 62.8%，父母的平均年龄为 40.40 岁。仅 36.2% 的父母同意为孩子接种 HPV 疫苗。57.3% 的父母认为接种 HPV 疫苗最合适的地点为当地的疾病预防控制中心。

以上调查均显示，我国人群对 HPV 的危害和使用 HPV 疫苗的知晓程度较低，有必要加强宣传，普及有关 HPV 危害与预防知识。

接种 HPV 疫苗应注意哪些问题?

（1）有严重急性病者，应推迟 HPV 疫苗接种。在临床研究中未发现接种 HPV 疫苗后发生晕厥的危险性增加，但获准使用后的研究结果支持青少年接种后晕厥的发生增加。建议在接种后观察 15 ~ 30 分钟。

（2）HPV4 疫苗可对哺乳期女性接种，因为现有资料没有证明任何安全性问题。

（3）HIV 感染者、＞26 岁的妇女和感染（曾经感染）HPV16、18 的妇女接种的安全性和有效性目前还不清楚。

（4）对宫颈涂片异常的 9 ~ 26 岁的年轻女性，ACIP 仍然建议她们接种疫苗，因为可以预防尚未感染的 HPV 高危型别，但须告知患者，疫苗不能清除她们现存的 HPV 感染，也不能改变宫颈细胞的异常。

（5）已接种 HPV 疫苗的妇女仍然要定期做宫颈癌筛查，因为 HPV 疫苗并不能预防所有高危型 HPV，除 16 和 18 型外的其他型别还可引起全部宫颈癌 30% 的病例。

（6）接种 HPV 疫苗前不需要先行检测，因为可能感染 HPV 的型别不相同，所以接种疫苗前的检测没有必要。

（7）有关药物治疗或疾病所致免疫损害者接种 HPV 疫苗的安全性和免疫原性的资料甚少。虽然在 HIV 感染女性中 HPV 疫苗的免疫原性和效果可能较差，但由于 HPV 相关疾病（包括宫颈癌）的危险性增加，在该人群中接种的效益特别大，建议仍应接种疫苗。

（8）目前尚无 HPV4 与 HPV2 两种疫苗互换使用的安全性、免疫原性或效果的资料。这些疫苗有不同的特点、成分和适应证，在可能销售两种疫苗的地区，应尽量全部接种 3 剂相同的疫苗。但是，如果未知或未得到以前接种所用的疫苗，则任何一种销售的 HPV 疫苗都可接种，以完成免疫程序。

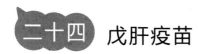

二十四　戊肝疫苗

什么是 HEV?

　　HEV 是戊型肝炎病毒的英文缩写。既往被称为肠道传播的非甲非乙型肝炎，是一种人畜共患的传染病。HEV 是单股正链 RNA 病毒，目前世界上 HEV 只有 1 个血清型，5 个基因型。基因 Ⅰ 型也称亚洲型，包括 3 个亚型，分别以缅甸株、巴基斯坦株和中国新疆株为代表；基因 Ⅱ 型也称北美洲型，以墨西哥株为代表；基因 Ⅲ 型，以美国的人和猪 HEV 株为代表；基因 Ⅳ 型，以台湾株为代表，包括中国株和日本株；基因 Ⅴ 型仅发现于禽类。基因 Ⅰ、Ⅱ 型仅见于人，常污染水源引起大规模暴发；基因 Ⅲ、Ⅳ 型除感染人外，还常见于猪、鹿及其他一些哺乳动物，主要引起散发病例。中国流行的主要是 Ⅰ 和 Ⅳ 型。Ⅰ ~ Ⅳ 型 HEV 间有良好的交叉保护反应。

HEV 是如何发现的?

　　1955 年，印度新德里贾木纳河发生洪水泛滥，同年 12 月，新德里各大医院挤满了急性肝炎患者。1978 年 11 月 ~ 1979 年 4 月，克什米尔流域又发生 1 次肝炎水型流行，在 16620 名居民中发病 265 人。Khuroo 对其中 35 名患者血清、10 名患者急性期粪便及 31 名患者肝活检标本检测，结果甲肝病毒（HAV）、乙肝病毒（HBV）急性感染均为阴性，认为与 1955 ~ 1956 年在新德里的流行相似。1980 年，Wong 对 1955 ~ 1956 年在新德里流行时发病的 17 例患者的双份血清检测，HAV 和 HBV 均为阴性，证实存在经肠道传播的另一种病毒性肝炎，称为非甲非乙型肝炎。1983 年，苏联巴拉杨（Balayan）等首次用免疫电镜技术从志愿者粪便中观察到一种新的病毒性肝炎颗粒。1989 年 Reyes 等人应用分子克隆技术获得本病毒的基因克隆，并将此型肝炎及其相关病毒分别命名为戊型肝炎（HE）和 HEV。同年在东京国际会议被正式命名为 HEV。

戊型肝炎主要有哪些临床表现?

　　戊型肝炎的临床表现与甲型肝炎类似。潜伏期为 15 ~ 75 天，平均为 40 天。起病较急，半数患者伴有发热、乏力、纳差，厌油、恶心、呕吐等消化道症状，肝区叩击痛阳性，可有肝脾肿大，淤胆多见。黄疸型患者占86.5%，皮肤、巩膜黄染，尿色加深，黄疸型与无黄疸型之比为6.4:1，黄疸多在1周内消失。血清ALT、胆红素早期有不同程度升高，4~8周后恢复正常。HE为自限性疾病，极少进展为慢性肝炎，一般于发病6周内恢复正常。

诊断戊型肝炎的依据是什么？

根据有关专家的建议，符合下列3项指标中的任何1项阳性都可作为HEV急性感染的诊断依据，如果同时有2项指标阳性则可确诊。

（1）临床症状无特异性。

（2）流行病学证据可辅助诊断。

（3）以实验室诊断为主：抗－HEV IgM阳性或抗－HEV IgG阳转或滴度四倍升高；在血清和（或）粪便检测到HEV RNA。

哪些人可以传播戊型肝炎？

HE的传染源是患者及隐性感染者。用免疫电镜检测患者发病前后的粪便，发现发病前1~4天病毒检出率为100%；发病1~3天、4~6天、7~9天和10~12天的病毒检出率分别为70%、40%、25%和14.5%。HEV传染性最强的时间是在症状出现前约1周，持续2周，发病后2周很少能从粪便中检出病毒。对33例HE患者及其70名家庭接触者随访研究表明，HE临床型和亚临床型感染率分别为32%（33/103）和31.7%（32/103），二者之比为1:1。

研究发现HEV感染者有迁延性病毒血症，患者可长期经粪便排出HEV，但慢性患者和病毒携带者很少见，作为传染源的作用不大。

动物是否可以传播HEV？

HE是人畜共患传染病，被感染的家养或野生动物可直接传播或通过污染水源传播本病。

（1）灵长类：已明确恒河猴、黑猩猩等非人灵长类容易感染人源HEV和猪源HEV。

（2）猪：大量研究发现，猪是无症状的HEV携带者，猪感染后可维持HEV的自然循环，是HEV的自然宿主。我国调查发现家庭养殖的猪比大型规模养殖的猪体内抗－HEV IgG阳性率高，可能与猪和人接触程度有关。

（3）其他动物：对其他动物的抗－HEV阳性率检测表明，牛（6%）、山羊（23%）、马（16%）、鸡（1.9%）、鸭（12.8%）、鸽（4.5%）等动物与 HEV 感染密切相关，可能为 HEV 的自然宿主。鸭、鹅、牛、羊与人密切接触程度高，值得关注。

HEV 是通过什么途径传播的？

HEV 主要经粪－口途径传播、动物源性传播，其次是直接接触传播，输血传播存在潜在可能。

（1）粪－口途径传播：水源污染是引起大规模流行的主要模式，我国曾报道 9 起 HEV 流行，其中有 5 起是水源污染所致，国外亦报道水库周围 HEV 多见。食物污染传播是粪－口传播的另一种途径，食物在生产和加工过程中被 HEV 污染而引起传播。

（2）动物源性传播：基因序列分析表明，从动物体内分离的 HEV 与人的 HEV 有极高的基因同源性，证实感染动物与人接触可引起传播。

（3）血液传播：Xia 等研究发现，取体内存在 HEV 的健康人静脉血 10ml 注入恒河猴体中，猴体内有 HEV 存在，表明经血液也是 HEV 传播的一个危险途径。Tamura 指出，在献血员中有很高的 HEV 感染率。曾有报道，我国健康献血员中，0.16%～0.3% 可检出 HEV RNA，是传播 HE 的重要途径。

（4）垂直传播：Khuroo MS 等报道 19 名感染 HE 孕妇所生的婴儿中，15 名婴儿（78.9%）有感染 HEV 的指征（12 人 HEV IgM 阳性，10 人 HEV RNA 阳性），其中 7 名婴儿在出生后 1 周内死亡。阿根廷母婴传播导致患儿感染率在33.3%～50.0% 之间。

（5）日常生活密切接触传播：可能是通过粪－口途径或口－口途径传播，人口流动可导致远距离传播。

为什么说我国经食物途径传播 HEV 逐渐增多？

我国以往 HEV 传播以水源污染为主，曾发生多次水型 HE 流行，但随着饮水设施的改善、生活水平和环境卫生的逐步提高，HE 水型传播得到基本控制。目前我国居民饮食方式多元化，食品安全存在隐患较多，使 HEV 经食物传播逐渐增多。近年来，我国报道的几次 HE 小型暴发均属于食源性感染。Emerson 等报告，煎炸或烹煮猪肝 5 分钟即可彻底破坏 HEV 的感染性，但若中温（如 56℃）条件下加工猪肝，即使 1 小时也无法完全破坏 HEV 感染性。因此，进食生肉或半熟的动物肉制品可能感染 HEV。

哪些人容易感染 HEV？

人群普遍易感，无种族差异，发病与年龄有关，儿童与老年人常表现为隐性感染，青壮年感染后发病较多，孕妇易感性较高，约为20%左右。男性发病率高于女性为（3~9）：1，主要与男性感染HEV的机会较多有关。病死率较甲、乙、丙和丁型肝炎高。

病后有一定免疫力，但免疫持续时间较短。因此，年幼时感染HEV后虽然获得一定免疫力，但到青壮年时期还可再次感染而发病。

我国戊型肝炎的流行情况怎么样？

HE广泛流行于亚、非及美洲的一些国家，呈全球性分布，我国也是高发国家之一。自2003年以来，我国HE发病呈上升趋势。2004~2008年，5年平均年报告HE 18237例，平均发病率为1.38/10万，与2003年同比，报告发病数年均增加约88.89%，发病率年均上升约93.07%。HE的报告发病数呈现连续、快速增长态势，在急性病毒性肝炎中所占的比例已从2003年的8.85%上升为2009年的31.62%；部分地区调查，HE在急性病毒性肝炎中的比例可达12%~43%。

我国健康人群HEV的感染情况如何？

我国健康人群HEV感染率较高，有明显地区差异。至今我国尚缺乏全国HEV血清流行病学调查数据，1992年全国病毒性肝炎血清流行病学调查时，对13个省（市、自治区）的血清标本调查表明，抗-HEV平均阳性率为17.2%，北方高于南方。近年来，各地报道的抗-HEV阳性率表明，我国一般人群抗-HEV阳性率有明显变化，并有显著的地域差异，南方地区抗-HEV阳性率最高，达40%左右；中部地区阳性率约30%；而东北3省及华北地区阳性率约20%。综合分析发现，除个别地区外，我国普通人群HE阳性率大致呈现自南向北逐渐下降趋势。

戊型肝炎的病死率有多高？

孕妇病死率高是本病的重要特征之一，尤其是晚期孕妇的病死率最高。对379例孕妇HE患者随访发现，早、中、晚期孕妇的病死率分别为1.5%、8.5%和21.0%，此外还可见孕妇流产和死胎。

戊型肝炎是否会出现暴发？

HE以散发为主，但也有流行和暴发的报道。1986年9月至1988年4月在新疆南部的和田、喀什和克孜勒苏3地区发生流行，波及23个县市，持续20多个月，共发病119 280例，死亡707人。近年来，我国部分地区HE暴发屡有报道，在北京、广州、扬州等地都有发生。

戊型肝炎的高发年龄是哪些?

20 世纪 80 年代,我国 HE 的发病年龄主要是 20~25 岁青壮年,儿童与老年人发病较少。近年来,一些地区发现发病年龄出现后移现象。山东省报告,40~59 岁病例所占比例呈上升趋势,由 1997 年的 28.57% 上升至 2005 年的 55.08%。1997~2006 年沈阳市传染病疫情资料的分析显示,40~54 岁年龄组的病例数占报告病例总数的 42.67%。

HEV 与 HBV 是否可以发生重叠感染? 重叠感染是否病情更重?

研究表明,我国存在 HEV 与 HBV 重叠感染情况。有人通过对慢性乙肝重叠感染 HEV 临床分析表明,乙肝 e 抗原 (HBeAg) 阳性组的重叠感染率为 56%,而 HBeAg 阴性组则为 20%。对 50 例 HBV/HEV 重叠感染患者进行分析,17 例发生重型肝炎 (34.0%),其中 8 例死亡,6 例为 50 岁以上;而单独 HBV 感染组的 50 例患者中,仅 4 例 (8.0%) 发生重型肝炎,1 例死亡,两组差异有统计学意义。多数研究表明,同时感染 HEV 和 HBV 者的并发症和死亡均显著高于单独感染 HEV 或 HBV。

我国 HEV 流行的基因型是什么?

20 世纪我国 HE 患者的基因型主要是 I 型,自 2004 年后,我国 HEV 基因型已发生从 I 型到 IV 型的变迁。有人在广西急性 HE 患者血清标本中分离到 24 株 HEV,其中 23 株 (95.8%) 为基因 IV 型,仅 1 株 (4.2%) 为基因 I 型。在江苏农村地区对常住人口的调查发现,67 例 HEV RNA 阳性标本中,基因 IV 型 62 例 (92.5%),而基因 I 型仅 4 例 (6.0%)。

全球是否有戊肝疫苗?

目前全球只有我国戊肝疫苗 (HepE) 研发成功。2004 年由国家传染病诊断试剂与疫苗工程技术研究中心 (厦门大学夏宁邵团队) 等单位联合研制的 HepE 取得成功。病毒基因来源于 HEV 基因 I 型,抗原片段为 HEV 结构蛋白 ORF2,选用大肠埃希菌 (原核) 表达系统研制疫苗。疫苗再现了 HEV 主要中和表位,具有优越的免疫原性,能刺激机体产生高效价中和抗体。以后又进一步阐明 HEV 中和表位的结构基础,成功利用大肠埃希菌表达系统获得了 HEV 颗粒,解决了基因工程疫苗免疫原性偏低的难题,安全性指标达到美国和欧盟的最高标准,在中和表位、类病毒颗粒结构和大肠埃希菌表达工艺等核心环节均拥有发明专利和完整的自主知识产权。2012 年经批准上市,是我国目前唯一拥有完全自主知识产权的基因工程病毒类疫苗，也是全球第 1 个上市的 HepE。

重组 HepE（益可宁）是利用基因工程大肠埃希菌中表达的 HEV 结构蛋白纯化而成，每剂含 30μg 纯化重组 HEV 抗原。

哪些人应接种戊肝疫苗？

HepE 主要用于≥16 岁人群，特别推荐用于感染 HEV 风险较高或感染后病情较重的人群，包括食品从业人员、学生、部队官兵、育龄期妇女、慢性乙肝患者、老年人等。

（1）孕妇：孕妇比一般人群就餐次数多，在 HEV 高流行区，孕妇食用被 HEV 污染的食物容易感染 HEV，同时孕妇在妊娠晚期的免疫功能降低，感染 HEV 后病情严重，易发生暴发性肝衰竭，病死率高。1986～1988 年新疆南部地区 HE 流行过程中，女性共死亡 414 例，病死率是同年龄男性的 4 倍，主要发生在妊娠后期。

（2）高危职业人群：由于饮水条件的改善，目前我国 HE 已从水源传播为主转变到以食源性传播为主。因此，食品从业人员、屠宰场工作人员、养猪场人员等感染 HEV 的机会较多。近几年在华东地区的研究也发现，接触猪的工作人员比其他人群感染 HEV 的风险增加。

（3）慢性病患者：意大利的一项血清流行病学调查显示，血液透析者和其他慢性肝病患者中 HEV 抗体阳性率要远高于对照组。血清流行病学调查显示，44% 的慢性肝病患者有感染 HEV 的风险。慢性肝病患者感染 HEV 后常常导致严重的肝功能失代偿，使病情恶化，病死率可高达 70%。器官移植患者或免疫缺陷患者感染 HEV 后可能导致慢性化；进行实体器官移植术者，易发生 HEV 持续感染，并发展为慢性 HE。

（4）大学生：大学生集体生活，密切接触，集体进餐，就餐环境有时难以保障，部分学生出现隐性感染，不表现出临床症状，成为病毒携带者，感染其他人。

如何接种戊肝疫苗？

采用 0、1、6 月 3 剂免疫程序，接种第 1 剂 1 个月后接种第 2 剂，第 1 剂接种后 6 个月接种第 3 剂，于上臂三角肌肌内注射，每次注射 0.5ml，含纯化重组 HEV 抗原 30μg。

接种戊肝疫苗有什么禁忌证？

对疫苗成分和对卡那霉素或其他氨基糖苷类药物过敏者、患血小板减少症或其他凝血障碍者禁用；发热超过 37.8℃者暂缓接种；孕妇及哺乳期妇女慎用。

接种戊肝疫苗的效果如何？

益可宁Ⅲ期临床试验对志愿者的观察表明，在注射疫苗1年内，使用安慰剂的48663名受试者中，有15人感染HEV；使用疫苗的48 693名中无1人感染HEV，保护率达100%（免后1年），免疫持久性预测可达10年以上。

接种益可宁有哪些反应？

在江苏对11.3万人接种益可宁进行Ⅲ期临床观察表明，不良反应以一般反应为主，发生率为2%左右，与对照组无差异。不良反应主要是接种部位疼痛，少数可有接种部位红肿、瘙痒，以及发热、疲倦、乏力和头痛等全身反应，一般不需特殊处理，可自行好转。严重不良事件（SAE）与对照组也无差异。

接种益可宁应注意哪些问题？

（1）目前尚缺少孕妇及哺乳期妇女接种该疫苗的研究数据，应充分权衡利弊后决定是否使用本品。

（2）使用免疫抑制剂可能削弱疫苗接种后的免疫应答。

（3）若正在服用其他药物，为了避免可能的药物相互作用，请向医生咨询。

二十五 肠道病毒 71 型疫苗

肠道病毒 71 型是什么?

肠道病毒 71 型（EV71）是人类肠道病毒的一种，1969 年首次从加利福尼亚患有中枢神经系统疾病的婴儿粪便标本中分离出来，在电子显微镜下观察其形态及物理化学特性都与当时已知的其他肠道病毒类似，进行中和试验（NT）或免疫扩散试验时，发现彼此间无交互作用，因此推测当时所发现的病毒为一种新型肠道病毒，以后将该病毒命名为 EV71 型肠道病毒。

EV71 有什么特性?

EV71 为单股正链 RNA 病毒，属于小 RNA 病毒目小 RNA 病毒科肠道病毒属，基因组全长大约 7500 个碱基。基于其 VP1 区核苷酸序列的差异，目前可将 EV71 分为 A、B、C、D、E、F 和 G 7 个基因型，其中 A 基因型只有 1 个成员，即 EV71 的原型株—BrCr 株；B 和 C 基因型又进一步划分为 B0 ~ B7 和 C1 ~ C6 基因亚型。

EV71 适合在湿、热的环境下生存与传播，对乙醚、乙醇、来苏尔等消毒剂及去污剂和弱酸有抵抗力，人的胃酸、胆汁不易将其杀死，在污水或含有机物的水中可长期存活。病毒对紫外线及干燥敏感，各种氧化剂（高锰酸钾、漂白粉等）、甲醛、碘伏都能灭活病毒。

感染 EV71 后可引起哪些疾病?

机体感染 EV71 后可出现不同的结局，大部分人为隐性感染，部分发展为临床病例，可以引起多种疾病，其中以手足口病（HFMD）最常见，另外还可引起疱疹性咽峡炎和脊髓灰质炎样麻痹等神经系统疾病，如无菌性脑膜炎、急性弛缓性麻痹、脑炎及其它罕见的临床表现，严重病例可导致被感染婴幼儿死亡。

EV71 与手足口病有什么关系?

引发手足口病的肠道病毒有 20 多种（型），1969 年，在美国首次证实 HFMD 是由 EV71 引起，1987 年武汉病毒研究所从 HFMD 病人分离出 EV71

病毒，1998 年深圳也从患者分离出 2 株 EV71 病毒。经实验室检测，我国从 1998 年以来 EV71 流行的优势基因型均为 EV71 C4 基因亚型，其又可进一步分为 C4a 和 C4b 分支，其中 C4a 是引起 2007 年以来我国较多 HFMD 重症和死亡病例的绝对优势亚型。我国实验室确诊病例中，EV71、CV – A16 和其他肠道病毒阳性比例分别为 44%、25% 和 31%；轻症、重症和死亡等不同严重程度病例中 EV71 构成比分别为 40%、74% 和 93%。重症病例和死亡病例始终以 EV71 为主，并且 EV71 感染相关 HFMD 在我国婴幼儿人群中持续流行，发病率高，并导致一定比例的患儿死亡。

什么是手足口病？

HFMD 是一种多发于 <5 岁的儿童，以手、足和口腔黏膜疱疹或破溃后形成溃疡为主要临床症状的自限性传染病，又名发疹性水疱性口腔炎。1958 年 Robinson 等首次对发生于加拿大的 HFMD 进行描述。1959 年，针对患者发病时，手、足和口会出现水泡或红疹，提出以"手足口病"命名。HFMD 主要由 EV71 引起，有报道在 HFMD 死亡病例中分离到的病原体，95% 为 EV71。此外，柯萨奇病毒 A 组 16、4、5、9、10 型，B 组的 2、5 型、埃可病毒等也可引起 HFMD。

1972～1973 年、1986 年和 1999 年澳大利亚均发生过由 EV71 引起的 HFMD 流行。20 世纪 70 年代中期，保加利亚、匈牙利相继暴发以中枢神经系统为主要临床特征的 EV71 流行。此后，英国、日本等国亦有暴发的报道。20 世纪 90 年代后期，EV71 开始肆虐东亚地区，越南、柬埔寨等国均出现暴发流行，并引起较多的重症和死亡病例，已成为威胁东亚国家或地区婴幼儿生命和健康的重要传染病之一。

手足口病的临床表现如何？

HFMD 潜伏期一般为 3～7 天。多以发热起病，开始有咳嗽、流涕等上呼吸道感染症状，1～2 天后，口腔黏膜、唇内可出现疱疹，疱疹破溃后形成溃疡，疼痛较重。患儿常表现烦躁、哭闹、流口水、厌食等不适症状。发生口腔疱疹后 1～2 天可在患儿的手心、足心及臀部皮肤出现斑丘疹，以足心部最多，疱疹呈圆形、椭圆形或扁平型，小至米粒，大至豌豆，一般 7 天左右消退，不会造成瘢痕，也不会留下印迹。

HFMD 是一种病情较轻的自愈性疾病，绝大部分患儿预后较好，少数重症患儿可在发病 1～5 天后出现脑炎、脑脊髓炎、脑膜炎、肺水肿，以及循环衰竭等，极少数病例病情危重，可致死亡，存活病例可留有后遗症。

我国手足口病的发病情况怎么样?

我国于 1981 年在上海首次发现本病, 1987 年首次在湖北省 HFMD 流行期间发现 EV71 感染, 北京、河北、安徽、江苏等省市和台湾地区均有流行的报道, 其中较大规模的暴发有 1998 年台湾地区、2007 年山东临沂和 2008 年安徽阜阳, 分别报告病例 129106、6138 和 7470 例, 分别死亡 78、8 和 23 人。近年来 EV71 感染引起的 HFMD 呈上升趋势, 当前在全国肠道病毒所致疾病中, 70% 的重症病例和 90% 以上的死亡病例均由 EV71 引起。

2008 年 5 月, 国家卫计委将 HFMD 纳入法定报告的丙类传染病。2008 ~ 2015 年, 全国共报告 HFMD 约 1380 万例, 平均年发病率为 147/10 万, 报告重症病例约 13 万例, 死亡约 3300 人, 给我国儿童生命健康带来严重威胁。

我国手足口病的疾病负担如何?

据估算, 我国每年由 EV71 感染所致重症和轻症 HFMD 病例的费用 (直接医疗费用和间接费用) 分别为 1.8 亿元和 10 亿 ~ 20 亿元。由于存在漏报、漏诊等因素, 以及未计算长期后遗症病例的经济负担, EV71 感染所致的疾病经济负担将比上述估计值更高。上海市调查 0 ~ 9 岁 HFMD 病例人均费用为 1346 元, 江苏省的研究显示, 轻症和重症 HFMD 的人均费用分别为 3172 元和 13284 元, 健康相关生存质量损失分别为 1.76/1000 和 3.47/1000 伤残调整生命年。

手足口病的传染源是什么?

HFMD 患者和隐性感染者均可排出病毒, 是本病的主要传染源。出现症状前数天, 患者血液、鼻咽分泌物和粪便中均已有病毒, 因此, 患者潜伏期也具有传染性。患者发病后 1 ~ 2 周自咽部排出病毒, 传染性最强, 3 ~ 5 周可从粪便中排出病毒。疱疹液中含大量病毒, 破溃时病毒即溢出, 亦具有传染性。有研究估计, 在 HFMD 暴发时, 1 例 EV71 感染 HFMD 病例可传染 5.48 个易感者。带毒者和轻型散发病例是流行间歇期的主要传染源。

EV71 是通过什么途径传播的?

EV71 的传播方式多样, 以通过人群密切接触传播为主。患者咽喉分泌物及唾液中的病毒通过飞沫传播是主要的传播方式, 病毒亦可经污染物品 (毛巾、手绢、牙杯、玩具、食具、奶具以及床上用品、内衣等) 引起间接接触传播; 如接触被病毒污染的水源, 亦可经水感染。门诊交叉感染和口腔器械消毒不彻底亦是造成传播的原因之一。

哪些人容易感染 EV71？

人群对 EV71 普遍易感，人类是 EV71 感染的唯一自然宿主。感染后常表现为隐性感染，从而可获得相应免疫力。儿童血清 EV71 中和抗体阳性率与年龄密切相关，新生儿可以通过母体获得抗体，但母传抗体通常只维持 1～5 个月，几个月后抗体水平迅速下降，随着年龄的增长抗体阳性率逐渐升高。对我国东南、西北和西南不同地区 1～6 岁儿童的调查发现，1 岁幼儿抗体阳性率为 20%，2 岁为 36.9%，3 岁 41%，4 岁 56.6%，5～6 岁达 60.9%。但由于不同病原型别感染后抗体缺乏交叉保护，因此人群可反复感染发病，尤以 ≤3 岁年龄组发病率最高。

我国手足口病的流行特征是什么？

（1）HFMD 分布广泛，无严格地区分布，全国各地均有发病，但南部、东部省份年平均发病率高于其他省份。

（2）全年四季均可发病，夏秋季是主要流行季节，常见于 4～9 月，部分地区在秋季还出现疫情回升，冬季发病较少见。南方省份流行季节高峰时间略早于北方。

（3）发病主要集中在 <5 岁儿童，占总病例数的 90%。其中 1 岁组发病水平最高，随着年龄增长发病率下降。<6 月龄婴儿因母传抗体保护和暴露机会较少，发病水平相对较低，但一旦感染病情往往较为严重。

（4）HFMD 发病率和病情严重程度均无明显的性别差异。

（5）流行期间托幼机构易发生集体感染，出现暴发疫情。家庭也有发病聚集现象。

（6）全国多数地区的流行间隔多为 1 年，部分省份出现 2～3 年周期性流行的特征。

EV71 疫苗的研发情况怎么样？

1975 年保加利亚 HFMD 流行时，最早开始使用 EV71 灭活疫苗，但之后一直没有继续使用和深入研究，因此无数据证明其有效性。1998 年台湾发生 HFMD 流行后，灭活疫苗的研究再度引起重视。Wu CN 等人用灭活 EV71 疫苗、重组 VP1 蛋白、DNA 疫苗分别免疫接种实验母鼠，并比较其新生小鼠对野生型 EV71 的免疫保护效果。结果显示 3 种疫苗都能提供一定的保护效率。目前全球研发的 EV71 疫苗有全病毒灭活疫苗、减毒活疫苗、亚单位疫苗、DNA 疫苗、表位肽疫苗和重组病毒样颗粒疫苗等。全病毒灭活疫苗的研发进展最快。中国医学科学院医学生物学研究所、北京科兴生物制品有限公司、国药中生生物技术研究院有限公司和武汉生物制品研究所有限责任公司等企业研发的 EV71 疫苗于 2013 年完成Ⅲ期临床试验。中国医学科学院医学生物学研究所和北京科兴生物制品有限公司研发的 EV71 疫苗已于 2015年 12 月获国家食品药品监督管理总局批准上市。

EV71 疫苗的接种对象是什么?

根据现有数据,EV71 母传抗体出生后逐渐衰减,在婴儿 5～11 月龄时最低,而发病率最高的年龄组在 1～2 岁。建议 EV71 疫苗接种对象为≥6 月龄的易感儿童,接种越早越好,最好在 12 月龄前完成接种程序,以便尽早发挥保护作用。对于≥5 岁儿童,不推荐接种 EV71 疫苗。

不同厂家生产的疫苗的接种年龄范围可参照相应产品疫苗说明书。

如何使用 EV71 疫苗?

基础免疫程序为 2 剂次,间隔 1 个月,于上臂三角肌肌内注射,每次接种剂量均为 0.5ml。是否需要加强免疫目前尚缺乏资料。

接种 EV71 疫苗有哪些禁忌证和慎用征?

已知对 EV71 疫苗任何一种成分过敏者,发热、急性疾病期患者及慢性疾病急性发作患者不得接种。如有下列情况,在接种时要慎重考虑是否接种。

(1) 患有血小板减少症或者出血性疾病者。

(2) 正在接受免疫抑制治疗的患者,接种疫苗后产生的免疫应答可能会减弱,应推迟到治疗结束后接种,并应增加接种剂次和剂量。对慢性免疫功能缺陷的患者,即使基础疾病可能会使免疫应答受限,也应推荐接种。

(3) 未控制的癫痫和其他进行性神经系统疾病(如 GBS 等)患者,应慎重考虑是否接种。

其他禁忌和慎用情况可参考相应生产企业的疫苗说明书。

EV71 疫苗是否可以用于暴露后预防?

目前,缺乏在暴露后接种 EV71 疫苗有效性和安全性的数据,若发现儿童暴露后,家长要求为儿童接种 EV71 疫苗时,应对接种后的发病风险或偶合发病的可能性进行充分告知,在家长知情的前提下,由家长决定是否接种EV71 疫苗。

EV71 疫苗的免疫原性如何?

疫苗企业分别在广西和江苏开展了Ⅰ、Ⅱ、Ⅲ期临床试验。结果显示,疫苗具有良好的免疫原性和保护效力。接种 EV71 疫苗 2 剂次后 28 天，血清抗体阳转率为 88.1%～91.7%，预防 HFMD 的保护效力在 90% 以上。受样本量限制，对 EV71 感染所致重症病例的保护效力尚缺乏准确估计。对 CV－A16 感染和其他肠道病毒感染引起的 HFMD 无保护效力。

不同基因型毒株的免疫原性研究结果显示，疫苗株对 EV71 不同基因型和亚型具有交叉保护作用。

接种 EV71 疫苗可以保护多长时间？

目前，尚缺乏可靠的免疫持久性研究数据。根据对 Ⅲ 期临床研究对象的跟踪观察，接种后 56 天到 8 个月，EV71 中和抗体滴度略有下降，接种疫苗后 8～14 个月抗体水平处于相对稳定状态，但抗体阳性率未见下降。免疫后 2 年的观察结果显示，中和抗体水平和临床保护效力仍然维持在较高水平。

接种 EV71 疫苗有什么反应？

临床研究数据显示，接种疫苗后的局部反应主要表现为接种部位发红、硬结、疼痛、肿胀、瘙痒等，以轻度为主，持续时间不超过 3 天，可自行缓解。全身反应主要表现为发热、腹泻、食欲不振、恶心、呕吐、易激惹等，均呈一过性。严重程度达到 3 级以上的所有症状（如发热、腹泻、恶心呕吐等）的发生率在疫苗接种组和对照组之间无显著性差异。结果表明 EV71 疫苗具有良好的安全性。

使用 EV71 疫苗要注意哪些问题？

（1）同其他疫苗一样，接种 EV71 疫苗不一定 100% 的有效。接种前，需向受种者监护人进行解释和说明。

（2）EV71 疫苗可刺激机体产生针对 EV71 病毒的免疫力，用于预防 EV71 感染所致的 HFMD 和相关疾病，不能预防其他肠道病毒（包括 CV－A16）感染所致的 HFMD。

（3）EV71 疫苗应于 2～8℃ 避光保存、运输，严禁冻结。

（4）疫苗开启后应立即使用。使用时应充分摇匀，如疫苗瓶有裂纹、标签不清或疫苗瓶内有异物等均不得使用。开启疫苗瓶和注射时，切勿使消毒剂接触疫苗。严禁血管内注射。

（5）接种 EV71 疫苗时应备有肾上腺素等药物，以备偶发过敏反应时，用于急救。

（6）目前尚无 EV71 疫苗与其他疫苗同时接种的资料，但根据接种灭活疫苗的一般规律，可以与其他疫苗同时在不同部位接种。

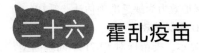 霍乱疫苗

霍乱是一种什么疾病？

霍乱是由 O_1 和 O_{139} 血清群霍乱弧菌经肠道感染而引起的急性脱水和水样腹泻的疾病，有发病急、传播快、波及范围广的特点，常能引起大流行。历史上，霍乱暴发曾导致数百万人发病以及数十万例患者死亡。据 2012 年 12 月 WHO 报道，目前每年全球仍有 300 万~500 万病例，有 10 万~12 万人因霍乱死亡，常在南亚、东南亚和非洲呈地方性流行，但也可引起规模较大的暴发。

霍乱是什么引起的？

霍乱是由霍乱弧菌引起的。霍乱弧菌是革兰染色阴性，无侵袭性的水生细菌。根据菌体（O）抗原不同可将霍乱弧菌分出 200 多个血清群，但仅有 O_1 和 O_{139} 血清群可引发流行。尚无证据表明这 2 个血清群之间具有交叉保护作用。O_1 群有 2 个生物型：EI Tor 生物型和古典生物型。2 个生物型又都可分为 2 个血清型：小川型和稻叶型。O_{139} 群是 1992 年 10 月在印度马德拉斯和孟加拉国发现的引起霍乱流行的新变异株，它是 EI Tor 型的基因衍生株。

霍乱弧菌经干燥 2 小时或 55℃ 加热 10 分钟可死亡，煮沸立即死亡，在未经处理的粪便中可存活数天。霍乱弧菌能产生肠毒素、神经氨酸酶、血凝素，菌体裂解后能释放出内毒素。

霍乱在全球的流行情况如何？

霍乱仍是全球的一大威胁，目前霍乱已在全球引起 7 次大流行，1992 年 10 月在印度马德拉斯发生了由非 O_1 群霍乱弧菌，而是由 O_{139} 引起的新型霍乱，从而揭开了霍乱流行史上新的一页，已影响 140 个国家或地区，1991~1998 年每年全球有 59~94 个国家或地区报告 14 万~59 万霍乱病例，由于存在大量漏报，实际发病和死亡数远远高于报告数。近年来，在印度加尔各答、莫桑比克、贝拉和印度尼西亚北雅加达等城市的贫民区，开展了 1 项前瞻性的霍乱监测研究，结果显示霍乱在 2~4 岁儿童中的年发病率为 8.8‰（贝拉）、6.2‰（加尔各答）和 1‰~2‰（北雅加达），其中以 <2 岁儿童

的发病率最高（加尔各答 8.6‰，北雅加达 3.2‰）。

霍乱在我国的流行情况怎么样？

新中国成立前，我国有记录的霍乱流行长达近 130 年（1820～1948 年），经证实均为古典型霍乱弧菌引起。1949～1960 年古典型霍乱在中国未见报道。1961 年世界第 7 次霍乱大流行（由 O_1 群埃尔托型引起）开始后，我国于当年 6、7 月份即在广东西部沿海的阳江、阳春等地开始流行（当时称之为"副霍乱"）。20 世纪 70～80 年代中期，副霍乱在我国严重流行，大多数地区报告发病数均超过原先水平，地区分布与发病规模也较前明显增大。此后，霍乱在我国发病时起时伏，从未终止，特别是 20 世纪 80～90 年代在许多省份曾出现流行。进入 21 世纪，霍乱发病大大减少，每年报告数百例，2014 年仅报告 24 例，无死亡病例报告。

我国霍乱流行的菌型有什么变化？

新中国成立前 100 多年流行的霍乱均是由古典生物型霍乱弧菌引起，20 世纪 60 年代以后流行的则是由埃尔托生物型引起，流行菌的生物型发生了根本性变化。在血清型方面，20 世纪 60 年代及 70 年代前期多以小川血清型为优势菌，20 世纪 70 年代中期以后以稻叶血清型为主，20 世纪 80 年代以后出现小川与稻叶 2 种血清型并存，北方地区以小川血清型、南方地区以稻叶血清型为优势菌株的局面。20 世纪 90 年代以后又以小川血清型占绝对优势，而且于 1993 年出现了由非 O_1 群霍乱弧菌，即 O_{139} 血清型引起的部分病例。进入 21 世纪，又出现以稻叶型为优势菌的发展趋向。霍乱弧菌在不同阶段出现的上述变化，无疑会在一定程度上影响本病的流行特征并增加本病的防治难度。

霍乱有哪些临床表现？

霍乱的潜伏期为 1～3 天，大多急性起病，典型的临床表现是急性腹泻和剧烈呕吐，以持续 1 天或几天的急性大量水样泻为特征。大便呈米泔水样或无色透明水样，呕吐多在腹泻后出现，常为喷射性和连续性。由于频繁腹泻和呕吐，大量水和电解质丧失，患者会出现肾功能衰竭、代谢性酸中毒和低钾综合征等并发症，如未予以及时治疗，可在 24 小时内死亡。已知 O 型血型者易发生重型霍乱。

约有 75% 的霍乱弧菌 O_1 或者 O_{139} 感染者不出现任何症状，在有症状的病例中，有 80% 的病例仅有轻微或者中度腹泻。当不具备环境卫生设施时，病毒被排入环境，可能成为进一步发生感染的源头。

哪些人可以传染霍乱？

霍乱是人类传染病，患者和带菌者是传染源。人感染本病后的临床表现多种多样，一般是受感染的多，发病的少；轻症的多，重症的少，严重脱水的典型患者仅占感染者的一小部分，因此轻型患者、隐性感染者和恢复期带菌者作为传染源作用更大。

霍乱是通过什么途径传播的？

霍乱是经口感染的肠道传染病，可通过水、食物、生活接触和苍蝇等而传播。水型传播是最重要的途径，人与人直接传播不常见。

霍乱有近程传播和远程传播两种扩散方式。前者是疫点或疫区的逐步扩大，实际上是老疫区的依次延伸；后者是沿交通线从一地传到另一地，或从一国传到另一国，新老疫区往往互不连接，甚至相距甚远，常使人感到突如其来，以至有所谓"跳跃式"传播的特点。

哪些人群对霍乱易感？

人群普遍易感，因受胃酸及免疫功能等影响，感染后并非人人都发病。感染霍乱弧菌后可在肠道局部产生分泌性抗体 sIgA，在血清中产生凝集素、杀弧菌抗体（抗菌免疫）和抗毒抗体（抗毒免疫）。经肠道局部免疫和体液免疫的联合作用，病后可获得一定免疫力，但再感染的可能性也存在。

目前使用的霍乱疫苗有几种？

目前已研发出几种口服霍乱疫苗，国际上批准上市的有全细胞重组 B 亚单位（WC/rBS）疫苗（Dukoral）、Morvac 和 Shanchol 疫苗，这些疫苗均未进入我国市场。目前我国使用的主要是由上海联合赛尔生物工程有限公司生产的重组 B 亚单位/菌体霍乱疫苗（WC－rBS），商品名"可唯适"（Ora-Vacs）。

可唯适有什么特点？

可唯适是中国军事医学科学院生物工程研究所于 2000 年 6 月研制成功的，肠溶胶囊。系用工程菌制备重组霍乱毒素 B 亚单位，与灭活 O_1 型古典生物型和 EI Tor 生物型霍乱弧菌菌体经冷冻干燥制成干粉，与适量乳糖、硬脂酸镁混合成浅黄色或浅褐色均匀粉末后，制成肠溶胶囊，胶囊内为浅褐色或淡黄色均匀粉末，每粒胶囊含灭活霍乱弧菌菌体（rBS1mg－WC）5.0×10^{10}，重组霍乱毒素 B 亚单位 1mg。

霍乱疫苗的免疫策略是什么？

当前全球尚无国家将接种霍乱疫苗作为常规手段来控制霍乱。WHO 提出，接种霍乱疫苗可以与传统的控制霍乱的措施结合，如提供清洁水源和充分消毒互为补充。主要免疫策略如下。

（1）应急免疫策略：WHO 一直将有效的免疫接种作为预防霍乱的公共卫生措施放在高度优先的位置。2012 年，WHO 建议在其他干预措施不能有效开展的地区，应使用霍乱疫苗来减少死亡，但不能代替提供安全饮用水、改善基础卫生条件和社会动员等其他高度优先的干预措施。

（2）旅行者接种：对到卫生条件较差的地区、霍乱地方性流行和受流行感染威胁地区的旅行者接种 WC－rBS。

霍乱疫苗的接种对象有哪些？

霍乱疫苗对 <2 岁儿童保护作用较小，建议在 ≥2 岁的儿童、青少年和有接触或传播危险的成人中使用，主要包括以下人员。

（1）卫生条件较差的地区、霍乱流行和受流行感染威胁地区的人群。

（2）旅游者、旅游服务人员、水上居民。

（3）饮食业与食品加工业、医务防疫人员。

（4）遭受自然灾害地区的人员。

（5）军队执行野外战勤任务的人员。

（6）野外特种作业人员。

（7）港口、铁路沿线工作人员。

（8）下水道、粪便、垃圾处理人员。

如何使用可唯适？

可唯适为口服用。预防霍乱服 3 剂（0、7、28 天），预防产肠毒素大肠埃希菌（ETEC）腹泻服 2 剂（0、7 天），每次均 1 粒。每粒剂量应不低于含灭活霍乱弧菌菌体（rBS1mg－WC）5.0×10^{10}。为取得更好效果应于餐后 2 小时服苗，服苗后 1 小时勿进食。服苗 14 天后即可取得令人满意的保护效果。接受过霍乱疫苗免疫的人员，可视疫情于流行季节前加强 1 次，方法、剂量同上。

使用霍乱疫苗有什么禁忌证？

使用霍乱疫苗有以下禁忌证。

（1）发热、严重高血压、心、肝、肾脏病、重度营养不良、严重佝偻病、艾滋病及活动性结核患者禁用。

（2）孕妇及 2 岁以下婴幼儿禁用。

（3）已知对疫苗中任何成分过敏，或使用本制剂后发生严重反应者禁用。

可唯适的预防效果如何？

对维和部队官兵口服可唯适的效果进行观察，口服后 0、1、2、8 个月血清抗体阳性率分别为：7.06%、54.34%、76.09%、39.13%，执行任务的受种者 8 个月无人发生霍乱。

可唯适对腹泻和 ETEC 也有交叉保护作用。经对部队指战员服苗后 6 个月的监测显示，对照组腹泻病发病率为 23.7%，服苗组为 14.4%（低剂量组）和 12.9%（高剂量组），差异有显著统计学意义。服苗后 3 个月对低剂量、高剂量和对照组 ETEC 感染率比较，分别为 1.18%、1.43% 和 4.25%；6 个月时分别为 3.2%、3.4% 和 7.5%，均有显著统计学意义。有人观察亦证实，服用 3 剂可唯适后，85% 的服苗者可保护 3 年；服用 2 剂可唯适后，72% 的服苗者在 6 个月内对 ETEC 腹泻有一定的保护作用。

使用可唯适有什么不良反应？

服用可唯适后一般无不良反应，个别人可有腹痛、荨麻疹、恶心、腹泻等，均属轻度，一般不需处理，可自愈。目前尚无严重不良反应的报道。有人曾对使用不同剂量疫苗接种，证明其安全性良好，不良反应与接种剂量关系不大。

使用可唯适应注意哪些问题？

使用可唯适应注意以下问题。

（1）为取得最佳效果应于餐后 2 小时服用疫苗，服苗 1 小时内勿进食，服苗 2 天内忌食生冷、油腻、辛辣的食品。

（2）胶囊经密封处理，裂开后不能使用。由于肠溶胶囊质地较脆，取用时应从铝箔无字面沿椭圆形边缘轻启，将胶囊取出，谨防胶囊破损。疫苗出现异味后不能使用。

（3）尚无有关疫苗与其他疫苗同时接种的资料。

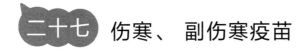

二十七 伤寒、副伤寒疫苗

伤寒是一种什么疾病?

伤寒是由伤寒沙门菌感染单核 – 吞噬细胞系统、肠道淋巴组织及胆囊引起的急性肠道传染病。临床特征为持续发热、全身中毒症状、相对缓脉、肝脾肿大、玫瑰疹及白细胞减少等。19 世纪早期人们曾把伤寒与斑疹伤寒混为一谈，以后认识到这是两种不同的疾病。目前伤寒仍是一个严重的公共卫生问题。

伤寒、副伤寒是什么引起的?

伤寒和副伤寒分别由伤寒和副伤寒杆菌引起。伤寒杆菌和副伤寒杆菌（甲、乙、丙型）都属于肠杆菌科，沙门菌属，为革兰阴性兼性厌氧菌，其中大多数借助周身鞭毛（H 抗原）运动，不产生芽孢，无荚膜，生化反应相似。两者均含有菌体 "O" 抗原和鞭毛 "H" 抗原，部分菌株含有 Vi 抗原。O 抗原是沙门菌具有毒力的主要因素，Vi 抗原与伤寒杆菌的免疫原性和毒力有关。

伤寒杆菌在自然环境中抵抗力较强，在 – 20℃可长期存活，对光、热、干燥、消毒剂及酸的抵抗力较弱，阳光直射数小时死亡，加热到 56～60℃经 30 分钟死亡，饮用水余氯达 0.2～0.4mg/L 时或在 3% 碳酸溶液中均能迅速死亡。

为什么说 Vi 抗原存在时，可使伤寒杆菌的毒力增强?

当伤寒杆菌既有 O 抗原，又有 Vi 抗原时，其毒力可大大增强，这是因为 Vi 抗原具有阻止人体内细胞吞噬作用及减弱抗体及补体的作用。Vi 抗原阳性表示人体内有活菌存在，故 Vi 抗体的检测有助于伤寒带菌者的调查。

伤寒有哪些临床表现?

伤寒潜伏期多为 1～2 周，短者 3 天，长者达 40 天。典型伤寒的病程 4～5 周，可表现初期、极期、缓解期、恢复期 4 期，一般在 1 个月左右完全恢复。机体感染伤寒沙门菌后可到达网状内皮系统，在巨噬细胞内增殖。经潜伏期后，患者起病第 1 周体温逐日呈梯形上升，至 1 周末体温可达 39~41℃，伴有乏力、畏寒、头痛、食欲减退、腰酸腿痛、腹胀便秘等症状，右下腹可有压痛。病后第 2 周起，高热持续不退，一般可持续 10~14 天，约 25% 患者可出现玫瑰疹、相对缓脉、肝脾肿大和神经系统中毒症状。起病后第 4 周体温开始下降并逐渐恢复正常。主要并发症为肠出血、肠穿孔，还可并发中毒性心肌炎、中毒性肝炎、肺部感染、溶血性尿毒综合征、胆囊炎等。

不典型伤寒也有典型伤寒的自然过程，除了典型表现外，临床上还有其他不典型的表现，如轻型、顿挫型、暴发型、迟延型等。另外，小儿伤寒也有其自身的特点，学龄期儿童的症状与成人相似，学龄前儿童的症状较成人为轻，婴幼儿时期的病例不典型者多，发病较急，出现急性症状，通常易被误诊为疟疾、登革热、流行性感冒或其他发热性疾病。

副伤寒的临床表现如何？

副伤寒潜伏期较短，多为 6~8 天，短至 1 天，长达 14~15 天。一般食物型的潜伏期较短，水型则较长。副伤寒甲、乙的临床表现与伤寒相似，但一般病情轻，病程短，病死率较低。副伤寒丙的症状较为特殊，有的与轻型伤寒相似，有的则以急性胃肠炎或脓毒血症为主要临床表现，脓毒败血症型病情严重，若治疗不及时，预后较差。

为什么说伤寒是发展中国家的严重公共卫生问题？

伤寒广泛分布于世界各地，以热带、亚热带多见。近 20 年来，发病率基本呈下降趋势，但在发展中国家仍有地方性流行或暴发，发病率的高低主要与该国或地区的水源卫生设施、经济和文化水平密切相关。据 WHO 统计，20 世纪 80 年代全球每年报告伤寒、副伤寒约 1253.3 万例，年发病率为 364.76/10 万。2004 年全球报告伤寒患者约 2100 万例，其中 21 万人死亡，主要发生在发展中国家（占 99.82%）。在水源设施较好的发达国家，人口虽占世界总人口的 32.89%，但病例数仅占 0.18%，发病率为 2.04/10 万，其中在美国、西欧等一些经济发达国家已几近绝迹。发展中国家的发病率是发达国家的 266 倍。

亚洲是伤寒的高发地区。2001~2004 年，Leon 等在印度、巴基斯坦、印尼、越南和中国 5 个亚洲伤寒、副伤寒高发地区设置监测点，开展病原学为基础的伤寒、副伤寒监测研究。结果表明印度、巴基斯坦、印尼和中国 4 个国家全人群伤寒年发病率分别为：136.7/10 万、394.0/10 万、82.4/10 万

488

和15.2/10 万；副伤寒年发病率分别为：42.1/10 万、72.3/10 万、13.7/10 万和27.5/10 万。

我国伤寒的发病情况如何？

我国新中国成立前伤寒、副伤寒流行广，发病率和病死率高。据新中国成立前5年上海不完全统计，发生伤寒患者120162例，病死率47.1%。新中国成立后由于城市给水卫生设施的改进及食品卫生的改善，伤寒发病率及病死率降低。1980～1994年全国发病率波动在8.35/10 万～1.94/10 万，病死率为1%。2005～2010年每年报告病例在1.5 万～3.5 万例左右，病死率在0.1%以下；报告伤寒副伤寒突发公共卫生事件83 起，导致5137人发病，其中伤寒引起的暴发事件为42 起，发病2331例；副伤寒引起的暴发流行41起，发病2806例。2014年我国报告伤寒、副伤寒13768例，在贵州、广西等地的局部仍有流行。

伤寒、副伤寒的传染源是哪些人？

伤寒、副伤寒的传染源是患者和带菌者。

（1）患者：伤寒和副伤寒的传染期较长，从潜伏期末至整个患病期间都有传染性，其间随粪、尿排出大量伤寒杆菌污染外环境，尤以病程第2～4周传染性最强。隐性感染者亦能排出伤寒病原菌，起传染源的作用。

（2）带菌者：带菌者是伤寒的重要传染源，带菌率一般在0.5%以下，但也有高达17%者，可有潜伏期、恢复期、慢性和健康带菌者。使用抗生素治疗，只能减少与抑制患者体内的伤寒杆菌，不能彻底杀灭，致使患者在治疗后只获得临床治愈，仍携带伤寒沙门菌达数月或数年之久（"无症状带菌者"）。约有2%～5%康复患者可持续排菌3个月以上，甚至终身。

伤寒、副伤寒通过什么途径传播？

主要经粪 – 口途径传播，经水传播和食物污染传播是最重要的途径，常引起流行。通过患者或带菌者污染的手或其粪便，污染日常生活用品的日常接触传播，以散发病例为主，可向周围扩散，持续较长的时间。经生物媒介传播，伤寒杆菌不仅能在苍蝇体表存活，而且能进入苍蝇肠道内生存2～5天，苍蝇的肠道排泄物可直接污染水和食物，又可通过在粪便和食物之间的移动传播病原体。

哪些人容易感染伤寒、副伤寒？

人群普遍易感，显性感染和隐性感染都可获得比较巩固的免疫力，再次患病者极少。病后第4周血清凝集抗体滴度可达高峰，但O抗体存在时间不长，约为3~6个月，H抗体可持续存在数年。

目前我国使用的伤寒、副伤寒疫苗有几种?

目前我国主要使用的有伤寒疫苗、伤寒－甲型副伤寒联合疫苗、伤寒－甲型乙型副伤寒联合疫苗和伤寒Vi多糖疫苗。1964年兰州生物制品研究所曾进行口服疫苗研究，20世纪70年代成都生物制品研究所进行过Ty21a口服活疫苗研究，均因效果差，反应大，未获成功。

伤寒疫苗、伤寒－甲型副伤寒联合疫苗、伤寒－甲型乙型副伤寒联合疫苗有什么特点?

采用伤寒沙门菌和甲型、乙型副伤寒沙门菌用pH 7.2~7.4的马丁琼脂、肉汤琼脂或其他适宜的培养基培养后，取菌苔制成悬液，经甲醛杀菌，用PPS稀释制成，为乳白色混悬液，含苯酚防腐剂，每瓶5ml，用于预防伤寒、甲型和乙型副伤寒感染。每1次人用剂量为0.2~1.0ml（根据年龄及注射针次不同），伤寒疫苗含伤寒沙门菌$6.0 \times 10^7 \sim 3.0 \times 10^8$。伤寒－甲型副伤寒联合疫苗含伤寒沙门菌$3.0 \times 10^7 \sim 1.5 \times 10^8$，伤寒－甲型乙型副伤寒联合疫苗含伤寒沙门菌$3.0 \times 10^7 \sim 1.5 \times 10^8$，甲型副伤寒沙门菌和乙型副伤寒沙门菌为$1.5 \times 10^7 \sim 7.5 \times 10^7$。

伤寒Vi多糖疫苗有什么特点?

伤寒Vi多糖疫苗由纯化的伤寒沙门菌Ty2株培育后，经过甲醛杀菌，再用16烷基3甲基溴化铵等提取Vi多糖抗原，然后将荚膜多糖从培养上清中析出、纯化、真空干燥，最后在缓冲液中重悬而成。单人剂量含30μg多糖。Vi多糖疫苗可诱生非T细胞依赖性IgG应答，不能诱导肠黏膜免疫，无法建立免疫记忆，增加接种剂次不能增强免疫应答，对2岁以下儿童不能诱生充分的免疫应答。

伤寒疫苗的免疫策略是什么?

目前世界上很少有国家将接种伤寒疫苗纳入常规免疫，只是选择性对流行地区的居民和高危人群接种。WHO和美国均建议对以下人员应进行接种。

（1）到有接触伤寒杆菌危险地区的旅游者。伤寒杆菌在一些发展中国家常见，到这些国家的旅游者可能接触被伤寒沙门菌污染的饮食而感染，因此在旅游前应接种疫苗。

（2）伤寒杆菌携带者的密切接触者。

（3）经常接触伤寒杆菌的微生物学实验室工作人员。

我国推荐的接种对象是在港口、铁路沿线工作的人员，下水道、粪便、垃圾处理人员，饮食行业、卫生防疫人员及水上居民，或本病流行地区的人群。

如何使用伤寒疫苗、伤寒 – 甲型副伤寒联合疫苗、伤寒 – 甲型乙型副伤寒联合疫苗？

基础免疫注射3剂，每剂间隔7~10天，于上臂外侧三角肌附着处皮下注射，建议每3年加强注射1次。不同年龄注射剂量见表27 – 1。

表 27 – 1　不同年龄注射伤寒疫苗的剂量

注射时年龄（岁）	注射剂量（ml）		
	第 1 剂	第 2 剂	第 3 剂
1 ~ 6	0.2	0.3	0.3
7 ~ 14	0.3	0.5	0.5
>14	0.5	1.0	1.0

注：每针间隔7~10天，加强注射剂量相同。

如何使用伤寒 Vi 多糖疫苗？

该疫苗获准用于≥2岁人群。仅需接种1剂，剂量为0.5ml（含伤寒 Vi 多糖应不低于30μg），于上臂外侧三角肌肌内注射。注射疫苗后7天可提供保护作用，为维持保护作用，建议每3年复种1次。Vi 多糖疫苗可与儿童期常规免疫的疫苗同时接种。

接种伤寒疫苗有哪些禁忌证？

接种伤寒疫苗有以下禁忌证。
（1）对疫苗中任何成分过敏者，或接种上1剂疫苗出现严重反应者。
（2）妊娠期、月经期及哺乳期妇女。
（3）发热、患严重高血压病、心脏疾病、肝脏疾病、肾脏疾病及活动性肺结核者。

接种伤寒疫苗、伤寒 – 甲型副伤寒联合疫苗、伤寒 – 甲型乙型副伤寒联合疫苗的效果怎么样？

20世纪60年代，WHO主持在南斯拉夫、圭亚那、波兰和苏联进行的临床试验表明，丙酮灭活疫苗（K）的保护效果为79%~88%，热 – 酚灭活疫苗（L）的保护效果为51%～61%，K型疫苗优于L型疫苗。国内观察伤寒－甲型乙型副伤寒联合疫苗的保护效果为79%～88%，由于其常见的发热及注射部位的红肿、疼痛等不良反应，限制了该疫苗的应用。

接种伤寒Vi多糖疫苗的效果怎么样？

WHO规定，Vi抗体≥1.0mg/L为预防伤寒的血清学相关标志。接种伤寒Vi多糖疫苗2周左右抗体逐渐产生，在85%～95%的成人和≥2岁儿童中，Vi多糖疫苗可诱生血清IgG Vi抗体应答，Vi抗体≥4倍增长者占75%。我国有人在伤寒年发病率>100/10万的地区进行接种伤寒Vi多糖疫苗的免疫持久性观察，接种后1年的保护率为73.2%，2～6年的累计保护率分别为69.4%、62.6%、52.7%、53.3%和53.9%。

接种伤寒疫苗、伤寒－甲型副伤寒联合疫苗、伤寒－甲型乙型副伤寒联合疫苗后有什么不良反应？

一般于注射后12～24小时，注射部位出现红肿、硬结，伴有疼痛感，1～2天消退。全身自觉症状轻者有乏力、头痛、全身不适，重者除头痛加剧外，尚有全身酸痛、畏寒、出汗；还可能有恶心、呕吐、腹泻等胃肠道症状。上述症状在1～2天自行消失，一般不用治疗。局部反应重者可热敷，中度以上发热者可用解热镇痛药物治疗。疫苗引起的过敏性休克等变态反应亦时有报道，但极罕见。

接种伤寒Vi多糖疫苗有哪些不良反应？

主要有轻微恶心、呕吐及腹泻等，无须特殊处理。在对南非11000多名儿童、尼泊尔近7000人（5～44岁）、中国约13万人（3～50岁）等5个亚洲地区近19.5万人的观察表明，接种疫苗无严重不良反应，局部不良反应很少。我国有人对384名接种Vi多糖疫苗与另393名接种疫苗稀释剂作为对照研究。结果显示，疫苗组的轻度和中度发热发生率分别为16.93%和0.05%，对照组分别为15.01%和0.03%，两组间的差异无统计学意义，而且接种后48小时发热反应均消退。

接种伤寒疫苗应注意哪些问题？

接种伤寒疫苗应注意以下问题。

（1）家族和个人有惊厥史者、患慢性疾病者、有癫痫史者、过敏体质者应慎用；正在使用抗生素和抗疟药的个体应暂缓接种。

（2）用前摇匀，如出现摇不散的凝块、异物、疫苗瓶有裂纹或标签不清者，均不得使用。

（3）Vi 多糖疫苗不能用于 <2 岁的儿童。

（4）Vi 多糖疫苗开启后应立即使用，如需放置，应置 2～8℃，并于 1 小时内用完，未用完者应废弃。

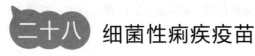

二十八 细菌性痢疾疫苗

什么是细菌性痢疾？它的发病情况怎么样？

细菌性痢疾（以下称菌痢）是由志贺菌属感染引起的一种常见腹泻病，以结肠化脓性炎症为主要病变，有全身中毒和腹痛、腹泻等消化系统症状。

根据 WHO 资料，发展中国家 <5 岁儿童每年发生急性腹泻约为 10 亿人次、亚洲、非洲和拉丁美洲每年死于腹泻病的儿童为 460 万 ~600 万。引起腹泻病的病原很多，有志贺菌、沙门菌、O_1 群和 O_{139} 霍乱弧菌、产肠毒素性大肠埃希菌、轮状病毒等，其中志贺氏菌是主要的原因，全球每年发病人次估计达 1.65 亿人次，约有 150 万人死于志贺菌感染，其中 61% 的死亡病例为 <5 岁的儿童，发病率和死亡率居感染性腹泻之首，是目前除肺炎之外 <5 岁儿童的第 2 大死因。

我国细菌性痢疾的发病情况怎么样？

我国 20 世纪 50~80 年代发病率为 46.37/10 万 ~1018.93/10 万，近 20 年来随着卫生条件的改善，虽然发病率有逐年下降的趋势，但 20 世纪 90 年代中期每年报告病例仍在 40 万例以上，死亡在 100 例以上。1999~2012 年的监测数据显示，我国细菌性痢疾的报告发病数从大约 60 万例/年降至 20.59 万例/年，全国发病率从约 50/10 万降至 15.29/10 万。2014 年全国共报告细菌性痢疾和阿米巴性痢疾病例 153585 例，死亡 4 人。但在卫生状况不良的地区，发病率仍居高不下，常出现水和食物污染引起的暴发或流行。

细菌性痢疾是什么引起的？

痢疾杆菌属肠杆菌科志贺菌属，革兰染色阴性，无鞭毛、荚膜及芽孢，有菌毛。痢疾杆菌能产生内毒素和外毒素致病。目前痢疾杆菌分有痢疾志贺菌（A 群）、福氏志贺菌（B 群）、鲍氏志贺菌（C 群）和宋内志贺菌（D 群）4 个群。根据其生化反应、型抗原和群抗原的不同，目前已分离出 47 个血清型（包括型、亚型和变种）。在发展中国家流行的福氏志贺菌感染最常见的是 2a，其次是 1b、3a、4a 和 6 型；在欧洲及美国则以宋内志贺菌感染为主，其次是福氏 2a 及 3 型所致。我国的优势血清型为福氏 2a、宋内志

494

贺 1 型，其他血清型比较少见。

痢疾杆菌在外界环境中生存力较强，但对理化因素的抵抗力较其他肠杆菌科细菌弱，对各种化学消毒剂均很敏感。

我国痢疾流行的优势血清群有哪些？

20 世纪 50 年代以来，我国多数地区均以福氏志贺菌为优势血清群，比例在 60% 以上，其次以 1b、4、3a 型及 4a 型居多；D 群比例为 10% ~ 31%。近年来，宋内志贺菌的分离率逐年上升，在一些省份，已经成为优势血清型。2012 年全国 20 个监测点共检出 429 株志贺菌株，其中福氏志贺菌 300 株，占 69.93%；宋内志贺菌 129 株，占 30.07%。除贵州、福建和上海外，其他各省均以福氏志贺菌为优势血清群。但是自 2001 年开始，1 种新的血清型 Xv 在中国出现，其分离率逐年升高，并于 2002 ~ 2006 年间取代 2a 成为中国优势血清型。除 2a、Xv 血清型外，1a、2b 等血清型在我国的分离率也较高，并且一些新的或非典型血清型，如 1c、1d 等在中国部分省市出现。

痢疾的主要临床表现有哪些？

菌痢的潜伏期平均 1 ~ 4 天。临床表现与感染菌型、菌量及机体状况有关，临床上依据其病程及病情分为急性与慢性两种。凡病程在 2 个月以内者称为急性菌痢，超过 2 个月未愈者称为慢性菌痢。

菌痢典型临床表现为急性起病，高热、畏寒、全身乏力、食欲减退，并出现腹痛，便前加重，便后暂时缓解，继而发生腹泻，先为稀水样便后转为黏液脓血便，常伴里急后重感，自然病程 1 ~ 2 周，大多可自行恢复，少数可转为慢性。重症患者每日大便次数可多至 30 次以上，以致大便失禁，偶尔排出片状伪膜，常伴脱水、酸中毒、电解质失衡，周围循环衰竭或神志模糊，发生继发性休克，尤其原有心血管疾病的老年患者和抵抗力较弱的幼儿病情较重，可能转成中毒型菌痢，可有生命危险。

常见的并发症有志贺菌败血症、溶血 – 尿毒综合征（HUS）等，其他少见并发症有类白血病反应、中毒性心肌炎、心功能不全、瑞特（Reiter）综合征等。

我国人群对痢疾的耐药性如何？

自抗生素广泛应用以来，志贺菌属耐药性不断增加，且呈现多重耐药的现象。我国部分地区分离的志贺菌对四环素、氯霉素、磺胺、呋喃唑酮和氨苄西林的耐药率达 70% ~ 100%。自 20 世纪 80 年代开始使用喹诺酮药，至今对此类抗生素的敏感性由 10 年前的 95% 下降至 80% 以下。新型头孢第三代抗生素如头孢曲松、头孢噻肟、头孢他啶等虽应用较晚，也出现了耐药菌株，且多为多重耐药，同时有 3 种以上耐药的占 88.1%。有人对收集到的 42 个地区报道的 143 篇文献中 15533 株志贺菌菌株耐药情况统计，1989～2010 年，对氨苄西林的耐药率从 1989～1999 年的 61.39%～76.54%上升至 2000～2010 年的 81.01%～86.11%，四环素从 55.15%～89.48%上升至 79.11%～89.15%。此外，氨苄西林、氯霉素、复方新诺明的耐药率均在 80%以上。各地区因治疗用药不同，耐药谱型也不尽相同，但耐药与多重耐药性的现象日趋严重，为菌痢患者的治疗和预防增加了难度。

痢疾的传染源是什么？

痢疾的传染源是患者和带菌者。

（1）患者：急性典型菌痢患者 30%～40%具有脓血或黏液便、里急后重和发热等典型症状，排便次数多，排菌量大，流行季节发病患者居多，是重要的传染源。急性非典型菌痢症状轻或不典型者占 60%～70%，有时仅排稀便、水样便或黏液便，故常被误诊为"肠炎"或"消化不良"而被漏诊，是菌痢流行且难于控制的重要影响因素之一。中毒型痢疾占 2%～3%，多见于 2～7 岁儿童，病菌排放量一般不大，因卧床治疗，传播的机会较少。

（2）带菌者：急性菌痢诊疗不及时、不规范治疗或原有营养不良、胃肠道慢性疾病，病程超过 2 个月转为慢性。慢性痢疾的病程较长，排菌期长，复发时排菌量大，因而向周围人群传播的机会多，常常是食物型和水型菌痢暴发的传染源。

带菌者有病后携带者和无症状携带者两种。带菌者排菌量虽然小，排菌呈间歇性，是保存和扩散病原体并使菌痢终年不断的原因之一，也是不可忽视的传染源。

痢疾是如何传播的？

痢疾主要经粪－口传播。志贺菌随粪便排出体外污染水源或食物，或通过生活接触，即接触患者或带菌者的生活用具而感染。苍蝇体内和体表能机械携带志贺菌，对传播菌痢有一定的流行病学意义。由于苍蝇的远距离传播作用，在痢疾的控制中不可忽视。

哪些人容易感染痢疾？

人群普遍易感，感染后可获得 1 个月至 1 年的短期免疫力。不同菌群及血清型之间无交叉保护性免疫，易反复感染。病后肠道局部产生分泌型 IgA，具有型特异性，对防止病菌侵袭上皮细胞有一定的作用，但免疫力持续时间较短且不稳定。

为什么会出现痢疾暴发疫情？

2008～2011 年我国共报告细菌性痢疾暴发疫情 82 起，发病患者数 3805 例，罹患率为 4.05%。疫情分布在湖南、贵州、四川、浙江、重庆等西南及沿海省市，宋内氏（占 57.14%）和福氏（占 38.78%）志贺菌是引起暴发疫情的主要病原，学校（占 68.29%）和农村（占 25.61%）是发生暴发疫情的高发场所。引起暴发疫情的主要原因有：

（1）学校食堂从业人员带菌（占 36.84%）和食品加工过程中被污染（占 31.58%），是学校发生食源性暴发疫情的主要原因。

（2）学校饮用水污染、食堂储备水和储水容器污染，是学校发生水源性暴发疫情的主要原因。

（3）聚餐和使用未经消毒的水，是农村发生食源性和水源性暴发疫情的原因。

（4）细菌的血清型发生变迁也是引起暴发的原因之一。

目前我国使用的痢疾疫苗是什么？

目前我国使用的是口服福氏 - 宋内菌双价活疫苗（FS 疫苗）的基因工程痢疾活疫苗，它是采用表达福氏 2a 和宋内氏痢疾双价菌体抗原的减毒菌株（FSM - 2117）培养，用基因重组铜绿假单胞杆菌外毒素 A（rEPA）为蛋白质载体，形成多位点共价结合物提纯制成。可预防福氏 2a 和宋内氏痢疾杆菌引起的感染。每安瓿为 1ml，含菌 1.02×10^{11}，活菌数不低于 2.0×10^{10}。

FS 痢疾活疫苗有什么特点？

痢疾杆菌有 40 多个血清型，型间交叉保护较弱。我国主要流行群型是福氏和宋氏菌，两者引起的发病数占整个细菌性痢疾发病数的 90% 以上，FS 痢疾疫苗是利用基因工程技术构建而成的双价活疫苗，它可在一种菌体内表达福氏 2a 和宋内氏痢疾菌体抗原，是专门针对中国痢疾流行特点而设计的，它可以同时预防这两种细菌的感染，FS 痢疾活疫苗为口服疫苗，不需注射，群众易于接受，使用方便、简洁，不需专人操作，按说明书即可服用，经过几次现场观察证明，FS 疫苗不但可以同时预防福氏 2a 和宋内氏痢疾菌的感染，对其他型的痢疾菌感染也有良好的保护效果，而且临床试验证明，对慢性腹泻也有一定的治疗作用。

FS 痢疾疫苗的免疫策略是什么?

目前尚无国家将痢疾疫苗纳入 NIP, 多数采取对重点地区和重点人群接种的免疫策略。FS 疫苗主要对 >3 岁儿童及成人接种, 重点人群为 3 ~ 15 岁儿童和青少年、饮食从业人员、军人、托幼机构保教人员等集体生活人员, 特别是疫点周围人群。

如何使用 FS 痢疾疫苗?

全程免疫服用 3 次, 每次间隔 5 ~ 7 天, 成人首次服用 1 瓶, 第 2、3 次各 2 瓶; 6 ~ 13 岁儿童服成人半量; 5 岁以下儿童服成人 1/3 量。

用 50ml 凉开水溶化 1 包稀释剂, 制成稀释液。取装有制品的安瓿并开启, 用所配吸管吸取稀释液少许, 加入安瓿溶化疫苗, 将溶化后的疫苗液倒入或吸入稀释液中, 混匀后应在 15 分钟内服用。

服用 FS 痢疾疫苗有什么禁忌证?

服用 FS 痢疾疫苗有以下禁忌证。
(1) 已知对疫苗任何成分过敏者。
(2) 免疫缺陷或免疫功能低下或正在接受免疫抑制剂治疗者。
(3) 急性传染病和发热者, 以及患有胃肠道及心、肝、肾等疾病者。
(4) 妊娠期妇女。

FS 痢疾疫苗的免疫学效果如何?

研究显示, 受种者服用该疫苗半年后, 检测特异性粪 sIgA 抗体, 抗福氏 2a 抗体阳转率为 71%, 抗宋内痢疾抗体阳转率为 77.9%, 且 82.9% 的人群粪便中同时出现抗福氏 2a 和宋内氏抗体。说明该疫苗能在人体中产生特异性广泛的免疫应答, 并具有双价疫苗的免疫学特性。

FS 痢疾疫苗的流行病学效果如何?

有报告对该疫苗进行 3 次大规模的流行病学效果观察。第 1 次共观察 13989 人, 观察 1 个流行季节 (5 个月), 结果对 F2a 和宋内氏菌的保护率分别为 65.5% 和 49.30%, 总保护率 (包括其他菌型) 为 59.40%。第 2 次主要考察加大剂量是否可增加其免疫效果, 经过 6 个月观察, 低剂量组 13054 人, 对 F2a 和宋内氏菌的保护率分别为 68.18% 和 66.67%; 高剂量组 13176 人, 对 F2a 及宋内氏菌的保护率分别为 54.55% 和 82.35%。第 3 次观察的是 FSM2117 菌株, 共观察 16169 人, 观察 6 个月, 对 F2a 和宋内氏菌的保护率分别为 61.11% 和 49.59%。另有流行病学观察资料表明，半年内对总的志贺痢疾保护率为 59.5%，对 F2a 的保护率为 65.5%。河南省先后 2 次对 13989 人和 26230 人进行双盲对照现场观察，结果表明对菌痢感染的总保护率为 52.02%，对 F2a 和宋内氏菌的保护率分别为 61.07% 和 72.48%，表明该疫苗不仅保护作用明显，而且具有良好的广谱作用，对所有菌痢的保护率近 60%。其原因可能与福氏菌群之间有交叉保护，或者与其他痢疾菌同时培养，可以抑制其他痢疾菌的增殖率有关。

FS 痢疾疫苗有哪些不良反应？

FS 疫苗安全性较好。常见的不良反应为一过性呕吐、腹泻，多数于 2 ~ 3 天自行消失。对持续呕吐、腹泻次数 >5 次/天，应给予对症处理。少数人服用疫苗后可出现一过性发热反应，其中大多数为轻度发热，持续 1 ~ 2 天可自行缓解，一般不需特殊处理。对于中度发热或发热时间 >48 小时者，可给予对症处理。个别人服苗后 72 小时内可能出现过敏性皮疹，应及时处理。

使用 FS 疫苗应注意哪些问题？

使用 FS 疫苗应注意以下问题。

（1）FS 疫苗只供口服，不可注射。

（2）FS 为活疫苗，切勿用加热的口服缓冲液或热开水服用。开启后或加入疫苗口服缓冲液后，应在 15 分钟内服用。

（3）由于痢疾疫苗的活性因子对酸敏感，故服用时需中和胃酸，而痢疾苗稀释剂的主要作用就是中和胃酸。饭前或饭后两小时人基本上处于空腹状态，这时服用疫苗，便于疫苗与胃肠道的充分接触，可以达到最佳的免疫效果。

二十九 母牛分枝杆菌疫苗

什么是母牛分枝杆菌?

母牛分枝杆菌是 1964 年英国学者 Bonicke 和 Juhasz 从母牛乳腺中分离出的一种分枝杆菌,原代菌种现保存于英国国家菌种保藏中心。母牛分枝杆菌属于抗酸分枝杆菌属,是广泛分布于自然界的快速生长的腐生菌,对人及动物无致病性,富含与结核分枝杆菌相似的、可介导保护性免疫的共同性抗原(Ⅰ型抗原)。

什么是母牛分枝杆菌疫苗?

发现母牛分枝杆菌后的 30 年时间里,伦敦大学医学微生物学系 J. Stanford 教授和英国的 SR Pharma 公司对母牛分枝杆菌及其高温灭活制剂(皮内注射液)进行了大量而系统的基础研究和临床试验。在国外相关研究的基础上,中国药品生物制品检定院和解放军 309 医院对制备工艺和成品剂型(注射方式)进行了改进,菌体经破碎、离心、高压灭菌后加入辅料配制、冻干分装。1996 年完成临床前研究,1998 年完成结核病免疫治疗临床试验,1999 年获新药证书(国家二类新药),2000 年通过 GMP 认证,2001 年获准生产,商品名"微卡"(Vaccae)。

临床试验证实,微卡在结核病治疗中具有良好的免疫调节作用,对初治肺结核、难治结核均效果显著,且无致病性,不良反应发生较少。WHO 在《结核病研究与发展战略规划》白皮书中推荐微卡作为结核病化疗与免疫治疗相结合方案的唯一免疫制剂。

微卡系母牛分枝杆菌经高温灭活纯化冻干制成,为白色疏松状粉末,主要成分为母牛分枝杆菌菌体蛋白,西林瓶包装 1 支/盒,每支 22.5μg(以蛋白含量计,相当于 0.5mg 鲜菌体或 109CFU)。冻干剂型解决了在液体状态下含有蜡质的细胞壁成分容易相互粘连聚集而加剧注射部位不良反应的问题。保存于 2~8℃暗处,自成品检定合格之日起有效期 2 年。

微卡对结核杆菌是如何发挥作用的?

结核病免疫是由 CD4 和 CD8T 细胞协同完成的。CD4 辅助性 T 细胞在结核病细胞免疫中起关键作用，若 CD4T 细胞活性低下和（或）CD8T 细胞过度表达，则会引起宿主组织损伤。多项研究证实微卡是一种双向免疫调节剂，不仅能够增强免疫力，并可促进 T 淋巴细胞的增殖和转化，改善患者的细胞免疫功能；提高巨噬细胞产生过氧化氢和一氧化氮的水平，增强吞噬功能和机体的抵抗力，既能阻断结核病理破坏过程，又能有效抑制结核杆菌等感染引起的变态反应。

（1）能促进 T 淋巴细胞增值及转化，改善患者的细胞免疫功能，使 CD3 和 CD4 值升高，CD8 值降低，调节 Th1/Th2 平衡，改善细胞免疫功能，并可使 PPD 强反应减弱。

（2）提高巨噬细胞产生过氧化氢和一氧化氮水平，增强吞噬功能和机体免疫力，消除巨噬细胞内的顽固滞留菌。

（3）具有直接抗结核作用，对结核菌感染的小鼠有较强的抑菌作用。在临床观察中证实，可有效抑制结核杆菌感染，明显减轻结核杆菌对组织的损伤，增强结核病治疗的疗效，缩短疗程，加快痰菌的阴转及结核病灶的吸收，同时能显著抑制和减轻变态反应所致的病理性损害。

微卡能发挥免疫调节的机制是什么？

母牛分枝杆菌含有较丰富的 65KD 抗原和 I 型抗原，可激活巨噬细胞，诱导 Th1 型 T 淋巴细胞分泌细胞因子，增强巨噬细胞杀菌能力；它不含Ⅳ型抗原，不诱导变态反应，通过发挥免疫调节作用对变态反应加以抑制，有效降低病理性损害。动物实验证明，注射微卡后，可在一定程度上抑制结核菌的繁殖，并减弱变态反应的发生；如与化学药物联合应用，可加速病灶的吸收及痰菌阴转。这种双向免疫调节作用显著，在非结核分枝杆菌病和结核病中均可应用，并可对其他一些疾病有预防和治疗的作用。

BCG 也曾作为结核病的免疫治疗制剂，它与微卡有什么不同？

以往结核病的免疫治疗中，曾使用 BCG 作为免疫制剂，但注射 BCG 后，在产生非特异性免疫保护的同时，变态反应也较强烈。注射部位易出现局部淋巴结肿大、瘢痕、溃疡、硬结、肺部病灶炎症反应等 Koch 现象，同时可诱发过敏性紫癜、骨髓炎等，且划痕（或注射）次数多，患者依从性不高，目前已很少有人使用。微卡是灭活制剂，无致病性，国内外大量使用证实，注射后无严重不良反应发生且注射次数少，受种者容易接受。

在结核病控制中，WHO 为什么推荐使用微卡？

结核病是一个古老的传染病，20 世纪 40、50 年代使用有效的抗结核药物后，结核病发病呈明显下降趋势。进入 20 世纪 80 年代，在全球特别在发达国家又重新出现上升趋势，1993 年 WHO 宣布"全球结核病紧急状态"，耐药是结核病"死灰复燃"的四大因素之一。WHO 估计，全球目前有 5000 万人受到耐药结核菌的感染，至少有 2/3 以上的结核患者有发生耐药结核病的危险，我国耐多药结核（MDR – TB）病患者人数居世界第一。根据结核病耐药率推算，平均每 10 例结核病患者中就有 3 例耐药患者，其中 1 例还是耐多药患者，耐药结核的治愈率仅为 56%。随着耐多药结核病发生率的上升，耐多药结核病的治疗是目前控制结核病的难题。WHO 在其制定的《结核病与发展战略规划》中提出结核病化学疗法与免疫疗法相结合的指导思想，这对提高治愈率、减少复发率有显著的效果，也是有望解决耐多药结核病的重要途径。

国内外对微卡治疗 MDR – TB 的疗效进行了大量研究观察，研究证实对初治肺结核、复治肺结核和耐多药难治肺结核患者使用化学治疗加"微卡"均有较好疗效，尤其是对耐多药难治肺结核患者可恢复机体对抗结核药物的敏感性，加快痰菌阴转。因此，WHO 推荐微卡作为结核病辅助治疗的免疫制剂。

哪些人应该使用微卡？

微卡是双向免疫调节制剂，作为免疫增强剂可用于结核病患者的免疫治疗；可作为结核病潜伏感染人群的免疫预防；也可用于健康人群提高免疫力。近年来研究发现，微卡对呼吸道感染、肿瘤、乙肝、免疫力低下等的有一定免疫治疗作用。由于微卡能改善机体的过敏体质，对过敏性皮肤病、过敏性哮喘、过敏性鼻炎、支气管哮喘、银屑病等也有一定效果。

孕妇及哺乳期妇女是否可以使用微卡？

目前尚无孕妇及哺乳期妇女使用微卡的报告。基础研究证实，微卡不能通过胎盘屏障，对胎儿发育无致畸作用，亦不能通过乳腺分泌，对受乳婴儿健康无影响。孕妇和哺乳期妇女在使用微卡前应权衡利弊，决定是否使用。

如何使用微卡？

肺结核患者化疗一周后，可联合使用本品，每隔 2~3 周用药 1 次。使用时用 1ml 灭菌注射用水溶解微卡，充分摇匀后，于臀部肌肉深部注射。作为免疫调节剂疗程 2~3 个月，对初治结核病疗程 6 个月，对耐药及难治性结核病患者可延长 3 个月或遵医嘱。

使用微卡有哪些禁忌证?

使用微卡一般无禁忌证,对严重心脏病、心肌损害、显著血管硬化、心内膜炎、极度衰弱及重症贫血、高热、急性疾病患者,以及对本品有过敏史者不能使用。

有"过敏体质"的人是否可以接种微卡?

一般将容易发生过敏反应和患过敏性疾病而又无法确定发病原因的人,称之为"过敏体质"。具有"过敏体质"的人可发生各种不同的过敏反应及过敏性疾病,如荨麻疹、过敏性鼻炎、过敏性皮肤病、过敏性哮喘等。

微卡具有双向调节作用,动物实验证明,注射微卡后,可在一定程度上减弱结核变态反应的发生。在临床实践中也发现,微卡对外源性物质引起的过敏有较好的治疗效果,曾有多例经常发生过敏的人,使用微卡后不在发生过敏反应。但在说明书中未明确规定过敏体质者是使用微卡的对象,因此,各地可根据受种者的意愿决定是否使用微卡。

微卡对结核病辅助治疗的效果怎么样?

有人通过检索 PubMed(1990~2006)、中文期刊全文数据库(1997~2006)、万方数据库(1997~2006)、Cochrane 临床对照试验数据库(2006年第4期)、National Research Register(1996~2006),最终纳入 11 个 RCT,比较微卡辅助治疗组与对照组的随机对照临床试验。Meta 分析结果显示,微卡辅助治疗组与对照组相比,痰菌阴转情况(RR = 1.36),病灶吸收情况(RR = 1.39),病灶未吸收情况(RR = 0.46)的差异均有统计学意义。表明与对照组相比,微卡可加强抗结核药物对病原菌的清除,改善细胞免疫功能,加速痰菌阴转,促进病灶吸收好转,且无明显不良反应。

微卡对痰涂片阳性的肺结核患者效果如何?

有人将 70 例痰涂片阳性初治肺结核患者随机分入 I 组(35 例)和 II 组(35 例),分别采用单纯 2HRZS/4HR 和 2HRZS/4HR + 微卡治疗,将 31 例耐多药肺结核患者归入 III 组,采用 4~6 种敏感药物加微卡治疗。观察治疗后临床症状改善、肺部病灶吸收、痰菌阴转及免疫功能改变情况。结果显示 I、II 组治疗 4 个月时,X 线吸收率分别为 83% 和 89%,空洞缩小率分别为 40% 和 50%。III 组临床症状改善率在 50% 以上,病灶吸收率为 29%,空洞缩小率为 7%。无恶化者治疗后 1、2、3、4 个月痰菌阴转率,I 组分别为 23%、51%、83% 和 97%,II 组分别为 31%、77%、89% 和 100%,III 组分别为3%、16%、29%和32%。证实微卡能加速痰菌阴转，提高免疫细胞活性，是一种较好的免疫调节剂。

微卡对治疗结核性胸膜炎的效果如何？

有人评价胸腔内注射微卡治疗结核性胸膜炎（TP）的效果。随机将80例TP患者分为治疗组（40）例和对照组（40例），2组均采用统一抗结核化疗方案2HRZE（S）/4HR及胸穿抽液，此外治疗组胸腔内每周注射微卡1次，共2次，观察2组病例胸水吸收及胸膜肥厚情况。结果显示，治疗组（治愈+显效）率为95%，对照组为70%；治疗组胸膜肥厚率为5.0%，对照组为22.5%；治疗组平均胸水吸收时间为19.2天，对照组为27.9天，以上指标两组均有显著差异。表明微卡能明显加快胸水吸收，降低胸膜肥厚率，用药安全，是治疗TP的一种较好的药物。

微卡对预防结核病潜伏感染是否有效？

有人观察微卡对潜伏性结核感染预防性治疗的效果。对某大学入学新生进行PPD筛检和X线透视检查，确定潜伏性结核感染人群，采用整群随机抽样方法分为空白对照组、化学治疗组和微卡治疗组，每组选择660人，追踪观察4年，了解各组潜伏性结核感染人群的结核病发病情况。结果空白对照组结核病罹患率为3.48%（23/660），化学治疗组为0.61%（4/660），微卡治疗组为0.30%（2/660），微卡治疗组与化学治疗组差异无统计学意义，但微卡治疗组和化学治疗组与空白对照组均有统计学差异。化学治疗组保护率为82.6%，微卡治疗组为91.3%；微卡治疗组完成治疗率（93.48%）明显高于化学治疗组（59.70%），差异均有统计学意义。认为微卡对潜伏性结核感染者有预防性治疗作用，可以降低潜伏性结核感染者的发病，其效果与化学治疗差异无统计学意义，但不良反应发生率明显低于化学治疗组。

济南军区后勤部军医医学研究所用微卡对100例结核杆菌感染健康人群PPD皮试强阳性者进行预防性治疗，结果治疗后较治疗前PPD反应硬结平均直径显著减小，出现水泡坏死者显著减少，观察1年后微卡组无1人发病，未用微卡组发病4例。

微卡是否可以作为慢性支气管炎的辅助治疗手段？效果如何？

有人观察微卡对老慢支患者辅助治疗的效果。选择病史在2~20年，年龄45~89岁（平均64.5岁）的156例慢性支气管炎患者作为治疗组，另选择年龄40~83岁（平均57.1岁）的76例慢性支气管炎患者作为对照组。治疗组在常规治疗的基础上加用微卡，每周注射1次，3个月为1个疗程。

结果治疗组总有效率98.7%，对照组为80.3%，两组有显著性差异。

微卡与乙肝疫苗联合应用对慢性乙肝患者的效果如何？

目前所有的抗病毒药物都不能彻底清除乙肝病毒的复制模板 cccDNA，而人体内存在 cccDNA 是乙肝复发的根源，只有 cccDNA 被彻底清除，乙肝才能彻底痊愈。动物及临床试验均证明，只有提高机体的免疫功能才能彻底清除 cccDNA。因此，使用微卡作为非特异性免疫增强剂，提高慢性乙肝患者的免疫功能，有可能彻底治愈乙肝。

有人将慢性乙肝患者196人随机分成对照组和试验组，试验组按0、1、2 免疫程序，在不同部位同时接种 22.5μg 微卡和 10μg 酵母乙肝疫苗，对照组接种注射用水。于免疫前后分别采血，对 CD3 + CD4 +、CD3 + CD8 + 和淋巴细胞进行计数。结果试验组与对照组 CD3 + CD4 +、CD3 + CD8 +、淋巴细胞、CD3 + CD4 +/CD3 + CD8 + 数值与对照组比较有显著性差异。表明微卡联合乙肝疫苗免疫，对慢性乙肝患者能够提高其细胞免疫的应答能力。

接种微卡有哪些反应？

大鼠和犬的长期毒性试验以及小鼠的急性毒性试验表明，使用微卡人用剂量100倍以上未发生明显毒副作用，极个别患者可能出现局部皮疹、硬结或发热。

有人使用微卡治疗肺结核患者419人，计3542次；肺外结核患者21人，计133次；矽肺患者154人，计1120次；慢性支气管炎患者38人，计217次；乙肝病毒携带者9人，计92次，总计注射微卡5104次，发生不良反应79人次，不良反应发生率为0.137%。对出现皮疹者经抗过敏处理后迅速消退，1周后注射第2次则不出现皮疹；发热者未经处理约2~3小时后恢复正常，以后继续服用 INH 和 RFP 均无反应；1例头眩晕者第1次注射后无反应，10天后注射第2次，出现头昏眩晕不适，无恶心呕吐，未经处理症状逐渐消退。第3次注射后又出现上述症状，用维生素 B_6 治疗症状消失。以后服用维生素 B_6，继续注射至9次均无反应。

使用微卡要注意哪些问题？

使用微卡要注意以下问题。

（1）本品在溶解摇匀后使用，如有凝块、异物，药瓶有裂纹及超过有效期均不得使用。

（2）使用肌内注射，不得作皮内注射、皮下注射或静脉注射。

（3）本品与异烟肼、利福平、吡嗪酰胺、乙胺丁醇等抗结核药物合用可增强疗效。

微卡稀释溶解后放置时间多久有效?

微卡的剂型属注射剂中的冻干粉针剂,在贮藏过程中有其独特的优点。目前尚未进行微卡稀释溶解后放置等有效性实验,因此不建议溶解后存放使用。

微卡是冻干制品,冻干粉针剂有什么优点?

微卡是冻干制品,冻干粉针剂有以下优点。

(1)冷冻干燥在低温下进行,因此对于许多热敏性的物质特别适用。如蛋白质、微生物等不会发生变性或失去生物活力,因此在医药上得到广泛的应用。

(2)在低温下干燥时,物质中易于挥发性的成分损失很小,适合一些化学产品,药品和食品干燥。

(3)在冷冻干燥过程中,微生物的生长和酶的作用无法进行,因此能保持原来的性状。

(4)由于在冻结的状态下进行干燥,因此体积几乎不变,保持了原来的结构,不会发生浓缩现象。

(5)干燥后的物质疏松多孔,呈海绵状,加水后溶解迅速而完全,几乎立即恢复原来的性状。

(6)由于干燥在真空下进行,氧气极少,因此一些易氧化的物质得到了保护。

(7)干燥能排除95%~99%以上的水分,使干燥后产品能长期保存而不致变质。